名中医黄穗平
脾胃病学术经验集

主　审／黄穗平

主　编／张北平　张海燕

全国百佳图书出版单位
中国中医药出版社
·北京·

图书在版编目（CIP）数据

名中医黄穗平脾胃病学术经验集 / 张北平，张海燕
主编 . — 北京：中国中医药出版社，2021.12
ISBN 978-7-5132-7247-6

Ⅰ.①名… Ⅱ.①张… ②张… Ⅲ.①脾胃病—中医
临床—经验—中国—现代 Ⅳ.① R256.3

中国版本图书馆 CIP 数据核字（2021）第 208296 号

中国中医药出版社出版

北京经济技术开发区科创十三街 31 号院二区 8 号楼
邮政编码　100176
传真　010-64405721
河北新华第二印刷有限责任公司印刷
各地新华书店经销

开本 880×1230　1/32　印张 16.5　彩插 0.25　字数 356 千字
2021 年 12 月第 1 版　2021 年 12 月第 1 次印刷
书号　ISBN 978-7-5132-7247-6

定价　89.00 元
网址　www.cptcm.com

服 务 热 线　010-64405510
购 书 热 线　010-89535836
维 权 打 假　010-64405753

微信服务号　zgzyycbs
微商城网址　https://kdt.im/LIdUGr
官 方 微 博　http://e.weibo.com/cptcm
天猫旗舰店网址　https://zgzyycbs.tmall.com

如有印装质量问题请与本社出版部联系（010-64405510）

编委会

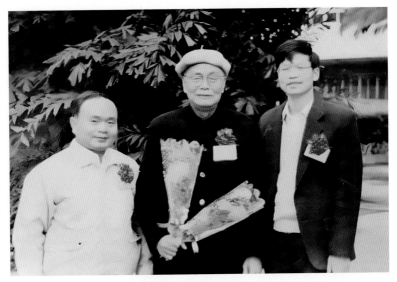

黄穗平（右）跟师梁乃津教授（中）

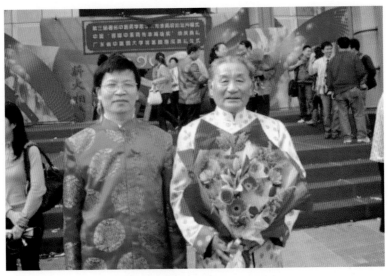

黄穗平跟师吉良晨教授（右）

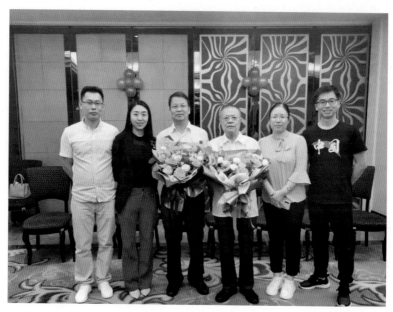

黄穗平（左三）及其弟子与余绍源（右三）教授合照

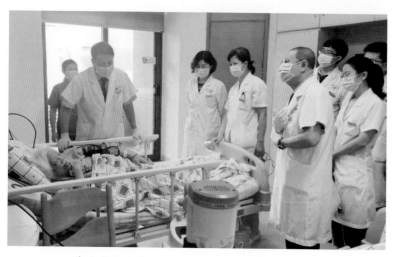

弟子张北平（左三）临床跟师黄穗平（左二）

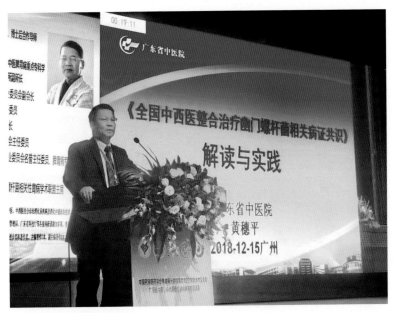

黄穗平参与大型学术会议并发言

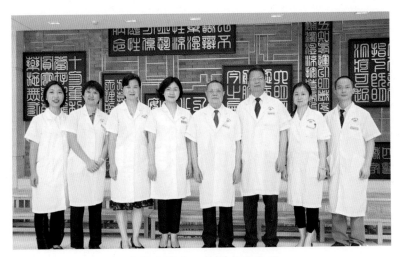

黄穗平传承工作室成员合照

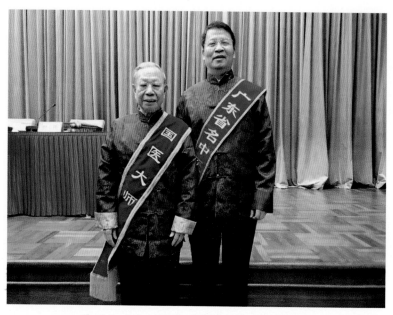

黄穗平（右）荣获"广东省名中医"称号

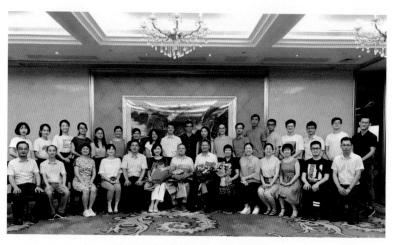

黄穗平（前排左八）师生合照

编写说明

中医药学源远流长，皆因于历代名家薪火相传。总结和继承名老中医的学术经验，既是历史使命和责任，也是当前重要任务。

中医药治疗脾胃病历史悠久，黄穗平教授通过多年中医脾胃病临床实践积累了丰富的诊治经验，他在传承全国老中医药专家梁乃津、余绍源、吉良晨等先导们的宝贵经验、学术成果的基础上，发扬中医药防治脾胃病特色，提出"脾胃为本，补土为尊""体用并治，升降相合""平调脾胃，治衡六法""三位一体，综合防治""治人以治病，治脾以治人"等学术思想，锲而不舍坚守中医临床近 40 年，积累了丰富的临床治疗经验，尤其擅长治疗脾胃病，对慢性胃炎及胃癌前病变、胃早癌、胃食管反流病、消化不良、肠易激综合征、功能性腹泻、慢性便秘、功能性腹胀、功能性腹痛等疾病治疗经验独到，在全国颇具学术影响。

2018 年广东省中医药局批准成立"黄穗平广东省名中医传承工作室"，工作室由张北平主任负责。在传承研究过程中，工作室成员悉心接受黄穗平教授的"传道、授业、解惑"，无论是师承病历、成才要素、学术流派等信息的获取，还是典型医案和临床方药用药经验的整理、临床辨证诊治方法的制定，都与黄穗平教授充分沟通与交流，得到教授的充分认可。同时，为了将黄穗平教授的名医经验进行系统整理，工作室建立名中医学术经验网络平台，为传承团队进行病案整理与学习、临床数据分析提供了便捷和实时共享的条件。

为了弘扬中华民族文化，广泛传播和充分利用中医药文化资源，满足中医药人才队伍建设，进一步完善中医药传承制度，将黄穗平教授的学术思想、经验技能更好地发扬光大，"黄穗平广东省名中医传承工作室"在张北平主任的带领下，全体工作人员历经 3 年，全面整理总结了黄穗平教授的学术思想和临床经验，编写完成《黄穗平中医脾胃病经验学术集》一书。全书分八章，分别介绍黄穗平教授的成才之路、学术思想、师承心得、临床经验、弟子总结等。本书以师承脉络为主线，以临证心得为主题，以临床医案为主体，理论与实践相结合，全面介绍黄穗平教授的学术特点和治疗特色，冀与同道共享经验和心得。

名老中医和名老专家是将中医药学基本理论、前人经验与当今实践相结合，解决临床疑难问题的典范，代表着当前中医学术和临床发展的最高水平，是当代中医药学术发展的杰出代表，将他们毕生积累的学术经验进行传承，是中医药学术进步的重要内容。本书得到黄穗平教授历代传承人及研究生的大力协助，得到广东省中医院和出版社的鼎力支持，书中还引用了国内众多中医药专家的研究成果，在此，谨致以衷心谢意。由于我们水平有限，若书中存在错误，诚恳希望各位读者和同道给予批评与指正。

《黄穗平中医脾胃病经验学术集》编委会

2021 年 6 月 1 日

—— 前 言 ——

广东省"名中医"黄穗平：61岁成"网红博主"，称中医治病也要治心

　　每月的第一个周末，黄穗平教授都会乘车前往广东省河源市龙川县中医院进行基层医疗帮扶工作。经过4小时的颠簸到达龙川后，黄穗平教授就马不停蹄地投入到诊疗工作中。在广东省中医院，他是一号难求的专家。尽管这样，他依然坚持数年到边远山区为基层百姓服务，挂号费更是低至他在医院坐诊时的1/6。不论在广东省中医院还是在基层医院，作为国家中医重点专科脾胃病科的带头人，广东省名中医黄穗平的诊室门口总是排满了人，不少患者远道慕名而来，黄穗平教授对每一位前来的患者总是有求必应，不厌其烦地为他们细心诊治疾病。

　　今年，黄穗平已经61岁，到了退休年龄仍坚持工作，依然每周出诊5个半天，接诊人数达200多人，还要查房、会诊、带教和科研，他从医36年从没休过年假。黄穗平说："医生的存在就是为了解除患者的疾苦。"

　　近日，每年一届的中华中医药学会科学技术奖评审结果出炉，以广东省中医院为第一研究单位的两项科学技术二等奖就有一项是由黄穗平教授带领的中医药诊治慢性胃病团队完成而

荣获的。

黄穗平是广东省中医院脾胃病学科学术带头人，从医 36 年来，黄穗平获得的学术头衔数不胜数，如国家中医重点专科脾胃病科的学科带头人、5 个全国中医药学会脾胃消化病分会的副主任委员、广东省中医消化病专委会的主任委员等，但他本人最重视的身份还是"医生"。

一、对待患者有求必应

"黄医生，我挂不到您的号，能不能帮我加个号，我从外地大老远来找您看病的。"在黄穗平的诊室，经常会碰到这样前来要求"加号"的患者，对此，黄穗平总是有求必应，他从不会在自己的诊台上放置"不再加号"的牌子，也因此，他的诊病时间总是会被拉长。

医生们上午的上班时间通常是在 8：00 ～ 12：00，而黄穗平出诊时经常要到中午 1：00 后才能下班。虽然现在他已达退休年龄，但是他依然需要每周一到周五全天上班。为了不耽误患者的时间，他常常一个上午都不喝一口水，不跑一趟洗手间。"原本我每天放的号只有 30 人，但是往往我一个上午就要看 40 个患者，这样算下来，看每个患者只有不到 10 分钟的时间，我如果多喝一口水，就会多耽误患者一分钟时间。"黄穗平告诉记者。

这些患者中，不乏一些从西北、东北等地千里迢迢赶来，他们只为寻求更合适的治疗方案。此前，黄穗平曾遇到一位远道而来的萎缩性胃炎胃癌前病变患者，当时医生们对患者的建议是手术治疗，但是患者本人并不愿意，因此特意找到了黄穗平。为此，黄穗平在征询患者的意见后，对患者采取中医药物治疗，经过耐心治疗，患者的病变获得逆转。还有一位患者，患有食管溃疡并怀疑恶变，大部分医生的建议是通过手术切除食管，这也就意味着需要将患者的胃提到胸腔，患者的生活质量也将大打折扣。为此，患者找到了黄穗平，经过一段时间的中西药物结合治疗，患者溃疡愈合，得以保住食管。

二、名医也有无奈的时候

作为一个经验丰富的老中医，黄穗平经常不厌其烦地倾听患者的意愿，从而给患者调整治疗方案。"我从来没有对任何一个患者发过脾气。医生对患者首先就是要有同情心，有大爱，别人是信任你才会赶过来找你，我们不能使患者失望。"黄穗平说。

但与此同时，黄穗平也碰到过一些让自己感到无奈的时候。

此前黄穗平曾碰到过一位70多岁的高龄患者，一次在帮患者做大肠息肉切除手术时，切下的直肠息肉在进行病理活检时被发现存在癌变，当即黄穗平便向患者提出追加手术切除直肠，但其代价是需要在患者腹部做人工瘘口，这意味着患者的排便将受到影响。

老人家并不愿意降低自己的生活质量，便向黄穗平提出希望采用药物保守治疗。黄穗平只好尊重患者及家属意愿，并叮嘱每隔半年复查一次。这样坚持了3年，原本以为患者病情已经稳定，想不到3年后患者再次复查时，发现癌细胞竟快速转移到了肝脏。"最后我没能把她救过来，其实我也思考过，如果当初我坚持要她做直肠切除手术，会不会是一种更好的选择呢？"这个问题一直困惑着黄穗平。

三、"真正高明的医生是治未病"

正是出于这份责任和大爱，黄穗平积攒了不少"粉丝"，甚至有的家族中三代人都会找黄穗平来治病或者调理。黄穗平自己也时常会向患者强调，中医不仅讲究治病，更讲究防病和养生保健。

因此，近些年黄穗平开始花费更多精力在中医科普工作中。虽然他如今已经 61 岁，但却成为广东省中医院里为数不多拥有十多万粉丝的"中医博主"。每周，他都会在自己的微信公众平台上更新三篇关于中医养生方面的文章；他还通过写书等方式来普及中医，迄今为止，黄穗平写了科普文章数百篇，从饮食调理到疾病的预防治疗，均有涉猎。"上工治未病，真正高明的医生就是能使人不得病。"黄穗平说。

除了会科普一些养生知识，黄穗平也会通过一些文章来提高民众对中医的认知。黄穗平称："中医学既是一门自然学科，也是一门人文学科，同时它也是艺术学、哲学。我们作为中医，在为患者治疗的时候，不仅要帮助他们解决身体上的痛苦，更重要的是还要解决患者心理上的痛苦。许多病证的出现、好转或加剧，都是和心理变化有关的。如今的中医医生不能只懂用药，而是要会用药、会用手术刀，还要会说、会安抚患者。"

四、活到老学到老

黄穗平虽然已经是全国中医脾胃病科的著名专家，但"活到老学到老"的他，却是一刻也没有停止学习。"尤其是中医学的发展需要与时俱进，中医医生也要去学习现代医学的先进技术，中西医结合，取长补短。"黄穗平说。早在1995年，黄穗平就已经学习并掌握了ERCP（经内镜逆行性胰胆管造影术）技术为患者取胆管结石，他说："当了一辈子医生，我到现在都不会放松学习，确实是有太多的知识需要学习了。"

这种爱学习的品质，很大程度上与黄穗平的家庭环境相关。出生于广州市的黄穗平是书香世家，他父亲早在20世纪30年代考入中山大学，以后成为一名大学老师，黄穗平的母亲同样也是师范学校毕业。在父母的影响下，黄穗平和他的兄姊们均得到了良好的教育，他们分别毕业于广东广雅中学、广州执信女中、湛江一中和二中等。

20世纪60年代，黄穗平的父亲从湛江被调回了农村。作为最小的儿子，童年时代的黄穗平跟随父母一同回到了家乡龙川县。黄穗平对中药的启蒙正是在这个时候，由于母亲有一款家传的药酒配方，为用白面风的根浸泡在白酒中，擦涂患处可治疗淋巴结发炎，每逢村民前来求药酒时，母亲都会乐善好施，因此受到人们尊敬。黄穗平从小体弱多病，山村缺医少药，因此从那时起，他的心中便埋下了一颗日后定当医生的种子。

五、夫唱妇随共同成"名中医"

1975年，黄穗平高中毕业，他一边当工人，一边准备高考，在经历了2次高考失利后，1979年，他才终于考上现在的广州中医药大学，成为一名医学生。作为班中年纪最大的一名医学生，黄穗平学习更是用功。5年后，黄穗平作为成绩优秀的毕业生被广东省中医院录取，在这里，他不仅找到了自己为之热爱一生的中医事业，同时也找到了自己的灵魂伴侣。

黄穗平的夫人——广东省中医院耳鼻喉科主任李云英，既是他的"学姐"，也是他的榜样。"她比我早一年到广东省中医院，早在1991年她就被评上了广东省十大杰出青年医务工作者。她也比我早5年被评为'广东省名中医'。"提起妻子，黄穗平顿时赞不绝口。在从医的道路上，两人有着共同的话题，同时也互相鼓励。作为医院里的一对"劳模夫妇"，数十年来，夫妻俩更是从未休过年假。

如今，夫妻俩都成为各自领域的学科学术带头人，同时也作为教授、博士生导师，培养出了一批又一批优秀的青年医学生，可谓"桃李满天下"。经常有人会问到他们，如何成为一名优秀的中医，黄穗平的回答往往很简单，两个字——热爱。"我总是告诉学生，中医是大器晚成，当中医没有什么捷径可言，只有热爱它，不断地去临床实践，积累经验，传承发扬，仁心仁术，全心全意为人民服务，就一定能够成为患者心目中的名中医。"黄穗平说道。

《广州日报》全媒体文字记者　程依伦

（本文于2020年11月3日发表于《广州日报》）

黄穗平：我的梦想就是一切为了患者的健康

2018年2月3日星期六下午，寒风凛冽，一辆列车向北飞驰，靠车窗的位置坐着一位双鬓斑白、气质儒雅的男子，他若有所思地凝视着窗外，他的脑海里浮现的是上一次他看过的患者，他们好些了吗？他惦记着他们，这位男子正是广东省中医院脾胃病科大科主任黄穗平教授。

数不清这是多少个周六下午了，如此刻一般，他放弃休息，赶往数百千米外的贫困山区——龙川县，进行每月一次的基层医疗单位帮扶工作。4个小时风尘仆仆的路程，黄主任到达龙川时已经天黑，一到下榻的住所就见到有一大群人等着，原来这些都是挂不到号在此"守株待兔"的患者，他们知道黄主任是他们的好医生，一定会让他们看上病。黄主任简单地吃过晚饭，就在房间里建立起了"临时诊所"，一直忙到深夜。次日一早，黄主任接着在县中医院开诊，50多位门诊患者加上病房患者的查房、疑难病例指导，有人统计过这样一整天高强度的工作，按照一般的说话速度，黄主任要说十万个字以上，其中的辛苦不言而喻，可黄主任心之所系，情之所牵，在信念中鼓舞，在笃定中前行，他的从医之路从不言"辛苦"二字。

几个月前，黄主任到龙川县义诊，一位慢性肠炎的小姑娘已经瘦得不成人形，96岁的老太太一大早在儿女的搀扶下颤颤巍巍地等着他，群众渴望得到诊治的眼神无不冲击着他的内心。他深切感受到、看到边远山区群众迫切的需求，当地主管卫生的县领导也向黄主任提议：能否开设一个"黄穗平名医工作室"，请他定期出诊、查房和带教，既方便龙川百姓找名医看病，又方便基层医生跟随他学习，促进医疗技术水平。黄主任二话没说，毅然决定到龙川县中医院开展医疗帮扶工作。"黄穗平名医工作室"于2017年12月26日在龙川县中医院正式挂牌成立！其实，除了每月定期去龙川县他还奔赴广东多地义诊、讲学、带教等，江门、梅州、高州、阳江、四会、封开等多地均可看见他身影。

作为广东省中医院脾胃病科大科主任，医疗、科研、教学、行政等工作非常繁重，但他始终坚持在临床一线，每周到各分院查房，指导诊治工作，同时作为博士生导师，他为培养医疗后继人才呕心沥血。

已近花甲的黄主任，常年超负荷工作，几乎无暇顾及自己的身体状况，痛风发作时为了不耽误给患者看病，依靠服用止痛药坚持，他时常谈笑说"轻伤不下火线"。常年做ERCP手术操作，要接触放射线，导致他白细胞偏低，可他从未因此减少过进行ERCP的次数。他肺部长了一个直径2.5cm的结节，自己悄悄去胸外科做了手术，术后休息不到一周，术口仍在疼痛，他就回到工作岗位。同事们心痛地说，"主任，您好好休息吧"。可他说，"没关系，忙完这一阵吧"。可忙完一阵又一阵，直到现在也未能好好休息。为此，黄主任的夫人，广东省中医院五官科大科主任李云英教授对他的身体状况非常担心，觉得他过于辛苦，劝他减少去基层医疗帮扶，黄主任的大哥也常常"批评"他，说他工作起来就玩命，不顾惜保重身体。黄主任是这样回应的："自己曾是广东省中医院培养起来的最年轻的科室主任，如今已是资历最老的大科主任，更是一名有着34年党龄的老共产党员，作为一名老党员、老科主任，不能辜负党和医院对自己几十年的培养，不但要医术精，更要医德好，为科室的后辈、自己的学生树立良好的榜样。"

李云英教授在他的感召下，干脆一起到龙川县中医院建立了自己的工作室，夫妻二人为山区百姓服务的事迹已成为一段佳话。

从医几十年，黄主任总是精益求精、默默奉献，急患者之所急，忧患者之所苦，以精湛的医术、高尚的医德救治了无数患者。黄主任常对同事和学生们说："选择了医生这个职业，就是选择了奉献，选择了医道就是要做至精至微之事。"他也因此获得了良好的口碑，相继入选"首届岭南名医""羊城好医生""2017胡润·平安中国好医生"等荣誉称号，并于2017年入选"广东省名中医"。

春夏秋冬，寒来暑往，此时已是骄阳似火、酷暑难耐。又是一个周六，京九铁路上，列车刚停稳，车上健步走下一位气质儒雅、目光睿智的男子。是的，他正是黄穗平教授。他举目望向远方，胸中似有波涛激荡。贫困山区的病患在等着他，基层医院的医疗团队在等着他，"为全民大健康服务"的信念在指引着他，"传承岐黄、光大中医"的情怀在激励着他……他步履匆匆又沉着稳健，朝着自己毕生的理想——"一切为了患者的健康"，坚定地走下去……

黄穗平广东省名中医传承工作室　叶振昊、林小丽
（本文于2018年7月5日发表于广东省中医院公众号）

目 录

◇ 第一章　医家小传 ◇

◇ 第二章　师承有得 ◇

◇ 第三章　专病论治 ◇

◇ 第四章　用方经验 ◇

◇ 第七章　医论医话 ◇

◇ 第八章 薪火相传 ◇

第一章
医家小传

第一节　医家介绍

　　黄穗平教授，医学博士、主任中医师、教授、博士研究生导师、博士后合作导师。现任广东省中医院脾胃科学术带头人，国家中医脾胃病重点专科学科带头人，兼任广州中医药大学脾胃研究所副所长，世界中医药学会联合会消化病专业委员会副会长，中华中医药学会脾胃病分会副主任委员、中华民族医药学会脾胃病分会副会长、中国研究型医院学会中西医整合脾胃消化病专业委员会副主任委员、广东省中医药学会消化病专业委员会主任委员、广东省中医药学会消化道肿瘤防治专业委员会名誉主委、广东省中西医结合学会消化内镜专业委员会名誉主任委员、广东省中西医结合学会脾胃消化病专业委员会副主任委员、广东省医师协会消化内镜医师分会副主任委员、岭南（华南）中西医结合诊治幽门螺杆菌相关性胃病学术联盟主席、广东省中医院中医药辨治慢性胃病创新团队领头人。被评为"广东省名中医""首届岭南名医""首届羊城好医生""2017胡润·平安中国好医生"。

　　黄穗平教授一直从事中医药的医疗、教学工作，精通中医药学理论。数十年来培养了数以千计的中医人才，有的已成为广州中医药大学的教学、科研骨干，有的成为各级卫生行政管理部门的领导干部。特别是他指导的学术继承人张北平教授，被评为广东省首批杰出青年医学人才，广东省第二批优秀中医人才。

黄穗平教授熟谙中医历代各家学说和医案，不仅具有坚实、宽广的中医药理论基础，而且有丰富的教学、临床医疗经验，学术造诣极高，他对脾胃病、肝胆病、杂病的诊治方面取得了显著疗效，主持课题"基于'脾虚失运'核心病机应用健脾方药治疗慢性胃病的应用"荣获2020年中华中医药学会科学技术奖二等奖。由于疗效显著，他在脾胃病诊治方面享有很高的社会知名度，省内外应诊病患每次逾百人之多，患者常跨省越市来门诊签名排号，在此过程中，病员常自我监督，维持秩序，从此情此景可以看出黄穗平教授的病员人气之旺。

黄穗平教授擅长中医、中西医结合诊治消化系统疾病及消化内镜诊治技术，专攻中医优势病种慢性胃炎、胃癌前病变及胃早癌。他撰写《中医古籍论痞满证治》等文章172篇，主编《岭南中医药名家梁乃津》《消化疾病专科专病中医临床诊疗（第3版）》《慢性胃炎合理用药370问（第2版）：常见病合理用药丛书》《中医临床诊治消化科专病》等著作9部。立项"基于平滑肌细胞肌球蛋白轻链激酶（MLCK）信号传导通路的脾虚证胃肠动力障碍以及四君子汤干预的分子机制研究"等国家自然科学基金、卫生部（现国家卫生健康委员会）、国家中医药管理局、广东省科技厅等各级科研课题20多项。

黄穗平教授在临床治疗方面的突出成绩和学术成就，多次在《健康时报》《南方日报》《羊城晚报》、学习强国、新华社、广东卫视、广州电视台等详细报道与推广。

一、书香门第，少年立志

黄穗平 1959 年出生于广东省广州市，其父亲是中山大学数学系教授，在父母的影响下，黄穗平和他的哥哥姐姐们均得到了良好的教育。20 世纪 60 年代，黄穗平的父亲调回广东省河源市龙川县工作，年幼的黄穗平跟随父母一同回到了家乡。受"万般皆下品，唯有读书高"家庭思想影响，穗平在幼年时期学习十分勤奋，颇有学识。

初中时期，穗平声音突然变哑，父母注意到这个问题，带着孩子四处寻医，可找不到病根，只能嘱咐儿子多喝水、别紧张，期待慢慢好转。半年过去了，没丝毫改观，穗平压力巨大，每天在学校，当老师打开花名册点名时，他就焦虑得直跺脚，因为他即使用尽全身力气也无法喊出一个"到"字，班里同学便为他起了"小哑巴"的绰号。在邻里的介绍下，穗平父母抱着一丝希望带儿子来到广州一家中医诊所求医，医生说："这是青春期变声障碍。青少年的声带在成长，但喉结'按兵不动'，喉结是装载声带的'小房子'，喉腔狭小造成声带不能充分振动就变哑了。这个病西医没有太多有效的办法，但是中医中药、推拿针灸有很好的效果。"经过几个疗程的调理，穗平的声音也慢慢恢复了。这件事给穗平的心里带来了很大的影响，当时他就决定：要当医生，要治病救人！

自此，穗平对医学表现出浓厚的兴趣。在农村，对于一些散养的鸡，农药中毒的情况时常出现，看着小鸡颤抖抽搐、步态不稳、呼吸困难的样子，穗平果断拿出父亲裁剪修补衣服用的剪刀与绣花针，对病鸡切开洗胃，在紧急中成功抢救小鸡的生命。除完成日常学习内容外，穗平常秉烛夜读，熟背《药性赋》《汤头歌诀》夜以继日，不敢懈怠。

1979年黄穗平考上广州中医学院（现广州中医药大学）。广州中医药大学是一所办学历史长，专业齐全，集教学、科研、医疗为一体的中医药高等学府，教学、科研条件良好，具有一支高素质的师资队伍。其中，有很多是学术理论深厚，临床经验丰富的一代名医。黄穗平在此接受了良好的高等中医教育，全面系统地学习了《黄帝内经》（下简称《内经》）《伤寒论》《金匮要略》等中医药理论知识，通过多年的《中国医学史》《中医基础理论》《中医各家学说》教学，又对中医理论系统有了更深的理解。黄穗平教书经常抄写经典论据并认真做好读书笔记、收集简报资料。他从大学开始在书店阅览古今医书，至今兴趣不减，从中学到不少东西。他勤于思考，细心揣摩，认真学习老师独特的思维方法，不断总结丰富的临床经验，为日后成长成才，成为一代名医奠定了坚实的专业技术基础。

二、学用相长，学以致用

由于当年恢复高考非常匆忙，荒废之久的高校百废待兴，在穗平入学之后，学校各项办学条件都相当简陋，如教材不完整，师资、教室不足，校舍资源很有限等，但大家同心同德，克服各种困难。教材不完整，老师们就想方设法编制补充教材，没有印刷条件，就刻蜡版印制；师资、教室不足，经常是两个大班 200 多人挤在一个大课室上课；宿舍不够，就睡架床，六七个人、八九个人挤在一个狭小的房间里，一挤就是四五年。对于穗平而言，在痛惜已失去的宝贵岁月之余，就更加珍惜今天来之不易的读书机会，这些困难自然不在话下了。尽管教室拥挤不堪，但人人都认真听课，秩序井然，罕见有人逃课。无论是清晨还是傍晚，无论是课堂、图书馆还是校园、宿舍，到处都是读书的人群。老师们茶余饭后到校园散步，穗平也跟着请教各种问题。每开一门新课，他除了到新华书店选购教材的补充书籍之外，还争着去图书馆借阅相关课外书籍，在阅览室阅读各种相关论文资料，不但有效地补充了教材的不足，而且大大扩展了知识面。

在考上大学前，穗平因务农而落下腰肌劳损，腰痛总是反反复复。大学期间因长期伏案腰痛又犯了，不仅腰痛得厉害，而且站立、走路都困难。穗平被同学搀扶到教室，找到当时针灸学老师，即岭南派名家司徒玲教授，司徒教授用钩针在脊椎旁钩治，通过局部减压、松解，达到疏通经络、治愈腰肌劳损的效果。司徒教授的医术可谓立竿见影，自此，黄穗平便告诫自己学中医必"学用相长，学以致用"。他从不轻易放过每一个能培养动手能力的机会，上针灸课时在自己身上扎针，上诊断课时互相把脉、望舌，上中药课时去药房、药圃、山上认药，临床见习、实习时认真训练自己的诊治能力。

大学假期，穗平回家后发现母亲肩周炎发作。母亲出现了右侧肩关节疼痛，无法抬高，之后左侧肩关节也出现疼痛，双侧手臂活动受限，只能平抬，高于肩膀则疼痛难忍。看着母亲痛苦的样子，穗平当即取用毫针刺条口透承山、三间，当天疼痛就大幅缓解。一次针灸治疗经验，穗平从中体验到治病救人的成就感，更感受到"君亲有疾子可疗"的忠孝之道。

三、拜师名医，勤研医术

大学毕业后，黄穗平来到广东省中医院，先后于 1991 年及 2001 年参加第一批及第三批全国中医药专家学术经验继承工作，师承名老中医梁乃津、吉良晨教授。

梁乃津（1915—1998），广东南海人。幼时熟读四书五经。13 岁习中医，20 岁开始独立行医。1933 年，梁乃津以优异成绩考入上海中国医学院，1937 年毕业后开业行医于沪。抗战开始后，梁乃津离开上海，辗转韶关、广州等地。1947 年，受聘于广东中医药专科学校。中华人民共和国成立后历任惠行善院内科医席、广州医协副主席、中医学会理事长。1953 年任广东省中医院院长。1956 年广州中医学院成立，任副教务长兼医经教研组主任。1963 年任广东省中医药研究所所长、广东省中医学会理事长。1978 年获"广东省名老中医"称号，后成为广东省第一批博士生导师之一，内科学博士生导师，全国第六、第七届政协委员。梁乃津教授是全国药类国家质量金奖胃乃安胶囊的献方者，一生中在脾胃病及内科疑难杂症的治疗上有突出建树，成为流芳百世的中国医药界名人，亦是全国名老中医，是中国杰出中医临床专家，被人称为"岐王再世"。黄穗平在从师期间受益匪浅。梁乃津喜欢"事必躬亲"，常教导身边侍诊的学生："纸上得来终觉浅，绝知此事要躬行。"对于自己开出的药方，用了哪些药，他全部都亲自试吃过。有一次，黄穗平不解地问："老师，你为什么要每剂药自己亲自试吃呢？难道药味有特别效果吗？"梁老微微一笑，讲述了一个自己亲身经历的故事。他说自己年轻的时候，开药只是考虑对症下药就好，从来不去理会药的味道。有一次，一位40多岁的中年男性怒气冲冲地闯到他的诊台前，"啪"一声把3大袋中药摔到了梁乃津的眼前。"这些药我不吃了，留给你自己吃吧！"中年男性叫嚷着转身就走了。梁乃津仔细一看，才知道是自己昨天开出的药方。这个患者当时是上焦实热，内有积滞，于是开了"大黄黄连泻心汤"。自己一试吃，才发现药味苦不堪言，难以下咽。跟诊多年的黄穗平亦习得梁老之精神，他强调，"良药未必苦口"，黄穗平教授清楚药的气味秉性，尽量选择口感较为温和之药材，还会耐心地嘱咐患者药材煎煮之注意事项，让患者享受治病之过程。

吉良晨（1928—2010），字晓春，晚号蛰龙，满族，北京市人，国家级中医专家，主任医师，教授。幼承庭训熏陶，师教私塾9年。酷爱方术医药，喜嗜弄拳击剑，尤好行气功法，为买氏形意四代传人，露蝉门下五世弟子。21岁即悬壶于京城，先后结业于北京中医研究所、北京市中医进修学校。任中华人民共和国国家药典委员会名誉委员、中国中医药养生保健学会常务理事、中国民间中医药研究开发协会专家咨询委员会副主任委员、国家药品监督管理局药品审计委员、北京钓鱼台保健养生中心高级顾问等职。吉老可以脱口而出任意一味中药的性味、归经、炮制、分类、毒副反应等，他认为《本草备要》《本草纲目》等中药书籍一定要熟读。受他的影响，黄穗平研读了《黄帝内经》《伤寒论》《本草备要》等重要书籍，熟背了其中有重要临床指导意义的段落。吉老强调一定不能脱离临床而谈论学习中医，他的临证经验均是长期从事临床所得来的。因此，无论在病房还是门诊工作中，黄穗平教授都刻意要求自己做到先中后西，能中不西，尽量运用所学中医知识、所继承的中医知识去诊治患者。

黄穗平教授在继承了梁老、吉老的中医学术思想基础上，务勤不惰，学习不息，临证不已，深化不息，形成了自己的中医治疗脾胃病的学术特点。

四、圆机活法，升华技艺

初入临床，黄穗平便接手一位石淋患者，前医运用诸多清热利湿通淋药均未效。黄穗平见那位患者少腹隐痛，排尿淋痛，腰膝酸软，面浮足肿，畏寒肢冷，舌体淡胖，脉沉细弱，属肾阳亏虚，当温阳补肾，利水通淋。处方：熟附子、淫羊藿、威灵仙、乌药、石韦各 9g，桂枝 6g，牛膝 12g，菟丝子 15g，金钱草、车前子各 20g。服药 5 剂时，患者少腹绞痛加剧，随即小便排出一枚结石，疼痛即失。复查 B 超，结石影消失。

石淋常运用清热利尿排石法，多取良效。但该患者肾气亏乏，苦寒攻伐太过，损及肾阳，一味清利，势必肾阳更虚，无以化气行水，故结石久难下行。此时当以温阳补肾为主，辅佐清利排石。

黄穗平教授认为疗效才是衡量医术的金标准，中医数千年，有无数行之有效的处方，为什么许多疾病的疗效还是不尽如人意？方药是死的，而人是活的，用死方治活人的病，没有圆机活法疗效就会很差。

所谓的圆机是指完善自己的阴阳五行理论及临证思维，不管是用八纲辨证、六经辨证还是脏腑辨证，都要形成自己完满的思路，能够符合阴阳五行理论。活法，就是根据临床辨证的结果，应用灵活的方法去治疗疾病。

圆机活法不是无原则、无规范地随心所欲，医生的临床思维必须服从病机逻辑规范，在中医药理论框架内，遵循理、法、方、药、护的病机对应原则。圆机活法本质上就是一个用的问题，把用的问题解决了，临床疗效才能提高。辨证论治用方，不应按照症状标准对号入座，而是根据"观其脉证，知犯何逆"的临床证候"随证治之"。方药是治病的工具，在技术高超的人手里，可有事半功倍之效，在不懂辨证论治的人手里，效果就很差，还可能发生表里虚实之相反，伤害无辜，后患无穷。

五、大医精诚，守护健康

中医是一门科学，它是至精至微的，关乎人的生命。从事中医工作研究必须养成严谨、认真、细致、一丝不苟的学风。孙思邈说过"人命贵有千金，大医必须精诚"，所谓"精"，就是医术精湛、精益求精；"诚"，就是医德高尚、治病救人。

黄穗平教授认为作为医生，一定要树立高尚的医德医风，在为人民服务的神圣职责中体现自己最大的社会价值和人生价值。黄穗平教授发扬革命的人道主义精神，"救死扶伤，患者至上"是他终身行医的准则。这主要表现在他对工作极端负责任。他举止庄重、作风正派、为人和善，无论是领导干部还是平民百姓，无论是城市居民，还是乡村农民，无论是熟人同事，还是素不相识的人，均一视同仁，同等对待。他着眼的是得病的人，而不是什么人得病。他把对党、对人民的爱倾注在每一位患者身上，每天超负荷工作，小小诊室前候诊的患者常常排起长龙。孟子云："老吾老，以及人之老；幼吾幼，以及人之幼。"黄穗平教授常说：给他人的父母治病，应像对待自己的父母一样；给他人的孩子治病应像对自己孩子一样。只有这样，才能尽心慎重，赢得患者信任。

慕名找黄穗平教授看病的患者遍布全国各地，还有患者非他不看，或等到下班后，或寻上家门，但他从不叫苦，从不厌烦，总是热情诊治。他说："医生就是看病的，见病不治算什么医生？再说患者大老远来一趟不容易，怎好让人空跑？"有一次，黄穗平教授因肺结节需手术治疗，术前一天，他仍坚持看病。在手术后的病房里，面对个别登门求医的患者，他还躺在床上一边打点滴一边诊断，口授处方让弟子记录，患者感动得热泪盈眶。

毛主席说过："一个人做点好事并不难，难的是一辈子做好事，不做坏事。"黄穗平教授数十年如一日，默默地、全心全意地为人民的健康奉献着，别无他求。凡接受过黄穗平教授治病的人，无不敬慕和感动。在患者眼里，黄穗平教授是他们最崇敬、最信赖的医生，是儿童健康的守护神。

医生是造福人类的职业，人的生命最为宝贵。黄穗平教授一生仁爱救人，而且不图钱财，一身正气，被人们奉为医德之楷模。他每周不辞辛劳，定期到龙川县中医院、阳春市中医院等贫困地区坐诊、查房及指导消化内镜诊疗，让广大群众足不出户就能享受到省级名医及专家的医疗服务，切实解决了群众看病难、看病贵的问题，受到社会的广泛赞誉和好评。

六、中西汇通，博采众长

1995 年，黄穗平教授担任广东省中医院内二科主任。现代社会，西医诊断技术和诊疗仪器设备突飞猛进地发展，黄穗平教授认为除了认真继承中医药学理论精华和临床实际经验，还需要发挥出中西医结合的独有生命力。

尽管家中女儿年龄甚小，为了学习先进的胃肠镜技术，黄穗平教授在妻子的支持下于 1996 年前往上海第二医科大学附属仁济医院进修。进修期间，黄穗平教授只争朝夕，未曾休假，以最快速度学会操作和诊断以外，还全面熟悉消化内镜的专业性能、消毒和保养方法，掌握术前准备情况、消化内镜检查技术及方法，消化内镜检查适应证、禁忌证及患者危重程度的判定，并发症的处理方法，活检技术及方法，各种疾病的诊断标准等。

进修结束后，黄穗平教授将自己所学技能悉数教给科室医生，科室熟练运用中医、中西医及消化内镜技术治疗内科特别是脾胃消化系统的疑难危急重症，疗效显著。

血证——呕血、便血（急性上消化道出血）是临床常见的急症之一，最常见的病因为消化性溃疡、急性胃黏膜病变、食管胃底静脉曲张破裂出血及胃癌等，其中非静脉曲张性上消化道出血年发病率为（50～150）/10 万，病死率为 6%～10%。黄穗平教授制定了中西医结合的治疗方案，除常规内科保守抢救措施外，还能开展多项内镜下止血治疗技术，包括钛夹、黏膜下注射、氩气刀及静脉曲张套扎、硬化剂及组织黏合技术，抢救成功率高。他开通了急性上消化道出血的绿色通道，积极开展急诊胃肠镜检查及治疗，使患者能尽快接受专科治疗，并对住院患者实施临床路径管理模式，缩短了患者的平均住院日，有效控制了住院费用。

肠覃（结肠息肉）是常见的结肠疾病之一，而结肠腺瘤性息肉与结肠癌的发生、发展有着密切的关系。黄穗平教授带领广东省中医院脾胃病科制定了内服外治、标本兼治的综合治疗方案，开展多项内镜下息肉切除术（氩离子凝固术、高频电凝电切术、黏膜切除或黏膜下剥离术），治疗效果好，中医的干预方案可预防结肠息肉的复发及癌变；开展双镜联合（腹腔镜＋电子肠镜）下结肠肿物切除术，治疗结肠较大的良性肿物或早期大肠癌，有效、安全、创伤小，易被患者接受；对住院患者实施临床路径管理，诊疗措施规范有效，且能将患者平均住院日大幅缩减，有效控制了住院费用，节省了医疗资源。

在黄穗平教授的带领下，广东省中医院脾胃病科成为中医界最强"国家中管局重点专科"之一，全国内镜技术开展最全面、技术实力最强的脾胃病专科之一。

七、凝聚科研，引领发展

2001 年，黄穗平教授开始担任广东省中医院脾胃病科主任，他以"错位发展"为指导思想，全身心投入，带领科室快速发展。"那时我们的实力还不强，但我们有一个远大的发展目标——要对标国内龙头科室，把学科建成国内一流的中医、中西医结合脾胃病科！"黄穗平说。没想到仅用了十几年时间，这一目标就完美地实现了。黄穗平认为，学科要发展，科主任的思维理念很重要，一定要深入思考，把握好学科发展方向，这样才能形成自己的差异化优势。

在扎实的临床基础上，搞好科研工作是提高学术水平的重要环节。只有深入科研，才能不仅"知其然"，而且"知其所以然"，找到诊疗规律，进而找到疾病的物质基础。他鼓励科室成员人人参与科研、人人申报科研项目。他对科室所有人员都给予积极支持，从选题、研究思路、技术路线到标书撰写等，他毫无保留地对大家进行指导，每当看到科室成员中标，他总是无比高兴和欣慰。他坚信学科是一个整体，只有大家分工合作，共同努力，形成合力，才能有竞争力，才能使得学术水平上一个新的台阶。

随着学科建设的日益成熟，脾胃病研究逐渐形成了以中医药诊治功能性脾胃病和重大疑难脾胃病两个稳定的发展方向，目前专科获课题40多项，其中主持国家自然科学基金课题7项，参与国家"973"课题2项、国家支撑课题2项，主持省部级课题20余项，厅局级课题20余项。获得国家级学会科技成果奖励7项，广东省科技进步奖1项，广州中医药大学科技进步奖1项。

八、教书育人，桃李芬芳

有人说中医保守、难于传人，黄穗平教授毕生热爱并献身于中医学事业，更懂得人才培养是发展中医事业之关键。黄穗平教授积极投身医学教育，把自己的临床经验毫不保留地传授给跟他的学生，科学把握高等教育发展规律和教育教学规律，培养出诸多优秀医学人才。担任博士及硕士研究生导师以来，共培养博士研究生 20 名，硕士研究生 38 名。

黄穗平教授培养的张海燕博士 2006 年获得"广州中医药大学优秀毕业研究生"称号，2010 年获得"广东省中医院病历书写最好的医生"称号，2013 年获得"广东省中医院最佳中医医案"奖，2013 年获得"邓铁涛中医人才培养基金"奖，2014 年被评为"广东省中医院朝阳人才"培养对象，2014 年被评为"广东省千百十人才"校级培养对象，并获得国家自然科学基金青年项目及广东省中医药局等多项课题资助；徐蕾博士参加中华中医药学会脾胃病分会第 23 次全国学术交流会，论文《人参皂苷 Rb1 对培养的小鼠小肠 Cajal 细胞起搏电流影响的研究》获得青年论坛优秀论文一等奖；张望博士获得 2014 年第 26 届全国脾胃病学术交流会青年论坛一等奖，并获得国家自然科学基金青年项目及广东省自然基金项目资助；吕林博士获得 2013 年国家博士研究生奖学金，2013 年全国博士生学术论坛优秀论文三等奖，2015 年第六届全国中医药博士生优秀论文提名奖，并获得国家自然科学基金青年项目等项目资助。

第二节　学术思想

一、脾胃为本，补土为尊

黄穗平教授学贯古今，博采众长，勤于临证，擅于领悟，医术因而精湛。不少同道和弟子们时常会向他请教：师出哪个中医派别？他都行如下回答："我的学术思想和经验其实不归属于某个特定的学术派别，但如非要划分入哪个派别的话，那么应该是脾胃派、补土派了。"确实，"脾胃为本，补土为尊"是黄教授核心学术经验与思想的高度概括，是他近40载临证经验的结晶。

黄教授"脾胃为本，补土为尊"思想的形成基础与他常年悬壶于岭南地区——尤其是与岭南政治、经济中心的"羊城"（广州）是有莫大关联的。岭南，是我国南方五岭以南地区的概称，泛指大庾岭、骑田岭、都庞岭、萌渚岭、越城岭等五岭以南的地区，大体分布在广西东部至广东东部和湖南、江西五省区交界处，包括广东、广西、海南、湖南、江西、港澳地区等，可辐射至东南亚部分国家，其中以广东地区为主体，是岭南医学的发源地和文化中心。地理上，岭南处于亚热带地区，具有其独特的地域气候特征。此地域地卑土薄，气候炎热潮湿，风雨常至，正如南宋医僧释继洪在《岭南卫生方》中所述："岭南既号炎方，而又濒海，地卑而土薄。炎方土薄，故阳燠之气常泄。濒海地卑，故阴湿之气常盛。"又如清代名医何梦瑶在《医碥》中所论："岭南地卑土薄，土薄则阳气易泄，人居其地，腠理汗出，气多上壅。地卑则潮湿特盛，晨夕昏雾，春夏淫雨，人多中湿。"阳气常泄则易致中州亏虚，阴湿之气常盛则易致运化受遏，脾胃俱伤，中气、元气皆损，因此会导致各类疾患。此为客观的，也就是先天的病因。除客观病因外，还有主观的、后天的病因。在岭南地区生活的百姓，由于地处湿热，无论在生活中抑或是在饮食上都普遍贪凉喜冷。在这些地区，凉茶、冷饮铺子遍布大街小巷，空调冷气常年开放于千家万户，寒凉清热之草药时时佐入菜肴汤膳之内，寒邪、湿邪渐而蕴于脾胃之中。正如《脾胃论》所言："故夫饮食失节，寒温不适，脾胃乃伤。"此外，岭南地区人口稠密，经济发达，工作节奏普遍较为紧密，竞争相对激烈，消费水平普遍较高，所以生活于此的不少百姓思虑、劳倦过度，工作、生活压力较大，这亦是导致损脾伤胃的情形发生的重要病因，正所谓"忧思伤脾""劳倦则脾先病"。

正是以上主观和客观因素，岭南地区各种脾胃疾患的发病率较高，而脾胃疾患又会引发其他脏腑的各类疾患，可谓"脾胃伤则百病生"。黄教授正是在经年的临床工作中观察到以上现象，探究到各种内外因素导致脾胃受伤引起疾病的机理，渐而领悟到"脾胃虚损，失于运化"是诸多脾胃系和非脾胃系疾病的核心病机，渐而形成了其重视后天之本——"脾胃"的固护与调治，尊崇补益脾胃中州的学术思想和学术理念。

黄教授称自己为"脾胃派、补土派"，还因其学术思想与开创了中医脾胃学说之先河，被称为补土派（脾胃派）的金元时期医学大家李东垣及后世的脾胃病名家如黄元御、彭子益等的学术思想是有承接关系的。他认为，李东垣及后世脾胃病名家之脾胃学术思想对他学术观念的形成影响颇大，对他本人学术思想的产生和形成，以及指导临床诊治起了极为重要的作用。

其一，脾胃之气的盛衰决定了元气的强弱。

李东垣曰："真气又名元气，乃先身生之精气也，非胃气不能滋之"，又云："大肠小肠五脏皆属于胃，胃虚则俱病"。此中的胃气，其实指的就是脾胃之气。脾胃之气乃元气之源，脾胃之气强盛，则元气强盛，脾胃之气虚弱，则元气亦随之虚弱。脾胃之气既伤，则元气亦不能充养，诸病、诸衰所以由此而生。故临证中要重视强盛脾胃之气，以强盛脾胃之气来增进机体之元气，从而达到养生防病、祛邪抗病的目的。

其二，脾胃内伤可致百病。

李东垣认为："人赖天阳之气以生，而此阳气须并与脾胃；人赖地阴之气以长，而此阴气须化于脾胃；人赖阴津之奉以寿，而此阴津必源于脾胃；人赖营气之充以养，而此营气必统于脾胃。"此说明人赖以生存之气血阴阳，皆由脾胃而生，皆从脾胃而化，皆从脾胃起源，皆赖脾胃统摄。脾胃是人的生、长、寿、养之根本，其地位的重要性不言而喻。脾胃之气还协调斡旋一身之气的升降浮沉，是谓"中气"，如清代脾胃病大家黄元御所云："脾升则肾肝亦升，故水木不郁；胃降则心肺亦降，故金火不滞。火降则水不下寒，水升则火不上热"。一旦脾胃之气衰败，则出现"肾水下寒而精病，心火上炎而神病，肝木左郁而血病，肺金右滞而气病"的各系统病变。因此，脾胃受伤、衰败，则气血阴阳化生乏源、气机升降失调，气血阴阳统摄无权，各脏诸腑气机紊乱，则外易感六淫，内可生五邪，必病矣。可以说，脾胃内伤是致全身脏腑经络、四肢百骸出现病变的最为关键的始动因素之一。

其三，倡导以升发清阳、沉降浊阴法治疗疾患。

黄教授认为，"升发清阳，沉降浊阴法"是治疗脾胃虚损导致的各类疾病的重要原则。脾胃居于人体之中土，脾气升清，胃气降浊，脾胃之气升降协调是机体生命活动的始动环节，是调控和维持各脏腑经络气机循环往复、升降有序的枢纽；而脾胃受损，升清降浊之功能失司，清阳降而不升，浊阴升而不降，则诸病由此而生。正如《脾胃论》有云："损伤脾胃，真气下溜，或下泄而久不能升，是有秋冬而无春夏，乃生长之用陷于殒杀之气，而百病皆起，或久升而不降亦病焉。"李东垣主张以升发脾胃之清气，潜降阴浊之火的方法治疗，其中的最知名的代表方药便是补中益气汤，还有升阳益胃汤、升阳补气汤等也很具有代表性。黄穗平教授在临床中擅于活用李氏此类治法治疗吐酸、胃痞、胃缓、腹胀、便秘等慢性脾胃病，多获良效。

正是受以上脾胃派思想的影响，加之黄穗平教授在临床中的不断实践和参悟，逐渐形成了其特有的脾胃为本，补土为尊的思想理论。

其一，脾失健运为脾胃病病机之核心。

黄教授认为，脾胃病缘于脾胃受损，而脾胃受损的核心病机就是"脾失健运"。脾胃健运，则其化生、吸收、运输水谷精微，调节水液代谢的生理功能可以正常发挥，而脾胃失于健运，则会出现水谷精微难生、难吸收、难运输，全身脏腑经络失于水谷精微的濡养，全身水液代谢紊乱。患者初期可见纳呆、腹胀、痞满、便溏、泄泻等；日久则面黄、体瘦、乏力虚弱、身肿。故《素问·至真要大论》中说："诸湿肿满，皆属于脾。"一旦脾失健运的情形得不到纠正和改善，则会形成恶性循环。水谷精微化生、输布不足，缺乏水谷精微濡养，脾胃等脏腑更加虚衰；水液得不到正常运化，则聚而生痰、生湿，阻滞气机，脾胃运化功能更加受到限制。故而治疗脾胃虚衰之证，黄教授认为，要认识到脾虚失运为关键病机，治疗的重要之处在于健运脾胃，在治疗中，不但要补益脾胃，还要着重促进脾胃运化功能的改善。在临证中，黄教授治疗脾胃虚衰之证，不但以四君子汤、理中汤之辈去补益、温补脾胃，还合二陈汤、平胃散之辈以燥湿理气运脾，入木香、砂仁、厚朴、枳实、枳壳等以燥湿行气助运。黄教授认为，健运脾胃就是在处方遣药中，既要懂得"守"，又要知道"走"。"守"指的是守中土，就是通过补益之法，使得脾胃中气充沛坚固；"走"指的是通过各种手段调节、疏理、运转脾胃气机，使脾升胃降运转调畅有序，同时调节水液运化，保持脾胃中州之土燥湿合度，不旱不涝。有如此法，方能保证脾胃功能的健运，使得水谷精微化生、输布不绝，水液运化合度。

其二，"调土"为"补土"之核心。

不少医者认为，"补土法"就是益气健脾，其实不然。《素问·经脉别论》有云："饮入于胃，游溢精气，上输于脾，脾气散精，上归于肺，通调水道，下输膀胱，水精四布，五经并行，合于四时五脏阴阳，揆度以为常"，强调脾胃之气运化升降于全身的功能。黄元御在《四圣心源》中进一步阐释和发挥以上理论，"脾升则肾肝亦升，故水木不郁；胃降则心肺亦降，故金火不滞。火降则水不下寒，水升则火不上热"。这说明"脾胃"具有枢机中轴的地位及维系一身之气正常运行的作用。而后来的彭子益在《圆运动的古中医学》中则更精辟地总结出以下脾胃相关学说，"中气如轴，四维如轮，轴运轮行，轮运轴灵"，而"五行之病，皆运动不圆，作用分离，不能融合所致也"，表明脾胃中气的升降运转的正常与失常形成了人的生理与病理状态。所以，黄穗平教授认为，"补土法"核心是斡旋中土，扶助脾胃完成正常生理功能，推动四维（心、肺、肝、肾）气机的正常运转。而在临床中，诸多因素会导致脾胃功能失常，无法正常发挥其枢机中轴作用：

如脾喜燥恶湿，胃喜润恶燥。湿邪阻遏气机，影响脾胃运化，导致气机不利，阴津不足，胃腑过燥，亦会导致胃肠气机和降失常，最终均致四维运转失常。

又如肝主疏泄，若肝疏泄太过，肝强脾弱，肝气横逆中土，或肝气疏泄不及，木不疏土，土壅失运，均可致脾胃不和，脾失健运。

再如脾胃为后天之本，肾为先天之本，后天与先天是相互资助，相互促进的，且在水湿代谢方面，也有相互协作的关系。如先天不足，则后天亦得不到充养，功能会失调。

再如心为火，脾为土，火为土之母，母病可及子，子病亦可及母，所谓母子相连。

还如肺主通调水道，脾主运化水湿，在水湿代谢方面，相互协作；肺主气的宣发肃降，主治节，与脾胃对气机的调控亦具有相互协作关系。肺气不足，或肺气失于宣降、失于治节，则会影响脾对水湿和气机的调节。

所以，黄教授认为，在临证中祛除影响脾胃功能的不利因素，激发脾胃功能，恢复脾胃正常生理功能就可称之为"补土法"。将其解释为，通过"调土"以达到"补土"的目的则更为确切，"调土"乃"补土"之内涵。故而，益气健脾是补土，祛湿、化湿、渗湿是补土，调节脾胃气机是补土，疏肝柔肝调气是补土，益火温阳（温肾扶阳或温补心阳）是补土，滋养、调节肺气是补土，理气活血亦是补土。补土法看似只是涉及脾胃，实则还涉及肝、肾、心、肺等四脏。补土法可广泛应用于内伤杂病，尤其是脾胃病的治疗。

有患者曾某，男，27岁。主诉：大便不尽感5年余。

该患者大便2～3日一行，初硬后软，脐下腹部胀满不适，饱餐、饮食油腻后明显，排便、排气后减轻，口淡，口干欲饮温水，无口苦，多汗怕风，易疲倦，胃纳可，眠可，小便常，舌淡胖大有齿痕、苔薄白，脉弱。

黄教授诊察患者后，认为患者乃中气不足，脾胃升降失司，治宜补中益气以复中州升降之功能，方以补中益气汤加减：

党参15g，黄芪30g，生白术20g，柴胡10g，炙甘草10g，火麻仁30g，桔梗10g，枳实15g，厚朴15g，升麻10g。

水煎服，日1剂。

10余剂后大便如常，诸症减轻。

黄教授常用补中益气汤加减化裁以治中气不足之便秘、痞满等病。"虚者补之，损者益之"，故此方以补益脾胃为核心，并灵活运用"欲降先升"之法，黄芪、柴胡、升麻以升提中气，加枳实、厚朴等降气导滞之品，一升一降，使清浊复位，再以桔梗宣发肺气，发挥提壶揭盖之力，促进浊气下降，则脾胃之气运转恢复如常，体现了"调土"以"补土"之意。

其三，攻伐有度，补益有矩为固护脾胃之核心。

黄穗平教授认为，脾胃乃后天之本，须时时固护。脾胃病涵盖"脾胃"二字，表明病证的发生与脾脏及胃腑的病变息息相关。脾脏与胃腑互为表里，互因互用。脾为脏，易犯虚证，而胃为腑，易得实疾，然这是相对而言，并不代表固护脾胃，就一定是要补脾而清胃。

胃腑之气机与大小肠腑气机相通，肠道腑实热结之证亦常与胃腑热结、气机不降相关，故而清胃泻实，甚或通降攻逐是临床常用之治疗手段。但清胃泻实等攻伐之法需慎重。因胃腑虽易罹患实证，然胃虚之证亦时有发生，且此证一得，往往病证更加复杂，从而导致疾病加重或变生他病。《脾胃论》有云："脾不及，令人九窍不通，谓脾为死阴，受胃之阳气能上升水谷予肺，上充皮毛予四脏。今脾无所禀，不能行气于脏腑，故有此证"；又云："大肠小肠五脏皆属于胃，胃虚则俱病"。这都说明，《脾胃论》将胃之功能放在极为重要的地位，特别是胃气的功能，直接关系到脾之升清运化，如胃气一旦衰败，则脾为"死阴"，九窍之气机皆可能出现不通情况。故而在临床中，对于清胃泻实之法应当合理适度应用，切不可滥用、妄用、过用此法，以免损伤胃腑，败坏脾胃之气。对于一些脾胃病患者，胃腑有实热之表现，首先要明确是否有存在如脾胃气虚等虚实夹杂的情况，其次要明确在当前疾病中，实邪为主要矛盾还是正虚为主要矛盾。如存在虚实夹杂之情况，在治疗中就当考虑清补兼施，清胃与护胃安中并行；如存在以邪实为主要矛盾者，当以清胃泻实为主，辅以些许护胃安中之品；如存在以正虚为主要矛盾者，则当以补虚为主，辅以少许清胃泻实之品。切忌一见有胃实之证，就一味用寒凉攻伐药物猛清妄泻，丝毫不顾及胃之虚实变化。另外，一些中医受到西医学的影响，将胃肠炎症、消化道痛症与脾胃之实证、热证等同起来，一见到胃肠炎症，不分虚实寒热，就予以寒凉清泻攻下，这也是不可取的。殊不知，寒主收引，实寒致病者，多有急性痛症，如只知用清热法治疗，则南辕北辙，背道而驰，或导致病情加重，病情愈加复杂。

对于补脾之法，黄教授亦主张要遵法度，循规矩，不可滥补或过补，究其原因，乃是脾胃一伤，失于健运，不但有水谷精微化生不足，引发气血阴阳亏虚，亦可兼夹有内生痰湿水饮之实、运化不及饮食停滞之实、气机内阻之实、气滞血瘀之实、痰湿郁而化生为湿热之实，病机常常虚实夹杂，或虚多实少，或虚少实多，且虚实之间必有互为因果内在联系。因此，在临床上，须全面审慎辨证，不可见到虚证，眼中便只有虚证，而忽略因虚证而内生的实邪，妄以大补大益之品，图补土之功效，然脾胃本虚，又有实邪内生，超出法度的补益，会使得脾胃之虚雪上加霜，内生之邪变本加厉，犹如车轴无动力转动，又有杂物嵌顿、卡阻其间，车轴安能灵活顺畅而带动车轮的转动？故而黄教授在临证处方遣药中，从不将各类参茸虫草等补益药物堆砌其间，而在一张处方之中，纯补益药也极少超过三味，且尤为慎重运用养阴之品，唯恐滋腻碍脾胃运化，阻滞气机升降，故除补益外，多以理气、行气、燥湿、解郁、升清之品入方，喻补于通、喻补于化、喻补于运，以求补而不滞，补得其所，补之有效。

二、体用并治，升降相合

"一阴一阳谓之道也"，黄穗平教授深谙中医阴阳之道，其临证的论治之法与处方遣药也充分体现了阴阳之理。总体而言，他论治脾胃病的思想可归纳为体用并治，升降相合。

中医所谓之"体",从中医哲学思维来诠释,即物质也,属阴;而所谓之"用",即"功能"也,属阳。以上的认识,可以从清代大医家叶天士所提出的"肝体阴而用阳"理论中得到印证。肝体阴而用阳,其内涵是指肝体所藏之物质为血,血属阴,故称之"体阴",而肝具有升发、疏泄,主升主动,内寄相火的功能,从功能属性分析,乃阳之象,故称之"用阳"。所以"体"者,其实指的就是"物质","用"者,其实指的就是"功能"。黄教授认为,诸脏腑皆有"体与用",而脾胃损伤,最易致脾胃"体""用"皆损,脾胃之体,乃气血阴阳,而最为关键之体为"气与阳",脾胃之用,是谓"中气",其协调斡旋气机升清降浊之功能,乃其运化之功能。

在临证中,可从"体"与"用"的角度以明致病机理。

体为阴,用为阳,体用互根互用,相互依存,"体"强则"用"安,"用"安则"体"强,反之,"体"伤则"用"损,"用"损则"体"亦伤。体用同伤,病机必然复杂、多变。所以脾胃病之所以复杂难治,就在于脾胃一伤,易出现体用并损之象、复杂疑难之候。具体到脾胃:体用如常,则水谷精微化源充足,中气升降协调、和谐,水谷精微可正常转输至全身各处,全身其余脏腑之体用亦能保平和无虞。如黄元御所言:"脾升则肾肝亦升,故水木不郁;胃降则心肺亦降,故金火不滞。火降则水不下寒,水升则火不上热。"脾胃之体损伤则脾胃或气虚或阳虚,会引发脾胃之用——中气的损伤,出现运化失司、升降失调,内生痰湿内邪,并会引发其他脏腑体与用的损伤。正如黄元御所云:"中气衰则升降窒,肾水下寒而精病,心火上炎而神病,肝木左郁而血病，肺金右滞而气病。"

从"体"与"用"的角度以明治疗脾胃之机理。

从"体"与"用"的角度可明致病之机理，从"体"与"用"的角度亦可明治疗之理。

纵观黄教授的论治脾胃病，可以归纳为充养脾胃之体，恢复脾胃之用，即"体用并治"。黄教授早于20世纪90年代就提出蕴含体用并治思想治疗痞满的法则："治虚痞，补益脾胃兼疏导""治实痞，重在疏理兼扶脾""虚实夹杂，推崇仲景伤寒方"。他认为虚痞虽以脾胃气虚为病变基础，但以满闷不舒，闭塞不通为直接病机特点，治疗在健脾益气（即治脾胃之体）时要适当疏导（即治脾胃之用），气机通则痞满除；而实痞虽有痰气壅塞、饮食阻滞、七情失和等之分，其病机以邪实为主，但临床所见实痞者除实证之外，还有不同程度的脾胃受损之象，只是虚损较轻，尚未达到脾胃虚弱的程度，所以治疗实痞除以疏理气机、化痰消积、疏肝除痞为主外（即治脾胃之用），还要适当加用顾护脾胃之品（即治脾胃之体）；此外，认为痞满虽有虚实、寒热之别，但在病变过程中，因寒热虚实可相互转化，故可出现虚实相兼、寒热错杂等复杂证型，此类情形运用张仲景之《伤寒论》中的半夏泻心汤、生姜泻心汤等经方或根据经方方义所创立的时方消痞丸、枳实消痞丸、枳术丸等，均体现了体用并治的奥义。

在治体方面：黄教授推崇补益脾胃之气，充养脾胃之阳。补益脾胃之气，黄教授好用补气三宝：即党参、黄芪、人参。党参、黄芪的用量一般不低于15g，尤其是黄芪，常以30g入方，而人参首选生晒参，并嘱患者则另炖，以增强补气之功。在"补气三宝"中，尤以党参最为常用。盖因党参味甘，性平，有补中益气、健脾益肺、养血生津之功效，与人参相似，可代替人参使用，虽药力偏弱于人参，但贵在药源充足，疗效稳定，经济实惠，适合长期服用。故黄教授常以党参搭配其他健脾益气药物相须使用，如与白术、茯苓、炙甘草合而为四君子汤，或在四君子汤基础上再加黄芪以健脾益气升清。

黄教授还认为，补益脾胃之体，并非独补脾胃，补益其他脏腑亦能有健脾益胃之功效。其中补先天之气以充养后天之气的治疗方法最为常用。脾胃为后天之本，肾乃先天之本，先天之本与后天之本相互依存，互根互用。先天之本化生后天之本，又可维护后天之本的正常生理功能，如肾气温煦脾胃中焦，可帮助中焦脾胃运化，而后天之本又能不断滋养先天之本，使得先天之本充盛不衰。如有肾气虚衰，则不能上燠脾土，犹如釜底微弱之火不能煮沸釜中之水，脾胃因此运化无权，阴寒内生，甚则阴寒太盛，冲脉不能下守，则气机时时逆于上。

因此，脾病延久损及肾，较脾胃之伤，又病深一层，仅以补益中州专剂治疗，疗效往往打了折扣。肾主命门，为釜底之火，此火一衰，则脾胃之火亦衰，黄教授针对以上病证，常在益气药的基础上，加干姜、附子、肉桂等以奏助阳补火之功，加山萸肉、怀山药等培补肾气以滋脾胃之气，犹如在釜下添柴加煤，促进火力旺盛，脾土得温热则寒祛湿化，阴散寒消，疗效较单纯补脾益气笃定更为显著。

在治用方面：黄教授运用的是如前所述的"升降相合"法则。

治用者，即治脾胃之功能。叶天士曰："脾主升清，胃主降浊""脾宜升则健，胃宜降则和"。这说明脾胃的重要功能是脾左升胃右降，斡旋一身气机的升降，统率清气的升腾、水谷精微的输布，管辖浊气的沉降、代谢废物的排泄。脾胃之用受损，中气不运，则一身清浊升降反作，清气下陷，浊阴上逆，人之病源，莫不由此而生。如黄元御所言："中气衰则升降窒，肾水下寒而精病，心火上炎而神病，肝木左郁而血病，肺金右滞而气病。"脾胃中气升降轮转失常，使得诸脏腑之气欲上者不得上，欲下者不得下，欲出者不得出，欲入者不得入，或阻塞壅滞于一处，或逆乱妄行，故而病邪内生，诸症遂发。脾胃失运牵累全身之脏腑气机正常轮转，病机又复杂多变，病情易反复发作。故治法上当治理病源，以升降相合之法，辅助脾胃之用，托举清气，顺降浊气，则清阳浊阴二气，上下周旋复常，脾胃之用可复，病源因此可除。

升降相合之法，须以升清阳之药与降浊阴之药共同应用、合理配伍，喻升于降，喻降于升，互相依托，协调统一。黄穗平教授常以党参、黄芪、柴胡、升麻为升清阳之主药。尤其参、芪二味最为常用，只因以上两药不但能补益脾胃之体，而且二药合用，尤能升举阳气。此外，二药相合，还能降"阴火"。所谓"阴火"，乃脾胃气虚，中气失运，气机抑制所产生的内伤之火，参、芪二味升举阳气，喻升于降，散发阴火。此外，参、芪二味又具有补益中气的作用，可以说既可治用，又可治体。柴胡、升麻乃所谓之"风药"，风性上行，可"从阴引阳"，促使下焦引清气上达于上焦，鼓舞升发脾胃之气，且风能胜湿，黄教授常以此两味药物与参、芪相须使用，可更好地升举阳气，健运脾气，适合治疗各类中气下陷、中气不足之证。

在升药的基础上，黄教授常配伍法半夏、陈皮、木香、砂仁、厚朴、枳实等药物以沉降气机。脾胃失于健运，内生痰湿，气机阻滞，胃气不降反逆，诸如痞、满、胀、痛、呕吐、呃逆等诸症遂而发作。唯有助脾之运、燥脾之湿、降胃之浊者可治之。黄教授最为推崇法半夏、陈皮二味，法半夏辛温性燥，善能燥湿化痰，可复脾之升清之用，且又善和胃降逆，可使上逆之浊气顺降于下，使得清阳升腾无碍。脾虚生湿，阻滞胃气顺降，陈皮既可燥湿化痰，又能理气行滞，体现痰湿除则气顺降，气顺降则痰湿消之意。

木香、砂仁两味药物，是黄教授常用之药对。脾喜燥恶湿，湿浊、痰湿内生，脾之清气难升，胃之浊气亦不降。木香、砂仁芳香，可以化湿健脾，湿浊去，则气机无所阻碍，又能理气开胃，则浊气从胃腑顺降。

厚朴、枳实两味药物，亦是黄教授常用之药对。厚朴、枳实行气散结，消痞除满，是通降腑气、浊气的要药，与升清药物黄芪、党参、柴胡、升麻配伍使用，适用于如痞满、腹胀、便秘等清气不升、浊气不降之证，能显著改善相关临床症状。

曾有患者李某，女性，37岁。因"反复胃脘胀痛10余年"前来就诊。有慢性胃炎病史10余年，平素恣食生冷。曾间断在当地医院就诊，服用各类中西医药物乏效。其胃脘胀痛以餐后为主，并伴有嗳气、反酸。大便欠畅，排便乏力，便后时有不尽感，便质偏溏。食稍多即易胃脘胀痛。睡眠欠佳，入睡困难。平素容易疲劳，时有困倦感，形体消瘦。舌淡嫩有齿印，苔白微腻，脉弱。

该患者所患之病为痞满。黄教授诊察后认为患者患病日久，饮食失调，脾胃之气虚之久矣。遂以下列方药治疗：黄芪30g，党参20g，茯苓15g，白术15g，炙甘草5g，半夏15g，陈皮10g，木香10g（后下），砂仁10g（后下），厚朴15g，枳实15g，元胡15g，合欢皮15g。患者经治疗1周后，即感胃脘胀痛有明显好转，嗳气反酸亦有所减少，大便较前顺畅，排便不尽明显减少。继续以上方义连续治疗4周后患者胃脘胀痛、嗳气、反酸、大便不畅等症状基本消失，睡眠及易疲劳感亦明显改善。半年后随访患者，言平素常以此方服用调理，如今诸症状鲜发，体重亦增数千克。

黄教授认为，脾胃虚则运化失司，气机失调，诸证遂起——气滞故而胃脘痞满；气逆故而嗳气、反酸；气陷湿浊不降故而疲劳乏力、便溏、便不尽感；气虚故而排便费力、形体消瘦。是以香砂六君子汤为底方益气健脾以治脾胃之体，行气化湿以治脾胃之用。方中加入大量黄芪既可加强补中之力，又可升清以降浊，改善大便无力、不畅的症状。厚朴、枳实二味既善行气化湿消痞，又可通腑，且与黄芪一升一降，共同调节气机的升降紊乱。元胡可加强行气止痛之力，又可畅通血脉以防气机久滞影响血行之弊。合欢皮安神宁心，促进睡眠。以上均有体用并治之方意。

又有患者罗某，男性，69岁。因"反复上腹部胀痛2年"前来就诊。该患者在一家广东省知名三甲医院行胃镜检查提示慢性重度萎缩性胃炎伴重度肠上皮化生、轻度异型增生，极为担心害怕，慕名前来向黄教授求诊。就诊时的四诊表现：胃胀痛，程度隐隐，嗳气，无反酸，喜温喜按，乏力，舌淡红，苔薄白，脉弱。

黄教授诊察后认为，从宏观角度分析，此乃脾胃气虚所致之胃痞病，从微观角度分析，此乃局部有瘀血内阻。治当益气健脾以治脾胃之体，行气活血以治脾胃之用。方以自创验方"健脾益气化浊方"加减治疗。方药如下：

黄芪 30g，党参 20g，白术 15g，茯苓 15g，陈皮 10g，厚朴 15g，砂仁 5g（后下），三七粉 3g（冲服），炙甘草 5g。

患者治疗一周后症状就得以显著改善，数周后症状基本消失，治疗后 6 个月后仍至之前做内镜的知名西医院复查胃镜和病理，惊喜地获知胃黏膜萎缩和肠化均有改善，已经由重度转为轻度，已无异型增生，遂继续坚持在黄教授门诊诊治，每年均复查胃镜和病理，结果均不断好转，至 2016 年复查，萎缩和肠化已完全消失，成功逆转，不得不佩服黄穗平教授体用并治之法的神奇疗效。

三、平调脾胃，治衡六法

吴鞠通提出了"治中焦如衡，非平不安"的重要治则。这里的"中焦"，是指脾胃病，包括了外感中焦温病和内伤脾胃病，不是指脾胃两脏腑；"衡"，即秤杆，"平"与"衡"同义，引申为调平脾胃脏腑的治法与方药；"安"，平安，即中焦脾胃脏腑功能协调安和。这里的"安"，黄穗平教授认为有"以恢复中焦脾胃功能为最终目的"之意，更多的是指通过方药的调平治疗，恢复中焦脾胃功能，它强调的是治疗后脏腑功能调和的一种状态和结果。需要指出的是，"治中焦如衡"不可理解为"性味平和、不升不沉之药物"。陕西中医学院（现陕西中医药大学）著名温病学者刘国强教授亦撰文指出，"治中焦如衡"不是指治法上的不偏不倚、中正平和，而是纠正阴阳水火偏盛的治则，将其理解为"用药上不可失于薄亦不可失于厚；治法上不偏不倚，中正和平是不正确的"。

所以正是基于《黄帝内经》治病力主维持和谐、纠偏调衡哲学思想和理念的影响，吴鞠通运用中医象思维方法，提出了"治中焦如衡，非平不安"的著名论点，成为指导辨治外感中焦温病和内伤脾胃病的治疗总则。

由于脾胃脏腑具有多个相反相成的体用属性及功能差异，容易产生升降、纳运、燥湿、寒热、虚实失常的病机变化，所以针对脾胃病复杂病机而采用的常见治则有调整阴阳、虚实兼顾、寒热并用、升降相因、刚柔相济、气血并调、通补兼施等，这些法则均是以恢复中焦脾胃功能为最终目的，故皆可谓吴鞠通所言的"治中焦如衡，非平不安"，其本质为中医正治原则，可以看成脾胃病治疗总则"治中焦如衡"下的各种细目。

黄穗平教授认为，由于脾与胃之间存在着阴阳、寒热、升降、虚实、表里、燥湿等多个属性及功能差异，所以在治疗脾胃病时宜全面考虑脾胃的体用属性不同，做到用药兼顾，即通补兼施、寒温并治、升降同调、刚柔相济，从而达到两不相害，以平为要之目的。

（一）阴阳调和如衡

《素问·生气通天论》曰："生之本，本于阴阳"，脾胃亦本于阴阳。《素问·至真要大论》云："谨察阴阳所在而调之，以平为期。"黄教授认为，脾胃为中焦，含中和之气，具冲和之德，以平为健。"衡"法，就是以平衡中焦阴阳为纲，燮理升降、调理湿燥、平调寒热、协调气血、调理虚实等均是实现中焦阴阳平衡的手段与方法。《素问·宝命全形论》云："人生有形，不离阴阳。"人体脏腑经络及形体组织结构的内外表里之间，无不包含着阴阳的对立统一，人体就是阴阳对立、制约和消长中所取得的动态平衡体。在疾病的发生、发展和变化过程中，离不开正衰邪盛、气血失调、津液失常及脏腑经络功能紊乱等病机变化。其中，阴阳失调是最基本的病机，是对人体病变的高度概括，应"谨察阴阳所在而调之，以平为期"，因而，调整阴阳使机体平衡是最基本的治疗。

（二）寒热并治如衡

寒热并治是针对寒热错杂病机确立的治疗原则。消化系统疾病中寒热错杂证比较多见，治宜寒热平调，辛开苦降之法。辛开苦降法是在寒热并治法则指导下治疗寒热错杂证的常用治法，即用药以辛温升散和苦寒降泄为主，辛温以升散开郁，苦寒以泻热降浊，寒热互用以和其阴阳，苦辛并进以调其升降，从而体现"治中焦如衡"之法则。适用于脾胃虚弱、寒热互结于中焦，升降失常、气机阻滞所致的胃脘痞闷、闭塞不适、恶心呕逆等症。

寒热并治是张仲景针对各种寒热错杂证而创立的，其具体治法散见于《伤寒论》太阳病痞证、上热下寒证，厥阴病寒热错杂证等篇章中。寒热并治的治疗原则，体现了中医辨证论治的基本特点和祛邪扶正、三因制宜、调理阴阳的基本法则，是方剂配伍的精华之一。寒热并用的配伍方法适用于寒热错杂证，然又非全为寒热错杂证而设。根据寒热错杂的不同表现，应采用不同的寒热并治法。

（三）升降同调如衡

脾胃是气机升降之枢纽，脾气主升而胃气主降，脾胃气机失调多表现为脾气不升与胃气失降两方面。治疗时要顾及脾胃气机之升降，使脾胃升降协调，以达中焦平衡。临证治疗胃气上逆之证时，常在降胃气方药中配用健脾益气升提之品，使其降中有升；治疗脾不升清之证时，在健脾、运脾之中佐以理气降逆之品，使其升中有降，脾胃调和。因此，在脾胃病的治疗中，应注意调节脾胃气机升降相因的关系，以达"治中焦如衡"的目的。

恢复脾胃的清升浊降常常是调节全身气机的关键。在《伤寒论》中既有陷胸汤、旋覆代赭汤等，除水饮痰浊以畅中焦气机之法；也有栀子豉汤类方、大黄黄连泻心汤等清泻无形邪热，以利脾胃升降之法；既有承气汤釜底抽薪，存其阴、防其变、保胃气之法；也有理中类温中健脾，顾其阳、救其损、扶中气之法。

（四）通补兼施如衡

高士宗《医学真传》曾指出："调气以和血，调血以和气，通也；下逆者使之上行，中结者使之旁达，亦通也；虚者助之使通，寒者温之使通，无非通之之法也。"

五脏虚证每兼痰瘀为患，补益方剂多通补配伍，补益药味多通补功效兼俱，以及临床上脾虚多夹瘀，诸方面的讨论提出脏病虚证应以通补为基本治则。胃宜通补，是叶天士根据胃的生理特性提出的重要观点。六腑主传化物，以通为用，叶氏认为腑病以通为补，五脏主藏精气，五脏虚衰，法当补益为主。但实践证明，脏病虚证，每致痰瘀内阻，邪气壅滞，单纯施以补益，效果并不理想，应以通补为基本治则，方可获得满意的疗效。脏病虚证，纯虚者少，寒热错杂，虚实夹杂者多，治必以通为补，通补兼施。

脾气虚弱，气不行血，可致血瘀；脾气虚弱，统摄失权，血溢脉外而成瘀；脾虚血之化源不足，血行迟缓而成瘀；脾胃病日久入络而致瘀；脾不健运聚湿生痰等。这些均为因虚致瘀、因虚成痰的病机。故脾病虚证，多表现为正气虚损、痰瘀内阻，虚实夹杂证，临证应以通补兼施为治疗原则。补中寓通的治法，主要有益气活血、养血活血、温阳活血、益气利湿、益气化痰等。把握好通与补的尺度，是"治中焦如衡"的关键。

以脾胃为本，以通立论，通补结合。临证以益气活血，扶脾助运；益气健中，以调升降；益胃润燥，刚柔相济；寒热虚实，统筹攻补；权衡五脏，先调脾胃等法灵活变通，恢复脾胃纳化与升降之能。

（五）表里疏解如衡

伤寒六经病表里同病治则，就是既有外感病变，又有脾胃基础病变时的治疗原则。在表里同病之时，患者外感证候夹杂内伤基础病变，证候较单纯外感病更为复杂。此时处理不当，会导致疾病恶变。故张仲景用了大量条文，反复强调表里先后的治疗原则。一般情况下，表里同病的治疗，应掌握表先后里的原则，但依据病证的先后缓急及正气的强弱盛衰，又有先表后里、先里后表、表里同治三种治则的灵活运用，以达"治中焦如衡"的目的。如先表后里治则：凡表里同病表证急于里证的，一般应先解表、后治里，以免表邪内陷而发生变证。如《伤寒论》第90条曰："本发汗，而复下之，此为逆也，若先发汗，治不为逆。"在里证重于表证时，先里后表治则：凡表里同病而里证急于表证的，当先治其里证，后治其表证。可见于两种情况。其一是里虚急于表证，如《伤寒论》第91条曰："伤寒，医下之，续得下利清谷不止，身疼痛者，急当救里，后身疼痛，清便自调者，急当救表。救里，宜四逆汤，救表，宜桂枝汤。"其二是里实证急于表证，如第124条曰："太阳病，六七日表证仍在，脉微而沉，反不结胸，其人发狂者，以热在下焦，少腹当硬满，而小便自利者，下血乃愈。所以然者，以太阳随经，瘀热在里故也，宜下之，抵当汤主之。"表里同治法：凡表里同病，单解表则里证益甚，单治里则表邪内陷时，用表里同治则兼顾表里，以达"治中焦如衡"的目的。一般又有偏重于解表，如大青龙汤，偏重于治里，如桂枝人参汤，表里并重不分孰轻孰重的，如麻黄附子甘草汤、柴胡桂枝汤。

（六）燥湿相济如衡

脾喜燥而恶湿，胃喜润而恶燥。正如《临证指南医案》所云："太阴湿土，得阳始运，阳明燥土，得阴自安。以脾喜刚燥，胃喜柔润故也。"根据脾胃的喜恶之性，养胃阴不宜用苦降或苦寒下夺之品，而用甘平或甘凉濡润之品；化脾湿多用温燥之品，但在配方用药时不可温燥或滋腻太过，即益胃润燥与健脾燥湿兼顾，方可言"治中焦如衡"。

脾以阳气为主，胃以阴津为要；脾为中焦湿土，喜燥恶湿；胃为中焦燥土，喜润恶燥。脾升胃降，燥湿相济，共同完成胃纳、脾运的消化吸收功能，这是脾胃的生理特征。正如叶天士《临证指南医案》所云："脾胃体用各异，太阴湿土，得阳始运，阳明燥土，得阴自安，以脾喜刚燥，胃喜柔润也。"慢性胃炎患者虽不一定表现为脾胃燥湿失调，但因其病程长、影响因素繁杂，病变过程中也可转变为脾胃燥湿失调。临床表现上，既可见心烦急躁、口干咽燥、胃脘灼热、嘈杂或胀痛、大便干结难排、舌红少苔而燥、脉弦细等燥的一面，又可见到肢倦乏力、纳呆脘痞、胸闷呕恶、泛吐清水痰涎、泄泻或大便质黏难排、舌淡或淡胖有齿痕、苔白腻或厚、脉弦细或细滑等湿的一面。临床治疗上，单纯化其湿则更燥，润其燥则又助湿。《蒲辅周医疗经验》云："脾阴虚，手足烦热，口干不欲饮，烦满，不思食。"吴澄《不居集》云："脾热者，轻手扪之不热，重按至筋骨又不热，不轻不重在轻手重手之间，乃热在肌肉，遇夜尤甚。其症心烦，怠惰嗜卧，四肢不收，无气以动。"在用药上注重平调其燥湿，如湿困中焦而兼见烦热、口舌生疮、口干等阴虚有热象者，在原有祛湿的基础上，适当佐以北沙参、石斛、五爪龙、莲子、麦冬、党参等，并适当增加其用量以制燥热偏盛。

总之，凡是以恢复中焦脾胃功能为最终目的的治则皆可谓吴鞠通所论及的"治中焦如衡，非平不安"，体现了纠偏调衡以求和的思维对疾病治疗的指导作用。它不是指中医某一具体的治法和方药，其本质是中医正治原则，是论治脾胃病的治疗总则，不仅适用于外感中焦温病，也是辨治内伤脾胃病的重要法则之一，对于临床上常见的内伤脾胃病如慢性胃炎等的治疗具有一定的指导意义。

四、三位一体，综合防治

黄穗平教授擅用中西医治疗相结合、内外法治疗相结合及心身治疗相结合的三位一体技术治疗脾胃病。

（一）中西医治疗相结合

在中医学中，病与证是不同的诊断概念。通过病名诊断，可以确定疾病全过程的病理特点与规律；通过辨证诊断，能确定病理特点与规律；通过辨症诊断，能确定疾病在某一阶段的病理性质。黄穗平教授认为，辨病注重从贯穿疾病始终的根本矛盾角度认识病情；辨证则主要是从病机角度认识病情。两者相互联系，相互补充，只有辨证与辨病相结合，才有利于对疾病本质的全面认识。随着科学技术的进步，人们对疾病的认识不断深入，现在应当着重研究疾病类型、分化病种、建立和完善辨病体系，寻找、确定针对疾病类型及病种的治法主药，以实现辨病与辨证的结合。以病为纲，立法、专方、专药，结合寒热虚实辨证加减及对证处理，从而建立起新的诊疗体系，这已成为中医学发展过程中需要解决的重要问题之一。

辨证论治是中医诊治病证的重要手段，是根据疾病在某一特定条件、特定阶段下的证候表现异同辨别病邪、病位、病性，以指导治疗。对疾病全过程中各个阶段的相互联系及各个阶段的特点和规律、疾病的病因病势的进退、疾病的转归等，则需要通过辨病而更加明确。黄穗平教授认为，当前医学已进入了中医、西医、中西医结合并存的时代，三种医学的相互影响、相互渗透，使中医辨证论治的内涵有了新的发展。辨证论治的方法已由单纯辨中医之证，发展到辨中医之证与西医之病并重的阶段。黄穗平教授主张，临证时既要掌握用中医四诊，辨中医之证，又要学会运用现代诊疗手段和技术明西医之病，要擅于取二者之长，为我所用，达到提高疗效、治疗疾病的目的。

以中西医结合辨治慢性胃炎为例，西医治疗对慢性胃炎躯体症状及生理症状改善力弱，中医经辨证论治，通过内、外法综合治疗可全面改善症状，提高生活质量。而借助胃镜下先进诊断技术，发现胃癌前病变及胃早癌，胃癌前病变可以通过中医扶助正气、祛除瘀毒等方法阻断或逆转癌前病变，有的胃癌前病变及早癌可以行内镜下治疗（内镜黏膜切除术、内镜黏膜下层剥离术等），以清除病灶。

（二）内外法治疗相结合

中医治法分为内治和外治，但针对慢性病病程较长，病情复杂等特点，应内外治相互结合，实现慢性病给药途径多样性。如汤药和药浴结合、针药结合、冬病夏治等。药浴是指用中药煎煮取汁加水调成浴液后全身浸入或身体某些部位（如足部）浸入来治疗疾病的一种方法。《素问·阴阳应象大论》中说："其有邪者，渍形以为汗""其在皮者，汗而发之"，即用浸渍发汗的方法来祛邪。《素问·汤液醪醴论》中说："开鬼门，洁净府，精以时服，五阳已布，疏涤五脏"，这里的"鬼门"和"净府"分别指的是汗孔和膀胱，"开鬼门"和"洁净府"分别指的是发汗和利小便。除此之外，针药结合也是常见的内外同治之法。《黄帝内经》提出"微针治其外，汤液治其内"，《伤寒论》中张仲景亦已运用此法，"太阳病，初服桂枝汤，反烦不解者，先刺风池、风府，却与桂枝汤则愈"，此为表邪郁遏太过，经络凝滞不通，药力不能外达所致。以桂枝汤调和营卫，针风池、风府以祛风，两法结合，提高疗效。另外，冬病夏治中将穴位贴敷法与热熨法、涂擦法、发疱法、针刺艾灸法等外治手段结合起来，同时内服中药汤剂及丸、散、膏、丹也可借鉴用来治疗脾胃病。

（三）心身治疗相结合

心理活动在中医学里被称为情志，自古以来，中医学就很重视情志活动与人体内脏的生理病理关系。如《素问·阴阳应象大论》提出："人有五脏化五气，以生喜怒悲忧恐。"《灵枢·口问》则说："心者，五脏六腑之主也……故悲哀愁忧则心动，心动则五脏六腑皆摇。"可见，人的情志活动与人体的生理病理活动密切相关，在疾病的发生及发展过程中，情志同样起着不可忽略的作用。

现代医学研究表明，胃肠功能的调节，是包括了中枢神经系统、植物神经系统、肠神经系统、内分泌系统和效应系统在内的"脑-肠轴"共同作用的结果。大脑有重要的胃肠道功能调节作用，脑-肠的相互作用是通过迷走神经、骶部副交感神经和交感神经到达肠管的。研究表明，强烈持久的精神刺激引起的情绪变化，能直接影响大脑皮层对皮层下中枢的控制，并通过神经体液机制的改变而扰乱胃的正常功能，引起壁细胞与 G 细胞受刺激而大量分泌胃酸，亦可导致肾上腺皮质激素分泌亢进，促使胃酸与胃蛋白酶增多，损伤胃黏膜而发生坏死、出血和糜烂，甚至溃疡。同时由于长期情绪障碍可致下丘脑功能紊乱，通过神经内分泌的作用使胃、肠黏膜血流减少，黏膜防御功能降低，黏膜缺血而发生各种病变。

脾胃疾病的情志失常，有些是因郁致病，有些是因病致郁。因郁致病者，往往是由于思虑过极以致脾气结滞，或忧愁不解以致肝气郁结，气机失畅，升降失司，脾胃纳运失常，而发生胃脘作痛、嗳气泛酸、食欲不振、胸满痞闷、肠鸣腹痛、大便溏泄等症。因病致郁者，常因不能进食、恶心、呕吐、腹痛、腹泻、便秘等症状造成忧愁苦闷、焦虑恐惧，情绪变化而致气机抑郁，脾胃运化失司，纳呆食少，消瘦虚弱。

对于消化系统疾病患者，黄穗平教授认为，调畅情志要以心理疏导为主，身心交互作用，从心入手，影响身体。《内经》中的中医心理调治方法主要有祝由、情志相胜、说理开导、暗示解惑、吐纳导引等。临床常以说理开导法减轻患者的压力，加强患者对有关常识的了解，端正其对癌症的认识，让患者从观念上发生根本性改变，令其正确认识到消化系统疾病。对于有一定运动能力的人，鼓励其适当运动，尤其推荐八段锦。该功法动静结合，辨证选练功法，每天于空气新鲜的公园练功，改变了生活环境，改变了饮食起居习惯，从而恢复体质。更重要的是，群体练功，互相交流治疗经验，现身说法，可以极大地提高患者治疗消化系统疾病的信心。除八段锦外，太极拳、自我放松催眠、音乐治疗等可以放松身心。鼓励那些行动方便、生活能自理的患者外出游览观光以悦身养心，这对功能性消化系统疾病的治疗康复可以起到积极作用。对于消化系统晚期肿瘤患者，应设身处地从患者的角度去感受患者的情绪，让患者感觉到自己被理解、被接纳、被支持；并且通过细心聆听、肯定、澄清、鼓励等方式，让患者能表达自己的感受，宣泄并理顺情绪；注意维持并激发患者对自己生命和人生的希望，从而更有效地应付艰难状况，并积极规划，走完余生。

五、师古不泥，推陈出新

黄穗平教授常教导弟子们：要擅于向古代中医大家学习，要擅于从中医古籍中汲取知识，但也要师古不泥，推陈出新，因为现代人对疾病的认识是古代医家完全不能比拟的。所以，作为一名现代中医，要懂得根据现代医学对疾病的认识，根据疾病的变化规律、患者的病情演变规律，结合现代医学的诊治手段，总结出最适宜的中医诊治技术。

黄教授中医、现代医学的功底均非常深厚，他中医诊治水平很高，西医诊治水平亦很强，既能切脉开方，又能做消化内镜诊治手术。他重视经方，亦不薄时方，凡对病证有效的方，均可信手拈来。黄教授经过长期临证实践和总结，在古代中医经典的基础上，提出了许多创新的中医学理念和思想，对现代中医脾胃病的诊治做出了非常大的贡献。简述如下：

创新理论之一：三位一体、四大法则治疗慢性萎缩性胃炎、胃癌前病变。

古代无慢性萎缩性胃炎、胃癌前病变相关病名，根据该类疾病的临床表现，主要属于痞满或胃痛范畴。慢性萎缩性胃炎、胃癌前病变属于消化专科的难治性疾病，如病情得不到控制而继续进展，有可能发展成胃恶性肿瘤。黄教授有着数十年治疗此类疾患的临证经验，他主张三位一体，即"中西医治疗相结合""内外治疗相结合""心身治疗相结合"三位于一体的治疗策略。

中西医治疗相结合。其包括饮食与生活方式调摄、有 Hp 感染者，规范根除 Hp、消化内镜下治疗及中医辨证论治等四个方面。

黄教授认为，中西医结合具有如下四大优势：

其一，中医长于辨证，西医精于辨病。临床诊断时可把西医辨病和中医辨证有机结合起来，取长补短，形成"双重诊断"，既能确定相对恒定之"病"，又能明确动态变化之"证"，既重视病因及局部病理改变，又重视疾病的整体反应及动态变化。临床上"慢性萎缩性胃炎"诊断明确后，同时明确中医证型，进而制定个体患者的治疗方案，实现"同病异治"的个体化治疗，促进临床疗效的提高。

其二，中医长于扶正（调节机体免疫功能）；西医长于祛邪（抗病原体感染）。西医对于抗病原体感染，尤其是抗细菌感染的能力较之中医有着绝对的优势；而中医可以扶助正气，充益先天、后天之本，可以较好地调节机体免疫功能，抵抗病原体感染，增强西医抗感染药物的疗效。例如慢性萎缩性胃炎根除 Hp 的治疗，辨证应用中药，可提高 Hp 根除率，而对于反复根除 Hp 失败的病例，应用中药调节机体免疫力，再行根除治疗，常可取得成功。

其三，中医长于宏观证候的改善；西医长于微观病灶的根除或改善。比如：部分慢性萎缩性胃炎患者胃胀、胃痛、乏力等消化道或全身临床症状明显，且迁延反复，西医疗效欠佳，通过中医辨证论治，既能较快改善证候，又能减少复发；而对于慢性胃炎伴异型增生，西医可以通过内镜下手术将病灶进行根除。又如：中医内外治法对缓解慢性胃炎的消化不良、胃肠动力不足的证候疗效好；而西医抑制胃酸分泌、促进局部损伤黏膜愈合的疗效佳。

西医长于危重证的紧急处理；中医长于后续的调理和康复。对于危急重证的紧急治疗和抢救，西医具有较大优势，而对于后续的远期治疗及预防疾病复发，中医具有较大优势。比如：慢性萎缩性胃炎、胃癌前病变发展成胃癌，西医的手术切除病灶治疗具有优势，而术后的机体调理，配合放化疗的减毒增效，促进患者各项功能的协调运作，提高患者生活质量及抗癌能力，则需靠中医中药来调治。

因此，黄教授强调，要树立辨病与辨证相结合的诊治理念。疾病需要靠西医学及现代科学的方法确诊，而疾病的动态变化需要靠中医的辨证思维，通过树立辨病与辨证相结合的诊治理念指导治疗，整合不同环节按中西医各自理论优选的最佳治疗方法，要建立"祛邪"与"扶正"相结合的治疗方法。所谓"祛邪"，就是清除致病因子，所谓"扶正"，就是调节机体免疫力，提高机体抗病能力。通过建立"祛邪"与"扶正"相结合的治疗方法，发挥西医在"祛邪"及中医在"扶正"方面的各自优势，以达到治愈疾病之目的；还要采用"局部"与"整体"相结合的治疗措施。他认为，机体是一个完整的整体，各器官相互联系和补充，共同完成人体的各项生理功能。各个器官之间通过神经、体液、细胞因子等各种介质构成的网络互相交流，并进一步形成各种反馈环路，影响彼此的功能。所以在治疗疾病过程中，不但要治疗"局部的病变",还要治疗因"局部病变"导致的整体功能的紊乱失调;最后,须应用短期缓解与远期调摄相结合的疾病管理模式。通过中西医结合的多层次、多途径、多靶点的综合治疗模式,既可迅速缓解病痛,又可长期观察治疗疾病,从而减少复发,提高生存质量,延长患者的生命。

内外治疗相结合。内治法包括内服中药汤剂、中成药、西药等。外治法包括各种中医外治疗法,如针灸、推拿按摩、熨敷、穴位贴敷等。在临床上,以内外治方法综合治疗,常能取得非常良好的疗效。

心身治疗相结合,包括心理疏导、运动疗法、调节心理的中药和西药治疗等。常见的心理障碍包括恐癌心理、丧失治疗信心及对特殊检查(如胃镜及病理检查)的恐惧等。加强对慢性胃炎患者的心理疏导对缓解慢性胃炎的发病、减轻症状,提高生活质量有一定帮助。

对于慢性萎缩性胃炎、胃癌前病变的中医辨证治疗,黄教授提出了四大治疗法则:

其一,"血瘀论治"法则。他认为,从现代微观辨证的方法去分析慢性胃炎,尤其是萎缩性胃炎合并胃黏膜异型增生和肠上皮化生等癌前病变,当属于中医学的血瘀证,用活血祛瘀法治疗既可改善痞满/胃痛证候,也可逆转癌前病变。黄教授应用活血药物,最常用三七,因该药物既能活血又能止血,是具有双向调节的理血之药,更为重要的是,三七具有补益气血的作用,民间常有"北人参、南三七"之说法,它是理血而不伤正气的中药佳品,故黄教授最喜用三七作为主要的理血药物。目前在治疗慢性萎缩性胃炎合并胃黏膜异型增生和肠上皮化生等癌前疾病／病变方面，西药尚未有特效药物，中医药确有良效。黄教授经过数十年的临证，在治疗此类疾患上积累了丰富的经验，创立了健脾益气化浊方，既能很好地改善患者的临床症状，又能很好地改善胃黏膜萎缩、肠化等病变，黄教授认为，这与方药中应用了"三七"有莫大关联。

其二，"治虚痞，补益脾胃兼疏导"法则。黄教授认为虚痞虽以脾胃气虚为病变基础，但以满闷不舒、闭塞不通为直接病机特点，治疗在健脾益气时要适当疏导，气机通则痞满除。

其三，"治实痞，重在疏理兼扶脾"法则。黄教授认为实痞虽有痰气壅塞、饮食阻滞、七情失和等之分，其病机以邪实为主，但临床所见实痞者除实证之外，还有不同程度的脾胃受损之象，只是虚损较轻，尚未达到脾胃虚弱的程度，所以治疗实痞除以疏理气机、化痰消积、疏肝除痞为主外，还要适当加用顾护脾胃之品。

其四，"虚实夹杂，推崇仲景伤寒方"法则。黄教授认为痞满虽有虚实、寒热之别，但在病变过程中，因寒热虚实可相互转化，故可出现虚实相兼、寒热错杂等复杂证型，此类情形运用张仲景之《伤寒论》中的半夏泻心汤、生姜泻心汤等经方或根据经方方义所创立的时方消痞丸、枳实消痞丸、枳术丸等，临床常能获得良效。

创新理论之二：从肝论治肠易激综合征。

肠易激综合征是一种与精神因素有关，以脑－肠轴生理功能紊乱为主的消化系统疾病，并被认为是慢性腹泻最常见的病因。

20 世纪 90 年代黄教授就提出了该病的基本病机为肝疏泄失常，肝脾气机失调的创新性理论。对本病治疗主张从肝论治，以调肝法治疗。黄教授当时还设计并完成了相关临床试验研究。他应用四逆散为基础方组成"调肝方"，用以治疗腹泻型肠易激综合征 30 例，结果发现，近期有效率高达 93.3%，且对缓解和减轻腹痛等主要症状的效果显著。在进一步的临床实践中，黄教授逐渐形成了——调肝、安脾胃、止痛泻的治疗理论，并在临床和基础研究中发现通过上述治疗方法的药物作用可能与通过调整脑 – 肠轴之间的生化和神经内分泌相关。

创新理论之三：补肾扶脾胃论。

肾为先天之本，脾胃为后天之本。黄教授认为，后天之本可影响先天之本，而先天之本亦可影响后天之本。脾胃与肾相互资生，相互制约。"久病不已，穷则归肾""久病及肾"，故黄教授主张，久病不愈的患者，不但要重视后天之本——脾胃的培补，还要重视先天之本——肾的固护，所谓"五脏之真，唯肾为根"，补肾之根，可扶脾胃。他认为，胃阴之干涸，与肾阴匮乏密切相关，因肾阴乃元阴，乃阴气之源头，故胃阴不足者，须胃肾同治，常应用熟地黄、麦冬、玄参、女贞子、旱莲草、枸杞子、山萸肉等治疗；而脾阳之衰败，又与肾阳亏虚密切相关，因肾阳乃元阳，乃阳气之发源，故脾阳不足者，须脾肾同治，常以肉桂、熟附子、川杜仲、仙茅、补骨脂、淫羊藿、肉苁蓉、巴戟天等药材进行调治。此补肾扶脾胃理论，运用于久病体衰、年老体弱患者的治疗，能起到多脏腑、多证候同调治的作用，疗效常较为突出。

六、治人以治病，治脾以治人

黄教授始终认为整体观和辨证论治是中医学的基本特点和精髓，这就决定了中医治病，必须着眼于"患者本人"，既要懂得整体地看待患者，又要懂得认识每位患者的个体差异性，所以治病须治人，治人以治病。作为医者，心中不可只有"病"，而无患病之"人"；不可只有西医学之"病"，而无中医学之"证"；不可只有脾胃消化系统症状，而无其他系统症状。比如治疗慢性胃炎患者，不少医生只是关注患者胃黏膜炎症严不严重，有无幽门螺杆菌感染，有无肠化生、萎缩、异型增生等，需不需要清热消炎杀菌治疗等，但对病患的自身感受、诉求不闻不问，对患者全身症状不管不顾，结果病情越治越重，症状越治越多，患者越来越没信心，越来越焦虑。黄教授认为："医生的存在就是为了解除患者的疾苦。"他常常告诫弟子们：一个优秀的中医，要有大局观和整体观，要懂得心系患者，关爱患者，尊重患者，须谨记医生治疗的是"人"，而不是某个器官、某个组织。黄教授在临证中，不仅关注患者所患之疾病，还十分关注患者的局部及全身不适症状；不仅关注患者身体上的不适，还十分关注患者心理上的异常。他十分注重患者症状的改善，认为治疗后患者症状改善，是最为关键和重要的。因为症状改善，说明辨证是正确的，用药是得当的，还能使心情随之改善，心态上对治疗更有信心，对医生更加信任。

每月的第一个周末，黄穗平教授都会乘车前往广东省河源市龙川县中医院进行基层医疗帮扶工作。经过长达 4 小时的颠簸到达龙川后，他立刻投入诊疗工作中。不论在广东省中医院还是在基层医院，作为国家中医重点专科脾胃病科的带头人，广东省名中医黄穗平教授的诊室门口总是排满了患者，不少患者远道慕名而来，但黄教授对每一位前来的患者总是求必应，为他们加号诊治，不厌其烦地为他们细心诊治疾病，还总是对患者嘘寒问暖。在脾胃病专科，不少慢性萎缩性胃炎、功能性胃肠病的患者合并有精神心理上的压力和负担，有的甚至已经患有精神心理疾患。黄教授十分重视运用医者的语言、态度等无形的"药物"，润物细无声地解除患者的负担和压力，消除患者的"心病"。正是黄教授的"治病治人"的学术思想和医疗实践，患者们对黄教授都非常信任，不少患者说，只要见到了黄教授，病痛就好了一半！

黄教授还常对弟子们说，要获得好的疗效，须从整体出发进行治疗，眼中不但要有"病"，还得有患者这个"人"，而要想治好"人"，可以通过对脾胃的调治来实现。脾胃者，后天之本也，《素问·平人气象论》曰："人以水谷为本，故人绝水谷则死"——生命功能的维持有赖于脾胃运化的水谷精微。张仲景云："四季脾旺不受邪"，说明只有脾胃功能正常，人的机体才不易受到病邪的侵扰。脾胃的盛衰，与疾病的预防，各类疾病的发生、发展及预后都有至关重要的联系。脾胃实质上是人作为一个整体的多种功能的有机组合体，其间包括消化、代谢、神经内分泌、免疫调节等，这些功能相辅相成、互相协作、维持机体各个脏腑器官功能的协调统一。脾胃一病，不但可涉及机体生理方面的紊乱和异常，也会涉及心理方面的紊乱和异常。从某种意义上可以说，调理脾胃就是于整体上调节人机体包括生理和心理两方面的各项功能，以达到脾胃调和，机体阴平阳秘的理想状态。

如何使得脾胃达到调和状态，黄教授有其独到见解。

保持脾胃之土不燥不湿。脾胃属土，乃后天之本，乃万物之母，脾土喜燥恶湿，胃土喜润恶燥，说明脾体性属阴，胃体性属阳，属阴则求阳，属阳则求阴，阴阳之间保持动态平衡，可保证脾胃中州之土不燥不湿，则土气平和，可滋养全身五脏六腑、四肢百骸、千万经络。如中州之土过涝或过旱，均不能正常发挥其生理功能，则全身各脏腑经络的功能亦会受到影响。所以，祛脾之湿、润胃之燥，让脾胃中州土气平和，为处方遣药的关键。黄教授善运用芳香化湿、理气燥湿之品如砂仁、木香、藿香、厚朴、陈皮等祛除脾之湿，运用清润而不滋腻之品如太子参、沙参、白芍、炙甘草等滋养胃之阴。此外，肝木可疏土，对脾胃之土保持燥湿平衡作用甚大，临证中须重视肝木之气调畅。肾为先天之本，万物之源，与脾土互根互用。黄教授认为，久病者多伤及肾，故临证中还须重视肾气的调治，使其可助脾土以运化水湿，可滋胃土以纳降食物。

保持脾胃气机阴升阳降。

黄元御有云：阴中有阳，则水温而精盈，阳中有阴，则气清而神旺。脾胃者，即阴阳也，脾胃阴升阳降调和，则阳中有阴，阴中含阳，万物平和。无论是生理功能还是心理功能的正常发挥都有赖于脾胃升降之功能。若中气虚衰，脾胃升降窒，则牵累全身之脏腑气机正常上下轮转，影响全身之脏腑生理功能的运作。气机运转郁滞，易致胃不和，胃不和则卧不安，卧不安久之则又生焦虑、抑郁等心理疾病，且五脏调节七情，脾胃虚弱，失于运化，机体失养，阴阳二气不调和，又易生情志之患，故治疗情志心理疾病不独从肝论治，从脾胃论治亦是重要法则。黄穗平教授在临证中，重视保持脾胃气机阴升阳降，其意就在于能使一身之气流周转流畅，一身之脏腑功能协调统一，以促使精秘而神安。至于维持脾胃阴升阳降之法，如前所述，黄教授多从脾胃论治，采取体用同治，升降相合之法，健运脾胃，调理脾胃气机，确能显著改善患者的症状，取得好的疗效。此外，对于合并有失眠、焦虑、抑郁等精神心理症状或疾患的患者，黄教授还常应用诸如合欢皮等性平和，既能解郁，又能安神之品，以助脾胃阴阳调和。

综上，黄穗平教授以"脾胃为本，补土为尊"为其医疗思想，以"体用并治，升降相合""平调脾胃，治衡六法""三位一体、综合防治"为其医疗大法，以"治人以治病，治脾以治人"为其医疗理念，以"师古不泥，推陈出新"为其医疗发展目标，潜心国医，临证不辍，活人无数。同时，黄教授教书育人，桃李满天下，将他的医学思想和医术毫无保留地传授给弟子们，吾辈弟子应该将老师的学术思想进一步发扬光大，为中医药事业的发展贡献自己应有的力量。

第二章
师承有得

第一节　梁乃津教授经验总结

一、梁乃津教授学术思想探讨

梁乃津（1915—1998），广东南海县人。梁乃津教授从事医教研工作50余年，治学严谨，精究医理，临床经验丰富，在国内较早提倡中西医结合，擅长用中医药治疗内、妇、儿科疾病，尤其在治疗脾胃病方面有独特经验和卓著疗效，曾发表多篇学术论文，其弟子亦在各类中医杂志上介绍其临床经验。现试将梁乃津教授学术思想归纳如下。

（一）主张经典医籍和后世各家学说并重

梁乃津教授一生潜心研究中医基础理论，他认为，中医经典性著作是学习和研究中医必不可少的，是中医学发展史上的几座光彩夺目的丰碑，也是奠定中医理法方药的代表性著作。他自入医门始，便潜心研读《黄帝内经》《难经》《神农本草经》和《伤寒杂病论》等经典医籍，并在学习中颇有心得，融会贯通，谙熟阴阳五行学说，重视中医学的整体观、辨证观，并一直用于指导临床。他根据五脏相关从肝论治脾胃病，根据邪正关系采用标本兼顾治疗疾病等，往往得心应手，屡用屡效。同时，梁老尊古并不泥古，曾说："医经确是既有精华，也有糟粕，更有不尽之处。这就需要后世之修正、补充、完善和丰富。"他认为，宋金时期之后，百家争鸣，名家辈出。新学论肇端于北宋庞安时之寒毒学说；金元四大家如刘完素的火热论、张元素的脏腑病机论、李杲的脾胃气之源论、朱震亨的阴常不足论，还有清代温病四大家叶桂、薛雪、吴瑭和王孟英等新学说如雨后春笋般地不断涌现，使整个中医学术诊疗体系得到突破和飞跃。梁乃津还十分推崇民国和新中国成立以来的张锡纯、孔伯华、施今墨等吸取新知的中西医结合杰出者，并对以上医家的学说潜心研究，集各家之长，最终形成了自己独特的学术体系。

（二）提倡中医药为主，并重视中西医结合

梁乃津教授中医基本功扎实，谙熟四大经典和后世各家学说，同时注意学习和运用现代科学，尤其是现代医学的先进理论和手段，一贯主张中医为主、中西医结合。他非常推崇近代名医张锡纯所著的《医学衷中参西录》。早在20世纪40年代就发表过数篇有关中西医结合的论文，倡导中西医理论应互相验证，互为弥补，取长补短。尽快利用现代科学手段以发展中医，提高中医，完善中医。梁老在临床中除了以中医传统理论为指导，采用中医的四诊手段对疾病进行辨证施治以外，还往往结合西医诊断，并根据疾病的基本病理和中药传统药性与现代药理学而遣方用药。例如，在治疗慢性胃炎之胃脘痛时，除了辨证施治外，还根据胃镜及病理检查是否伴胃黏膜的溃疡、出血点、息肉、异型增生和肠腺化生等，选用具有改善胃黏膜血液循环、消除炎症细胞浸润、防止组织异常增生的活血祛瘀药，如三七、血竭、莪术等；根据是否有幽门螺杆菌（Hp）感染，选用具有清除 Hp 作用的清热解毒药，如蒲公英、黄芩、人工牛黄等。他认为，辨病与辨证相结合的临床新思维，并不违背中医辨证论治和整体观念精神，而是克服了传统中医对疾病微观认识不足和辨证思维方法上的某些局限性，也弥补了西医对疾病过程中机体整体反映及动态变化重视不够的弊端。他融会中西医之长于一炉，从而大大提高了临床诊疗水平。梁老一直认为，中医与现代医学结合更能显示出优势，主张中西医双方应该围绕着认识疾病、提高疗效这一共同目标，从实践中检验各自理论与方法的长短，为创造新理论、新疗法而奠基。

梁乃津教授不但在临床中积极研究中西医结合模式，而且对中西医结合的教育工作也十分关注。他曾多次撰文探讨中西医结合教育的思路和方法，认为自开办中医学院以来，中医入学均统一考试，中西医的培养条件比较接近，新一代的中医学者在中医的医疗和教学中发挥着越来越大的作用，在这种形势下，不但要组织西医学习中医，也应该根据条件，组织中医学习西医，从另一角度培养中西医结合的骨干力量。不要顾虑中医学了西医就会丢掉中医。中医学习西医应着重在基础理论及其实验手段方面，尽量学得透彻一些。他始终认为西医学习中医和中医学习西医，是造就中西医结合骨干队伍的两条并行不悖的道路，这两种中西医结合工作者由于成长过程的不同，他们观察问题的角度，以及逻辑思维的方法就会有具体的差异，在科学工作中，有种种不同倾向是大好事。总之，在中西医结合的过程中要重视中医理论。

两种医学的结合不是一方强加于另一方或者以一方否定另一方，他主张求同存异，尤其要重视存异。中医学若失去自己的理论特色连生存都成问题，更谈不上中西医结合了。这些观点的提出对于现时正在进行的中医药现代化工作具有深远的指导意义。

（三）强调患者为本、疗效为先，主张多种治疗方法的结合

梁乃津教授一贯奉行患者为本、疗效为先的行医宗旨。他认为业医之目的，根本在于以高效快捷的手段为患者解除痛苦、挽救生命。因此，治疗宜多方法、多途径，不必拘泥于中医与西医界限。他极力主张治疗方法要"三个结合"。

（1）中药与西药结合，即在以中医药为主体的基础上，对危、重、急之症，有必要地结合使用应有的西医药，以取西医药之长补中医药之短。如对胃脘痛并发呕血和黑便者，结合使用西药以止血和抑酸；对胸痹之真心痛者，结合使用西药以扩张冠状动脉和镇静止痛。

（2）整体治疗与局部治疗相结合，即可通过内服或注射法给药，对某些病证还可结合局部用药法，如外敷法、灌肠法等。

（3）药物疗法与非药物疗法结合，即在使用各种药物的基础上，结合使用如针灸、按摩、物理疗法、体育疗法、饮食疗法、心理咨询及现代科学介入疗法等。

梁老的"三个结合"临床思维的本质是以患者为根本，以疗效为中心，形成了对疾病较为合理的诊疗体系，对当代中医院的临床工作仍具有借鉴意义。

梁乃津教授对中药剂型的使用颇有体会。除了汤剂之外，还

结合使用丸、散、片、胶囊、浸酒等剂型。他所擅长治疗的脾胃病多为慢性病变，反复发作，需要较长时间的调治。使用中成药不但简便易服，适合家庭备用，而且量少效高，节约药源。因此，梁老针对各种疾病的主要病机，根据其积累的经验研制了各种剂型的新药，如胃乃安胶囊、金佛止痛丸、胃爱片、梁氏抗风湿冲剂与酒剂等，方便了患者使用。同时为了克服固定的药方不能随症加减、有局限性的缺点，梁老采用汤剂与成药合用，长短互补，其研制系列中成药过程中所进行的一系列工作对剂型改革意义深远。其中胃乃安胶囊和金佛止痛丸两项科研成果获得1985年度广东省科学技术进步奖，并由广州中药一厂生产为中成药，取得了巨大的社会效益和经济效益。

（四）擅长治疗脾胃病，亦专于治疗疑难病

1. 治脾胃病

梁乃津教授尤擅长治疗脾胃病，认为慢性胃炎的主要病机是脾胃虚弱，气滞血瘀，热瘀湿困。辨证论治主张从肝脾胃入手，遣方用药往往通补并用，标本兼顾。他认为，"调肝理气是遣方的通用之法，活血化瘀是遣方的要着之法，清热祛湿是遣方的变通之法，健脾和胃是遣方的固本之法，其他治法是遣方的辅助之法"。运用该理论指导治疗疑难脾胃病患者，屡获奇效。镇痛丸、金佛元芍汤均为梁老治疗慢性胃炎之验方，被后辈用于临床，每奏良效。萎缩性胃炎是胃癌癌前病变之一，梁老临证强调本病"疼痛多为虚实夹杂，治当通补兼施；痞满多属寒热错杂，治宜温清并用"。

梁老治疗胃脘痛强调"辨证为主，证病结合；其痛在胃，其

系肝脾；调治肝脏，以安胃腑；胃脘痛证，虚多于实，实在寒、热、气滞，虚在脾胃虚弱，胃阴不足"。如 1989 年，患者周某因胃脘痛屡治不效，体重持续减轻，胃镜检查诊断为"萎缩性胃炎伴肠上皮化生"，辗转求治梁老门下，处方如下：黄芪、党参、白花蛇舌草、白芍、谷芽、麦芽各 30g，郁金、佛手、延胡索、川厚朴、乌梅各 15g，半枝莲 20g，三七末 3g（冲）。水煎服，连服 4 周，胃脘胀痛明显减轻，胃纳增进，舌苔薄白，脉细弱。继用健脾养胃、疏肝理气、活血化瘀为法。处方：黄芪、党参、白芍各 30g，沙参、麦冬、郁金、佛手、延胡索各 15g，三七末 3g（冲）。同时随症加减，配服胃乃安胶囊，连服 4 年半，患者症状消失，体重增加，胃镜复查及病理活检结果示"慢性浅表性胃炎"。继续服用胃乃安胶囊以巩固疗效。本病例病机属本虚标实，以脾胃气虚为本虚，气滞血瘀、湿郁化热为标实，故治疗着重清热祛湿，兼以健脾益气，待湿热已去则滋补通三法并举，守法守方。

梁乃津教授治疗消化性溃疡经验丰富，擅用清热制酸护膜止血法，以大黄、海螵蛸、白及、珍珠层粉等为基础方，结合辨证配伍，强调"配泻火降泄药，治热伤胃络出血；伍活血祛瘀药，治胃络血瘀出血；佐补气养血药，治气随血脱出血"。对于老年胃溃疡的治疗，梁老强调其"本为脾胃虚弱，标系气滞血瘀，治以健脾养胃，行气活血清毒"。1990 年，患者曹某因饮食不当患十二指肠球部溃疡并幽门梗阻，反复胃脘疼痛并出现恶心呕吐症状，各大医院中西医治疗均不效，请梁老会诊。处方：黄连、橘红各 10g，竹茹、法半夏、枳壳、郁金、佛手、延胡索各 15g，蒲公英、白芍、海螵蛸各 30g。嘱其稀粥饮食，服 3 剂后胃胀痛欲呕吐缓解。再服原方 7 剂，患者胃部症状消失，但见口淡，舌淡红，苔少津。辨证为气阴不足，气滞血瘀，改用太子参、党参、白芍、海螵蛸各 30g，沙参、麦冬、郁金、佛手、延胡索各 15g，三七末 3g（冲），珍珠层粉 1 支（冲）为基础方，并随症加减，再服药 1 个月，胃镜复查显示为十二指肠球部溃疡愈合期。本病例标实为急，本虚为缓，故先行清、通、降三法治标，待标实有减则标本兼顾，通补并用，通而勿伤，补而勿滞。

对于单纯性便秘的治疗，梁老根据大肠性喜润泽，传导糟粕以通降为顺的特点，认为中医药治疗本病应以油润滑肠，行气降气为主。常选用火麻仁、郁李仁、柏子仁及枳壳（或枳实）、厚朴、木香（或沉香）等，结合辨气血阴阳虚实加减治疗，取得较好的疗效。

2. 其他消化系统疾病

梁乃津教授擅用清热通腑法治疗胆石症并发症，认为胆为奇恒之腑，内藏清净之液，以通降下行为顺。肝与胆相表里，肝主疏泄，参与胆汁分泌与排泄。倘若情志所伤，外邪所犯，则肝胆失于疏泄；或饮食不节，脾伤湿生，妨碍肝胆疏泄；肝胆气机失畅，泌泄胆汁阻滞，气血胆汁结聚不散，积于肝胆发为胆石。

梁乃津教授认为，肝硬化多为感受湿热蛊疫之毒，或长期嗜酒及肥腻，以致脾失健运，肝失疏泄，湿生气滞，血运不畅，肝脾脉络血瘀而发病。辨证着重于调肝健脾，行气活血，清热祛湿。梁老辨治本病失代偿期所出现的腹水、上消化道出血及肝性脑病昏迷等颇具特色。消腹水，利水消胀为主，兼行气活血补虚；治出血，收涩止血为先，或泻火养阴益气；醒肝昏，芳香宣窍宜早，并清热化痰辟秽。

3. 杂病

梁乃津教授运用中医药治疗杂病亦每每奏效。他认为杂病的治疗要辨证准确，初病在经可行气活血，久病入络脉必化痰祛瘀通络，在治疗上配虫类药通窜搜络祛瘀，攻补兼施。其弟子总结了梁乃津教授临床使用虫类药的经验，如治疗顽痛证（血管性头痛、类风湿关节炎、腰椎骨质增生、慢性咽炎急性发作等）。梁乃津教授告诫后辈，若滥用误用虫类药，则有可能出现各种毒副反应及过敏反应，所以，不宜用量过大过久；对体弱老幼、过敏体质者慎用；若发生不良反应立即停用，并要积极处理。对于前列腺肥大，梁老认为乃肺脾肾虚，湿热瘀阻所致，治疗强调益气化瘀、虚实并治，内外结合、食疗同治；慢性阻塞性肺病本属肺、脾、肾虚，标乃风痰瘀阻，治标以风痰为先，固本以补肾为要；老年病病机特点是脏腑虚损、阴阳失调、气血亏虚及痰瘀阻滞，具有本虚为主，兼夹标实，正虚易致邪犯，邪犯加重正虚的内在联系，主张治疗应补虚为主导，祛实慎攻伐，缓急辨分明，标本同施治。

梁乃津教授治病擅于将中医基础理论与临床紧密结合，遣方用药往往通补并用，标本兼顾。治疗手段多样，根据病情需要采用外敷、灌肠、针灸、理疗等局部给药方式，必要时运用西药。梁老不但诊治脾胃疾病疗效卓著，对肠道疾病、老年病、痛证等多种疑难杂症均有独特的经验，值得中医后学者继承与发扬。

二、名老中医梁乃津辨治慢性胃病经验拾萃

梁乃津教授从医五十多载，在辨治慢性胃病中积累了丰富的经验。他认为慢性胃病的病机主要是脾胃虚弱、气滞血瘀、热郁湿困。辨证论治主张从肝脾胃入手，遣方用药往往同施多法，通补并用、标本兼顾。吾辈有幸从师，收益良多。

（一）调肝理气

慢性胃病包括消化性溃疡、慢性胃炎、胃神经官能症等。主要表现为胃脘疼痛或胀满不适，中医称之为"胃痛""胃痞"等。根据中医肝主疏泄理论，认为肝可调畅脏腑气机，助脾胃运化受纳。肝疏泄功能正常，则脾升胃降，运化健旺。否则，可影响中焦的纳降与升清，致胃中气机郁滞，不通则痛，不降则痞。梁老认为，肝疏泄失常，影响脾胃主要有两种情况：一为疏泄不及，土失木疏，气壅而滞；二为疏泄太过，横逆脾胃，肝脾（胃）不和。一般来说，治疗前者以疏肝为主，后者则以敛肝为主。然而，肝气本身复杂，气郁日久可化之为亢，气旺日久又可耗之成郁，两者可互相转化，所以，从肝论治慢性胃病不能单纯疏肝或敛肝，而应调肝之用。临床上常以疏肝解郁与抑肝缓急两法先后或同时运用。梁老的常用方金佛止痛丸就是由郁金、延胡索、佛手、白芍等中药组成。方中郁金、延胡索善入肝经，辛散苦降，疏解肝气，行气活血；佛手亦入肝经，功专理气快膈，唯肝脾胃气滞者宜之；白芍入肝经，重用以敛肝柔肝见长，取酸以抑肝之旺。诸药相伍，既可辛散解郁，又可酸柔敛肝。这种疏敛并用的组方原则，体现了对肝用病态的双向性调节作用。刚中有柔，柔

中有刚，旨在调肝之用。肝疏泄功能正常，气顺则通，胃自安和，即所谓"治肝可以安胃"。当然，并不是所有慢性胃病都是肝疏泄异常所引起，但素体脾胃虚弱，或饮食劳累损伤脾胃，中焦运化失职，气机壅滞，也会影响肝之疏泄功能，即"土壅木郁"。况且调肝之品多属于辛散理气药，理气药可行气止痛，或降气消胀，最适用于胃病之胃痛脘痞，嗳气恶心者。所以梁老遣方必用理气药。胃痛用郁金、延胡索；脘痞用枳壳、川厚朴；嗳气用苏梗、香附；恶心用法半夏、竹茹。但理气药多辛散，用之不当会损伤气阴，梁老治胃病除了疏敛并用、燥润并举的组方原则外，对于气阴虚者，一定要配伍益气养阴之品，以防理气药之辛燥耗气伤阴。

（二）活血祛瘀

梁老认为，慢性胃病的发病主要是情志伤肝，肝失疏泄，木郁土壅，或饮食劳倦，损伤脾胃，土壅木郁，以致胃中气机阻滞。然"气为血帅"，气行则血行，气滞则血瘀，故胃病初起在气，气滞日久则影响血络通畅，以致血瘀胃络。所以说，慢性胃病多兼有血瘀，患者表现为胃痛固定、持续，时而刺痛，或有包块，舌暗红或有瘀斑、瘀点等，但部分患者并无此证候特点，而是通过纤维胃镜可见到胃黏膜的凹凸不平、溃疡、出血点、息肉及胃黏膜活检示胃黏膜不典型增生或肠腺化生，极个别还可发展成胃癌。对此，梁老认为属于胃络瘀阻所致，同样是血瘀。治疗应重视活血祛瘀药的运用。他常用郁金、延胡索、田三七、莪术、川红花、赤芍等，尤郁金、延胡两味既活血，又行气。气行血活，血脉流畅，通则不痛，确为治胃病良药。田七除了活血祛瘀外，尚可活血止血，止血不留瘀，最适用于伴有黑便、吐血者。在运用活血祛瘀法组方时，要根据辨证配合其他治法方药。瘀热者，配用赤芍、茜根等以凉血活血；瘀毒者，配用半枝莲、白花蛇舌草等以解毒祛瘀；气虚者，配用黄芪、党参等以益气行血；阴虚者，配用沙参、麦冬等以养阴畅血。从现代医学角度分析，活血祛瘀药不但有止痛止血的作用，还可改善胃黏膜的血液循环，消除炎症细胞浸润，促进病灶恢复，防止组织异型增生，对顽固性难治性溃疡、萎缩性胃炎伴癌前病变者尤为适宜。

（三）清热祛湿

慢性胃病中以溃疡病和慢性胃炎占绝大多数。但溃疡的"疡"和胃炎的"炎"是否一定就属于中医的热证而从痈从热论治呢？梁老认为，慢性胃病者多为病程迁延日久，或反复发作，致脾胃受损，出现面色萎黄，胃胀纳呆，腹胀便溏，体倦乏力，舌淡、脉弱等脾胃气虚症状，这些患者即使处于消化性溃疡或慢性胃炎的活动期，也不一定能表现出热象。但热当患者出现口干口苦，舌苔变黄之时，此不必热象俱悉，亦属郁热。治疗可适当选用清热药，如蒲公英、黄芩、黄连、柴胡、天花粉等。但不能一概用清热之品，且要适可而止，因为这种热多在脾胃虚弱（气虚或阴虚）、气滞血瘀的基础上产生，过用苦寒，势必损伤脾胃，弊大于利。临床实践表明，清热药确能清除引起胃病的幽门螺杆菌，但对于体虚者配合使用益气养阴等扶正药，其疗效比单纯使用清热药者更佳。

对于慢性胃病的"湿"，梁老认为此多因脾胃虚弱（气虚或阴虚）、脾失健运、胃失和降、气机壅滞、水谷精微反变为湿，湿浊内生。患者主要表现为舌苔厚浊或腻。治疗可配合燥化渗湿，如用厚朴、藿香、薏苡仁等。但胃喜润恶燥，若过用祛湿，反损及胃。故用祛湿剂要湿除则止。尤其要注意：舌质红、苔粗黄干者，即使舌苔厚，此亦为湿郁化热伤阴津。阴伤易生内热，胃络枯涩，营络不畅，易出现热伤血络，出现便血、呕血等变证。此时用清热祛湿剂，宜适当配用石斛、天花粉、赤芍，甚或生地等阴分药，以求祛湿而不伤阴。由上可见，运用清热祛湿药要辨阴阳气血，灵活变通，非实热湿浊者不可盲目投之。

（四）健脾养胃

慢性胃病病程长，病情缠绵。梁老认为，从起病原因看，本病多在脾胃虚弱的基础上而发。从虚实辨证看，虚多于实，每实而兼虚，虚证贯穿全过程，所以治疗本病要补虚以固本。慢性胃病的虚证主要有脾气虚弱和胃阴不足，前者主症为食后饱胀，口淡乏力，舌淡，脉弱，以虚寒象为主；后者主症为胃脘灼痛，口干欲饮，舌红，脉细，以虚热象为主。梁老常用李东垣的升阳益气法以健脾益气，方用补中益气汤加减，重用黄芪、党参；或用叶天士的甘凉润燥法以养阴益胃，方用沙参麦门冬汤加减，常用沙参、麦冬、石斛等养阴又不过于滋腻有碍脾胃之品。临床上我们常可见患者同时存在脾气虚弱和胃阴不足，具有气阴两虚之候。治疗上可益气养阴，健脾养胃并举，补气生津，气阴两顾。脾气得升，胃得润降，清升浊降，出入有序，胃则安和。对于虚实夹杂者，健脾养胃法可与行气活血或清热祛湿法等同用，这既可防止辛散药的伤津耗气和苦寒药的损气伤阳之弊，又可调整人体阴阳气血，增强抗病能力，对整个病情的恢复和防止其复发均非常有利。按梁老的经验方所研制的全国著名胃药"胃乃安胶囊"就是以健脾清热活血的中药为主组成。治疗慢性胃病可起到标本同治之效。现代药理学研究表明，健脾益胃药能增强机体免疫功能，改善胃肠的消化、吸收、运动功能，从而改善人体自身营养状态，促进胃黏膜的修复与再生过程。

（五）其他治法

梁老认为，治疗慢性胃病除了上述几种方法之外，还要根据病情需要予以调胃酸度、消食导滞、护膜生肌等治法，对于溃疡病者，多为胃中酸度增高，尤伴泛酸者，可用乌贼骨、瓦楞子、浙贝母等以制酸。即使非溃疡病，出现口泛酸水者亦可使用制酸药。对于萎缩性胃炎、胃酸缺乏、食后痞胀者，则加用酸甘敛阴之乌梅、山楂、川木瓜等，开胃进食，增进化源，改善营养。对于进食不慎，胃痞纳差，舌苔厚腻者，加用川厚朴、枳实、谷芽、麦芽、布渣叶、鸡内金等以消食导滞，食滞得消，则痞除纳进。对于胃黏膜溃疡、糜烂，十二指肠球部溃疡者均可加用珍珠层粉、白及粉、田三七末等，以起到护膜生肌，祛病生新的作用。治疗慢性胃病除了内服中药之外，还可在胃脘局部外敷中药。梁老常用如意金黄散加云南白药、冰片等，用鸡蛋清调敷，解除和减轻胃部症状，疗效甚佳。平素的饮食起居，精神情志和体育锻炼等对慢性胃病的影响都较大，要注意合理调节。

（六）病案举例

例1：周某，男，65岁，干部。1989年3月因"胃胀痛反复，5年，纳差、消瘦2个月"初诊。患者5年前因饮食不慎出现经常性胃胀痛，进食后明显。曾在某院行胃镜检查诊断为"慢性浅表性胃炎"，口服维酶素等西药，效果不显，症状逐渐加重，纳差，体重减轻 5kg。1 周前在本院行胃镜复查并病理检查，诊断为"萎缩性胃炎伴肠上皮化生"。刻诊：胃胀，纳差，消瘦，疲乏，口苦，舌暗红、苔黄厚，脉细弱。梁老辨为胃痞，证属脾胃气虚，湿郁化热，气滞血瘀。治当健脾益胃、清热祛湿、行气活血诸法并用。处方：黄芪、党参、白花蛇舌草、白芍、谷芽、麦芽各 30g，郁金、佛手、延胡索、川厚朴、乌梅各 15g，半枝莲 20g，田三七末 3g（冲）。连服 4 周，胃胀痛明显减轻，胃纳增进。舌苔薄白，脉细弱。改用健脾养胃、疏肝理气、活血祛瘀为法。处方：黄芪、党参、白芍各 30g，沙参、麦冬、郁金、佛手、延胡索各 15g，田三七末 3g（冲）。并随症加减，配服"胃乃安胶囊"，连服半年，患者胃部症状消失，面色红润，体重增加 6kg。复查胃镜病理活检为"慢性浅表性胃炎"。嘱继续口服胃乃安胶囊以巩固疗效。

例 2：曹某，男，38 岁，司机。1990 年 11 月 30 日以"胃脘痛反复 10 多年，加重伴恶心呕吐 2 周"入院。患者 10 多年前因饮食不定时出现经常性胃痛，以空腹时为多发，伴嗳气、泛酸。当时胃镜检查诊断为"十二指肠球部溃疡（活动期）"，服用雷尼替丁等药症状不能缓解。2 周前因工作忙，出现胃痛加重进食后胀痛，伴恶心，每日呕吐出宿食多次，服雷尼替丁、胃复安等药症状无好转。西医诊断为"十二指肠球部溃疡并幽门梗阻"。刻下患者胃胀痛，进食则加甚，恶心呕吐，胃有振水声。舌淡红、苔厚腻微黄，脉弦滑。中医诊断为"胃脘痛""呕吐"。证属湿热中阻，胃失和降，以标实为主。急则治其标，以清热祛湿、理气降逆为法。处方：黄连、橘红各 10g，竹茹、法半夏、川厚朴、枳壳、郁金、佛手、延胡索各 15g，蒲公英、白芍、海螵蛸各 30g。嘱宜稀粥饮。服 3 剂后胃胀痛、呕吐缓解。再服原方 7 剂，患者胃部症状消失，但口淡，舌淡红、苔少津。辨证为脾胃气阴不足，气滞血瘀，改用太子参、党参、白芍、海螵蛸各 30g，沙参、麦冬、郁金、佛手、延胡索各 15g，田三七末 3g（冲），珍珠层粉 1 支（冲）为基础方，并随症加减，再服药 1 个月。复查胃镜为"十二指肠球部溃疡愈合期"。

三、梁乃津治疗慢性胃病经验

梁乃津教授在辨治慢性胃病中有丰富的经验。他认为，慢性胃病包括消化性溃疡、慢性胃炎、胃神经官能症等。其病机主要是脾胃虚弱、气滞血瘀、热郁湿困。临床表现为胃脘胀痛或胀满不适。他辨治慢性胃病主张从肝脾胃入手，常通补并用，标本兼顾。现概括为五法如下。

（一）调肝和，是通用之法

肝疏泄正常，脾胃健运，升降如常。肝疏泄失常则气滞而壅，土失木疏；或肝疏泄太过，横逆脾胃。治疗时前者以疏肝为主，后者以敛肝为主，然二者又常互相转化，故从肝论治慢性胃病不能单纯疏肝或敛肝，而应调肝之用。他的常用方"金佛止痛方"（郁金、延胡、佛手、白芍等）便是此法所成。

（二）活血化瘀为必要手段

梁乃津教授认为，胃病初起在气，气滞日久则血络失畅，血瘀胃络，故慢性胃病"久病入络"，多兼血瘀。患者胃痛处固定、持续、时有刺痛，或有包块，舌质暗红或有瘀斑瘀点等也反映了瘀血的存在。但亦有无此症状者，通过胃镜可见到胃黏膜凹凸不平、溃疡、出血点、息肉及活检提示胃黏膜不典型增生或肠腺化生。梁乃津教授认为此属胃络瘀阻，同样是血瘀。活血化瘀法对顽固性难治性溃疡、萎缩性胃炎伴癌前病变者尤为适宜。他常用郁金、延胡、田七、莪术、川红花、赤芍等。三七尤适宜黑便、吐血者。瘀热者配赤芍、茜草；瘀毒者合半枝莲、白花蛇舌草等解毒祛瘀；气虚者用北黄芪、党参等；阴虚者用沙参、麦冬。

（三）清热祛湿为变通之法

非实热湿浊相兼者不可妄投。慢性胃病以溃疡病和慢性胃炎占绝大多数。"炎"未必尽属热证。但当患者出现口干口苦，舌苔黄，则必有郁热，梁乃津教授选用公英、黄芩、黄连、柴胡、天花粉等治之，体虚者配益气药，疗效尤佳。慢性胃病可夹湿，表现为舌苔厚浊或腻，配用厚朴、藿香、蔻仁等，中病即止，以防过燥伤胃。尤要注意舌质红、苔粗黄干者，必为湿郁化热伤津，阴伤易生内热而便血、吐血，此时清热祛湿宜适当配用石斛、天花粉、生地等，祛湿而不伤阴。

（四）健脾养胃乃固本之法

慢性胃病病程长，属脾胃虚弱者多，或虚中夹实，故治疗上要健脾养胃固本之法贯穿全过程。虚分脾气虚和胃阴虚。脾气虚者食后饱胀、口淡乏力，舌淡脉弱，常用李东垣的升阳益气法，如补中益气汤加减治之，重用黄芪、党参。胃阴虚者，取叶天士的沙参麦门冬汤加减，甘凉润燥。脾气虚与胃阴虚同时并见者，上述两法合用。

（五）其他辅助之法

梁乃津教授认为，治疗慢性胃病除上述四种方法之外，还要根据病情予以调和胃酸、消食导滞、护膜生肌等辅助方法。胃酸多者，选乌贼骨、瓦楞子、浙贝等制酸和胃；胃酸少者，选用乌梅、山楂、川木瓜等；食滞胃痞者，选用厚朴、枳实、谷芽、麦芽、鸡内金等消食导滞；对胃、十二指肠溃疡者，加用珍珠层粉、白及粉、三七粉等护膜生肌、祛瘀生新。此外，饮食有节、起居有常、情志调养等对慢性胃病的治疗和预后均有影响，不可忽视。

四、梁乃津辨治萎缩性胃炎经验

萎缩性胃炎以胃脘疼痛或痞满为主要症状，属于中医"胃痛""痞满"范畴。目前尚无特效疗法，病情发展可致胃黏膜肠上皮化生或异型增生，甚至癌变，是胃癌癌前疾病之一。梁乃津教授运用中医药辨治本病经验丰富，疗效满意，现介绍如下。

（一）疼痛多为虚实夹杂，治当通补兼施

萎缩性胃炎多由慢性浅表性胃炎迁延不愈演变而成。从中医病因病机学看，本病胃痛乃因饮食、情志、劳倦异常致肝、脾、胃皆病。肝气犯胃，脾失健运，胃气郁滞，不通则痛。且因气滞日久，累及血分，气血壅塞致胃络瘀阻。《临证指南医案》云："凡气既久阻，血亦应病，循行之脉络自痹。而辛香理气，辛柔和血之法，实为必然之理。"梁老宗此法为治疗本病之大法，常用自拟"加味金佛止痛方"，以郁金、佛手、延胡索、五灵脂、蒲黄、田三七、血竭等行气活血药，借其辛通之性以促进气血运

行，消散胃络瘀血，使营血流畅，癖结消散，络通痛止。对于顽痛难愈者，还可酌情加用三棱、莪术、䗪虫等破血逐瘀药，以求加强通络止痛。中药药理学证明，行气活血祛瘀药不但有止痛作用，还可调节血液循环，抑制病原体与炎症反应，抑制组织异常增生，从而起到逆转胃腺萎缩、防治肠上皮化生与异型增生作用。

此外，本病发病还与先天禀赋不足密切相关。而且本病往往因日久不愈，水谷难化，精微乏源，后天失养，致阴阳气血亏虚。阳气虚，脉运无力，不能行血；阴血亏，脉络枯涩，不能畅血。因实致虚，又由虚致实，形成恶性循环。因此，梁老治本病在"通"的同时，必施补法，寓补于通，通补兼施。胃为阳土，喜润恶燥，阴阳之虚所偏，以阴虚为多。患者常表现为口干，舌苔少或无，脉细。故常选用沙参、麦冬、石斛、白芍、玉竹、乌梅、五味子等以生发胃阴，濡润胃络，缓急止痛。对于舌质红干、口干甚者还可用生地黄以养阴生津。因阴阳互根，胃之阴津有赖于脾气健运才得以生化，故梁老常加用太子参、党参或黄芪以益气生阴。梁老治疗本病胃痛的常用基本方（沙参、麦冬、白芍、党参、黄芪、郁金、佛手、延胡索）就反映出其辨本病为虚实夹杂，治以通补兼施，行气活血，益气养阴的学术观点。

（二）痞满多属寒热错杂，治宜温清并用

萎缩性胃炎部分是以胃脘胀满、痞塞不通、食后尤甚、按之无形为主症。中医学认为脾胃同居中焦，最易互相影响。胃病日久，累及脾脏，脾之阳气受损，运化失职，清气不升，加重胃气不降，中焦升降失常，不得流通，故作胃痞。梁老治本病之痞满在和胃降气的同时，重视健脾益气法的运用，常用黄芪、党参、升麻、柴胡、白术等以升清阳降浊气。脾胃虚寒者可加干姜、吴茱萸等以温中祛寒。但脾以运为健，健脾先运脾，运脾可调气。梁老常配合醒脾运脾法，选用砂仁、木香、枳壳、石菖蒲、陈皮、法半夏等芳香辛散药。胃为谷海，纳食磨谷。脾失健运，胃失和降，谷积食停于中州，阻滞气机，则胃痞加重，故梁老常配伍消食导滞之品，选用鸡内金、谷芽、麦芽、山楂肉、枳实等。以上各法所用之品，多为甘温辛燥，属于温补法范畴，仅适用于虚寒之痞满。而萎缩性胃炎之痞满多是病久郁而化热，热可伤津，出现胃脘痞满、疲倦纳呆、口苦而干、舌质淡而苔微黄腻等寒热错杂、虚实互见之证候，梁老效法仲景诸泻心汤，用温清并用法。温补辛开可健脾运脾，苦降清泻可解除郁热。在配伍清热药方面，常选用柴胡、黄芩、黄连、蒲公英、人工牛黄等。但他常告诫后辈，本病郁热多在气滞血瘀、脾胃虚弱的基础上产生，过用苦寒之品势必损伤脾胃。治疗应在行气活血、健脾益胃的前提下使用清热药，且要适可而止。临床实践证明，单纯较长时间使用清热解毒药虽可清除慢性胃炎的幽门螺杆菌，但往往因其损伤脾胃而降低患者接受治疗的顺从性。如果结合运用扶正补益药，则不但减少清热解毒药之弊端，还可提高临床疗效。这是一种调整药性，提高药效的配伍形式，疗效基础与增强机体免疫功能密切相关。梁老治疗寒热错杂之痞满常用方：党参、白术、木香、枳实、法半夏、陈皮、柴胡、人工牛黄、鸡内金等。用药虽平淡，验之临床，甚为有效。

（三）病案举例

例1：黄某，女，62岁，退休干部。因胃脘疼痛反复10年于1993年3月1日初诊。患者10年前起因情绪不畅而经常胃脘疼痛，餐后明显，呈顶痛感，时伴嗳气，曾经胃镜诊断为浅表性胃炎，常服西药维酶素、胃加强及中药煎剂治疗，但症状无减轻。近来胃脘疼痛加重，时有灼热感，口干。经纤维胃镜与病理活检诊断为萎缩性胃炎伴肠上皮化生。患者舌质暗红少津、苔少，脉细。中医诊断为胃痛。辨证属气滞血瘀郁热，胃阴不足。治以行气祛瘀，养阴清热。处方：太子参、白芍、蒲公英各30g，沙参、麦冬、山楂、郁金、佛手、延胡索、五灵脂各15g，血竭、三七末（另冲）各3g，人工牛黄1g（另冲）。水煎服，日1剂。连服7剂，胃痛减轻，无灼热感，胃纳增进。此后用原方加减化裁调治1年，诸症悉除，复查纤维胃镜与病理活检诊断为"浅表性胃炎，未见胃腺萎缩与肠上皮化生"。

例2：林某，男，35岁，教师。因胃脘胀满2年于1991年8月29日初诊。患者于1989年因工作劳累而经常胃脘胀满，伴恶心，纳呆，便溏。曾服用吗丁啉、三九胃泰、补脾益肠丸等治疗，症状无好转。近日外院胃镜检查示萎缩性胃炎。刻诊：胃脘胀满，食后尤甚，嗳气，纳呆，便溏，神疲，舌质淡、苔腻微黄，脉弱。中医诊断为痞满。辨证属脾气虚弱，胃气失降，湿阻化热。治以健脾益气，和胃降气，清热祛湿。处方：党参30g，白术、法半夏、枳壳、佛手各15g，石菖蒲、木香（后下）、苏梗、柴胡、黄芩、黄连各12g，陈皮6g。水煎服，日1剂。服药1周，胃胀减轻，胃纳增进，大便成形，舌苔白略腻，上方去黄连，加五灵脂15g、三七末3g（另冲），调治月余，诸症悉除，精神体力转佳。

五、梁乃津教授辨治老年胃溃疡经验

老年胃溃疡具有症状隐匿、痊愈较难、并发症多、易于癌变等特点，属于中医"胃痛""痞满"等范畴。我院全国名老中医药专家梁乃津主任医师认为本病属本虚标实、虚实夹杂之证，治宜通补并用，疗效卓著。现将其辨治本病的经验介绍如下。

（一）本为脾胃虚弱，标系气滞血瘀

老年胃溃疡主要症状为胃脘痛，但不少患者仅是进食后胃脘胀满，或胃纳不佳，甚或以排黑色烂便而求诊。其发病及症状特点之因，梁老归咎于老年脾胃虚弱，反应性差。中医认为，脾胃属中焦，同属于土。脾为脏属阴，主运化升清，喜燥而恶润；胃为腑属阳，主受纳和降，喜润而恶燥。老年脾胃虚弱，则以脾气虚和胃阴虚为多。若脾气虚弱，健运失职，不为胃升清，胃失和降，气机不畅，则致胃痛痞满纳呆等症。

脾失统摄，血外溢随粪而下则排黑便。若胃阴不足，也可因胃失润降，虚热伤络而致上述症状。由此可见，脾气虚与胃阴虚均可致病。因脾胃以膜相连，脾胃之气赖脾胃之阴以生，脾胃之阴赖脾胃之气以化，气阴两者相互依存，相互协调，才能完成正常的纳化升降功能。所以，梁老认为本病之脾气虚与胃阴虚病机并不是孤立的、对立的，而是在致病过程中密切联系。脾气虚可因气不化津致胃阴虚，胃阴虚可因影响脾阴而累及脾气。临床上脾气虚与胃阴虚同时存在者甚多，只是两者孰轻孰重而已。因

此，本病的发病基础为脾胃虚弱，或气虚，或阴虚，或气阴两虚。然而，"气为血帅""气行则血行"，老年胃溃疡之血瘀病机除因脾胃虚弱，升降失常，气机不畅所致外，更重要的是因老年形气俱虚，无力推动血行，或因老年阴血亏虚，脉络枯涩不畅，以致出现后期的胃痛持续，痛有定处，伴有黑便，舌质紫暗，脉涩等血瘀见症。

这是因虚致实，本虚标实的病理过程。气虚阴虚导致气滞血瘀是本病病机的主要环节。部分患者可因气郁日久化热，血瘀日久结毒，病情加重，发生变证。梁老认识本病病机与现代医学认为年老机体免疫功能减退，胃黏膜血流量缓慢，胃黏膜屏障及胃动力功能减弱，幽门螺杆菌感染，胃黏膜异型增生与肠上皮化生等病理机制是相吻合的。

（二）治以健脾养胃，行气活血清毒

基于对老年胃溃疡病机特点的认识，梁老在确定治疗大法上通补并用，主以健脾益气，养阴益胃，兼以行气活血，清热解毒。在补法中，梁老常用李东垣的升阳益气法以健脾益气，方用补中益气汤加减，重用黄芪、党参；用叶天士的甘凉润燥法以养阴益胃，方用沙参麦门冬汤加味，酌加石斛、玉竹。对于脾胃气阴两虚者，则根据患者阴阳所偏，或补阳气为主，兼以养阴；或养阴津为主，兼以益气。通过气阴兼顾，补气以生津，养阴以化气，脾气得升，胃得润降，清升浊降，出入有序，胃则安和。在通法中，梁老认为气滞血瘀为标病，多是继发于脾胃虚弱，所以治气虚所为者，通过温补脾胃，振奋元气，可畅通气机，推血运行，甘温益气寓于行气活血之内；治阴虚所为者，通过甘凉阴

柔，滋润增液，可生发胃阴，濡畅胃络，寓滋阴养胃于润降畅血之中。但对于气滞血瘀证重者，这些补虚行气化瘀之法尚不足用，还要兼以行气活血，标本同治。在选理气药方面，因脾升胃降赖肝气冲和而顺达，梁老常选用入肝经、辛散苦降且能行血中之气之药，如郁金、延胡索、香附等。因脾胃升降影响中焦气机出入，常根据升降失常选用调节气机药，如脾虚下陷者加柴胡、升麻等以升清，对胃失和降者加橘皮、法半夏等以降浊。因气郁日久可化热，化热者加柴胡、黄芩以清郁热。在选活血药方面，除常用行气活血之郁金、延胡索外，还根据血瘀寒热属性选用其他药物，如瘀热者，选赤芍、丹皮，阴虚内热配生地、玄参等。血瘀寒凝者，用川芎、五灵脂等，脾胃虚寒配桂枝、干姜等。因三七、血竭较为平和，祛瘀且止血，故临床最常用，尤伴黑便者。若溃疡面积大，恐有癌变者，则要祛瘀解毒，选加三棱、莪术、蒲公英、半枝莲、白花蛇舌草等。梁老认为在运用行气活血清毒之法时，一定要在健脾养胃的前提下酌情选用，扶正以祛邪，祛邪不伤正。从现代药理研究分析，这种通补并用法能提高机体免疫功能，改善胃黏膜血液循环，增强胃黏膜保护作用，调整胃肠运动及分泌功能，抑杀幽门螺杆菌，逆转胃癌前病变等，故不失为治疗老年胃溃疡的重要法则。

（三）病案举例

例1：李某，男，93岁，退休工人。1995年6月26日因"排黑色烂便3天"初诊。患者平素并无胃脘痛史，但常口干多饮，大便干结。于就诊前3天无诱因出现排黑色烂如柏油样大便，每日2～3次，每次约小半碗，伴头晕目眩，神疲乏力，面色㿠白，口干甚，胃纳差，舌质暗红、苔黄干，脉细数。查：BP13/9kPa，腹平软，剑突下压痛，肠鸣音亢进，大便隐血（+++），血RBC 2.8×10^{12}/L，Hb 82g/L。纤维胃镜：胃体上部后壁见1个1.2cm×1.2cm溃疡，表披腐苔，周围充血肿胀，少许渗血。病理活检为"胃体慢性溃疡"。中医诊断为便血，辨证为胃阴不足夹瘀，瘀热损伤胃络。治以养阴畅血，凉血止血。处方：生地、地稔根、紫珠草各30g，玄参、麦冬、茜根、海螵蛸各15g，大黄6g，田七末3g（冲服）。连服3剂，大便转黄色条状，口干减轻，但仍疲倦乏力，面色苍白。改方为太子参30g，沙参、麦冬、石斛、海螵蛸、郁金、延胡索、佛手、白芍各15g，阿胶20g（烊），田七末3g（另冲）。加减调治2个月，精神、胃纳佳，面色转红润，大小便正常，复查胃镜为"胃溃疡愈合期"。

例2：许某，男，60岁，退休工人。于1995年6月27日因胃脘胀痛反复2个月来诊。患者2个月前因饮食生冷后出现了胃脘胀痛，以餐后或下午多发，伴嗳气，无泛酸，偶出现呕吐胃内容物，神疲乏力，口淡不欲饮水，胃纳差，大便溏，舌质淡暗、苔薄腻，脉弱无力。纤维胃镜：胃体2cm×3cm凹陷性溃疡，表披厚苔，周边充血肿胀。病理活检：慢性溃疡病，未见恶性变。中医诊断胃痛、痞满，证属脾胃气虚，气滞血瘀。治以健脾益气，行气活血。处方：黄芪、党参各30g，白术、茯苓、枳壳、郁金、五灵脂、苏梗各15g，蒲黄、柴胡、川芎各10g，砂仁6g。经服5剂，胃胀痛明显减轻，精神胃纳好转。继续调治半个月，胃胀痛缓解，胃纳可，大便常，但口略干，舌淡少津。复查胃镜：胃体溃疡缩小为1.5cm×2cm。再以上方去茯苓、川芎、蒲黄、砂仁，加沙参、麦冬、三棱、莪术各15g，调治2个多月后，复查胃溃疡已愈合。

六、梁乃津教授治疗溃疡病并出血经验

溃疡病（胃、十二指肠溃疡）最常并发上消化道出血，其表现为黑便甚或呕血，属于中医"血证"范畴。梁乃津教授治疗本证经验丰富，善用清热制酸护膜止血法，以大黄、海螵蛸、白及、珍珠层粉等为基础方，结合辨证配伍，疗效显著。现将其经验介绍如下。

（一）配泻火降泄药，治热伤胃络出血

梁老辨溃疡病之出血，重在闻味望舌切脉。尽管患者面色苍白，但口臭口苦，舌红、苔黄，脉数有力，理当辨为火热。"盖动者多由火，火盛则迫血妄行""动血之由，唯火唯气"（《景岳全书·杂证谟·血证》）。然火有胃、肝之分，胃者多因嗜食辛辣燥热之品致胃火炽盛；肝者多由肝气郁滞而化热犯胃。临床所见，不少患者本有胃热，又有肝郁之火，助长胃热之势，以致热伤胃络，血离经而溢。故梁老辨火热之吐血、便血，属热伤胃络者，治以泻火之法。常用基础方加黄连、黄芩、焦山栀、紫珠草等以泻实火，方中诸药以苦味泻火降泄以求止血，尤大黄走下，降泄力强，最为常用。若火热伤阴见口干舌燥者，宜加生地，既可清热凉血，又防苦味之品燥而伤阴；若为胃阴不足，虚火灼络致出血者，则用基础方加生地、麦冬、玄参、知母、紫珠草等，而不用芩、连、栀等苦寒燥湿药。

例1：谭某，男，15岁，学生。患者平素学习紧张，常以

饼干为餐。4 年来常见胃脘疼痛，今因食辛辣之品后呕吐咖啡样物 2 次，并排黑色柏油样大便而就医。刻下：面色苍白，口干口苦口臭，舌红、苔黄厚，脉弦数。查 BP 14/9kPa，血 RBC $2.35 \times 10^9/L$，Hb 60g/L，大便隐血（++++）。胃镜：十二指肠球部 0.8cm 大的溃疡（A1 期），球腔变窄。中医诊断为血证（吐血、便血）。辨证为肝胃郁热，热伤胃络。治以清热泻火，收涩止血。处方：大黄、黄连、焦山栀子各 10g，黄芩、白及、海螵蛸各 15g，紫珠草、蒲公英各 30g。水煎凉服。另冲服白及粉 3g，珍珠层粉 2 支，每日 3 次。结合禁食、输液。治疗后 2 天无吐血及排大便，第 3 天排大便转黄色，隐血试验阴性，出血止。

（二）伍活血祛瘀药，治胃络血瘀出血

活血祛瘀止血法创始于明代李梴。他在《医学入门·卷之五·血类》中提出："血来未多，必有瘀于胸膈，必先消瘀，而后凉之。"其后清代唐容川也提出消瘀为治疗失血四大法则之一。祛瘀法是否适用于溃疡病出血？梁老认为中医最强调辨证施治，对于便血色黑，量不甚多，迁延多日，出血后胃痛仍不止，舌质暗或有瘀点（斑）者，应结合活血祛瘀法。祛瘀可开通阻血之络，胃腑脉络通畅，血能随经运行，出血乃止。但所用之药，要选用活血祛瘀又能止血之品，如田三七、血竭、茜根、蒲黄、云南白药等，而不宜用活血动血之川芎、红花、桃仁等。此外，因瘀血可阻滞气机，气机壅塞又加重血瘀，两者相互影响，形成恶性循环。故消瘀止血时要遵唐容川之言"以散气为止血之法"，适加行气之品，选用枳壳、郁金、延胡索、佛手等，但量不宜多，选一二味而已。

例2： 马某，女，74岁，退休工人。患者有20多年胃脘痛史，开始为空腹时多作，近来胃痛呈持续性，固定拒按。近周出现排黑色大便，呈条状，量不多，日1次，遂就诊。患者伴见面色晦暗，胃脘痛，口干苦，舌暗红有瘀点、苔薄黄，脉细涩。查：血压正常，血RBC 2.69×10^{12}/L，Hb 83g/L，大便隐血（++）。胃镜：十二指肠球部见1cm大小的凹陷性溃疡，披厚腐苔，周边充血肿胀明显。中医诊断为便血、胃痛，辨证属胃络血瘀，血不循经。治以收涩止血，消瘀行气。处方：白及粉、三七末各3g（均冲服），珍珠层粉2支（冲服），大黄、郁金、延胡索各10g，生地、紫珠草各30g，海螵蛸、茜根各15g，血竭5g。水煎服，每日1剂。服药3剂，便血止，胃痛消。1周后复查血常规RBC 3.63×10^{12}/L，Hb 112g/L。后继续治疗溃疡病。

（三）佐补气养血药，治气随血脱出血

大多数溃疡病出血量并不甚多，而无气血脱证。但部分患者肝胃火盛，猝暴失血，致气随血脱，出现面色苍白，爪甲无华，虚汗淋漓，四肢厥冷，头晕心悸，脉速无力诸症。梁老认为，此时患者虽然口气秽臭，舌苔黄厚，但证情已由火热向气脱转变，邪实致正虚，证候错综复杂，治当扶正祛邪，在清热收涩止血的同时，急予补气固脱，正所谓："有形之血，不能速生；无形之气，所当急固"（《医贯·血证论》）。固真气，脱可挽。常用独参汤或参芪汤、参附汤等。笔者据此更常用参麦液、生脉液注射剂稀释后静脉输入，收效更快。所用汤剂在基础方上可加党参、黄芪等。方中虽有苦寒之大黄，又有甘温之参芪，但寒温补泻，各取所用，最适用于寒热错综，虚实夹杂之患者。此外"气为血

帅，血为气母"，气摄血，血载气。补气可固脱摄血，养血也可生发精气。故补气时应养血，梁老常选用阿胶烊服。对于气随血脱之溃疡病出血，最好要结合输血治疗，以挽救患者生命为重。

例3：黄某，女，48岁，工人。平素无胃脘痛史。近1个月因嗜食辛热之品出现四肢关节疼痛，服用温通胶囊、刺五加片、野木瓜片等治疗。就诊当天早上出现排大量柏油样大便，头晕心悸，汗出肢冷，面色苍白，口干且臭，舌红、苔黄，脉数无力。查：BP 11/7kPa，血 RBC 2.90×10^{12}/L，Hb 83g/L，大便隐血（++++）。胃镜：十二指肠球腔0.7cm大小凹陷性溃疡，并附有新鲜血痂，周边充血肿胀。中医诊断为便血，辨证为胃热伤络，气随血脱，治以清热收涩止血，补气生血固脱。处方：大黄、黄连各10g，黄芩、海螵蛸各15g，生地黄、紫珠草各30g，边条参10g（另炖），阿胶20g（烊）。水煎凉服，每日1剂。另服白及粉3g，珍珠层粉1支，每日3次。结合禁食、补液，治疗2天大便转黄色，隐血阴性。无头晕肢冷，精神体力好转，调治半个月，面色红润，复查血 RBC 3.38×10^{12}/L，Hb 105g/L。继续调治溃疡病。

七、梁乃津治疗食管贲门失弛缓症的经验

食管贲门失弛缓症属于中医"噎膈"范畴，为"风""痨""鼓""膈"四大证之一。梁乃津教授辨治本病经验丰富。兹将随师学习所得整理如下。

（一）病因病机

中医认为，食管即为脘管，其连接胃。胃属中焦，与脾土相表里，胃主受纳，以通降为和；脾主运化，以升清为顺，脾升有

助于胃降；肝主疏泄，能调节脾升胃降。故倘若胃、脾、肝之病变，均可致胃失和降。梁老认为，本病之发，多因食思伤脾，脾失健运，痰浊内生；或恼怒郁思伤肝，肝气横胃，气机郁滞；或饮食燥热，耗伤津液，胃阴受损。痰浊与郁气交结阻于脘管，或阴津不得以上承，脘管涩滞，均可致胃气不通，难以顺降，产生胸脘疼痛，吞咽受阻，食入即吐之症。本病以气滞痰阻为标，以气阴不足为本。初起标实为主，中期虚实夹杂，后期多为本虚。有的病例可因水谷不入，精微乏源，气血不得生化，五脏失养俱虚，最终致面色㿠白，头晕目眩，形体羸瘦，肢体浮肿等阴伤血枯，阳气虚亏之危候。

（二）辨治特色

梁老认为，辨治本病关键在于早期诊断和早期治疗。初起的临床表现是吞咽困难、食物反流和胸骨后疼痛三大症状。辨治主要根据其脉症分为气郁不舒、痰气交阻和津伤热结 3 型，分别施以疏肝理气、开郁化痰、养阴清热之法，选用柴胡疏肝汤、半夏厚朴汤、沙参麦冬汤等。梁老认为辨证分型选药固然重要，但还应重视抓主症，定专法，用专药。其辨治本病的主要方法有以下几种。

1. 辛开苦泄法

辛开苦泄法即以辛味药与苦味药合用。梁老认为，本病之吞咽不顺、胸骨后疼痛与情绪因素关系密切，常因情绪波动而时轻时重，这是肝郁不畅所致。当胸骨后呈烧灼样痛，则为气郁化热，灼伤脘管。所以要重视用辛开苦泄法。辛开可宣通气机，苦泄可清泻郁热，两者合用，调和寒热以止噎。常用的辛开药有郁金、法半夏、橘皮、香附等；苦泄药有黄连、黄芩、蒲公英、枳壳等。本法之运用，难免有伤阴之弊，因而遣方之中可适加柔润之品以防过燥，如麦冬、花粉、白芍等。

2. 降逆止呕法

病情稍重患者除进食吞咽不顺、胸骨后疼痛外，还可出现食入即吐之候。梁老认为，此病虽在脘管，但脘管乃属胃气所主，此症因胃失和降反而上逆所致。所以降逆止呕是治疗本症的重要法则。常用药有法半夏、生姜、橘皮、藿香，适用于痰阻气滞者。若为燥热伤阴，则选用竹茹配芦根，或竹茹配花粉，以清润降逆。对于用一般降逆止呕法不效者，常用重镇降逆法，选用代赭石配旋覆花。但梁老指出，在用降逆止呕法时，勿忘行气解郁，因本病之胃气上逆与肝气郁结有关，故常配用郁金、枳壳、佛手、香附等，意在"泄厥阴以和阳明"。

3. 升阳降浊法

本病之发，有部分是因为脾气虚弱，痰浊内生，阻滞气机，胃失和降。对于此类患者，梁老主张运用升阳降浊法。升阳即升脾之阳气，降浊乃降胃之痰浊。常用黄芪、党参配柴胡、升麻以升清阳，用法半夏、陈皮、藿香、沉香以降浊阴。笔者始恐用升提药会加重吞咽不顺及食入即呕症状，后来在临床实践中体验到患者不但不会因服升提药而使胃气上逆，反而其胃之和降较顺畅，吞咽困难及呕吐症状减轻或缓解，此乃"脾升促胃降"之理。当然，这并不能单纯用健脾益气升阳法，而是要结合运用和胃降浊法或降逆止呕法，通过健脾、醒脾、燥脾，以断痰浊之源，配合化痰、降浊、和胃以顺胃降之气，从而起到畅膈顺咽止呕的作用。

4. 祛风解痉法

一般医家较少运用祛风解痉法治疗脾胃病，而梁老认为脾胃病与肝的关系密切，肝主疏泄功能可调整脾之运化、胃之受纳功能。肝为刚脏，体阴用阳，性烈主动。即使肝气郁结，郁久也可化气为亢，旺气为风。肝气过尤，则"侮己所不胜""木侮乘土"，影响脾升胃降功能。所以，对于肝气由郁致亢，化旺为风之噎膈者，梁老常结合运用敛肝祛风解痉法，如方中选加白芍、威灵仙、僵蚕、干地龙、全蝎等。根据现代中药药理研究，此类药有解除平滑肌痉挛作用。但虫类药若滥用误用会有毒副作用，体虚者要慎用、少用。

（三）病案举例

例1：张某，男，45岁。因吞咽不顺反复发作2个月来诊。患者于2个月前因工作紧张后出现吞咽不顺畅，进食时胸骨后顶痛感，症状时作时止，有时饮水亦发。曾行纤维胃镜检查未发现食管、胃、十二指肠器质性病变，X线钡餐检查示钡剂通过贲门困难。诊断为"食管贲门失弛缓症"。服用安定、心痛定、普鲁苯辛等药治疗，症状时有发作，不能完全缓解，遂来求诊。症伴口干苦，睡眠差，易烦躁，舌质红、苔微黄腻，脉弦略数。中医诊断为噎膈。辨证为肝郁气滞，痰气交阻，兼有郁热，胃失和降。治以疏肝化痰、清热和胃。处方：郁金、佛手、延胡索、枳壳、瓜蒌皮、竹茹、麦冬各15g，川黄连、僵蚕、木香（后下）各10g，蒲公英、白芍各30g。连服7剂，吞咽顺畅，胸痛缓解。后续以原方加减调治，一直无发作，精神状态颇佳。

例2：陈某，女，38岁。因发作性吞咽不顺3个月，食入即吐 5 天而来诊。患者 3 个月前因过食生冷后出现吞咽不畅，曾在外院检查诊断为食管贲门失弛缓症。近 5 天来食入即吐，伴疲倦，面色㿠白，胸闷不畅，胃纳不佳，腹胀便溏，舌质淡胖、苔白腻，脉缓无力。中医诊断为噎膈。辨证为脾胃气虚，痰浊中阻。治以健脾益气、升清降浊。处方：黄芪、党参、代赭石各 30g，白术、法半夏、枳壳、旋覆花、威灵仙各 15g，柴胡、藿香各 10g，橘皮、升麻各 6g。服药 1 周，吞咽困难及食入即吐症状减轻。继续调治 2 个月，精神、胃纳均转佳，面色红润，大便正常，腹胀缓解，无吞咽不顺及呕吐发作。

八、梁乃津教授辨治单纯性便秘的经验

便秘，尤其单纯性便秘在临床上十分常见。对此即使注意增加摄取膳食纤维及水分，便秘也往往难于解除，故治疗多用泻药通便。但这只求效于一时，且有愈泻愈秘之可能。梁乃津教授根据大肠性喜润泽，传导糟粕以通降为顺的特点，认为中医药治疗本病应以油润滑肠，行气降气为主。常选用火麻仁、郁李仁、柏子仁及枳壳（或枳实）、厚朴、木香（或沉香）等，结合辨气血阴阳虚实加减化裁治疗本病取得较好的疗效。

（一）气机郁大肠滞之便秘

刘某，女，38 岁。因便秘反复 1 年，于 1992 年 3 月 28 日初诊。患者于 1 年前因精神紧张后出现排便困难，间中服便塞停片治疗，但停药后便秘反复。近因忧思过度致便秘加重，多日一行，状若羊屎，排便艰辛，时要用"开塞露"塞肛刺激直肠排便。伴心烦寐差，胁肋不舒，时而嗳气，无腹痛腹胀，舌淡红、

苔白略厚干,脉弦滑。查体:心肺正常,腹部无异常体征,纤维结肠镜检查未发现大肠器质性病变。诊断为单纯性便秘。处方:火麻仁30g,郁李仁、柏子仁、北杏仁、郁金、枳壳、厚朴、合欢皮、槟榔各15g,木香10g(后下),柴胡10g。水煎服,日1剂。连服5剂,大便通畅,隔日1解。再以原方加减治疗2个月,服药期间大便正常,诸症悉除。停药后3个月跟踪观察,大便一直正常。

按: 本病古称"气秘",乃因紧张忧思,久坐少动等致肝脾气机郁滞,大肠传导失职。其证候特点为便秘发作及加重与情志异常有关,多伴心烦寐差,或胸胁胀满。正如《奇效良方·秘结》云:"气秘者,因气滞后重迫痛,烦闷,胀满,大便结燥而不通。"治宜行气导滞为主。因气郁而化热,伤津致肠道失润,故兼以润肠通便。方中柴胡、枳壳、郁金、木香、合欢皮疏理肝脾之气;槟榔、厚朴破气导滞;火麻仁、郁李仁、柏子仁、北杏仁润肠通便。其中北杏仁配枳壳可宣利上焦肺气,上窍开泄则下窍自通矣。柴胡与枳壳相合,升降胃肠气机,清解肝之郁热。近年来胃肠动力学研究也证实枳壳、枳实、厚朴、木香等理气类中药确有促肠动力作用;火麻仁、郁李仁等润肠药除了有润滑粪便作用外,还有促肠蠕动作用。

(二)阴津亏大肠涩之便秘

叶某,男,63岁。于1995年12月18日以便秘反复2年,加重2个月初诊。患者平素嗜食煎炸辛燥之品,近2年来常便秘,服用"泻药"或用"开塞露"才能畅排大便。近2个月来便秘加重,每周才排1次大便,量少质硬,排便艰难,有时致肛裂出血，伴口干欲饮，无腹痛胀。舌红、苔薄黄干，脉细数。查体：心肺正常，腹部无异常体征，纤维结肠镜未发现大肠异常。诊断为单纯性便秘。处方：生地、火麻仁、黄芪各30g，熟地、玉竹各20g，郁李仁、柏子仁、北杏仁、麦冬、玄参、枳壳、川厚朴各15g，木香10g（后下）。水煎服，日1剂。服药1周，大便较易排出，3日1解，再以原方加减治疗半个月，大便始转为软条状，口干减轻。继用益胃汤、沙参麦冬汤、地黄汤等加减调治。

按：梁老认为阴津虚便秘主要病机为脾阴不足，大肠津亏，小肠液涸。病因除了肝肾之水不足，脾阴亦亏外，还可因饮食不节、忧思劳倦而耗伤脾胃之气阴。正如《脾胃论》云："大肠主津，小肠主液，大肠小肠受胃之营气……若饮食不节，胃气不及，大小肠无所禀受，故津液涸竭焉。"治疗此类型便秘，一方面要用甘寒（或甘凉）滋养脾阴，药用生地、麦冬、玉竹、石斛、花粉等增液行舟；另一方面要参考《伤寒论·辨阳明病脉证并治》的"脾约"证治，方用脾约丸（即麻子仁丸）润肠通便。因脾阴与脾气关系密切，气津同源，故养脾阴之时可兼益脾气，加用黄芪、党参、太子参等以求益气生津。本案证属年老肾水亏虚，水不济火，再因嗜食辛燥，灼伤胃津，损及脾阴，肠涸燥涩致大便秘结。故治以滋阴润肠，并酌加少量行气药，使气机流动，便秘得通。

（三）阳气衰大肠痹之便秘

汤某，女，55岁。以大便难排半年于1991年12月2日初诊。患者平时工作较忙，饮食不定时，半年来大便多日1行。且临厕努挣乏力，排便时间常在 30 分钟以上，粪质时硬时软，量不多。伴头晕气短，疲倦乏力，腰膝酸软，小便清长，无腹痛，胃纳欠佳。舌淡、苔白略腻，脉弱无力。查体：心肺正常，腹部无异常体征，纤维结肠镜未发现异常。诊断为单纯性便秘。处方：黄芪、肉苁蓉、党参、白术、火麻仁各 30g，怀牛膝、郁李仁、枳壳各 15g，柴胡、石菖蒲、木香（后下）各 10g，升麻 6g。水煎服。日 1 剂，服药 5 天，大便通畅，精神转佳，无头晕气短，胃纳增进，去郁李仁，加菟丝子、益智仁各 20g。调治 2 个月，大便正常，无任何不适感。

按： 肺为华盖，主一身之气，肺与大肠相表里，肺气的强弱与大肠传导息息相关。然脾土为后天之本，生化之源，升降之枢，脾气旺才能生金，升清降浊。否则，正如《黄帝内经》所云："中气不足，溲便为之变。"故梁老认为，大便异常，与肺脾关系密切。本病案乃属肺脾气虚，升降之气壅塞，大肠推动乏力，气机痹阻，阻碍清气上升及浊气下降。其症状特点为大便不通，临厕努挣乏力，身倦气短。故治宜补益肺脾之气，升清阳，降浊阴。方选黄芪汤、补中益气汤加减，粪便燥结者应配伍油润滑肠药。方中黄芪为君补气升阳，使中气斡旋；党参益气健脾，加柴胡、升麻以助黄芪升提清阳，木香配石菖蒲开窍通肠痹，用大量白术配枳壳取"枳术丸"之意，可健脾益气通便；升麻配枳壳升清阳而宽肠下气，配怀牛膝则升清气而降浊阴。因肾司二便，患者年近八七，肾气渐虚，腰酸尿多，故用肉苁蓉、菟丝子、益智仁等以补肾缩泉以利排大便。诸药合用，补气升阳，通痹降浊，缩泉润肠，故能奏效。

九、梁乃津从肝论治肠易激综合征经验

肠易激综合征（IrritableBowelsyndrome，简称IBS）是消化内科常见且难治疾病。主要病理是异常的神经体液因素导致肠运动和分泌功能紊乱。中医认为本病与脾、肾、肝诸脏失调有关，治多以抑肝扶脾补肾之法。梁乃津教授根据中医脏腑相关理论，着重从肝论治本病，取得满意的疗效。现将其经验总结于下，供同道参考。

（一）从肝论治IBS的理论依据

中医认为，肝属木，脾属土，肝脾之间具有相克关系。若肝疏泄太过，肝强凌弱，横逆脾土，或疏泄不及，木不疏土，土壅失运，均可致脾失健运，出现脾胃病。IBS以慢性腹泻，便秘、腹痛及精神经症状的交替或综合出现为特点，属于中医脾胃病的范畴。梁老认为本病的发生与肝密切相关。

1.腹泻与肝的关系

正常生理情况下，脾的运化功能有赖于肝之疏泄。肝疏泄有度，则水谷精微正常输布全身，残余糟粕正常下传大肠。《素问·宝命全形论》所谓"土得木而达"就概括了此点。若情志所伤，肝疏泄失常，肝气乘脾或土失木疏，均可导致脾失健运，肠排泄糟粕异常，泄泻乃作。正如《景岳全书，泄泻》所云："凡遇怒气便作泄者，必先以怒时夹食，致伤脾胃。故但有所犯，即随触而发，此肝脾二脏之病也。盖以肝木克土，脾气受伤而然。"《血证论》也云："木之性主于疏泄。食气入胃，全赖肝木之气以疏泄之，而水谷乃化。设肝之清阳不升，则不能疏泄水谷，濡泄

中满之症，在所不免。"可见，泄泻可因肝之疏泄功能失常而致。

2. 便秘与肝的关系

便秘，或便秘与腹泻交替常见于 IBS 病者。情志所伤，肝气郁结，气机不畅，升降失调，肠传导失职，粪便内停，久之为秘。《证治要诀·大便秘》有云："气秘者，因气滞后重迫痛，烦闷胀满，大便结燥而不通。"除气秘外，尚有阴结、阳结均与肝有关。因肝肾同源，均属下焦。若肝郁日久化热，灼烁阴津，或肝之阴血素虚，津失输布，大肠失润，以致大便干结而难排。若肝经虚寒，肾阳受累，温煦无权，寒自内生，凝滞肠道，亦致排便艰难。正如《景岳全书·秘结》中所说："下焦阴虚，则精血枯燥，津液不行而肠腑干槁，此阴虚而阳结。下焦阳虚，则阳气不行，阳气不行则不能传送，阴凝于下，此阳虚而阴结也。"

3. 腹痛与肝的关系

IBS 以乙状结肠激惹为多，故常伴左下腹痛，中医称"少腹痛"。少腹为肝足厥阴经所过部位，其痛多与肝有关。而腹痛的发生，有"不通则痛""不荣则痛"和"不松则痛"之说。少腹痛与肝之虚实有关。若情志所伤，肝失疏泄，气机不畅，经脉不通，不通则痛。若肝郁日久，内耗阴血，或肝阴素虚，经脉失养，不荣亦痛。正如《金匮翼》云："肝虚者，肝阴虚也。阴虚缺荣，则经脉失养而痛。"《素问·举痛论》亦曰："脉寒则缩蜷，缩蜷则脉绌急，绌急则外引小络，故卒然而痛。"这种少腹痛既可因肝经虚寒，寒引络脉，挛缩而痛，又可因肝失疏泄，气机不畅，阳郁于里，温通失职，肠肌急引，不松而痛。

（二）从肝论治 IBS 的常用方法

基于对 IBS 发病机理的认识，其根本在肝体，变化在肝气，表现在脾胃肠，梁老着重从肝论治本病。肝实者宜疏泄肝气，肝虚者宜养暖肝体，旨在调肝之用。

1. 疏肝解郁法

肝郁失疏，木不疏土，土壅失运，大便异常。其证候特点：大便不调，或稀烂便，次数多，但量少；或大便干结，排出不爽，有后重感。常伴脘腹胀痛不舒，嗳气太息，夜寐不安，妇女月事不调。舌淡红、苔薄白，脉弦。治宜疏肝解郁为主，方选四逆散、柴胡疏肝散加减。腹泻者加藿香、白术、茯苓，以祛湿实大便；便秘者加用槟榔、沉香、郁李仁以降气通大便。

2. 抑肝缓急法

疏泄太过，肝强凌弱，肝脾不和，大便异常。其证候特点：常因情绪激动或饮食过急而出现腹痛欲便，甚则腹痛奔迫，便质稀烂，便后痛解。舌淡红、苔薄白少津，脉弦细缓。治宜抑肝缓急，兼以扶脾，方选痛泻要方、芍药甘草汤加味。

3. 滋肝养阴法

肝阴不足，水亏火旺，灼伤津液，大肠失润。其症见：大便干结，腹痛不甚，头晕心悸，咽干欲饮，头面阵热，夜寐不安，舌质红干、少苔或无苔，脉细略数。治宜滋养肝阴，润肠通便。方选滋水清肝饮合增液汤加减。

4. 暖肝温阳法

肝经虚寒，累及肾阳，脾失温煦，运化失常或阴寒凝滞。腹泻者伴腹中冷痛，肠鸣泄泻，五更为多，饮冷诱发，形寒肢冷，舌淡、苔白，脉沉细。便秘者见少腹冷痛，大便艰涩，小便清长，四肢不温，腰脊酸冷，舌淡、苔白，脉沉迟紧。治宜暖肝温阳。腹泻者方选暖肝煎合四神丸加减；便秘者方选暖肝煎合济川煎加减。

此外，因肝为风脏，肝气常夹风；且肝性刚烈，肝郁日久可化热；而肝经虚寒，寒自内生；脾因肝疏泄失常而健运失职，可生湿成痰致滞。故 IBS 患者常因不同的证型而兼有风、热、寒、湿、痰、食滞诸症。兼风者，肠鸣如雷，腹痛奔迫欲便，大便稀烂，脘痞口渴，舌红、少苔，脉弦细。宜加用防风、地龙、钩藤等以泄肝之风；兼热者，泻下不爽，大便黄褐臭，肛门灼热，烦热口渴，小便黄短，舌红、苔黄，脉数。腹泻时加黄连、救必应；便秘时加大黄、芦荟叶，以清泻肝脾之热；兼寒者，腹中冷痛，喜温热敷，形寒肢冷，舌淡、苔白，脉沉或紧。可加桂枝、熟附片、台乌药等以祛寒温中；兼湿者，泄泻水样，胸闷食少，肢体倦怠，舌苔白腻，宜加苍术、白术、茯苓、车前、藿香等以燥湿化湿；兼痰者，大便夹多量白色黏液，状如冻胶，宜加法半夏、陈皮、石菖蒲等以导痰化浊；兼食滞者，大便含未消化之物，脘腹痞满，嗳腐酸臭，不思饮食，舌苔厚腻，脉滑，宜加谷芽、麦芽、神曲、布渣叶等以消食导滞。

（三）病案举例

例1：廖某，女，21 岁，学生，1991 年 4 月 11 日初诊。患者于 1 年前因学习紧张而出现经常左下腹疼痛，大便稀烂，日行 2～3 次，无黏液，以考试前复习时症状加重，伴心烦失眠，胃纳不佳，但无明显消瘦。舌质红、苔黄腻，脉弦数。曾查 T_3、

T₄，均正常，腹部 B 超正常。纤维结肠镜检查：结肠激惹现象，未见器质性病变。西医诊断为肠易激综合征。中医诊断：泄泻、腹痛。辨证为肝气乘脾，大肠湿热。治以抑肝扶脾，清热燥湿。处方：白芍、太子参、珍珠母各 30g，郁金、佛手、延胡索、白术各 15g，川黄连、木香（后下）、藿香、布渣叶、防风各 10g。每日 1 剂，水煎服，连服 7 剂，腹痛缓解，大便条状，每日 1 次，心烦失眠减轻，胃纳增进。嘱注意合理安排学习休息，适当体育锻炼，保持乐观情绪。

例 2：姜某，女，39 岁，干部。1991 年 5 月 9 日初诊。患者于 8 年前因工作劳累而出现经常左下腹痛，大便稀烂，日行多次，早上为甚。稍吃生冷或瓜菜则症状加重，伴腹冷感，喜热敷，疲倦乏力，肠鸣肢冷。舌质淡、苔白滑，脉沉。近日经纤维结肠镜检查未发现大肠器质性病变，钡餐示小肠蠕动加快。西医诊断为肠易激综合征。中医诊断为泄泻。辨证属下焦虚寒，脾失温煦。治以暖肝温肾，升发清阳。处方：黄芪、党参各 30g，补骨脂、益智仁、台乌药、白术、云苓等各 15g，干姜、五味子各 10g，吴茱萸、小茴香、肉豆蔻各 6g，肉桂 3g（焗服）。每日 1 剂，水煎温服，连服 5 剂，左下腹冷痛缓解，大便成形，日 1～2 次，精神体力好转。继续用暖肝煎合四神丸加减调治。

十、梁乃津辨治肝硬化失代偿期经验

肝硬化失代偿期证候复杂，并发症多，较难治愈，致死率高，乃疑难危重之症。梁乃津主任医师认为，肝硬化多因感受湿热蛊疫之毒，或长期嗜酒肥腻，以致脾失健运，肝失疏泄，湿阻气滞，血运不畅，肝脾脉络血瘀而发病。辨治着重于调肝健脾，行气治血，清热祛湿。其辨治本病失代偿期所出现的腹水、上消化道出血及肝性脑病昏迷等颇具特色，疗效满意，现介绍如下。

（一）消腹水，利水消胀为主，兼行气活血补虚

肝硬化腹水以腹大如鼓，或腹部脉络显露为特征，属于中医"鼓胀"范畴。鼓胀之发，乃因感受湿热蛊疫之毒，或饮食不节，致肝脾同病，气血失于调畅，水湿不得运化，病久则累及肾脏。若脾肾阳气虚衰，肾失开合，则水鼓俱增；若肝肾阴血亏虚，阳无以化，水津失布，亦水停日重。无论是阳虚阴虚，皆为水湿内停，阻碍气机升降出入，血脉流通不畅，气滞、血瘀、水停三者相互影响，错综复杂，且其胀愈甚则正虚益重，形成恶性循环。梁老认为治疗关键在于利水湿以消腹水，鼓胀除则气畅脉通，正伤得救，病有转机。他善用自拟五苓汤（茯苓、猪苓、泽泻、车前子、白术）治之。本方利水祛湿而不伤正，虚实鼓胀皆可用、当腹水甚多时，治宜泻下逐水，可选用十枣汤或舟车丸，但须衰其大半而止。由于水湿内停与气滞血瘀密切相关，故在利水祛湿之时应结合行气活血、软坚散结。行气可宣畅滞气，疏通水道，即气行水运；活血可消散肝脾血瘀，恢复肝藏血、脾运湿功能。常选用枳壳、郁金、大腹皮、丹参、田三七、䗪虫、鳖甲等。因正气旺盛是祛除水湿之必要前提，故梁老重视在利水时配合补虚扶正之法。阳气虚者，兼温补脾肾以助阳运水，方选四君子汤、附桂理中汤、真武汤、金匮肾气丸之类；阴血虚者，兼滋养肝肾以化湿，方选增液汤、一贯煎、地黄汤之类。梁老认为，阳虚腹水是属顺候，较易治愈；而阴虚腹水乃属逆候，治颇棘手。因为

养阴易助湿增水,利湿又易伤阴耗液,且阴虚易生内热,虚阳容易浮动,阴虚血脉枯涩,营络运血不畅,易动风出血。所以在治阴虚腹水时尽量做到利水而不伤阴,养阴而不碍湿,有动风倾向者加祛风药,如钩藤、羚羊角骨等,有出血倾向者加养阴畅血止血药,如生地、茜根等。

例1:李某,男,58岁,退休干部。于1995年9月13日以"腹胀反复出现5年,加重1周"就诊。患者于1983年患乙型肝炎,1990年始出现腹胀,多次住院确诊为肝硬化失代偿期。10天前曾排暗红色大便,呕吐咖啡样物而急诊留观,经治疗已止血,但现腹胀加重,腹大如鼓,腹络显露,下肢浮肿,阴囊肿大,精神疲惫,肢体瘦削,不能下床,腰骶褥疮,面色晦暗,口干咽燥,小便短少,舌红干、无苔,脉细数。查体:见腹水征,腹围101cm。实验室检查:血清A 25g/L,G 50g/L,HBsAg阳性,腹水常规示漏出液。腹部B超:肝硬化声像,脾厚5.8cm,腹腔液性暗区10.9cm。腹部CT:肝体积缩小,腹腔大量积液。中医诊断为鼓胀。以水湿内停,气滞血瘀为标,肝肾阴虚为本。治以利水消胀、行气活血,滋养肝肾。处方:生地、鳖甲、太子参各30g,玄参、麦冬、茯苓、猪苓、泽泻、车前子、赤芍、茜草根、丹参、大腹皮、枳壳各15g。另冲服三七末3g,配合服大黄䗪虫丸、六味地黄丸等成药。治疗1个月后腹水消尽,腹围减为74cm,精神佳、可步行,继以上方去利水药,加山萸肉15g、女贞子20g调治,以加强补虚扶正。

(二)治出血,收涩止血为先,或泻火养阴益气

肝硬化之出血,轻则鼻齿之衄,皮下瘀斑,重则呕血便血,

危及生命，总属中医"血证"范畴。轻缓出血多因肝不藏血，脾不统血，脉络枯涩，阴虚热灼所致，而呕血便血则多为肝胃热盛、火伤胃络引起。梁老认为，不论属何种出血，皆以收涩止血为先。盖涩可凝滞血液外溢之道，使血固运于脉内，以防气随血出而脱。梁老常用白及、地稔根、紫珠草、藕节等，其中藕节炒黑用之，取前贤"血见黑则止"之理，因血为阴精，性本宁静，失其性则离经外溢，故要宁血以止血。宁血要明了虚实，分辨寒热。若肝胃火热、迫血妄行者，宜配合泻火止血，梁老常用三黄泻心汤加味，其中大黄苦寒，直入肝胃之经，泻热制火，止血又不留瘀，最为好用。若肝肾阴虚，虚火伤络者，宜配合养阴止血，用甘柔滋阴以润畅脉络。梁老常用一贯煎、知柏地黄汤、玉女煎之类，尤选用生地、丹皮、赤芍、旱莲草、茜草根等养阴清热、凉血止血之品。若脾气虚弱，气虚失摄者，宜配合补益脾胃，鼓舞中气，用甘补温运以激发生化之源，借此使脾气健旺，统摄有权，失统离经之阴血得以内守，血载气，气摄血，营血随经，不失其常。此乃阳中求阴存，动中求安静，以达阴血随经之目的。梁老常用独参汤、补中益气汤等。其中人参大补元气，黄芪补脾益气，两者合用补气统血之力更强，最适用于气虚失摄之出血。

例2：潘某，女，58岁，退休护士。于1993年1月1日以腹胀反复出现3年，排黑便1天就诊。患者于1989年始出现腹胀，且多次因症状加重在本院住院，诊断为肝硬化失代偿期。近2年来多次排黑色烂便。钡餐检查：胃窦黏膜粗乱。胃镜检查：胃黏膜广泛糜烂充血。1天前因食辛燥之品后又排柏油样黑便 3 次，每次约大半碗，伴头晕，口干苦，舌红、苔薄黄，脉细数。检查：BP 12/9kPa，大便隐血（+++），血 WBC 3.78×10^9/L。腹部 B 超：肝硬化声象，脾厚 6.5cm，腹腔液性暗区 2.5cm。中医诊断为血证（便血）。辨证为肝胃郁热，热伤胃络，阴津受损。治以清热泻火，收涩止血。处方：地稔根、紫珠草、生地各30g，茜草根、海螵蛸各20g，旱莲草、黄芩、浙贝母、白及各15g，大黄、黄连各10g，另冲服三七末、白及粉各3g，配合输液疗法。服药 3 天，排大便黄色、条状，化验大便隐血阴性。患者精神转佳，口干苦减轻，舌红干少苔，乃去收涩止血药，改用养阴清热法调治。

（三）醒肝昏，芳香宣窍宜早，并清热化痰辟泄

肝昏迷即肝性脑病，主要表现为精神错乱，动作反常，进而嗜睡神昏，属中医"癫狂""昏迷"范畴。梁老认为，此为正虚邪陷所致。正虚即阴竭阳脱，邪陷即痰热秽浊蒙心。缘厥阴肝木内寓相火，若阴虚火旺，则火炼水液为痰，痰热胶结，木化风火，故阴竭者多为痰热蒙心，夹有虚风，表现为烦躁身热，甚则怒目狂叫，肢体震颤或抽搐，口臭便秘，喉有痰声，舌红、苔黄干。而太阴脾土靠肾温煦，若脾肾阳虚，则阴寒内盛，水湿不运，痰浊内生，故阳脱者多为秽浊蒙心，并有寒凝，表现为情志淡漠，行为呆滞，或朦胧嗜睡，昏迷不醒，口有秽气，舌淡、苔白腻。由于肝昏迷病情险恶，因此梁老主张要早期诊断和及时积极治疗，且尽可能使用中西医结合的方法。中医辨治方面，他常用芳香宣窍法，合理使用"三宝"和苏合香丸有利于减轻精神症状，延缓或阻止进入昏迷期，以及促使昏迷患者苏醒。对痰热蒙

心者常选用安宫牛黄丸，并配合苦寒泻下，重坠豁痰，镇肝息风。煎剂以黄连温胆汤、三黄泻心汤加减为多，加用羚羊角骨、干地龙、珍珠母等。待痰火清化，则改用甘寒柔润，滋阴生津，壮水之主，以制虚火，水不足则余焰难消，切忌一攻再攻。对秽浊蒙心者，常选用苏合香丸，并配合甘补温阳，辟秽涤痰，祛寒化浊，以求痰浊之源得断，心窍为之开宣，清灵之性复，神明有所主。煎剂多用参附汤合涤痰汤，加黄芪、干姜、肉桂等。待痰浊化，神志清后，亦可继续甘温峻补，激发命火，振发脾胃，以防蒙心之痰再生。

例3：潘某，女，60岁。于1994年11月25日以腹胀反复5年，尿急痛伴发热2天，烦躁不安1天就诊。患者近5年来因反复出现腹胀、排黑便而住院诊治，已确诊为肝硬化失代偿期。2天前出现尿急痛、发热，于就诊当天早上出现烦躁不宁，坐立不安，言多不达意，肢体常挛搐，口臭难闻。舌质红、苔黄腻，脉滑数。体温38℃，定向、计算及理解力严重障碍。巩膜皮肤黄染，腹部移动性浊音。尿常规白细胞（+），血WBC 6.8×10^9/L，N 0.88，A/G倒置，DBIL 16μmol/L，TBIL 30μmol/L。HBsAg阳性。腹部B超：肝硬化，少量腹水。诊断为肝功能衰竭、尿路感染诱发肝昏迷（Ⅰ级）。此属中医癫狂，辨证为痰热蒙闭心窍，兼肝风内动，治以清热化痰，开窍息风，予口服安宫牛黄丸。另处方：大黄、石菖蒲各10g，黄芩、胆南星、竺黄、法半夏、茯苓、枳实各15g，羚羊角骨、绵茵陈各20g，配合西药护肝支持疗法，治疗2天后精神意识恢复正常。为巩固疗效，继续以原方加减治疗。

十一、梁乃津用清热通腑法治疗胆石症并发症的经验

胆石症并发症起病急骤，见症多端，变化迅速，病势凶险，乃属危重急症。梁乃津教授善用清热通腑法治之，每获良效。梁老认为，胆为奇恒之腑，内藏清精之液，以通降下行为顺。肝与胆相表里，肝主疏泄，参与胆汁分泌与排泄。倘若情志所伤，外邪所犯，则肝胆失于疏泄；或饮食不节，脾伤湿生，妨碍肝胆疏泄；肝胆气机失畅，泌泄胆汁阻滞，气血胆汁结聚不散，积于肝胆发为胆石。胆石所成，更阻气机，湿浊易生，郁滞化热，湿热蕴结，熏蒸肝胆，阻滞中焦，郁遏胆道，热毒内陷，产生各种变证。现将其代表性病案介绍如下。

（一）胆石症并发急性胆囊炎

例1：赵某，女，67岁。1994年5月23日初诊。患者右胁持续性疼痛伴发热恶寒1周。刻诊：时身黄、目黄、尿黄，口干苦，胃纳差，大便秘结，舌红、苔黄厚，脉弦数。查体：体温39.4℃，右上腹压痛，墨菲征阳性。实验室检查：白细胞 11×10^9/L，杆状细胞0.05，分叶核细胞0.70；DBIL 36μmol/L，TBIL 54.8μmol/L。B超与CT：胆囊增大，胆囊壁增厚，左叶胆管结石。西医诊断为胆石症并发急性胆囊炎。中医诊断"胁痛""黄疸"。证属肝胆湿热，蕴结熏蒸。治当清热祛湿，行气通腑。处方：大黄10g（后下），芒硝3g（冲服），柴胡、龙胆草各12g，黄芩、山栀子、川楝子、枳壳各15g，绵茵陈、金钱草、车前草各30g，甘草6g。水煎服，每日1剂，并配合静脉输液。3天后胁痛明显减轻，发热恶寒消退。再服3剂，胁痛缓解，黄

疸消失。复查血常规及血清胆红素均在正常范围。

按： 胆石症最常并发急性胆道感染，如胆囊炎、胆管炎。中医认为其发病之理乃胆石影响胆之通降，胆道郁滞，湿热内生，蕴结不通，不通则痛；湿热交蒸，胆汁外溢，故作胁痛、黄疸（阳黄）。正如《灵枢·胆胀论》曰："胆胀者，胁下痛胀，口干苦，善太息"及《临证指南医案·疸》曰："阳黄之作，湿从火化"。其病机特点在于郁（胆郁）、滞（气滞）、热（湿热），故梁老主张治以开胆郁，通气滞，清湿热。方用承气汤类合龙胆泻肝汤、茵陈蒿汤加减。本案辨证准确，用药精当，故获效迅速。

（二）胆石症并发急性胰腺炎

例2： 苏某，男，55岁。1995年1月20日初诊。患者反复右胁肋部疼痛3年。1个月前曾因胁痛加重伴身黄、目黄、尿黄住院检查，诊断为胆囊结石、胆道感染，经治疗症状缓解出院。此次因左上腹剧痛伴黄疸1天就诊。伴口干苦，胃纳差，大便秘结，舌红、苔黄腻，脉弦滑。查体：左上腹压痛，腹肌稍紧张，右上腹无压痛，墨菲征阴性。实验室检查：血常规正常，血清淀粉酶779U（碘比色法），尿液淀粉酶1560U（碘比色法），DBIL 24μmol/L，TBIL 52μmol/L。腹部B超和CT：胆囊结石。西医诊断为胆囊结石并发急性胰腺炎。中医诊断"腹痛""黄疸"，辨证为湿热阻滞中焦熏蒸肝胆。治以清热祛湿，行气通腑。处方：大黄10g（后下），虎杖、枳实、延胡索、郁金、黄芩各15g，绵茵陈、金钱草、车前草各30g，柴胡10g，木香6g（后下）。配合禁食补液。治疗5天，腹痛缓解，黄疸消退。实验室检查血清、尿液淀粉酶与血清胆红素等均正常，急性胰腺炎告愈。

按： 胆源性急性胰腺炎往往在胁痛之后出现持续性上腹部剧痛，伴血清、尿液淀粉酶增高，属中医"腹痛"范畴。梁老认为，肝胆结石在内，则碍肝胆疏泄，胆汁瘀滞不畅，脾胃升降失常，中焦腑气不通，精微酿成湿浊，湿郁化热，湿热蕴结，气机不通，不通则痛，故发腹痛。若湿热熏蒸肝胆，胆汁外溢亦可伴发黄疸。病机特点为脾胃中焦气结，湿热结聚邪实。甚可致血行不通，气血逆乱，发生厥闭脱证，危及生命。对于这种大病重症，梁老敢于用峻药，行气降气，因势利导，釜底抽薪，使气畅腑通，邪有出路。常用方为承气汤类、大柴胡汤及清胰汤，合并黄疸加茵陈蒿汤，关键在于早用足量。

（三）胆石症并发阻塞性黄疸与肝损害

例3： 池某，女，37岁。1994年8月22日初诊。患者右胁部疼痛伴身黄、目黄、尿黄反复3年，加重4天。既往有胆囊结石史。本次因饮食不节，右胁痛发作继而出现黄疸，身黄色鲜明，伴身热口苦，大便干结，舌红、苔黄腻，脉弦数。查体：右上腹压痛，未扣及包块，墨菲征阴性，肝区叩击痛，肝脾肋下未扣及。实验室检查：血常规正常，DBIL 68μmol/L，TBIL 130μmol/L，SGPT 2000.4nmol · S^{-1}/L，SGOT 966.86nmol · S^{-1}/L。HAV–IgM、HBsAg及HCV均阴性。腹部B超：胆囊多发性结石，胆总管上段结石并扩张。西医诊断为胆石症并阻塞性黄疸，肝损害。中医诊断"黄疸""胁痛"。证属湿热阻遏胆道。治法宜清热祛湿，利胆通腑。处方：大黄10g（后下），黄芩、枳壳、鸡内金、白芍、郁金、延胡索各15g，柴胡、木香（后下）各10g，金钱草30g，田七末3g（冲）。水煎服，日1剂，结合静脉输液。

治疗 10 天，胁痛明显减轻，黄疸日渐消退，精神胃纳好转。后以原方加减一二味，连服 20 剂，胁痛缓解，黄疸完全消退。复查血清胆红素、转氨酶均正常。腹部 B 超与 CT："胆囊多发性结石""未见胆管扩张"。阻塞性黄疸及肝损害治愈。

按：中医认为，此症乃结石存内，阻遏胆道，一则易滋生湿热，熏蒸肝胆；二则使胆汁不循常道，反而上行泄越，外浸肌肤则身黄，上染睛目则目黄，下注膀胱则尿黄。若结石湿热胆汁郁滞日久，气血不通致肝之脉络瘀阻，出现胁下痞块，腹部青筋暴露，红丝赤缕等症。所以，梁老治疗本症抓住湿热瘀阻，胆道不畅之病机要点，用清热祛湿、行气活血、泻下畅胆之法，方用大柴胡汤加郁金、延胡索、木香、三七、丹参等行气活血祛瘀药，症药合拍，因而获效。

十二、梁乃津老中医用虫类药治疗顽痛证经验

临床痛证尤其常见，病因多端，病机则一，气血不通，不通则痛。梁乃津教授认为，治痛之证，务必止痛，止痛要法，行气活血，通则不痛。一般痛证，病在经脉，行气活血可效；怪症顽症之痛，络脉痰结瘀阻，非散结祛瘀通络难愈，故梁老治疗顽痛证常配伍具有通窜作用的虫类药，每获良效。现将其临床经验介绍如下，以飨读者。

（一）血管神经性头痛（头风）

本病多因风邪上犯头部，清阳被扰，气血不畅，阻遏经络，头痛不已矣。且风者善行数变，可化火、夹痰、致瘀，上扰清空，壅遏脉络而为痛，久病者可伤阴耗气，兼有虚损。梁老在辨

治头痛之时，重辨风、火、痰、瘀、虚。在祛风的基础上，或兼泻火，或兼化痰，或兼祛瘀，或兼补虚。因本病头痛较甚，屡发难愈，病程较长，故常用全蝎、地龙、僵蚕、蜈蚣、蝉蜕等虫类药以搜剔风邪，祛瘀通络，以图提高疗效。

例1：温某，女，32岁，1991年6月6日初诊。头痛1年余，以右侧多发，精神紧张或经期加重，常伴烦躁眠差，大便干结，舌暗红、苔薄白，脉弦细。颅脑CT检查未发现异常，颈椎摄片正常。西医诊断为血管神经性头痛。中医诊断为头风。辨证属肝风夹火上扰清空，兼气滞血瘀。治以祛风清热，活血通络。处方：地龙、僵蚕、桑叶、菊花、蔓荆子、藁本、枳壳、白芍各15g，柴胡、蝉蜕、川红花、桃仁各10g。7剂，每日1剂，水煎服。药后头痛明显减轻，无烦躁，睡眠安，大便畅，唯口干，原方去菊花，加麦冬15g，白芍重用至30g以养阴敛肝，又服7剂，药后头痛除，余症亦消失。

（二）慢性咽炎急性发作（喉痹）

咽喉外通口鼻，归属于肺。肺虚之人，更易受邪。邪以风多，且夹燥热，壅灼咽喉，炼津为痰，痰阻气滞，血行不畅，痰瘀互结，致咽喉不利作痛。病情缠绵不愈，再遇风燥热邪则急性发作，咽痛加重。梁老对喉痹辨证，分风、燥、热、痰、瘀、虚六端，治以祛风、润燥、清热、化痰、散结、补虚，常用僵蚕、蝉蜕、地龙等虫类祛风散结之品，以求痰瘀结散，咽喉自利。

例2：李某，女，49岁，1991年4月30日初诊。咽痛反复5年，平素咽中痰阻气顶感，稍受风或食辛燥物后咽痛加重，来诊时咽痛甚，影响进食，伴气短、口干，二便正常，舌质偏红、苔薄白，脉细。检查：咽部前后腭弓充血，咽后壁淋巴滤泡增生。西医诊断为慢性咽炎急性发作。中医诊为喉痹。辨证属风燥热邪客咽，致咽喉不利，痰结血瘀为标实，肺阴不足为本虚。治以疏风清热，化痰散结，兼以养阴润燥。处方：僵蚕、牛蒡子、连翘、桑白皮、桑叶、瓜蒌仁、浙贝母、沙参、麦冬各15g，蝉蜕、桔梗各10g，玄参30g。7剂，每日1剂，水煎服。药后咽痛缓解，进食正常，但仍口干咽燥，咽中异物感，话多时气短，舌淡红少津，脉细。原方去桑叶、连翘，加太子参、毛冬青各30g以益气生津、清热活血，调治3个月，症状除，检查咽部好转。

（三）腰椎骨质增生（腰腿痛）

本病多发于中老年人，多以肾虚为本，邪客气滞血瘀为标。梁老辨证着重辨肾之阴阳孰虚，邪属风寒湿热，气滞血瘀孰重？常用通补兼施，补肾填精，壮腰强筋，行气活血，祛邪通络之法，常配伍蜈蚣、全蝎、地龙等虫类药以通痹止痛。

例3：陈某，女，55岁，1992年1月23日初诊。患者腰痛1年，并向双下肢牵拉痛1个月。现仍腰痛连腿后侧，活动不便，行走困难，舌暗淡、苔薄白，脉细弱。查体：弯腰受限，直腿抬高试验阳性。抗链"O"、血沉正常。腰椎X线摄片：腰椎骨质增生，第4、5腰椎间隙变窄。西医诊断为腰椎骨质增生并坐骨神经痛。中医诊断为腰腿痛。治以壮腰补肾，通络止痛。处方：桑寄生、海风藤、海桐皮各30g，川续断、杜仲、独活、牛膝、威灵仙、秦艽各15g，全蝎、地龙各10g，蜈蚣（去头足）2条。连服7剂，腰腿痛明显减轻，可自己行走，仍口干咽燥，舌暗红、苔薄干，脉细。络通痛轻，原方减全蝎为6g、蜈蚣1条，加生地 30g、山萸肉 15g，治疗月余，腰痛除，继以六味地黄汤调治，病愈。

（四）类风湿关节炎（顽痹）

梁老认为，本病之初，病在经脉，多为风寒湿热之邪，致气血痹阻，关节疼痛，屈伸不利，日久则由经入络，湿浊聚积为痰，寒凝热郁为瘀，痰瘀胶结关节，致关节变形，难以屈伸，病久则耗损下元，累及肝肾，肝肾亏虚，精血匮乏，筋失所养，骨无以充，致筋骨拘急，肌肉萎缩，肢体废而不用。综观整个病程，以标实致本虚也。标实究之有风寒湿热痰瘀，本虚责之于肝肾亏虚，精血不足。标实易治，本虚难愈。所以，治疗应针对痰浊瘀阻、痹塞不通这一病机特点，行祛瘀化痰、活血通痹之法，配以蜈蚣、全蝎、地龙、乌梢蛇等虫类药以通络宣痹，使气行血活，经络通畅，风寒湿热之邪得以外解。

例4：马某，女，55岁，1992年1月2日初诊。患者四肢关节痛10年，开始因受凉后出现双手指关节痛，活动不便，此后发展为四肢关节均痛。多次住院检查确诊为类风湿关节炎，曾服中西药不效。现以指、腕、肩、踝关节痛为主，指关节呈梭形，活动受限，暗红不热，行走困难，舌暗红、苔腻微黄，脉弱。检查：血沉增高，类风湿因子阳性，抗链"O"正常。西医诊断为类风湿关节炎。中医诊断为顽痹。辨证属风寒湿化热，关节气血痹阻，兼气血损伤。治以祛风散寒、除湿通痹，佐以清热治标、补益气血以固本。通补兼施，寒热并用。处方：秦艽、威灵仙、独活、羌活、当归、赤芍各15g，海风藤、海桐皮、熟地各20g，黄芪、党参、桑枝、生薏苡仁各30g，川芎、全蝎各

10g，蜈蚣2条，乌梢蛇12g。连服7剂，关节痛减轻，可扶行走，精神转佳，热有所清，上方去桑枝、薏苡仁，续服7剂，关节痛明显减轻，方中去蜈蚣，减全蝎为6g，调治2个月，关节痛缓解。嘱继续治疗以防急发。

（五）癌肿性疼痛（癌痛）

癌肿成因，异常复杂。外感邪毒，情志所伤，饥饱劳累，脏腑虚损，气血亏虚，均可致癌。梁老认为，癌肿望之可见，切之可及，此乃有形之物。究其病理特点，多为湿聚痰凝，瘀毒互结，影响气机升降出入，阻滞经络气血流通，不通则痛，导致相应部位疼痛，因此，治疗中缓解疼痛实属必要。虫类中药既有抗癌作用，与其他类药相伍又可增强止痛功效。

例5：邓某，男，53岁，1992年2月13日初诊。患者2年前患鼻咽癌在肿瘤医院行放射治疗，半年前发现左颈肿块，且增大迅速，近1个月来颈痛难忍，灼热胀感，活动受限，咽干痰阻，痰稠难咯，在该院复诊为右颈转移癌，遂来求诊。查：右颈肿物如鸭蛋大，坚实不移，表面暗红，且有热感，舌暗红、苔白厚燥少津，脉细数。西医诊断为鼻咽癌右颈淋巴结转移并感染。中医诊断为单瘰病痛。证属痰瘀热毒互结，损伤元气真阴。宜清热解毒、化痰散结以治标，益气养阴生津以固本。处方：半枝莲、白花蛇舌草、猫爪草、玄参、生地、炒穿山甲、太子参各30g，浙贝母、胆南星、法半夏、三棱、莪术、地鳖虫、沙参、麦冬、玉竹各15g。连7剂，右颈热痛稍有减轻，痰易咯出，口不甚干，但右颈肿块仍坚实色暗，舌暗红、苔稍转薄，脉细数。此津伤得救，上方去玉竹，加夏枯草15g、海蛤壳30g以加强清热化痰，软坚散结。以上方调治 2 个月，颈热痛缓解，肿块无增大，精神体力转佳。

虫类药由于其药力峻猛而走窜止痛效果卓著，因而被广泛运用于临床各科痛证。梁老除用治上述顽痛证外，对一些顽固难愈的胃痛、胁痛和腹痛诸症也常常使用虫类药。但他也告诫后辈，若滥用误用虫类药，则有可能出现各种毒副反应、过敏反应，所以，不宜用量过大过久，体弱老幼、过敏体质者慎用。若发生不良反应立即停用，并要积极处理。

十三、梁乃津教授验方医案 4 则

梁乃津教授在长期的临床实践中总结出许多验方，兹介绍其中的 4 首验方以飨读者。

（一）口疮验方

组成：玄参 30g，麦冬、僵蚕各 15g，瓜蒌仁 12g。

功效：养阴清热，化痰散结。

主治：心脾实热，阴虚火旺之口疮。相当于西医复发性口腔溃疡。

用法：3 碗水煎至大半碗，服时口中稍停片刻，徐徐饮下，每日 1 剂。

辨证加减：心脾实热者加山栀子、连翘、生石膏、蒲公英；大便秘结者加大黄；阴虚火旺者加生地、知母、黄柏、丹皮、泽泻、金樱子、山萸肉。

例1：谭某，男，41 岁，干部。1992 年 9 月 12 日初诊。口腔溃烂伴疼痛反复发作 3 年，每因工作劳累而发，有周期性，每月1～2次，常伴咽干痛，烦躁，寐差，大便不畅。舌红、苔薄黄少津，脉细中带滑。检查：口腔黏膜有2个溃烂点，各约0.3cm×0.4cm，中央凹陷，表披黄膜，周边充血。诊断为口疮（复发性口腔溃疡）。辨证为阴虚痰火，上炎灼膜。治以养阴清热，化痰散结。处方：生地、熟地、金樱子、怀山药、玄参各30g，瓜蒌仁、泽泻、丹皮各12g，沙参、麦冬、牛膝、僵蚕各15g，大黄6g。连服7剂，口疮愈合，大便通畅，仍口干咽燥，夜寐欠安，去大黄，加五味子10g，调治2个月口疮未复发。

按：口疮一症，实证多为心脾积热，虚证多见心肾阴虚。梁老认为，此病纯虚纯实者少，经常复发者多因心脾肾阴不足，虚火灼津为痰，痰火内结伤膜，每因风燥热邪诱发。治以养阴清热，化痰散结。方取玄参清热泻火，麦冬滋阴生津，瓜蒌仁化痰清热，僵蚕祛风散结。本例以阴虚内热为主，兼有脾胃积热，故在验方的基础上加强养阴泻虚火，并短时清热通下以存阴。药症合拍而获效。

（二）牙痛验方

组成：细辛6～10g，露蜂房15g，生石膏、生地黄各30g。

功效：清热止痛。

主治：风热、胃热、虚火牙痛。相当于西医牙周炎、牙髓病、龋牙等以牙痛为主症者。

用法：3碗水煎至大半碗，服时口中稍停片刻，徐徐饮下，每日1剂。可复煎漱口。

辨证加减：风热牙痛者加银花、连翘、牛蒡子、桑叶等以疏风清热；胃热牙痛者加黄连、大黄、芦根、蒲公英等以清胃泻火；虚火牙痛者加知母、黄柏、泽泻、丹皮、麦冬等以滋阴降火。

例2：王某，男，53岁，干部。1992年2月13日初诊。牙痛反复发作1年，多因受风或辛燥热食后而发。口腔科诊断为牙周炎，服抗生素可减轻，但难于根治。现右侧牙痛，咀嚼加重，硬物难食，伴口干咽痛，尿黄便秘，舌红、苔黄，脉弦细数。查：咽部充血，右下颌1～3磨牙龈充血微肿胀。诊断为牙痛（牙周炎），辨证为胃肾阴虚，风热夹虚火上冲。治以疏风清热，泻火止痛，兼以养阴。处方：生石膏、生地黄、玄参各30g，露蜂房、牛蒡子、怀牛膝各15g，细辛、蝉蜕各10g，薄荷、大黄（均后下）各6g。连服7剂，牙痛缓解，口干咽痛减轻，大便畅通，舌红、苔干，脉细。去生石膏、露蜂房、细辛，加丹皮、泽泻、山萸肉各12g。兼服六味地黄丸，以巩固疗效。

按：牙痛有风热、胃火和虚火之分。梁老认为，此症皆为火热上蒸，伤及牙龈，气血不通。治以清热泻火止痛为要。方中生地黄配生石膏，虚实之火皆可清泻。伍细辛、露蜂房，旨在取其止牙痛力专。后两味性温，但有前两者之寒性制约，全方之性似属寒凉。本病例虚中有实，实中有虚，痛发之时以实火为主，故以疏风清胃、泻火止痛为先。风热胃火得以清泻，牙痛缓解，则滋阴清热以治本，以知柏地黄汤为基础方。先治标后治本，牙痛无再发。

（三）瘾疹验方

组成：荆芥、防风各12g，白鲜皮、地肤子各15g。

功效：祛风止痒。

主治：风寒湿热、气血不足或阴虚之瘾疹。相当于西医的急慢性荨麻疹。

用法：水煎服。可复渣再煎外洗患处。

辨证加减：风热者加桑叶、菊花、蝉蜕、牛蒡子、丹皮疏风清热凉血；风寒者加桂枝、白芍、大枣、生姜祛风寒调营卫；湿热者加黄芩、山栀子、绵茵陈、滑石清热祛湿；气虚者加黄芪、党参、白术、茯苓补肺健脾；血虚者加熟地、当归、首乌、川芎养血祛风；阴虚者加生地、沙参、麦冬、赤芍养阴祛风。

例3：吴某，男，42岁，干部。1992年2月2日就诊。四肢皮肤起风团并瘙痒反复10年。常因劳累及外感风邪后发作。今天早上因冷风吹后风团突起，瘙痒。舌淡、苔薄白，脉弱迟。检查：四肢近末端风团如云状，色多为白。诊断为瘾疹（寒凉性荨麻疹）。辨证为肺卫气虚，风寒外袭，营卫不和。治以益气固表、祛风散寒、调和营卫。处方：荆芥、防风各12g，白鲜皮、地肤子、白术、茯苓、白芍、大枣各15g，黄芪、党参各30g，桂枝9g。仅服1剂，诸症消失。此后每于冬季，用玉屏风散合桂枝汤调治以求根治。

按：梁老认为，此病多与风有关。然风有外风与内风之分。因外风者多有肺卫气虚，因内风者多有阴血不足。治以祛风止痒为要法。方中荆芥、防风味辛性温，祛风胜湿止痒；地肤子、白鲜皮味苦性寒，止痒力强。四味相配，寒热并用，共奏祛风除湿止痒之功，适用于各种证型之瘾疹，并在此基础上随症加味。本病例乃虚实夹杂，本虚标实。故治以扶正祛邪，标本同治，以验方合四君子汤、玉屏风散、桂枝汤化裁而收佳效。

（四）汗证验方

组成：糯稻根、浮小麦、煅龙骨、煅牡蛎各 30g。

功效：收敛止汗。

主治：气虚或阴虚之自汗、盗汗。类似西医植物神经功能紊乱多汗证。

用法：水煎服，每日 1 剂，可复渣再煎服。

辨证加减：肺气虚者加黄芪、党参、白术、防风补肺益气，固表止汗；阴血虚者加地黄、山萸肉、麦冬、白芍、五味子、阿胶滋阴养血，收敛止汗。

例 4：颜某，女，24 岁，工人。1991 年 9 月 26 日初诊。夜寐汗出 10 天。患者因工作劳累后起病。每夜睡时汗出湿衣，醒后汗止身凉。伴梦多易醒，倦怠气短，口干咽燥，舌红、苔干少，脉细弱。查体无异常，实验室检查 T3、T4 正常。诊断为盗汗证（植物神经功能紊乱性多汗证）。辨证为肺肾气阴两虚，虚火迫津外泄。治以益气养阴，收敛止汗。处方：糯稻根、浮小麦、煅龙骨、煅牡蛎各 30g，太子参、白芍、玄参、生地、熟地各 20g，麦冬、山萸肉、黄芪各 15g，五味子 10g。连服 7 剂，盗汗明显减少，睡眠安静，精神转佳，口不干燥。续服 7 剂，盗汗止，一切如常。

按：梁老认为自汗、盗汗皆有阴阳气血之别，此多与虚有关。治以收敛止汗为要，方中糯稻根、浮小麦味甘，益气生津，养心健脾，收敛止汗为专；龙骨、牡蛎味涩，平肝潜阳，煅用则功擅收敛固涩，止汗力强。临床运用时尚须着重辨气虚、阴虚、气阴两虚，在验方基础上结合调节阴阳，阳气虚者宜补宜固，阴血虚者宜育宜敛。本病例气阴两虚，以阴虚为主，气虚为次。治以滋阴敛汗为主，验方中加地黄、麦冬、白芍、山萸肉、五味子等，并佐以黄芪、太子参以补气固表，实卫止汗。

第二节　吉良晨教授经验总结

一、吉良晨教授以理脾法治疗肝硬化腹水的经验

吉良晨教授，北京中医医院内科主任医师，教授，首批国家名老中医，兼任中华人民共和国国家基本药物领导小组成员，国家药典委员会委员，中国中医药学会内科脾胃病专业委员会名誉主任等职。吉老21岁即悬壶济世于北京，从事中医临床教学工作已50余载，擅长中医内科疑难杂症，尤擅于脾胃用药。笔者有幸拜师于吉老，跟其查房、授课，拜读其验案录，常惊羡他临床辨证之切要，用药之精当，疗效之独特。现将他以理脾法治疗肝硬化腹水的经验总结如下。

（一）病虽在肝，实为脾失健运

肝硬化腹水属于中医"鼓胀"范畴，是中医风、痨、鼓、膈四大顽症之一，病情缠绵难愈。鼓胀根据腹部膨胀如鼓而命名，早在《灵枢·水胀》就有"腹胀……色苍黄，腹筋起，此其候也"的记载，由于病因病机不同，又有"气鼓""血鼓""水鼓""虫鼓"之称，但气、血、水三者互相牵连为患，仅有主次之分，而非单独之病。吉师认为，本病病因比较复杂，病机往往虚实互见，但均与肝脾有关，而病变中心主要在脾，这是因为肝

病日久，有乘克脾土之转归，《金匮要略》因此而总结出"见肝之病，知肝传脾，当先实脾"的规律。《素问·至真要大论》曰："诸湿肿满，皆属于脾。"说明湿与脾的关系非常密切。湿郁中焦，影响脾运，或脾阳（气）虚，中土不运，导致三焦不通，决渎失职，进一步妨碍水液之运行，致湿郁于中，引起肿满，前者为邪气为病，后者为本气自病，但总以妨碍脾之运化，脾失所司，则津液气化凝滞，肿满随之而生，鼓胀多由此发。总之，吉师认为本病病因虽较复杂，但病机总关乎脾，或湿郁困脾，或脾虚湿停。

（二）治当理脾，先运脾后健脾

关于鼓胀的治疗古今历来多有歧见，有主张攻逐水饮的，有倡用温阳化气的，有强调活血祛瘀的，或主张攻补兼施者。吉师认为本病主要由于脾之运化有碍引起，故治疗当以理脾为主，脾能得以运化，水湿无从而生。因此，吉师治疗本病，常以运脾法为先，邪去胀消后再健脾运化、扶正培本至为重要。

运脾，临证常用张锡纯之"鸡胵汤""鸡胵茅根汤"加减，张氏认为，"是鼓胀者，当以理脾胃为主也"，吉师亦有此观点。方中鸡内金善化有形瘀积，直入于脾；白茅根，系取其行气利水之作用，正如张锡纯所云："气之郁而不畅者，茅根皆能畅达之，善利水又善理气，故能佐鸡内金，以奏殊功也。"加减之法：

1.有气滞之证，制厚朴、炒莱菔子、炒陈皮当用，厚朴用生姜一味加工的名姜厚朴或制厚朴，入脾、胃、大肠三经，有下气散满、燥湿破积之功用；陈皮、砂仁等乃促脾胃运化、升发中焦气机之品，常佐以炒莱菔子、炒谷麦芽等。

2.有血瘀之证，南红花、酒丹参、炒桃仁当用，均取入血行肝之效。

3.有积块之证，炙鳖甲、京三棱、蓬莪术当用。炙鳖甲为醋炙酥用，入肝脾二经，有滋阴潜阳、软坚散结、消癥瘕的作用；京三棱、蓬莪术均能破血，配伍使用，可加强消坚破积之力。吉师强调，攻坚破积之剂，用之不当，易使正气受伤，故对虚弱之人应与参、芪同用，以顾护正气。有黄疸者则又重用绵茵陈，以其能入足太阳膀胱经，泄脾胃之湿热，使邪从下解。

邪气胀满消除后，当以健脾为主，临证常用四君子汤，此方出于《太平惠民和剂局方》，吉师用其验之临证甚效。健脾之中，吉师喜加生姜、大枣，生姜"解郁调中，畅胃口，而开痰下食"，用生姜少许佐使群药殊有奇功；大枣乃脾经血分之药，"补剂加用之，以发脾胃升腾之气"。姜枣同用健运脾胃，调运中州甚佳。

（三）逐水虽猛，但决不可妄为

肝硬化鼓胀多属水鼓，腹水增长较快者，病势急迫，非逐水不足以缓其急迫，但此只用于正气未伤，饮食不减，溲少便秘，体实者。祛邪，运用逐水攻下治鼓胀，应当视患者的体质和标本缓急，权宜暂用，掌握用量，小量开始，逐渐增加药力，衰其大半而止。决不可任意妄为，以免逐水攻下既伤脾胃，更损人体阴津。在选方药上，如有可攻之证，欲攻下者，亦不可妄投十枣汤、舟车丸之属，可参考傅氏决流方（黑牵牛子、制甘遂、肉桂、车前子）。方中黑牵牛子、制甘遂逐水，肉桂温通肾阳，车前子利水而不伤阴，共奏温阳逐水之功。因阳虚腹水是为顺候，阴虚腹水乃属逆候，病情更为深层，阴虚则生内热，阳气亦易浮动。阴津不足，血脉枯涩，脉络不畅，易出现热伤血络，邪陷心包，致消化道出血及肝性脑病。故有"阳虚易治，阴虚难疗"之经验之谈。

（四）典型案例

例1：隋某，男，72岁。腹胀已有月余，不时疼痛，纳少不甘，望之两眼晕黄，阴囊水肿按之凹陷，便干3日未行，小溲色黄而短，近3年来一直咳吐白痰，口干不喜饮水，舌苔白黄厚腻，质地紫暗，脉弦滑数。吉师分析此证属于脾被湿困，健运无权，以致水湿郁滞化热，下注肾囊则阴肿，上行熏蒸则发黄，形成鼓胀瘀结黄疸。治当健脾散结，利湿行水，理气化瘀，从中焦论治。采用鸡胗茅根汤加减，药用炒白术9g，鸡内金15g，京三棱9g，蓬莪术9g，炒槟榔12g，杏仁泥12g，炒桃仁泥12g，鲜茅根30g。服药3剂，腹痛见瘥，仍感腹胀，目暗色黄已很明显，湿热内蕴向上熏蒸无疑。随按上方减炒槟榔，加绵茵陈30g、炒谷麦芽各9g，鲜茅根加至60g，又服3剂，小便已利，颜色由深变浅，大便亦畅，腹胀减轻。守上方继服6剂，小溲更畅，腹胀大减，囊肿全消，脉滑数之象已不明显，且目黄亦消除。因舌瘀紫色未退，仍按上方服用，服至30剂，病已去七八，纳食知味，舌苔白腻，质色较暗，腹部稍硬，胀感已除。原方去茵陈，茅根减至30g，加入生黄芪30g，嘱其继服以促后效，防止复发。

例2：张某，女，42岁。腹胀如鼓已有数年，两胁胀痛，按之触有硬块（肝脾肿大），小便短少，口渴饮水不下，纳食欠甘，食后胀甚，腹如抱瓮，肢怠乏力，经来色暗有块，舌苔薄黄，质地暗紫，脉沉细弦。吉师分析认为此属于肝脾两虚，气滞血瘀，水失运化，致成鼓胀之症。治当补益肝脾，理气活血，运化行水。采用《医学衷中参西录》张氏"鸡胵茅根汤"加减，以生鸡内金 15g，炒白术 12g，白茅根 30g 为基础，根据病情加生姜片 3g，干姜片 6g，川桂枝 6g，全当归 9g，酒丹参 30g，南红花 9g，水红花子 15g，制厚朴 15g，广郁金 12g，炙鳖甲 30g 等理气活血、消癥散结之品进退服用，坚持治疗近 2 年，症状逐渐减轻，最后腹水全部消失，原经西医诊断为"肝硬化腹水"，肝功能不正常，血浆蛋白倒置，病情已趋危笃，经以调补肝脾、理气活血、软坚散结、运化水湿之法，选用上方药物治疗后，鼓胀尽除，肝功亦已恢复正常，体质转佳，效果巩固。

二、"吉氏消痞方"治疗功能性消化不良的临床疗效及其对胃动力的影响

功能性消化不良（FD）的主要临床症状包括上腹饱胀不适，进食后加重，嗳气，食欲不振等，属于中医痞满范畴。我们以"吉氏消痞方"治疗 FD 脾虚气滞型取得满意疗效。现报告如下。

（一）资料与方法

1. 纳入标准

①功能性消化不良的诊断参照罗马Ⅱ标准。依据病史、临床症状与体征，并结合患者的胃镜、B 超、X 线等检查结果诊断为 FD，并以上腹胀满为主要症状，持续 3 个月以上者。②符合中医诊断为痞满证，痞满证的诊断和分型参考《中医内科学·痞满》的标准，且属脾胃气虚兼肝郁气滞型者。③年龄在 18～50

岁。④愿意配合进行治疗观察的住院或门诊患者。门诊患者应严格控制可变因素。

2. 排除标准

①有其他影响胃动力的消化系统器质性疾病（如溃疡病、胃肠肿瘤、肝胆胰疾病）者。有全身性或其他系统疾病（如结缔组织病、糖尿病等内分泌疾病）者。②有明显的其他中医兼夹证（如脾胃虚弱兼湿浊或血瘀）者。③妊娠或哺乳期妇女。

3. 一般资料

共 83 例患者进入本研究。按先后次序，采用简单随机方法按 1：1 分配以信封内卡片规定的分组进入观察试验。其中"吉氏消痞方"治疗组（观察组）42 例，莫沙必利对照组（对照组）41 例。两组中各有 2 例因未能坚持服药或其他原因而退出观察研究。完成全程研究 79 例患者的一般资料见表 1。两组在年龄、性别、病程上差异无显著性，具有可比性。

表 1　两组患者一般情况比较

组别	例数	年龄（岁）	男（例）	女（例）	病程（月）
观察组	40	39.6 ± 10.3	19	21	34.6 ± 1.6
对照组	39	37.9 ± 11.5	17	22	35.9 ± 1.9

4. 治疗方法

观察组：服用名老中医吉良晨教授的经验方"吉氏消痞方"，每日 1 剂，水煎成 250mL，一次口服。对照组：口服莫沙必利片剂，每次 5mg，3 次 / 天。两组疗程均为 4 周。

5. 消化道症状观察及临床疗效标准

观察两组患者的痞满主要症状，包括持续性或发作性的上腹部胀满、餐后饱胀、嗳气、厌食、恶心、呕吐等。症状分 4 级，0 级：无症状；1 级：有轻度感觉但不明显；2 级：症状稍重，但不影响工作；3 级：症状严重，难于坚持工作。各级评分依次为 0 分，1 分，2 分，3 分，累计患者所有症状的总分，于治疗前后每周观察记录一次。

参考 1993 年卫生部（现国家卫生健康委员会）《中药新药临床研究指导（第一辑）》：痞满证的疗效标准。疗效指数 =［（治疗前总分值 − 治疗后总分值）/ 治疗总分值］× 100%

6. 胃窦消化间期移行性复合运动（MMC）检测

应用瑞典 CTD-SYNECTICS 公司生产的 PC POLYGRAF HR 八道胃肠功能监测仪及胃肠测压管。测压管全长 50cm，外径 3mm，有 6 个测压孔，相距分别为 2cm、2cm、7cm、3cm、3cm，并与传感器的信号输入端相连。

两组受检者均于检查前一周停服影响消化道动力的药物。禁食及禁烟酒 12 小时。受检者取右侧卧位经鼻孔插入胃肠测压管，使 3 个测压孔位于胃窦，3 个测压孔位于十二指肠。腔内测压法观测胃窦部消化间期移行性复合运动（MMC）。每次观测 MMC2 个周期以上。治疗后复检 1 次。分析指标为 MMC Ⅰ 相、Ⅱ 相、Ⅲ 相的持续时间，收缩波频率与强度。Ⅲ 相收缩波的强度以 3 个平稳的蠕动波之平均值计算。

7. 体表胃电检测

测定 MMC 时同步记录体表胃电。分析胃电频率及幅值。胃窦 MMC 及胃电于治疗前后各检测 1 次。

8. 统计学方法

应用 Epi Info 软件进行统计分析。采用 χ^2 检验及 t 检验。组内自身前后比较行配对 t 检验。

（二）结果

1. 两组临床症状疗效比较

观察组的临床症状总有效率明显高于对照组，见表2。

表2　两组患者临床疗效比较

组别	例数	临床痊愈	显效	有效	无效	总有效率（%）
观察组	40	18	15	7	0	100*
对照组	39	6	10	9	14	64.1

* 与对照组比较 $P < 0.01$

2. 两组胃窦 MMC 改善比较

两组患者治疗前后胃窦 MMC 比较见表3。由该表可见，"吉氏消痞方"和莫沙必利均使 FD 痞满患者 MMC 的 I 相明显缩短，III 相持续时间延长。而"吉氏消痞方"尚使患者 MMC 的 III 相波幅增高。因而，"吉氏消痞方"改善 FD 痞满患者 MMC 的作用更优于莫沙必利。

表3　两组患者治疗前后胃窦 MMC 比较

指标	观察组（n=40）		对照组（n=39）	
	治疗前	治疗后	治疗前	治疗后
I 相时间（min）	56.8±3.1（40）	42.1±3.7（40）	57.7±3.2（39）	42.1±2.8（39）
II 相时间（min）	38.6±2.8（40）	42.1±2.9（40）	39.2±30.1（39）	42.6±2.4（39）*

续表

指标	观察组（n=40）		对照组（n=39）	
	治疗前	治疗后	治疗前	治疗后
Ⅲ相时间（min）	6.1 ± 1.1 （28）	10.2 ± 1.3 （28）*	6.7 ± 1.3 （27）	10.5 ± 1.9 （27）*
Ⅲ相波幅（mmHg）	90.1 ± 13.4 （28）	110.5 ± 12.8 （38）*	89.2 ± 12.8 （27）	101.2 ± 12.6 （27）

注：括号内为实测例数

* 与治疗前比较 $P < 0.05$

3. 两组胃电图改善比较

两组胃电图频率治疗前后均差异无显著性（$P > 0.05$），见表4。两组患者治疗前后胃电图幅值比较见表5。统计处理显示，两组胃电图幅值在治疗后均较治疗前显著增高。

表4 两组胃电图频率治疗前后比较

组别	例数	治疗前频率[（x±s）次/分]		治疗后频率[（x±s）次/分]	
		餐前	餐后	餐前	餐后
观察组	40	2.97 ± 0.24	3.01 ± 0.23	3.02 ± 0.25	3.02 ± 0.28
对照组	39	2.98 ± 0.26	3.02 ± 0.26	2.99 ± 0.23	3.03 ± 0.26

表5 两组胃电图幅值治疗前后比较 *

组别	例数	治疗前幅值[（x±s）mV]		治疗后幅值[（x±s）mV]	
		餐前	餐后	餐前	餐后
观察组	40	103.6 ± 43.1	202.6 ± 46.3	150.2 ± 51.8	257.6 ± 47.9
对照组	39	105.3 ± 45.2	203.2 ± 53.2	143.1 ± 50.3	252.1 ± 45.8

* 餐前餐后胃电图幅值差值配对 t 检验 $P < 0.05$

（三）讨论

目前认为，FD 的发生与胃肠动力紊乱、幽门螺杆菌感染及精神心理因素等有关。其中，胃动力异常是 FD 发生的重要机制。胃电图为非侵入性检测胃动力的指标。国内外学者进行了许多关于胃电图的研究。胃电图的频率和幅值为其主要参数。前者与胃运动频率相关，而后者则与胃的收缩强度及排空相关。本研究发现，"吉氏消痞方"治疗后患者的胃电图幅值明显增高，且与莫沙必利组比较差异显著。

MMC 是在空腹 12～18 小时后消化间期胃、小肠周期性发生的移行性强烈收缩运动，其活动可分为 3 个时相。其中Ⅲ相为强烈收缩。正常的 MMC 具有胃肠"清道夫"作用，可清扫胃肠黏液、脱落的上皮细胞及食物残渣，防止胃小肠淤滞及细菌过长；MMC Ⅲ相与胰腺、胆汁的分泌高峰同步发生，其物理及化学消化作用可为新的进餐进行准备；MMC 尚为饥饿信号，提醒人们进餐。因而胃肠 MMC 具有重要的生理功能。

本研究发现，FD 痞满患者胃窦 MMC Ⅰ相延长，Ⅲ相缺乏或持续时间缩短、波幅降低，其 MMC 的清扫功能将明显降低。经"吉氏消痞方"和莫沙必利治疗均使 FD 痞满患者 MMC 的Ⅰ相缩短，Ⅲ相延长。而"吉氏消痞丸"尚明显增强Ⅲ相的幅值。

本工作的胃电图及胃窦 MMC 观察都表明，"吉氏消痞方"改善 FD 痞满患者胃动力的作用优于莫沙必利。

FD 的中医辨证多属痞满范畴。其病程较长，反复发作，时轻时重，或缓或急。痞满有虚、实之分。古代医家论述颇多，如明代李梴、张介宾等将痞满分为虚痞、实痞论治。目前临床也多以虚痞、实痞分类。实痞多因外邪、食积、情志或痰浊等因素，从而气机不畅、中焦壅塞。虚痞多因素体虚弱，脾失健运，胃纳呆滞，从而气机不畅，中焦失和而成。此即实痞以气滞多见，虚痞常因脾虚而起。

气滞型痞满主要表现为脘腹胀痛，连及两胁，嗳气反酸，而脾虚型痞满则表现为上腹胀满，食后加重，胃纳呆，大便溏。吾师全国名老中医吉良晨教授在长期的临床实践中发现，痞满常为虚实夹杂，并以脾虚气滞多见。"吉氏消痞方"是依据健脾先运脾，运脾必调气的思想拟定的健脾行气方剂，由12味中药组成。该方以党参、炒白术健脾益气，用枳实、新会皮、砂仁、厚朴行气消胀，法夏消痞散结，炒神曲、炒二芽消食和胃，干姜、黄连辛开苦降，共奏健脾消食，行气消胀之功。此方临床治疗脾虚气滞型痞满屡用屡效，值得推广应用。

第三节 余绍源教授经验总结

一、余绍源教授治疗慢性萎缩性胃炎的临床经验

慢性萎缩性胃炎（Chronic Atrophic Gastritis，CAG）是临床常见的消化系统疑难疾病之一，在我国正常人群中的检出率为25%～50%，因其常伴有肠化生（IM）和异型增生（Dys），1978年世界卫生组织（WHO）将慢性萎缩性胃炎列为胃癌的癌前病变或癌前状态，目前，胃黏膜发生癌肿的慢性胃炎→胃黏膜萎缩→肠上皮化生→异型增生→胃癌的发展模式已为国内外大多

数研究者所认同。当前，西医学尚缺乏有效的治疗措施，难以阻断甚至逆转本病的进程，故而该病成为常见病中的难治病。中医药对本病的治疗积累了较为丰富的经验，具有明显优势。中医学中并无病名直接与本病相关联，但 CAG 在临床上一般表现为胃脘部痞塞，满闷不舒，伴嗳气、反酸、纳差、消瘦等症状，参考《慢性胃炎中西医结合诊疗共识意见（2011 年天津）》可知本病属于"痞满"范畴。《慢性萎缩性胃炎中医诊疗共识意见》总结指出本病主要病机特点为本虚标实，虚实夹杂，治疗上将本病分为肝胃气滞、肝胃郁热、脾胃湿热、脾胃虚弱、胃阴不足、胃络瘀阻等证型进行辨证论治。

现代众多医家对本病进行深入研究并总结出珍贵的个人临床经验，其中沈舒文教授认为本病本虚标实，虚实夹杂，本虚以气阴两虚为主，标实以湿热、气滞、瘀血、湿阻为主；黄穗平教授则认为本病以中焦脾胃虚弱为主要病机，与饮食不节、忧思肝怒、情志致病、禀赋不足、外感内伤相关；刘凤斌教授认为本病主要病机为脾虚气滞、热郁络瘀；国医大师邓铁涛教授认为胃痛、痞满是本虚标实，发病的前提和根本原因是脾胃亏虚，脾亏虚于阳气，胃亏虚于阴液。继发之实证可有瘀血阻络、痰湿凝聚及相火妄动等。广东省名老中医余绍源教授从事中医临床 50 余年，为岭南梁氏脾胃病学术流派代表性传承人之一，是享受国务院政府特殊津贴、为医疗卫生事业做出贡献的中医药专家，擅于治疗脾胃病，精于学习中医经典，对 CAG 进行深入研究，对其治疗有丰富经验和独到见解，临床疗效满意，现介绍其治疗慢性萎缩性胃炎之经验如下。

（一）病因病机

CAG 在临床上一般表现为胃脘部痞塞，满闷不舒，伴嗳气、反酸、纳差、消瘦等症状，余老认为 CAG 属中医"痞满"范畴。内经中《素问·异法方宜论》的"脏寒生满病"，首提痞满，而《兰室秘藏·中满腹胀论》："脾胃久虚之人，胃中寒则生胀满，或脏寒生满病"则指出与满病相关的"脏"为脾胃，且满病因脾胃久虚而生。《素问·经脉别论》曰："饮入于胃，游溢精气，上输于脾。脾气散精……水精四布，五经并行，合于四时五脏阴阳。"脾与胃，一脏一腑，一虚一实，一升一降，主中焦运化，其在人身的作用，犹如天地之气交泰，周流不息。脾胃虚弱则气机升降失调，中焦运化失司，因此余老认为本病病位在脾胃，基本病机为脾胃虚弱。此外，"太阴，脾土也。阳明，胃土也"。《素问·太阴阳明论》曰："阳者，天气也，主外；阴者，地气也，主内。故阳道实，阴道虚。故犯贼风虚邪者，阳受之；食饮不节，起居不时者，阴受之。阳受之则入六腑，阴受之则入五脏，入六腑则身热不时卧，上为喘呼，入五脏则䐜满闭塞，下为飧泄，久为肠澼。"从《黄帝内经》所悟，余老认为太阴脾土，阳明胃土皆统于中州之土，受贼风虚邪、食饮不节、起居不时所影响。

《黄帝内经》所提，故犯贼风虚邪者，阳受之，联系现实生活，人们习惯于长期居于空调房中，贼风侵犯人体，其所夹带的寒湿易潜移默化地由阳入阴，从体表肌腠内陷至太阴脾土，可折伤太阴脾阳，继而损及中州土气，脾阳被郁，则脾不升清，胃不降浊。"食饮不节，起居不时者，阴受之"。现代生活，其人多贪凉饮冷，损及脾阳，阴寒内生，隔阻中焦，则清不升，浊不降。若其人起居不时，日夜颠倒，故阳气不守而外浮，犯于夜间之阴寒，故损其元阳，火生土，母病及子，则脾土亦受损，中州之土气被削弱，正所谓，邪之所凑，其气必虚，而中土之气薄弱，中州斡旋之力不足，脾气不能升清则胃气不能降浊，阳明不降，浊阴上逆，气机逆乱，发为痞满。正如《灵枢·胀论》中所言："厥气在下，营卫留止，寒气逆上，真邪相攻，两气相搏，乃合为胀也。"

上文所提，因先天禀赋不足，或因贼风虚邪、食饮不节、起居不时所影响，脾胃虚弱，中州土气渐薄，中焦斡旋之力不足，脾不升清，胃不降浊；若不能及时祛除病因、补中厚土，则易出现东垣所云之"阴火"。读《黄帝内经》可知，太阴脾与阳明胃乃互为表里，太阴脾土之阳气升发不及，不能由阴入阳，则阳明胃土之浊阴不能由阳入阴，浊阴通降不顺而逆上，徘徊于中上焦，郁而化热化火。其临床表现以热或在颜面，或在九窍，或在四肢，或在胸中，伴有气短声低、倦怠乏力中焦气虚表现，或肢体沉重、四肢不收、大便溏泄等湿盛之象。若久病迁延，"阴火"亦可灼伤胃络，血溢脉络，加上中焦土气薄弱，气虚无力运血，血停成瘀。因此，对于本病病机认识，余教授认为是"虚""瘀""毒"的相互作用，其本为虚，其标为瘀、毒，在发病过程中三者又相互影响，故余老认为脾胃虚弱则中焦运化失常，水反为湿，湿浊内停，阻碍气血运行，瘀血阻滞，胃腑失养、胃络枯萎，则出现腺体萎缩、肠上皮化生及炎性反应等胃络失养之病理变化。

（二）余绍源教授对慢性萎缩性胃炎的方药证治

余老认为，由于 CAG 病程较久，以虚证和虚实夹杂证最常见。对本病病机认识，余教授认为是"虚""瘀""毒"的相互作用，其本为虚，其标为瘀、毒，在发病过程中三者又相互影响。基于这一认识，余教授在多年临床经验的基础上，提出健脾化瘀解毒这一治法，本病亦受饮食、情志、外邪等因素影响，故患者症状容易出现变化，证候可能出现忽寒忽热，时虚时实的情况，但余老认为，本病万变不离其宗，抓住 CAG 的发病病机，治疗过程中，益气健脾、活血化瘀、清热解毒等治法几乎贯穿始终。因此，余老根据本病的发病病机创立治疗慢性萎缩性胃炎的专方萎胃复元汤。该方由黄芪、党参、白术、茯苓、三七、蒲公英、白花蛇舌草、半枝莲、砂仁、木香、炙甘草组成。

方中所用之黄芪乃从《医学正传·痞满》："故胸中之气，因虚而下陷于心之分野，故心下痞。宜升胃气，以血药兼之"所悟，而《神农本草经》曰："黄芪，甘微温，无毒……补虚，小儿百病"。故余老认为，黄芪味甘，甘味入中土；微温，主升主阳，可升中土之阳，补脾胃之虚。此外，余老指出：黄芪能补五脏之虚，三七擅于散瘀生新。三七与黄芪同用，可奏益气化瘀之功，病变往往可以消弭于无形。因为黄芪得三七补气而不壅中，攻破并不伤正，两药相伍，行中有补，补中有行，相得益彰。现代研究亦表明，黄芪、三七及其配伍可以明显改善萎缩性胃炎大鼠胃黏膜状态；方中砂仁、木香、党参、白术、茯苓、炙甘草乃取香砂六君汤之意，有益气健脾，行气消痞之功。《古今名医方论》："壮者气行则愈，怯者着而为病，盖人在气交之中，因气而生，而生气总以胃气为本，若脾胃一有不和，则气便着滞，或痞闷哕呕……人参致冲和之气，白术培中宫，茯苓清治节，甘草调五脏，胃气既治，病安从来……加木香以行三焦之滞气，缩砂以通脾肾之元气，而贲郁可开也，君得四辅则功力倍宣，四辅奉君则元气大振，相得而益彰矣。"蒲公英、白花蛇舌草及半枝莲均有清热解毒的功效，而蒲公英偏于清气分之郁热；白花蛇舌草有凉血消肿之效，故偏于清营分之郁热；半枝莲有活血化瘀消肿之效，故其偏于清血分中的郁热。三者有共同之处，但各自又有所侧重，临床应用中，余老根据患者实际情况随症加减。

此外，余老根据自己多年临床经验，总结以下随症加减方法，具体用药要根据兼夹的证型来决定：

1. 兼夹气滞

患者以胀痛为主，伴发嗳气或矢气，舌淡红，苔薄白，脉弦，加川楝子、延胡索、郁金、枳壳、苏梗、佛手、陈皮、台乌等疏肝行气。

2. 兼夹湿阻

患者以脘腹胀满，口黏纳差，排便不爽为主，苔腻，脉滑，加白豆蔻、厚朴、法半夏、薏苡仁、藿香、佩兰等醒脾化湿。

3. 兼夹食滞

患者以胃脘顶胀不适，纳差，饱胀不易饥饿，大便常夹不消化食物，加谷麦芽、焦三仙等。

4. 兼夹阴虚

患者以胃脘隐痛，口干便结为主，舌红少津或苔少，加沙参、玉竹、石斛、麦冬、乌梅、五味子等养阴生津。

5. 兼夹腑气不通

患者以大便排出欠畅为主，见腹部胀满不适，排便后可稍缓解，加厚朴、枳实、槟榔等行气通腑；若大便干结难排，加火麻仁、郁李仁等润肠通便。

（三）病案举隅

患者，男，60 岁。2015 年 7 月 2 日因"胃脘部胀满"就诊。症见：偶有少许胃脘胀满，欲呕，嗳气，少许反酸，胃纳一般，夜眠一般，二便调。舌淡，边有齿痕，苔微黄腻，脉沉细。广东省中医院行胃镜检查：慢性胃炎伴糜烂，十二指肠球炎，咽部隆起。病理：中度萎缩，中度肠化，轻度不典型增生，幽门螺杆菌（－）。西医诊断：慢性萎缩性胃炎（伴轻度不典型增生）。中医诊断：胃痞病。治宜健脾益胃，清热解毒，活血化瘀兼以理气消胀。首诊处方：砂仁 5g（后下），木香 10g（后下），太子参 15g，白术 15g，半枝莲 15g，枳壳 10g，麦芽 30g，谷芽 30g，五指毛桃 30g，三七 3g，白花蛇舌草 30g，蒲公英 30g。每日 1 剂，水煎服，分早晚两次服用，共 7 剂。二诊（2015 年 7 月 23 日）因患者腹胀减轻，胃纳改善，恶心欲呕缓解，故方药改为：砂仁 5g（后下），党参 15g，白术 15g，半枝莲 15g，枳壳 10g，苏梗 15g，陈皮 10g，黄芪 30g，三七粉 1.5g（冲服），白花蛇舌草 30g，蒲公英 30g。每日 1 剂，水煎服，分早晚两次服用，共 7 剂。之后复诊患者表示症状较前改善，病情稳定，因患者为异地就医，只能每月就诊一次，故余老每次四诊合参，认真分析疾病的转归方向，用药于原方基础上随症加减，并嘱患者守方一个月后复诊，如此坚持一年，效果显著。2016 年 9 月 26 日患者于广东省中医院复查胃镜提示慢性胃炎伴糜烂；Barrett 黏膜，下咽部肿物。病理：（胃窦）黏膜，组织慢性炎，伴糜烂；（胃体）黏膜组织慢性炎。

按：患者因"胃脘部胀满"就诊，是为"胃痞"。因患者年近八八，脏腑功能渐衰，结合舌脉，舌淡、边有齿痕，脉沉细可知，患者脾胃中土衰弱，土不载木，木郁土壅，故见肝郁化热，横逆犯胃，气机失调，出现胃脘胀满，欲呕，嗳气，少许反酸等不适。故余老认为此患者证属虚实夹杂，本虚标实，治疗上以标本兼治为则，以健脾益胃，清热解毒，活血化瘀兼以理气消胀为法，方药方面，选用较为平和的五指毛桃以健脾益气，兼以疏肝行气；砂仁、木香、太子参、白术乃取香砂六君汤之意，以益气健脾，行气消痞；加三七以活血化瘀生新，加枳壳以行气消痞，加谷麦芽以健脾消食兼疏肝解郁，加蒲公英、白花蛇舌草、半枝莲以清热解毒。服药后患者腹胀减轻，胃纳改善，恶心欲呕缓解，考虑厚土载木，疏肝解郁之法奏效，因胃纳改善，恶心欲呕缓解，前方中去谷麦芽以防疏肝太过，五指毛桃改为黄芪以增强益气升阳之效，太子参改为党参以加强益气健脾之效。陈皮、枳壳、苏梗均有行气消痞之效，应随症加减。

二、余绍源教授从火热论治胃食管反流病经验

胃食管反流病（GERD）是指胃内容物反流入食管、口咽和（或）呼吸道，引起反流、烧心、胸骨后疼痛、咳嗽、咽喉不适等食管内外综合征。我国的发病率各地差异较大，为2.3% ～ 10.19%，总体上呈南低北高的趋势。临床主要应用抑酸

剂、促胃肠动力药等对症治疗，但存在停药复发的缺点。中医药在治疗 GERD 方面具有特色和优势。

余绍源教授是广东省中医院脾胃科学术带头人，广东省名老中医，全国第三批、第五批名老中医药专家学术经验继承工作指导老师，享受国务院政府特殊津贴。余教授从事消化系统疾病临床诊疗工作 50 余年，重视临床实践，治疗胃食管反流病经验丰富。笔者在跟诊过程中获益良多，现介绍诊治经验如下。

胃食管反流病临床表现多样，可出现反酸、烧心、反食、胸骨后不适、咽喉异物感、吞咽困难等症状。根据其临床主要表现，在古代文献"吞酸""反胃""呃逆""梅核气""胃脘痛""痞满"等记载中都可找到相关描述。余老认为，本病的典型症状是烧心，或伴反流，病位在食管，而关键脏腑在肝、脾胃，病机关键应抓住一个"逆"字，尤其强调肝气（火）上逆、胃气（火）上逆，其中火热占了重要的地位。

现代医学认为，胃食管反流病主要病理机制是胃内容物反流入食管，导致食管黏膜损伤或上皮化生，其中胃酸为损伤食管黏膜主要物质。余老认为具有腐蚀性的胃酸属于中医"火热"之邪。《素问·至真要大论》记载："诸呕吐酸，暴注下迫，皆属于热""诸逆冲上，皆属于火"。胃食管反流病以热证为主，而火热又有实火、虚火之分，往往虚热与实热夹杂。因此"火热"在本病的发生发展中起重要作用。

（一）火热的来源

1. 肝气（火）上逆

肝胆司气之开合，脾胃主气之升降。肝主疏泄，调畅全身气机，协调脾胃升降，疏土助运；脾主运化，输布津液于周身。唐容川在《血证论》中提出："木之性主于疏泄，食气入胃，全赖肝木之气以疏泄之，而水谷乃化。"足厥阴肝经"夹胃，属肝，络胆"，肝胃之气相通，肝胆、脾胃生理上相互为用，病理上相互影响。因此肝气（火）最易影响脾胃气机。余老认为，肝为刚脏，喜条达而恶抑郁，肝气郁结是肝火的病理基础。所谓"气有余便是火"，肝火指肝气亢盛的热象。余老认为肝火来源主要有以下几点：一是情志失调，现代人生活节奏快，压力大，肝气郁结，久则化热化火；二是素体阳旺，或饮食偏嗜致脏腑积热内蕴，肝木郁滞即化热化火；三是肝阴亏虚，肝火内生。肝为血脏，体阴而用阳，肝中阳气需要肝之阴液滋润濡养。肝阴不足，则肝阳肝气失于滋润，木气失于柔养而易郁遏，阴不制阳，肝阳肝气失制而生火热。余老指出，一方面，肝火横燔伤胃，木气不达，则中焦运化失司，气机升降失常，致胃气上逆。另一方面，肝火燔灼胃液，胃濡润通降功能失常，均可致本病发生。《伤寒论》厥阴病篇提出"厥阴之为病，消渴，气上撞心，心中疼热，饥而不欲食"与胃食管反流病症状相似，正是厥阴肝木之火犯胃之征。

2. 中焦蕴热

余教授指出中焦蕴热是胃食管反流病发生的重要病因。中焦蕴热是指无形热邪或痰湿积滞等有形热结壅于中焦胃肠而导致的胃热偏盛的状态。《伤寒论》提出"胃气有余，噫而吞酸"。余老认为胃分三脘：上脘主受纳，接受、容纳食物；中脘主腐熟；下脘主通降。受纳、腐熟、通降三者之中，通降是核心。中焦胃肠蕴热直接影响消化道通降功能，引起胃气上逆诸证，而饮食因素是胃肠热证形成的主要原因。《素问·痹论》言："饮食自倍，肠胃乃伤"，《素问·阴阳应象大论》云："水谷之寒热，感则害于六腑"，饮食与六腑病证密切相关，尤以胃肠为最。由于生活水平的提高，现代人喜食高蛋白、高热量饮食，嗜食辛辣、肥甘厚味、煎炸之品。《素问·奇病论》中言"肥者令人内热，甘者令人中满，故其气上溢"；张琦《素问释义》中注"食肥则气滞而不达，故内热；食甘则中气缓而善留，故中满"。由此可知，过食肥甘厚味，阻碍中焦气机通达，令阳气内郁化热，蕴于胃肠之中，变生中焦积热之证，且往往夹湿、滞等病理因素。此外，外邪侵袭，入里化热，也是导致中焦积热的病因。中焦胃肠皆属阳明，外邪侵袭肌表，失治误治，耗伤津液或邪气入里化热，成阳明热证；或外邪直中于阳明胃腑，阳明为多气多血之经，邪热壅塞、胃气亢盛而产生火热之象。如《伤寒论》栀子豉汤一证，汗吐下后伤津液、阳气，邪热入里，出现虚烦不得眠、心中懊憹、胸中窒之邪热郁结于中等症。余教授认为，胃食管反流病患者常常于夜间入睡后症状发作，出现反流、烧心、胃嘈杂不适，兼有心烦、失眠等症，多与中焦蕴热或虚热有关。中焦蕴热，气机壅塞，水谷运化失常，水不化成湿，谷不运为滞，进而产生气滞、热郁、湿阻、食积等病理变化，影响胃的通降。《证类汇补·吞酸》言："有湿热在胃上口，饮食入胃，被湿热郁遏，食不得化……气逆于内。"《丹溪心法·嘈杂》论述："嘈杂，是痰因火动……嘈杂乃食郁有热……若湿痰气郁……"这些均指出痰湿、气郁、食郁、火热是引起嘈杂的病因。因此，中焦蕴热与本病的发病密切相关。

3. 中虚火盛

余教授认为，中气不足而火热内生也是胃食管反流病的常见病因。胃食管反流病位主要在脾胃，脾胃同属中焦，一升一降，互为表里，为气机升降之枢纽，升降有司才能气机调畅。张锡纯提出"中气不旺，胃气不能息息下降"。中气充足，脾可运化水谷，输布津液达周身，胃得以通降浊阴。《素问·调经论》中言"有所劳倦，形气衰少，谷气不盛，上焦不行，下脘不通，胃气热，热气熏胸中，故内热。"《黄帝内经》首次提出阴虚生内热的观点，笔者认为，而此处的"阴虚"主要指中气虚。脾气主升，胃气主降，劳伤太过损伤中气，水谷难化，后天之本不能充养，脾胃升降失职，脾不得升清则阳气失于宣散，胃不能降浊则浊阴不降郁而生热，火热自中焦而生，则胸中烦热、气逆、胃中嘈杂及灼痛等症也随之而起。李东垣在《脾胃论》提出"阴火"理论，"脾胃气衰，元气不足，心火独盛，心火者，阴火也……脾胃气虚，下流于肾，阴火乘其土位"。李东垣"阴火"理论认为，饮食劳倦损伤中气，可致中焦气机升降、运化失常，肾为至阴之脏，脾为阴中之至阴，肾间受脾下流之阴气，两阴相合，相火不得潜藏，则攻冲上越，发为阴火。因此，余师从中虚火盛论治胃食管反流病有理论依据。

（二）辨证论治

1. 祛其火势为要

火热在本病的发生发展中为主要因素，因此，余教授主张先去其火势，清热之法在本病的治疗中尤为重要。胃食管反流的热证是多为虚热与实热夹杂，临证应分清实火、虚火之主次，既不可盲目滥用苦寒清热，伤其中气，也不能急于进补而火上浇油。

在治疗肝火方面，余老主张结合肝的生理、肝火产生的原因及其病理特点，根据病情酌情应用疏肝理气、清泻肝火、柔肝敛肝之品。对于肝火内盛实证，则用苦寒降泄之品清泻肝火，寒以泻火，苦降火势，如牡丹皮、栀子、龙胆草、黄芩、夏枯草、菊花、蒲公英等清泻肝火之品。肝火常起于郁，肝气不疏达则火难灭，因此，必须配伍辛散疏达之品，调畅气机，清疏并用，常佐以柴胡、佛手、川楝子、香附、延胡索、郁金等疏肝之品。肝为血脏，体阴而用阳，肝火易伤肝阴、灼胃阴，临床中还要注意甘缓柔肝、甘润和胃，药用白芍、木瓜、枸杞、生地黄、沙参等。对于肝阴虚火旺者，则以养肝阴、敛肝阳为主，余老首推一贯煎，以生地黄、枸杞滋水涵木，以沙参、麦冬养阴益胃，佐川楝子疏泄肝气，调畅气机，尤其当归一味，入肝养血活血，气味辛香擅于走散，为血中气药，使诸药补而不滞，为滋肝、清肝、疏肝之良方。

中焦蕴热患者，常夹杂湿、滞等病理因素，在清热的同时应着重疏通气机，消其湿滞，并承胃气下降之性推陈致新，引湿浊食滞下行，给邪以出路。方药选黄连温胆汤、泻心汤类为主，常用竹茹、蒲公英、芦根等甘寒之品，清胃热化湿而不伤胃阴；若胃火亢盛，伴牙龈肿痛、口腔溃疡热痛、大便难解等热象明显，则用石膏、知母、黄连等苦寒之品以泻胃火；由饮食不慎而发病者常以布渣叶、谷芽、麦芽、山楂等消食化积。

对于中虚生热者，虽有内热之象而又兼疲倦乏力、纳呆便溏、不耐寒温等虚象，可参李东垣"以辛甘温之剂，补其中而升其阳，甘寒以泻其火"之法，当补中升阳，健脾助运，所谓"厚土敛火"，方选香砂六君子汤、丁蔻理中汤、黄芪建中汤等，余老认为补法须补中兼通，避免呆补碍胃。

2. 辨病与辨证结合，降其逆气，兼以制酸

气逆是本病基本病机，因此以和胃通降为治疗关键。脾宜升则健，胃宜降则和，余教授调理脾胃气机多以苦辛药对配伍，如黄连与吴茱萸，黄连与木香、厚朴，干姜与黄芩、黄连，半夏与黄芩，辛以助脾健运升清，苦以助胃祛邪降浊，共调升降之气，并以降逆和胃法贯穿始终。根据胃通降不及、胃气上逆程度酌情选择理气降气药，如厚朴、枳实、枳壳、槟榔理气而主降气，丁香、柿蒂、旋覆花有和胃降逆之效，代赭石有重镇降逆、消痰下气之功等。而"六腑以通为用，以降为和"，在临床治疗过程中，只有保持大便通畅，胃气才得以通降。

现代医学认为，本病发生与胃酸反流有关，因此余老在方中必加具有制酸作用的中药，如瓦楞子、海螵蛸等。尤其善用乌贝散，余教授认为此方仅两味药，且药性平和，制酸止痛效果明显，无论虚实均可加之，不必拘泥于证型。若患者烧心感、反酸症状严重，也可遵循急则治标原则，应用抑酸剂等，避免病情恶化。

3. 饮食、情志调护

情志内伤、饮食劳倦损伤是胃食管反流病反复发作的主要病因，因此，须鼓励引导患者保持积极乐观的心态。饮食方面，余主任建议患者规律饮食，避免暴饮暴食，尽量少食酸、甜、辣等刺激胃的食物。河粉、肠粉等属于黏滑之品，难以消化，控制摄入含淀粉多的食物、碳酸类食物。喜嗜烟酒者，建议患者戒掉，只有饮食有节、情志调畅，配合药物治疗，才能有效控制病情不复发。

（三）验案举隅

患者，男，67岁。2016年9月30日初诊。反复胃脘部灼热感1年余，胸骨后疼痛，反酸，嗳气，口干，胃纳一般，大便时偏干，舌偏红，苔白微腻，脉弦细。曾于外院就诊，予抑酸西药治疗症状可减轻，仍反复发作。2016年7月13日行胃镜检查：①慢性浅表性胃炎伴胆汁反流。②胃多发息肉（已钳除）。中医诊断：嘈杂（肝胃不和）。西医诊断：①胃食管反流病。②慢性胃炎。治法：疏肝和胃降气，清热祛湿。处方：川楝子10g，吴茱萸1g，法半夏10g，黄连10g，竹茹10g，蒲公英30g，紫苏梗15g，枳壳10g，延胡索15g，浙贝母10g，海螵蛸15g。7剂，每日1剂，水煎服，早晚分2次服用。予院内中成药制剂胃炎清片口服，4片/次，3次/日。

2诊：2016年10月13日。胃脘部灼热感好转，嗳气反酸基本缓解，胃纳改善，仍有胸骨后不适，口干，大便干，舌偏红，苔黄腻。考虑现湿热之象明显，阴津有伤，原方去法半夏防燥热伤阴，加芦根、黄芩清热祛湿养阴，去川楝子、枳壳，改予厚朴以降胃气，予14剂。予埃索美拉唑镁肠溶片口服，每次20mg，2次/日，抑酸护胃。

3诊：2016年11月1日。烧心症状基本缓解，胸骨后疼痛明显改善，嗳气反酸缓解，口干减轻，大便较前改善。舌偏红，苔微黄腻，原方去紫苏梗，加川楝子加强疏肝之气，续予胃炎清片清胃热，续服 14 剂而主症痊愈。

停药 1 个月后电话随访未见复发。

按语：本病以烧心感为主症，胃镜未见明显异常，外院予抑酸剂症状能改善，考虑为非糜烂性胃食管反流病，烧心乃热象，嗳气、反酸均胃气上逆表现，胸骨后疼痛乃气滞不舒表现，大便干难解与胃气不降有关，结合舌红、苔黄腻、脉弦细，余教授认为是肝胃郁热兼有湿滞，因此治疗重在疏肝理气和胃、清热化湿。湿热胶着，易伤阴津，故选择甘寒淡渗之芦根清热利湿。全方共奏疏肝降逆、和胃化湿之功，获得佳效。

三、余绍源从火证论治便秘经验

便秘是一种症状，其特征为排便次数减少、排便困难，或两种情况兼备。排便困难包括排便费力、大便不尽感、粪便干结（硬便）、大便时间延长、需手法辅助排便等。我国一般人群的便秘患病率为 8.2%，其中老年人便秘患病率为 18.1%，儿童的患病率为 18.8%。便秘可引起腹胀、腹痛、痔疮、肛裂、肠梗阻、痤疮、色斑等并发症，给患者带来一定精神负担和身体危害。目前西医多应用泻剂、促动力剂、促分泌剂、益生菌、灌肠剂和栓剂等进行治疗。西药治疗短期效果显著，但存在停药后容易复发、不良反应及药物依赖性较明显等不足。中医药在治疗功能性便秘方面具有独特优势，远期疗效显著。

余绍源教授是广东省名老中医，广东省中医院脾胃科学术带头人，岭南梁氏脾胃科学术流派代表性医家，全国第三批、第五批名老中医药专家学术经验继承工作指导老师，享受国务院政府特殊津贴。余教授长期从事脾胃病诊治，对便秘的诊治有着丰富经验。余教授认为大肠传导失司是便秘的基本病机，本病的形成及发展与火证有着密切关系，从火证论治便秘在临床上颇有疗效。现将余绍源教授从火证论治便秘经验介绍如下。

（一）从火证论治便秘理论依据

《素问·灵兰秘典论》云："大肠者，传导之官，变化出焉。"大肠主传导糟粕，传导功能正常则日受其新以易其陈。《素问·举痛论》云："热气留于小肠，肠中痛，瘅热焦渴，则坚干不得出，故痛而闭不通矣。"《丹溪心法·燥结》云："邪入里则胃有燥粪，三焦伏热，则津液中干，此大肠夹热然也。"《诸病源候论》又云："将适失宜，犯温过度，散势不宣，热气积在肠胃，故大便秘难也。"综上可知，肠腑有热是导致大便难的直接原因。余教授曾提出"热证，火证也"，认为火证是引起便秘的直接因素。陈士铎在《辨证玉函》中提出"大小便之闭塞不通也，人皆谓之火，然火亦有阴阳之别"。陈氏提出从火证论治便秘，须识阴火、阳火之别，其认为"邪火"为阳火，"肾水不足"所致虚火则为"阴火"。《医学心悟·火字解》曰："朱丹溪复以虚实二字括之，可谓善言火矣。夫实火者，六淫之邪，饮食之伤，自外而入势犹贼也；虚火者，七情色欲，劳役耗神，自内而发，势犹子也。"朱丹溪根据火的来源将火分为实火、虚火。经多年临证，余教授发现便秘之人或兼有腹胀满、口干口臭、舌红、苔黄厚腻等火热之症，或兼手足心热、舌红苔少、脉细数等阴虚火旺之症，或兼面色无华、舌淡、脉沉细等真阳之火亏虚之症。余教授总结古人观点并结合临床经验，认为从火证论治便秘，可根据火证的性质将其分为实火证、虚火证，热、湿、痰、食、郁、瘀等内外之邪所致的实热证，为实火之证；虚火证又有真假之分，津液、元气、阴血不足，以致正火内动，阻碍大肠传导，属于虚火证之假火，为虚火亢盛。此外，真阳之火亏虚以致阴寒凝结，肠腑失于传导，属于虚火证之真火，为真火亏虚。

（二）从火证论治便秘的临证思路

1. 从实火证论治

《景岳全书·秘结》云："阳结证，必因邪火有余，以致津液干燥。"实火证之便秘邪火是其直接原因。《诸病源候论·大便诸病凡五论》中记载："大便不通者，由三焦五脏不和，冷热之气不调，热气偏入肠胃，津液竭燥，故令糟粕痞结，壅塞不通也。"故实火证之便秘是因内外之邪客于大肠，大肠夹热，邪火有余，耗伤津液，以致大肠传导失司；或因感受风、寒、湿、热等外邪，失于正治，入里化火，灼伤大肠津液；或因嗜食辛辣、煎炸、酒肉、厚腻等以致胃肠积热，耗伤津液；或因五脏不调，气有余化火，火邪内生，伤津耗液，致使大便秘结。主症见大便艰涩难下，数日不通，或大便黏滞臭秽，排便不爽，舌红，苔黄厚腻或苔黄，脉实有力或脉滑数。兼症见腹满疼痛，口苦口臭，口干舌燥，喜冷饮，面红身热，烦躁，小便短赤，肛门灼热等。余教授认为，实火证之便秘当以泻火为要，去其火势，常用大黄、虎杖、玄明粉、黄芩、黄连等苦寒之品泻其火势，枳实、厚朴、槟榔、火麻仁、郁李仁、莱菔子、瓜蒌仁等通腑润肠之品因势利导，使邪去则正安。因苦寒攻逐之品易伤阳气，余教授特别强调用药须有的放矢，中病即止，攻伐有节，否则易产生妄下之非。

2. 从虚火证论治

《景岳全书·秘结》曰:"凡下焦阳虚,则阳气不行,阳气不行,则不能传送。而阴凝于下,此阳虚而阴结也。"阳虚即命门之火衰微,大肠的传导有赖于命门之火的温煦。正如《傅山医学全集·大便闭结门》所云:"大肠者,传导之官也,有火则转输无碍,无火则幽阴之气闭塞,其输挽之途,如大溪巨壑,霜雪堆积,结成冰冻,坚厚而不可开,倘得太阳照临,则立时消化,非大肠有火则通,无火则闭之明验乎。"余教授认为命门之火亏虚,大肠失于温煦所致的便秘属于虚火证,且属于真火亏虚。症见排便困难,大便干或不干,或数日不解,或欲便不得,便而不畅,畏寒肢冷,面色白,乏力懒言,舌淡,苔薄白,脉沉细。兼症见腹部冷痛,口淡不渴或渴喜热饮,腰膝酸冷,小便清长等。余教授认为此类真火不足所致的虚火证便秘当治以温阳补火,以补为攻,常用干姜、熟附子、肉桂、肉苁蓉、补骨脂、黄芪、党参、五指毛桃等补真火之亏虚或补气化火,以求益火之源,以消阴翳。

《景岳全书·秘结》云:"秘结证,凡属老人、虚人、阴脏之人及产后、病后、多汗后,或小水过多,或亡血失血大吐大泻之后,多有病为燥结者,盖此非气血之亏,即津液之耗。"余教授认为阴血、阴液的亏虚所致的便秘属于虚火证,此火属于假火,乃水不足而火有余所致。阴血、津液亏虚,使阳无以附,以致阴火内动,下注大肠,耗伤津液,以致肠腑干涸;或气血、津液亏虚,大肠失于濡润,以致粪如羊屎。主症见大便干结,形体消瘦,手足心热,腰膝酸软,口干喜饮,心烦少眠,头晕耳鸣,舌红，苔少，脉细。余教授认为此类虚火妄动之虚火证便秘当治以滋阴降火，常用生地黄、玄参、麦冬、北沙参、天花粉、白芍、当归以养阴血清虚火，壮水以济火，水足火自灭而大肠自润矣。

3. 清火之余，不忘理气通腑、增液润肠

《素问·五脏别论》指出："六腑者，传化物而不藏，故实而不能满也。"《伤寒来苏集》又云："诸病皆因于气，秽物之不去，由气之不顺也。"故大肠传导功能以通为用，其气以降为顺。肠腑不通，气机不降，糟粕内停，则易化生火邪。便秘的基本病因在于肠腑不通，气机不降。故余教授根据"六腑以通为用"和"气顺火自降"的理论，对于便秘的治疗注重理气通腑，善用木香、厚朴、枳实、槟榔、乌药等降气通腑。对于因气虚肠腑无力传导所致的虚火证便秘，余教授根据"气以通为补"的理论，用黄芪、党参、五指毛桃等补气扶正，使气得补养，肠腑传化之力有源，再加木香、枳实、厚朴等降气通腑，一补一攻使邪从大便去。攻补兼施，既防补气化火，又避免降气耗气伤气。

《兰室秘藏·大便燥结》云："肾主五液，津液润则大便如常，若饥饱失节，劳欲过度，损伤胃气，及食辛热味厚之物，而助火邪，伏于血中，耗散真阴，津液亏少，故大便结燥。"素体亏虚，津液生化不足，或火邪耗伤津液，可见津液不足是导致便秘的直接原因。增液润肠是余教授治疗便秘的基本法则。常用瓜蒌仁、火麻仁、郁李仁等质润多脂之物润肠通便。对于实火证便秘，除用大黄、厚朴、枳实、虎杖等急下存阴外，酌情选用白芍、麦冬、玄参等微寒之品养阴生津，增液润肠。对于虚火证之便秘，常选用生地黄、玄参、白芍、肉苁蓉、当归、甘草等养阴血以润肠通便。

（三）病案举隅

朱某，女，43岁。2015年12月10日初诊。自诉便秘2年余。患者2年前出现便秘，未予积极治疗，3个月前引产，引产后便秘加重，无便意，大便数日一行，质如羊屎状，临厕时需竭力努挣，常需开塞露等药物辅助排便。无腹胀腹痛，平素畏寒肢冷，易汗出，经期提前，月经量少，小便调，胃纳可，舌淡嫩，苔薄白，脉沉细。肠镜检查未见器质性病变。辨证为虚火证便秘，当治以滋阴降火、理气润肠通腑，兼以温阳补火。处方：生地黄30g，玄参30g，白芍30g，甘草10g，当归10g，黄芪30g，干姜10g，熟附子10g，枳实15g，厚朴15g，大黄10g。2015年12月17日二诊：便秘，仍无便意，1～2天主动解大便1次，排便较前通畅，质稍硬，细条状，汗出减少，畏寒肢冷，舌淡嫩，苔薄白，脉沉细。辨证为虚火证便秘，治以温阳补火，理气润肠通腑。处方：熟附子10g，干姜10g，白芍30g，甘草10g，黄芪30g，木香10g（后下），肉苁蓉30g，火麻仁30g，厚朴15g，枳实15g，大黄10g。后继续治以温阳补火，润肠通腑，坚持服药1个月余，便秘症状改善达到患者满意效果，3个后电话随诊，便秘未见反复。

按： 患者平素畏寒肢冷，此属肾阳不足，命门之火亏虚，无以温煦四肢百骸；肠腑失于温煦易致阴寒内凝，糟粕不行；阳气卫外不固则易汗出；引产导致耗气亡血伤津，阴血不足，肠腑失于濡润，血虚火旺，火邪耗伤津液，故大便燥而坚；气虚大肠无力传送，则临厕努挣。

综上可知，此患者证属虚火证便秘。初诊患者大便羊屎状，临厕努挣，以阴虚火旺为主要表现。急则治其标，故治以滋阴降火为主，生地黄、玄参、白芍以滋阴泻火；当归、白芍养血滋阴；黄芪、甘草补气健脾，使气血生化有源；枳实、厚朴、大黄理气通腑，使火邪从大便去。因其素有真火不足之表现，故以熟附子、干姜温阳补火，使阴血生化无穷。二诊时见大便细条状，排便无力，畏寒肢冷，阴虚火旺之证不甚明显，故减生地黄、玄参，防真火不足无以化生阴血以致余邪留恋；因其以命门之火不足，阴寒内凝为主要表现，故治以温阳补火为主，在前方基础上加木香理气通腑，肉苁蓉、火麻仁润肠通便。

余教授指出，临床上便秘多见虚实夹杂之证，故临证应审时度势，或攻或补，或攻补兼施，不可猛攻峻泄，应攻伐有度，做到扶正而不留邪，攻邪而不伤正。

四、余绍源从风论治肠易激综合征探析

随着社会的发展，生活节奏加快，饮食结构的改变，功能性胃肠病发病率与日俱增，肠易激综合征（irritable bowel syndrome, IBS）即是一种常见的功能性肠病，主要表现为腹痛、腹部不适伴有排便习惯或大便性状改变，属于中医学"腹痛""便秘""泄泻""郁证"等范畴。目前现代医学尚无疗效确切的治疗方法，而中医药辨证论治 IBS 有一定特色和优势，其疗效已得到国内外专家学者肯定。余绍源教授是全国名老中医药专家学术继承工作第三批、第五批指导老师，广东省名中医，主任医师，博士研究生导师，从医 50 余载，学验俱丰，对脾胃病诊治有独到经验。

在 IBS 的中医诊治方面，认为其病机虽以肝郁脾虚为核心，但结合 IBS 的发病特点，"风"邪致病的特点更为突出。本文拟就其从风论治 IBS 进行理论探讨。

（一）从风论治 IBS 的理论依据

从广义的角度，风邪应该包括外风和内风，狭义的风邪是中医学六淫病因之一，主要引起的是发热恶寒等外感病证。但随着中医学对疾病的认识，内风理论逐步形成和发展。风气内动是以震颤、抽搐、麻木、眩晕、摇摆不定等类"风"变化的一种病理状态。《素问·阴阳应象大论》云："东方生风，风生木，木生酸，酸生肝""风气通于肝"说明内风的产生与肝的关系密切。因此风气内动又称为"肝风内动"，其形成的原因很多，一般概括为 4 种：热邪炽盛、燔灼肝经之热极生风；阴虚阳亢、风阳上扰之肝阳化风；阴液亏虚、筋脉失养之阴虚风动；血液亏少而致筋脉失养之血虚生风等。除此之外，内风扰动的原因有医家认为因气郁所致亦可。如清代医家林珮琴在《类证治裁》中说："风依于木，木郁则化风。"清代缪松心在《缪松心医案》中云："肝气郁勃化风，肝阳亢逆，化风内动。"古今医家常用"内风"说描述中风病的病机形成。余绍源认为 IBS 是慢性、反复发作性疾病，与情志明显相关，可以从气郁所致的内风角度论治，病位在大肠，与肝脾相关，亦可视为一种特殊的"肝风内动"。

1. 腹痛与风的关系

中医学对"风邪"致病特点概括为轻扬开泄、善行数变、风性主动、风为百病之长，其中"善行数变"和"风性主动"尤其符合 IBS 的腹痛发病特点。风善动不居，易行而无定处。"善行"是指风邪具有易行而无定处的性质，正如 IBS 患者腹痛病位游移，行无定处的特性。"数变"是指风邪致病具有变化无常和发病急骤的特性，亦如 IBS 腹痛急迫如厕，便后腹痛缓解特点。传统意义的"风性主动"是指风邪致病具有动摇不定的特征，常表现为眩晕、震颤、四肢抽搐、角弓反张等症状，故称"风胜则动"。《素问·至真要大论》曰："诸暴强直，皆属于风。""强直"可理解为强直痉挛样改变，余绍源认为 IBS 虽无外显的类风样表现，但结合现代医学研究，IBS 患者有内脏高敏、结肠易激惹痉挛等内在类风样症状，将其纳入风邪致病未尝不可。

2. 便秘与风的关系

《外台秘要·许仁则大便暴闭不通方二首》中首次出现"风秘"一词："若是风秘，自依后服大黄等五味丸。"《外台秘要》未对其病因病机进行具体解释，故只能从"五味大黄丸"反推许仁则对"风秘"之认识。从"五味大黄丸"方中之大黄、大麻子、芒硝、干葛、桑根白皮来看，组方是在清热润燥的基础上，加入祛风之品干葛和桑根白皮。由此推测，许仁则所论之"风秘"存在着风、热、津伤的病机特点。宋代《圣济总录》提出便秘有风、冷、虚、热之别，风秘由风气壅滞、肠胃干涩、传导不利所致。《证治要诀·大便秘》云："风秘之病，由风搏肺脏，传于大肠，故传化难，或其人素有风病，亦多有秘，宜小续命汤。"观其治疗用药，多取羌活、独活、防风、秦艽之类祛风药。盖风类药具有祛除风邪、疏通气血的作用，故可治疗"风秘"。余绍源认为，便秘型 IBS 肝郁气滞为主要病因病机，肝郁生风，气机阻滞，疏泄失常，大肠传导失司，参考"风秘"之病机，内风夹杂肠中糟粕，大肠气机失调，便秘难愈。另一方面，便秘型 IBS 可同时伴有内风扰动的表现。因病者常过分重视自己的排便情况，情志抑郁，导致神经官能症的出现，以致肝郁日久化热，灼烁阴津，水亏火旺，以整体症状为主要表现，如失眠、焦虑、烦闷、忧郁、头痛、头面阵热等。

3. 泄泻与风的关系

中医学认为，脾主运化，肝主疏泄，共同完成饮食物的消化、吸收和传导。若七情内伤，肝气郁滞，复因饮食劳倦，形成肝强脾弱，风邪内生，肝木克脾土，脾失健运，导致腹泻型 IBS。《景岳全书·泄泻》云："凡遇怒气便作泄泻者，必先以怒时夹食，致伤脾胃……即随触而发，此肝脾二脏之病也，盖以肝木克土，脾气受伤而然。"《血证论》也云："木之性主于疏泄。食气入胃，全赖肝木之气以疏泄之，而水各乃化。设肝之清阳不升，则不能疏泄水谷。濡泄中满之症。在所不免。"可见，泄泻可因肝之疏泄功能失常而致。叶天士《临证指南医案·泄泻》则明确指出，泄泻可由"阳明胃土已虚，厥阴肝风内动"所致。

（二）从风论治 IBS 的治法

1. 祛风疏肝法

基于对 IBS 中医病因病机的认识，紧扣其"肝风内动"的核心病机，祛风疏肝健脾必然是其根本治疗方法。风药是其主药，如防风、葛根、白芷等，此类风药味辛香，用于内伤杂病时具有升腾气机、燥湿解郁、祛风疏肝的作用。《医方集解》谓其"防风辛能散肝，香能舒脾，风能胜湿，为理脾引经要药"。白芷味辛性温，具有发表祛风、消肿止痛之功，"其气芳香，能通九窍"，《本草纲目》曰："治鼻渊鼻衄，齿痛，眉棱骨痛，大肠风秘"。可根据不同证型在辨证选方基础上联合祛风疏肝药物，往往取得满意疗效。

2. 息风养肝法

此法乃针对 IBS 患者病久肝阴不足，水亏火旺，灼伤津液，大肠失润。症见大便干结，腹痛不甚，头晕心悸，头面阵热，眠差，舌质红干、少苔或无苔，脉细数。治宜息风养肝、润肠通便，方选滋水清肝饮合增液汤加减。

（三）典型病案

曾某，女，14 岁。2014 年 6 月 18 日初诊。主诉反复腹痛腹泻 1 年，加重半月。患者 1 年前出现腹痛腹泻溏便，无黏液脓血便，无发热，曾先后口服藿香正气丸、黄连素等药物，症状稍缓解。但此后每因心情不佳或气恼后即出现腹泻，每天解稀便 3～4 行，行肠镜检查未提示明显异常。症见腹痛腹泻，每日 3～4 行，大便烂，肠鸣辘辘，便前腹痛，痛势急迫，便后痛减，神疲乏力，胃纳差，夜眠差，舌淡红苔薄白厚，脉弦细。诊断为腹泻型肠易激综合征，辨证属肝郁脾虚湿阻、风气内动，治宜祛风疏肝、健脾化湿。方用加味痛泻要方加减：防风 15g，白芍 15g，炒白术 15g，广陈皮 10g，茯苓 15g，苍术 10g，神曲 10g，山楂 10g，木香 10g（后下），炒扁豆 15g，布渣叶 15g。按上方加减治疗 1 个月腹痛腹泻好转，纳眠改善。《医方考》言："泻责之脾，痛责之肝；肝责之实，脾责之虚，脾虚肝实，故令痛泻。"方中防风祛风解痉，白芍解痉缓急止痛，白术温中健脾燥湿，陈皮理气疏肝，四药合用祛风解痉、疏肝健脾。其中苍术燥湿，扁豆利湿止泻，神曲、山楂健脾消滞，配合岭南草药布渣叶祛湿消滞，恰中病机，从风论治 IBS 疗效满意。

五、基于中医传承辅助平台探讨余绍源治疗肠易激综合征的用药经验

肠易激综合征（IBS）是一种以腹痛或腹部不适伴排便习惯改变为主要特征的功能紊乱性肠病。流行病学研究显示，IBS 的发病率为 15% ～ 20%，但其发病率受地域差异影响，在亚洲南部发病较少（7%），南美则为高发地区（21%）。余绍源教授从事中医临床 50 余年，为岭南梁氏脾胃病学术流派代表性传承人之一，于 1993 年获广东省人民政府授予的"广东省名中医"称号，1995 年获"优秀中西医结合工作者"荣誉，被省政府评为突出贡献专家，享受国务院政府特殊津贴。本文采用中医传承辅助平台软件，收集余绍源教授治疗肠易激综合征的门诊处方并录入、整理、分析，总结其辨治规律，以更好地应用于临床实践。

（一）资料与方法

1. 病案处方来源

收集 2010 年 8 月 4 日至 2016 年 8 月 5 日在广东省中医院脾胃病科由余绍源教授门诊治疗的肠易激综合征患者的中药处方。经过筛选共收集处方 175 首。

2. 纳入标准

（1）根据 2010 年肠易激综合征中医诊疗共识意见，选择明确诊断为 IBS 的治疗处方。

（2）处方资料具有完整的患者信息，如姓名、性别、年龄等。

（3）处方中中药名称及用量均记录清楚。

3.排除标准

（1）合并心、肺、肾等其他严重原发病。

（2）处方记录不完整。

4.中药名称的规范

根据《中国药典》，对处方中中药名称进行规范，如"云苓"统一为"茯苓"；"川连"统一为"黄连"；但对于一方中出现炮制方法不同的同一种药物，仍保留包含炮制法的药物名，如"栀子"和"焦栀子"，"山楂"和"山楂炭"；对于同一药材的不同用药部位者，仍保留其药名，如"紫苏叶""紫苏梗"。

5.数据录入

将纳入的处方录入中医传承辅助平台软件（V2.5），为保证数据的准确性和完整性，由两人独立完成录入，录入完成后及时核对。

6.数据分析

进入中医传承辅助平台的平台管理－数据分析，在"西医疾病"中输入"肠易激综合征"，点击查询，即可提取所有录入的处方。对录入的175首处方进行方剂的组方分析及数据的挖掘。

（二）结果

1.药物频次

对175首处方中的药物进行频次统计，可获得107味中药使用频次从高到低的排序。前5味中药用药频次大于100，为高频使用中药，分别是白术、党参、六神曲、茯苓、煨肉豆蔻、干姜（见表6）。

表 6　高频中药

序号	药物	频次	序号	药物	频次	序号	药物	频次
1	白术	143	8	苍术	87	15	白芍	47
2	党参	115	9	木香	82	16	炙甘草	43
3	六神曲	110	10	草果	70	17	山楂炭	43
4	茯苓	103	11	山药	63	18	补骨脂	35
5	煨肉豆蔻	101	12	山楂	52	19	麦芽	31
6	干姜	95	13	黄连	51	20	稻芽	31
7	石榴皮	89	14	陈皮	47			

2. 基于关联规则分析的组方规律分析

为体现核心药物，设定"支持度个数"为 87，"置信度"为 0.95，出现频次在 87 次以上的中药组合有 19 个。按中药组合出现频次从高到低排列。出现频次最高的 10 种中药组合分别为"党参 + 白术""白术 + 六神曲""白术 + 茯苓""白术 + 煨肉豆蔻""党参 + 煨肉豆蔻""白术 + 煨肉豆蔻 + 党参""干姜 + 白术""党参 + 干姜""党参 + 干姜 + 白术""党参 + 茯苓""党参 + 茯苓 + 白术"（见表 7）。

表 7　中药组合模式分布

序号	药物模式	出现频率	序号	药物模式	出现频率
1	党参，白术	115	6	白术，茯苓	102
2	党参，茯苓	92	7	白术，干姜	95
3	党参，干姜	93	8	白术，石榴皮	88
4	党参，煨肉豆蔻	97	9	白术，煨肉豆蔻	101
5	党参，六神曲	90	10	白术，六神曲	104

序号	药物模式	出现频率	序号	药物模式	出现频率
11	茯苓，六神曲	87	16	党参，白术，六神曲	90
12	干姜，煨肉豆蔻	88	17	党参，干姜，煨肉豆蔻	87
13	党参，白术，茯苓	92	18	白术，干姜，煨肉豆蔻	88
14	党参，白术，干姜	93	19	党参，白术，干姜，煨肉豆蔻	87
15	党参，白术，煨肉豆蔻	97			

分析所得药物组合的用药规则，关联性最强的前8种中药组合为：①党参和白术。②白术和干姜。③白术和煨肉豆蔻。④白术、茯苓和党参。⑤党参、干姜和白术。⑥党参、白术和煨肉豆蔻。⑦党参、六神曲和白术。⑧干姜、煨肉豆蔻和白术（见表8）。

表8　中药的关联性分析（置信度 ≥ 95%）

序号	规则	置信度	序号	规则	置信度
1	党参→白术	1	10	党参，干姜→白术	1
2	干姜→党参	0/979	11	干姜→党参，白术	0.979
3	煨肉豆蔻→党参	0.960	12	白术，煨肉豆蔻→党参	0.960
4	茯苓→白术	0.990	13	党参，煨肉豆蔻→白术	1
5	干姜→白术	1	14	党参，六神曲→白术	0.960
6	石榴皮→白术	0.989	15	干姜，煨肉豆蔻→党参	1
7	煨肉豆蔻→白术	1	16	干姜，煨肉豆蔻→白术	0.989
8	党参，茯苓→白术	1	17	干姜，煨肉豆蔻→白术	1
9	白术，干姜→党参	0.979	18	白术，干姜，煨肉豆蔻→党参	0.989

3.基于层次聚类的组方规律分析

基于复杂系统熵聚类，以改进的互信息法的药物间关联度分析结果为基础，依据方剂数量及对不同参数结果的临床判断，设置相关度为8，惩罚度为2，演化出3～5味中药的核心组合（见表9）。在以上核心组合的基础上，点击系统的提取组合，通过无监督的熵聚类方法，演变出7首新方（见表10）。

表9　用于新方聚类的核心中药组合

序列号	核心组合1	核心组合2
1	布渣叶、枳实、白术	布渣叶、厚朴、白术
2	鸡内金、北沙参、五指毛桃	北沙参、木瓜、五指毛桃
3	六神曲、黄芩、茯苓	六神曲、茯苓、槟榔
4	茯苓、党参、枳实	茯苓、党参、煨肉豆蔻
5	槟榔、枳实、白术	槟榔、厚朴、白术
6	木香、党参、厚朴	木香、党参、煨肉豆蔻、干姜
7	草果、木香、白芍、干姜	石榴皮、草果、木香、煨肉豆蔻、干姜

表10　基于复杂系统熵聚类方法产生的新方

序列号	新方组合
1	布渣叶、枳实、白术、厚朴
2	鸡内金、北沙参、五指毛桃、木瓜
3	六神曲、黄芩、茯苓、槟榔
4	茯苓、党参、枳实、煨肉豆蔻
5	槟榔、枳实、白术、厚朴
6	木香、党参、厚朴、煨肉豆蔻、干姜
7	草果、木香、白芍、干姜、石榴皮、煨肉豆蔻

（三）讨论

余绍源教授常言"治病必求于本"，经辨证论治后使患者达到"阴平阳秘，精神乃治"的状态；而论其本者，必不离疾病之病位、病性也。肠易激综合征对应于中医之"泄泻""腹痛"等。经曰："脾、胃、大肠、小肠、三焦、膀胱者，仓廪之本，营之居也，名曰器，能化糟粕，转味而入出者也，其华在唇四白，其充在肌，其味甘，其色黄，此至阴之类，通于土气。"究其病位，皆属仓廪之本诸脏腑，其中最为精要者为脾、大肠、小肠也。皆因脾主运化，脾虚则无力运化，水湿内生，隔阻中焦，气机升降失调，则小肠无以分清泌浊，水谷杂下，大肠无力承载，或为泄泻，或为便秘。中焦枢纽开合失常，气机郁滞，不通则痛。故余老遣方用药时，从病机根本处考虑，本研究显示处方中高频药物为白术、党参、六神曲、茯苓、煨肉豆蔻、干姜，纵观诸药，有四君子汤的组方药物，却也能看到理中汤、四神丸之意。

余老认为本病病性之根本乃太阴脾土薄弱，受素体禀赋、饮食、情志及外邪所影响，故本病的基本病性为虚实夹杂。本虚乃脾胃虚弱，标实不外饮食积滞、情志内伤及风寒暑湿燥等六淫外邪，其中，六淫之中的湿邪最易引起泄泻。白术为补虚健脾第一要药，临床上广泛用于脾气虚弱、运化失职、水湿内生的食少便溏或泄泻等症；党参甘温入脾，有扶助正气之功，可以治疗脾气虚弱之食少便溏等症；茯苓性味甘淡，善健脾渗湿，四君子汤之健脾益气之意立现。此外，余老亦不忘子病及母的疾病传变规律，五行中火生土，若"土"对应的是太阴脾土，则"火"对应的是少阴肾中的一点元阳，乃人体化生万物时源源不断，生生不息的原始动力。故临床用药时常合用具有温肾暖脾的干姜、煨肉豆蔻等药，诸药共奏理中、四神之意。在表8药味关联规则分析中可以发现余教授常将"党参""白术""茯苓""干姜""煨肉豆蔻"相互搭配使用；余教授在治疗肠易激综合征时以理中汤、四神丸作为基础方剂，药物灵活加减运用，疗效显著。在表9、表10聚类分析结果发现，余老在治疗IBS时，除使用健脾益气、温肾暖脾之药物外，常用行气、化湿、化积消滞之品。饮入于胃，游溢经气，上输于脾，脾气散精，上归于肺，通调水道，下输膀胱，其中蕴含的内外出入、升降交通，启动于脾胃，有赖于脾胃气机调畅；而气滞、水湿、积滞均能阻遏人体气机之顺畅，其中尤以湿邪最为常见。

余教授治病常结合地域差异来思考，岭南地区常年高温多雨；南方多湿，湿多困脾。脾喜燥而恶湿，湿邪入侵，最易伤及中焦脾土，影响脾胃运化水谷、输布精微，所以余教授在组方遣药上化湿药频率最高。通过中医传承辅助平台，本研究共提取出14个中药组合。厚朴、枳实、槟榔行气燥湿；余教授常以党参、白术等药助太阴脾土之升清，以厚朴、枳实梗降阳明上逆之浊，升降合用，纠正其太过、不及，使气机恢复顺畅，对气机不畅导致的腹痛、便秘效果甚佳。布渣叶、石榴皮甘淡渗湿，有利小便以实大便之意。木香、草果芳香化湿，脾喜芳香，芳香者醒脾，能助脾化湿；且芳香药多辛温宣散，能温化寒湿，能行气散湿。鸡内金、神曲、木瓜健脾化积消滞。从中药的功用主治分析，其中多数为理气、祛湿、消积化滞、温肾补阳、健脾益气药，表明余绍源教授治疗IBS多从脾肾论治。IBS临床常见病位证素为脾、大肠、小肠，常见病性证素有虚、湿，常见病势证素为气滞，提示肠易激综合征的发病与脾胃、大小肠、肾密切相关，发病涉及脾虚和水湿，并与气机阻滞密切相关。在核心中药组合的基础上，进一步通过熵聚类方法，演化出7首新方组合。对新处方的中药进行分析后可知余教授治疗IBS从脾肾着手，注重健脾益气、温肾补阳，处方常以理中汤合四神丸为底方，兼顾化湿、消滞、理气止痛等治法，圆机活法，效如桴鼓。

六、基于中医传承辅助系统分析余绍源教授治疗溃疡性结肠炎用药经验

余绍源教授学贯中西，从事胃肠肝胆疾病的临床及科教工作50余年，学验俱丰，对消化系统疾病，尤其消化系统疑难病的诊治经验丰富，临床治疗效果显著。溃疡性结肠炎是一种病因尚未明确的大肠慢性非特异性炎症性疾病，临床上以血性黏液便、腹痛、里急后重、腹泻为主要症状，病情轻重不等，往往反复发作，属于中医"痢疾"范畴，是中医脾胃病中的疑难病之一。余绍源教授治疗溃疡性结肠炎立足岭南脾胃病特色，紧扣"脾虚""湿热"两个核心病机，寒温并用，气血共治，临证案例效验多。现基于中医传承辅助系统对余绍源教授的用药经验进行分析和总结，以期对名老中医的临床经验进行传承和发扬。

（一）材料与方法

1. 数据提取

以"溃疡性结肠炎"为西医诊断，提取广东省中医院门诊病历系统中从2012年1月1日至2016年7月20日由余绍源教授

接诊的患者病历。

2. 数据筛选

排除不包含中药处方或包含的中药处方并非治疗溃疡性结肠炎的病历，共收集治疗溃疡性结肠炎的方剂141首。

3. 数据录入及审核

治疗溃疡性结肠炎的方剂141首录入"中医传承辅助平台软件（V2.5）"。录入完成后，另有审核者对录入数据进行审核，以确保进行数据挖掘的信息数据准确度。

4. 数据分析

运用"中医传承辅助平台软件（V2.5）"的"方剂分析"功能，对所收集的中药处方用量和规律进行分析，包括提取数据、药味个数、药物使用频次统计及排序、药物间关联度分析、方剂的用药规则分析及新方发现，并通过网络可视化展示所得结果。

（二）结果

1. 用药频次

对治疗溃疡性结肠炎的141首方剂进行"频次统计"，可以得出这141首方剂中包含105味中药。按使用频次由高至低进行排序，使用频次在30以上的药味共17味（见表11）。

表11 使用频次 ≥ 30 的药物

中药名称	频次	中药名称	频次
黄连	120	党参	54
木香	80	委陵菜	48
白术	75	旱莲草	43
侧柏叶	75	生地黄	38

续表

中药名称	频次	中药名称	频次
黄柏	75	阿胶	37
槐花	73	茯苓	34
地榆	73	煨肉豆蔻	32
当归炭	68	牡丹皮	30
荆芥炭	66		

2. 基于关联规则的药物组合及药物关联情况分析

利用软件"组方规律"功能对 141 首方剂中的 105 味中药进行组方规律分析。设置软件"支持度个数"为 56（支持度 =40%），软件共分析出 16 条数据，即 9 组药物组合在这 141 首方剂中出现次数超过 56 次，包含中药 9 味，按药物组合出现频度由高至低排序（见表 12）。利用软件的"网络展示"功能可根据药物关联情况进行可视化网络化展示，见图 1。支持度为 40% 时，利用软件对所得药对进行关联规则分析。置信度为 0.95（≥ 95%）所得到的关联规则，见表 13。

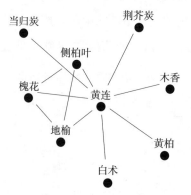

图 1　关联规则分析（支持度 ≥ 40%）

表 12　使用频次 ≥ 56 的药对组合

序号	药物模式	频次
1	黄连、黄柏	75
2	黄连、侧柏叶	73
3	黄连、槐花	72
4	黄连、地榆	71
5	黄连、木香	68
6	槐花、地榆	66
7	黄连、槐花、地榆	65
8	黄连、荆芥炭	63
9	黄连、当归炭	59
10	槐花、侧柏叶	59
11	地榆、侧柏叶	59
12	黄连、槐花、侧柏叶	59
13	黄连、地榆、侧柏叶	58
14	黄连、白术	57
15	槐花、地榆、侧柏叶	56
16	黄连、槐花、地榆、侧柏叶	56

表 13　关联规则分析（支持度 ≥ 40%，置信度 ≥ 95%）

序号	规则	置信度
1	黄柏→黄连	1
2	槐花、侧柏叶→黄连	1
3	槐花→黄连	0.99
4	槐花、地榆→黄连	0.98
5	地榆、侧柏叶→黄连	0.98

续表

序号	规则	置信度
6	侧柏叶→黄连	0.97
7	地榆→黄连	0.97
8	黄连、地榆、侧柏叶→槐花	0.97
9	荆芥炭→黄连	0.95

3. 药物间关联度分析

利用软件"新方分析"功能，根据收集到的治疗溃疡性结肠炎的方剂数量、结合经验判断和不同参数提出数据的预读，选择相关系数为 10，惩罚系数为 4，得到余绍源教授治疗溃疡性结肠炎 141 首方剂中 105 味药之间的关联度。将关联系数＞0.04 的药物组合进行列表，共计 17 组，见表 14。

表 14　药物间关联度分析

药对	关联系数	药对	关联系数
地榆，煨肉豆蔻	0.054，799，38	茯苓，牡丹皮	0.042，213，08
地榆，干姜	0.050，738，72	茯苓，砂仁	0.041，683，82
槐花，干姜	0.050，738，72	茯苓，薏苡仁	0.041，683，82
茯苓，黄柏	0.046，652，20	黄柏，牡丹皮	0.041，561，60
党参，荆芥炭	0.046，359，06	侧柏叶，旱莲草	0.041，157，78
茯苓，党参	0.045，986，00	六神曲，生地黄	0.040，829，90
地榆，陈皮	0.045，385，90	党参，黄芪	0.040，434，36
槐花，陈皮	0.045，385，90	当归炭，救必应	0.040，107，31
煨肉豆蔻，干姜	0.044，761，33		

4. 药物核心组合分析

以上述分析结果为基础，设置相关系数为 10，惩罚系数为

4，以熵聚类规则分析得出 3 ～ 4 味药的核心组合，共计 16 个，见表 15。

表 15　药物核心组合

序号	核心组合	序号	核心组合
1	布渣叶，当归炭，阿胶	9	当归炭，阿胶，厚朴
2	炮姜炭，救必应，黄芩	10	炮姜炭，黄芩，黄芪
3	当归炭，地榆炭，黄芩	11	当归炭，黄芩，三七粉
4	生地黄，白术，牡丹皮	12	生地黄，白术，干姜
5	茯苓，地榆，侧柏叶，荆芥炭	13	茯苓，槐花，侧柏叶，荆芥炭
6	黄柏，党参，槐花，煨肉豆蔻	14	黄柏，槐花，煨肉豆蔻，侧柏叶
7	黄连，地榆，白术，牡丹皮	15	黄连，槐花，白术，牡丹皮
8	槐花，煨肉豆蔻，侧柏叶，荆芥炭	16	槐花，白术，侧柏叶，荆芥炭

5. 新处方分析

将表 15 中的药物核心组合进行进一步聚类规则分析，形成治疗溃疡性结肠炎新处方，共 8 个，见表 16。

表 16　新处方

序号	新方组合
1	布渣叶，当归炭，阿胶，厚朴
2	炮姜炭，救必应，黄芩，黄芪
3	当归炭，地榆炭，黄芩，三七粉
4	生地黄，白术，牡丹皮，干姜
5	茯苓，地榆，侧柏叶，荆芥炭，槐花
6	黄柏，党参，槐花，煨肉豆蔻，侧柏叶
7	黄连，地榆，白术，牡丹皮，槐花
8	槐花，煨肉豆蔻，侧柏叶，荆芥炭，白术

（三）讨论

名老中医经验是中医药的宝贵财富，如何发掘其中的显性知识和隐性知识是中医药人一直努力的目标。中医传承辅助系统实现了以频次分析、复杂系统熵聚类为主要方法的数据挖掘，初步探索以关联为核心的隐性经验分析。

经过软件药物频次分析统计，总结出余教授治疗溃疡性结肠炎的常用药有黄连、木香、白术、地榆、槐花、侧柏叶、黄柏、当归炭、荆芥炭、党参、委陵菜、墨旱莲、生地黄、茯苓、煨肉豆蔻、阿胶、牡丹皮等，具有清热燥湿，凉血止血，健脾益气，收敛止血等功效，其中黄连、黄柏、地榆、槐花、侧柏叶、木香、白术、当归炭是余老治疗溃疡性结肠炎最常用的药，显示其治疗用药的集中性，同时也体现了余老"寒温并用，气血共治"的治法。

105 味药物在 141 首处方中出现次数超过 71 次（频率 ≥ 50%）的分别为清热燥湿的黄连、黄柏，行气之木香，健脾燥湿培土之白术，凉血止血之侧柏叶、槐花、地榆。在《神农本草经》中，黄连、黄柏被列为上中品药物，治"肠澼，腹痛下利"，黄柏治"肠痔，止泄痢"。余教授认为溃疡性结肠炎活动期为湿热毒邪内蕴大肠，病机为肠中有邪，与气血相搏结，因此除了清热燥湿的药物，余老多选用侧柏叶、槐花、地榆以凉血活血，并加炭类药物以止血，依据药物频次的分析，余老常选用当归炭、荆芥炭。荆芥炭辛温，入肺、肝二经，具升发之性，当归炭养血和血，两药一气一血，共达升阳止血之功。"调气则后重自除"，余老善用通行脾胃、大肠之气滞的木香。黄连和木香的组合也出现在高频次药对中，用药化裁《太平惠民和剂局方》中治疗湿热痢疾的香连丸。余老认为不论患者病情处于何种临床分期，都存在不同程度的本虚——脾胃虚弱，健脾培土尤为重要，因此高频药物中可见健脾又燥湿的白术，而且黄连和白术也常作为药对出现。考虑到本虚之存在，需依据邪正盛衰的情况，选用补益之药物，补脾养胃、益气生血之党参则是余教授常用之药。在病案关联系数分析中，也可见党参与健脾祛湿之茯苓，或与益气托疮的黄芪有较高的关联系数。

软件基于复杂熵聚类法推算出余老治疗溃疡性结肠炎的核心处方与余老治疗本病的临床经验相一致，即"寒温并用、气血共治"，善用清热、调气、和血、培土四法，常用黄芩、黄连、黄柏、救必应清热，厚朴调气，侧柏叶、地榆、槐花凉血止血，当归炭、阿胶养血和血，白术、党参、黄芪健脾培土。软件数据统计分析得到8个新处方。对新处方分析如下：新方1、3主要为养血止血，调肠理气，以当归炭、阿胶养血和营，并以三七化瘀生新，厚朴调肠理气；新方2、6、8体现了寒热并用，以黄柏、黄芩清热燥湿，以黄芪、党参、白术健脾培土，炮姜炭、煨肉豆蔻温中涩肠，适用于病程日久，虚实夹杂，寒热错杂之溃疡性结肠炎；新方5、7适用于溃疡性结肠炎活动期湿热壅滞，以余老常用侧柏叶、地榆、槐花凉血止血，以茯苓健脾渗湿，白术培土燥湿。

综上所述，通过中医传承辅助系统基于频次和关联规则对余绍源教授治疗溃疡性结肠炎的用药规律进行分析，结果显示与余绍源教授的临证经验较一致，表明中医传承辅助系统为名中医的传承提供了客观、科学的方法。

第三章
专病论治

第一节　功能性消化不良治疗经验——治痞以健脾理气为先

功能性消化不良（functional dyepepsia，FD）是消化系统常见病、疑难病之一，以餐后饱胀不适、早饱感、上腹不适、上腹烧灼感等为主要临床症状。根据罗马Ⅳ标准将功能性消化不良分为餐后不适综合征（postprandial distress syndrome，PDS）和上腹疼痛综合征（epigastric pain syndrome，EPS）两种类型。随着人们生活水平的提高，工作压力增加及精神心理因素等，我国 FD 的发病率呈现逐年增高的趋势，有研究表明，FD 约占消化内科门诊疾病的 1/3，发病率 18% ~ 23%，严重影响着患者的生活质量。

功能性消化不良是黄穗平教授的主攻优势病种之一，对该病有全面而深入的认识，对其辨证用药规律颇有心得，体现于以下方面：

一、脾胃升降气机失常是基本病机

中医无 FD 之名，根据其临床症状可归属于"痞满""胃脘痛""纳呆"等范畴,其中"痞满"与 FD 症状最为相似。

痞满病名最早见于《黄帝内经》,称之为"否""否塞""否膈"等。如《素问·五常政大论》谓:"备化之纪……其病否""卑监之……其病留满否塞"。至东汉末年张仲景《伤寒杂病论》中明晰:"满而不痛者,此为痞。"痞满指心下痞塞,胸膈满闷,触之无形,按之不痛,望无胀大为主要症状的病证;且常伴有胸膈满闷,食后胀甚,嗳气得舒。

痞满病变部位主要在胃脘,与肝、脾密切相关。脾胃居于人体中焦,脾升胃降,为气机升降之枢纽,在整个升降体系中扮演着重要的角色。脾运主升,胃纳主降,纳运相济,上下连通,斡旋阴阳,维持着气机升降出入的动态平衡。脾运以升为健,脾能升清,则水谷生化不息,荣五脏六腑;胃纳以降为和,胃得通降,可顺畅肠腑气机,下行糟粕废浊。脾不升清则脘腹胀满、肢软乏力、泄泻等,胃失和降则胃脘疼痛、呃逆嗳气、便秘等。《温病条辨》提出:"治中焦如衡,非平不安。"黄穗平教授重视脾胃气机升降理论,认为功能性消化不良者多脾胃虚弱,中气不足,斡旋无力,加之感受外邪,起居失宜,情志不畅,饮食不节等因素诱发疾病的产生,具有发病率高,病程长,易反复等特点,部分患者西医治疗效果欠佳且不良反应明显。因此,FD 的关键病机是脾胃升降气机失常,脾虚气滞,治疗重在健脾理气,恢复脾胃升降气机的正常平衡状态。

二、诊疗特色

黄教授指出,功能性消化不良可以从"功能性""消"与

"化"去剖析,"功能性"是气机升降不利统括,"消""化"之职在于脾胃之生理功能。FD 的发展初起以寒凝、食积、气滞、痰湿等为主,多属实证,以气滞为核心,而气滞由气机升降不利产生;病邪久留,耗损正气,则易由实证转为虚证,或虚实并见。病情迁延不愈则易化热,且易表现为寒热互见;久病邪气由气分入络则易致瘀阻。故无论其病机如何演变,脾胃气机升降失常往往贯穿其病机转变之全过程,为核心机制。同时黄教授强调,在 FD 的病因中,内伤七情是重要的发病因素及症状加重因素,情志与气机关系密切,病程日久,可气(滞)、痰(湿)、火(热)、食(积)、瘀(血)、虚(寒)互见,病理性质多本虚标实,其临床症状表现多气血并涉,寒热错杂,虚实并见。故黄穗平教授在临证之时,强调以升降之法为核心论治 FD,取得了显著的疗效,证明气机升降理论在中医临床活动中有其可行性。

1. 脾胃气虚证

《丹溪心法·痞》云:"脾气不和,中央痞塞,皆土邪之所为也,脾气虚弱,不能运化精微而为痞者",指出脾胃虚弱,中焦壅塞不通为虚痞病机。脾胃气虚证患者表现为脘腹隐痛,遇劳而发,食后腹胀,食欲减退,口淡不渴,大便溏稀,排便无力,面色萎黄,神疲懒言,倦怠乏力,舌淡或伴齿痕苔薄白,脉弱无力。黄教授喜用补中益气汤加减,在原方的基础上加法半夏以辛温散结,枳实、厚朴以行气除满,共奏补中益气、理气消痞之效。

2. 脾胃虚寒证

《兰室秘藏·中满腹胀论》:"脾胃久虚之人,胃中寒则生胀满，或脏寒生满病。外感表证未愈，误下伤中，正虚邪陷，结于心下，阻碍中焦正气的正常升降运行而致痞满。"脾胃虚寒证患者变现为胃脘隐痛或痞满，喜温喜按，泛吐清水，食少或纳呆，疲乏，手足不温，便溏，舌淡，苔白，脉细弱。黄教授常用丁蔻理中汤加减，在原方的基础上加木香、陈皮以行气除满，共奏温中散寒、和胃消痞之效。

3. 脾虚气滞证

脾虚气滞证患者变现为胃脘痞闷或胀痛，纳呆，嗳气，疲乏，便溏，舌淡苔薄白，脉细弦。黄教授自拟健脾理气方，党参15g，白术15g，茯苓15g，炙甘草10g，法半夏15g，陈皮10g，枳实15g，厚朴15g，木香10g（后下），砂仁10g（后下），法半夏15g，炙甘草5g。在和胃降气的同时，重视健脾益气法，必施于补，寓补于通，通补而施。方中选用砂仁、木香、陈皮、法半夏等芳香辛散药取健脾先运脾，运脾可调气之意，以达醒脾运脾之效。

4. 肝胃不和证

《血证论》曰："木之性主于疏泄，食气入胃，全赖肝木之气疏泄之，而水谷乃化。"《临证指南医案》把肝胆和脾胃的相互作用归纳为"肝和脾升，胆和胃降"。肝主疏泄，畅达气机，助脾胃升降；肝气郁结，木郁乘土，脾失健运，阻滞气机。肝的疏泄对维持脾胃气机升降至关重要。肝胃不和证表现为胃脘胀满或疼痛，两胁胀满，每因情志不畅而发作或加重，心烦，嗳气频作，善叹息，舌淡红，苔薄白，脉弦。黄教授常用柴芍六君汤加减，胀满明显者加用枳实、厚朴以行气除满，胀痛明显则加用佛手、郁金以行气止痛，共奏理气解郁，和胃降逆之效。

5. 脾虚湿阻证

脾失健运，则五脏失养，胃腑不和，不荣则痛，或是水谷失运，水湿潴留，胃腑不降，阻滞不通，则生痞满。脾虚湿阻证表现为胃脘胀满隐痛，食后闷胀，食后加重，嗳气，吞酸嘈杂，纳呆食少，大便稀溏，苔白腻、舌质淡，脉弱。黄教授常用二陈汤加减，若痰湿重、胸膈满闷明显者，加枳实、厚朴、苍术，若腹胀、大便溏、食欲减退、疲乏者，加砂仁、黄芪、麸炒白术，共奏燥湿化痰、理气和中之效。

6. 脾胃湿热证

脾虚湿阻以脾胃虚弱为本，湿热为标，属本虚标实之证，疾病早期以邪实为主，中期虚实夹杂，后期以本虚为主，治宜健脾祛湿。脾胃湿热证表现为脘腹痞满或疼痛，口干或口苦，口干不欲饮，纳呆，恶心或呕吐，小便短黄，舌红，苔黄厚腻，脉滑。黄教授常以连朴饮加减，若兼见胃痛则加延胡索、郁金，若大便不通则加枳实、白术，共奏清热化湿，理气和中之效。

7. 寒热错杂证

《伤寒杂病论》中"但满而不痛者，此为痞"，提出了五泻心汤法，开创了寒热并用、辛开苦降治疗大法。寒热错杂证常见胃脘痞满或疼痛，遇冷加重，口干或口苦，纳呆，嘈杂，恶心或呕吐，肠鸣，便溏，舌淡，苔黄，脉弦细滑。黄教授常以半夏泻心汤加减，热偏重者，加栀子、竹茹；寒偏重者，加高良姜、制附片；痰饮偏重者，用生姜泻心汤。《素问病机气宜保命集》记载："脾不能行气于脾胃，结而不散，则为痞。"黄教授善用法半夏开结除痞，法半夏性温，味辛，归肺、胃、脾经，能燥湿化痰、降逆止呕、消痞散结，黄教授强调，若欲取法半夏开痰散结之性，其剂量非足不可，一般取 15g 甚或以上，方能起沉疴。

三、用药经验

1. 辨治虚痞，当健脾理气、通补兼施

虚痞者脾胃虚弱，病情反复发作，病程长。《素问病机气宜保命集》云："脾不能行气于脾胃，结而不散，则为痞。"《景岳全书·痞满》云："虚痞、虚满者，非大加温补不可。"治疗首当补益脾胃，黄教授常用党参、黄芪、白术等药。西医治疗胃痞，不管虚实，常用多潘立酮、莫沙必利等胃肠动力药，但不良反应较大，选择性低，往往疗效欠佳。黄教授认为只要辨证准确，很多中药均有良好的促胃肠动力作用，而且疗效显著。同时黄教授认为虚痞虽以脾胃虚弱为病因，但表现为胀满痞闷，堵塞不通，单用补益药物易阻滞气机，宜在补益脾胃之品适当加入理气药疏导气机，使痞满消。现代药理研究亦表明，大部分理气药具有促进胃肠动力的作用，因此临床常加陈皮、砂仁、木香、厚朴、枳实、香附之类，温通健运消胀，以防用药呆滞，影响气机。因此，黄教授遣方常善用香砂六君子汤、柴芍六君汤、补中益气汤、枳术丸等，健脾理气，通补兼施，调畅气机，屡试屡验。

2. 辨治实痞，当先溯本逐源，以衡气机升降

治疗当先追溯根本，判断患者本身体质；探索源头，积极寻找致病病因。《素问·太阴阳明论》云："饮食不节，起居不时者，阴受之……阴受之则入五脏……入五脏则䐜满闭塞。"《类证治裁·痞满》中说："暴怒伤肝，气逆而痞""噎膈痞塞，乃痰与气

搏，不得宣通"。黄教授结合数十年临床经验总结出实痞的病因主要与七情失调、饮食阻滞、痰气壅塞有关，治疗以疏肝除痞，疏理气机，理气化积，化痰消积为主，从而恢复脾胃气机升降平衡。

3. 辨治虚实夹杂之痞，当以和为贵，非平不安

《温病条辨》中指出"治中焦如衡，非平不安"。黄教授在治疗痞满中善用"和"法，充分体现了"如衡"和"非平不安"的学术思想。"衡"在《说文解字》中"牛触，横大木其角"，即固定于牛角之上的横木，以防止其伤人，后指秤杆，有准则、平衡、衡量的意思。应用于《黄帝内经》中，"衡"更强调秤杆与秤砣之间相互协调作用，借以比喻自然界与人体都是在变动中维持着稳态。痞满病机有虚实之分，而临证往往错综复杂，虚实相间。临证中长期反复发作的患者，少见单一典型证，对于久治不效者，难寻速方达药。黄教授注重"和"法，善用小柴胡汤、柴芍六君汤加减，以恢复脾胃升降功能为原则，重建中焦阳气，协调和恢复脏腑功能，使寒湿得化，郁热得清，腑气自消，阴阳气血调和，即是和法思想下的中医痞满证治之体现。

第二节 慢性萎缩性胃炎的诊疗经验——脾虚为发病之本，痰瘀为癌变之要

慢性萎缩性胃炎（Chronic atrophicgastritis，CAG）是以胃黏膜上皮和腺体萎缩，数目减少，胃黏膜变薄伴基底层增厚，以及幽门腺和肠腺化生，或伴有不典型增生为特征的慢性消化系统疾病。CAG在我国的发病率逐年增高，迁延难愈，甚至有癌变

的倾向，给病患的身心健康造成了极大的影响。西医对本病的治疗，主要以对症治疗为主。中医学中没有CAG的病名，根据本病的主要症状，可归属于"胃痛""痞满""嘈杂"等证范畴，对本病辨证论治，病证结合，往往可以改善患者的症状、延缓病情发展，甚至逆转萎缩。

黄穗平教授审察病机，治病求本，救治了大批慢性萎缩性胃炎患者，受到业内同行及广大患者的一致认可。

一、脾虚为发病之本，痰瘀为癌变之要

黄教授认为，脾胃虚弱是慢性萎缩性胃炎发病和转归的内因，可因感染疫毒（幽门螺杆菌）、饮食不节、情志失调、劳倦过度、患病日久，致脾胃损伤、脾失健运。脾虚不运则气机不利，升降失调，发为本病，气滞于中，不通则痛；脾虚则运化水湿不健，湿从内生，阻滞气机，病情进一步加重或反复发作。王清任《医林改错》云："无气则虚，必不能达于血管，血管无气，必停滞而瘀。"气为血之帅，气行则血行，脾虚则气机阻滞，不能推动血行则成血瘀之证；脾虚则中阳不足以温煦中州，寒从内生，寒性收引凝滞，气机阻滞，不通则痛。肝主疏泄，CAG久病不愈，迁延反复，有癌变倾向，患者易心生恐惧、焦虑，久则致肝郁，木亢犯胃乘脾，则成肝脾不调、肝胃不和之证。

故脾胃虚弱，纳运失常是CAG的主要病因病机；气机升降失常是主要病机特点；痰瘀互阻，毒邪侵袭是进一步发展甚至恶化的主要因素。CAG呈慢性病程，病情易反复发作，多虚实夹杂，因此，在疾病的发生发展和诊疗过程中，认清本虚标实，进

行精准的辨证治疗，可提高逆转的成功率。

二、诊疗特色——专病专方起沉疴

CAG 为脾胃虚弱的基础上，受疫毒侵袭但并未成癌的一种状态，脾胃虚弱，气虚日久，运化失司，致使痰浊、血瘀蕴于胃络，久而形成毒邪，使胃络受损，进而使腺体萎缩，肠化，异型增生乃至最终成癌。

徐灵胎说：一病必有一主方，一方必有一主药。这是徐氏临床心得，医家不传之秘。黄穗平教授通过多年的临床实践，摸索出专病专方——益气化瘀解毒方。方中黄芪、党参、白术、炙甘草益气健脾，法半夏化痰消痞，砂仁、陈皮、茯苓以化湿、燥湿、利湿，三七活血化瘀，全方共奏益气健脾和胃，化痰祛瘀解毒之功。

黄教授强调，虽制定专病专方，但仍需重视对底方进行随证化裁，君臣佐使配伍分工较为固定，而在具体药味的选择上是灵活可变的。

1. 脾胃气虚

"邪之所凑，其气必虚"，因正虚不能御敌而染邪，邪毒日久不去煎熬正气、阻遏气机，进一步加重痰瘀，逐日累积，治疗 CAG，黄教授强调要注重健脾补气。脾胃气虚证表现为胃脘胀满或胃痛隐隐，餐后加重，疲倦乏力，纳呆，四肢不温，大便溏薄。舌淡或有齿印，苔薄白，脉虚弱。党参、黄芪、人参是黄教授常用的补气三宝，党参一般用 15 ～ 20g，黄芪一般用 20 ～ 30g，人参首选生晒参，阳虚者则用红参，并嘱患者另炖，以增强补气之功。

2. 脾胃虚寒

脾为后天之本，若体质素虚，先天不足，则后天受资不及，或过食寒凉，或外感寒邪，均可致脾胃虚寒，黄教授认为现岭南人群体质多虚寒。脾胃虚寒证表现为胃痛隐隐，绵绵不休，喜温喜按，劳累或受凉后发作或加重，泛吐清水，精神疲倦，四肢倦怠，腹泻或伴不消化食物。舌淡胖，边有齿痕，苔白滑，脉沉弱。若遇寒痛甚，则加干姜 10g、延胡索 15g 以温中健脾、散寒止痛；若大便溏烂则去白术、砂仁，改为麸炒白术 15g、煨肉豆蔻 10g 以温中健脾、涩肠止泻；若畏寒怕冷、自汗甚则加桂枝 10g，炒白芍 10g 以调和营卫。

3. 脾胃阴虚

阴血亏虚，则胃络枯萎，失于濡养，不荣则痛，津液不能上乘。脾胃阴虚证表现为胃脘灼热疼痛，胃中嘈杂，似饥而不欲食，口干舌燥，大便干结，舌红少津或有裂纹，苔少或无，脉细或数。黄教授认为滋阴养胃都宜轻淡，以防补而蕴滞、滋而碍胃，治疗此证常配伍麦冬 15g、山药 20g、白芍 15g 以养阴生津；若大便干结则去砂仁，加枳实 15g、火麻仁 30g 以行气通腑、润肠通便；若心中躁烦抑郁者则加百合 20g 以清心除烦、安神助眠。

4. 肝脾不和

肝脾不和证常见胃脘胀满或胀痛，胁肋部胀满不适或疼痛，症状因情绪因素诱发或加重，嗳气频作。舌淡红，苔薄白，脉弦。仲景有"见肝之病，知肝传脾，当先实脾"的论述。张锡纯在其著作《医学衷中参西录》中认为肝气下行传脾，可出现胀满、疼痛、泄泻诸症，实脾为先，可达"脾气上行则肝气自然随之上行"之功。黄教授亦主张在治疗肝脾不和证时，加入适量理脾药，理脾气、疏肝气，则肝脾得调，病证得解。药用白芍15g或炒白芍10g以平肝柔肝；腹胀、胁胀甚者则加枳壳15g、木香10g以理气宽中、行气解郁；若腹痛、胁痛甚者则加郁金15g、佛手15g以行气止痛，其中郁金偏寒，佛手偏温，需加以甄别。

5. 肝胃郁热

《沈氏尊生书·胃痛》曰："胃痛，邪干胃脘病也，唯肝气相乘为尤甚，以木性暴且正克也。"现代社会工作和生活压力不断增大，加之CAG病程日久，迁延不愈，许多患者长期处于精神紧张、心情抑郁的状态，气机郁滞，久而化热，出现肝胃郁热的情况，常表现为胃脘灼痛，两胁胀闷或疼痛，心烦易怒，反酸，口干，口苦，大便干燥，舌质红，苔黄，脉弦或弦数。黄教授常加柴胡、黄芩，取小柴胡汤之意，一清一散，和解郁热；若见胸胁胀痛、经闭痛经者，则加香附15g以疏肝解郁，理气宽中，调经止痛。

6. 脾虚湿困

岭南地卑土薄，本就土气不足，阴湿常盛，加之现代大多数人喜生冷饮食，工作环境是在空调房里，长此以往形成脾虚湿困证，常见脘腹隐痛，遇劳而发，食后腹胀，食欲减退，口黏腻不渴，倦怠乏力，神疲懒言，大便溏稀，舌苔白厚腻者。对于此证，黄教授善用砂仁、白术、陈皮、茯苓四品，砂仁能芳香化湿，白术、陈皮苦温燥湿，茯苓淡渗利湿，四者搭配能宣上、畅中、渗下，使得痰湿去、气机通、脾胃和。

7. 脾虚湿阻化热

脾虚失运，胃失和降，中焦气机不利，气机升降失调，从而湿浊内生，气机不畅，久之郁而化热，湿热搏结于中焦，久而聚为湿热毒邪。这既阻亦伤胃络，致使腺体萎缩而肠化，又可出现一系列临床症状，脾虚湿阻化热证常见脘腹痞满或疼痛，身体困重，大便黏滞或溏滞，食少纳呆，口苦，口臭，精神困倦，舌淡红，苔黄腻，脉滑或数。黄教授喜用薏苡仁、白扁豆、茯苓等淡渗利湿，对于热重于湿邪者则用黄连 10～15g 以清热燥热，湿重于热者则用蒲公英 20～30g 以清热祛湿，解毒护膜。

8. 脾虚气滞湿瘀

中焦亏虚，脾胃气机升降失常，运化失职，水谷精气敷布不利，可聚而成饮成痰，湿聚为痰，血停成瘀，造成脾虚气滞，湿滞中焦，化痰成瘀，瘀血不去，新血不生，痰、瘀等病理产物出现后进一步损伤胃中腺体，导致肠上皮化生和（或）异型增生。脾虚气滞湿瘀证常见胃脘痞满或胃痛日久不愈，胃纳不佳，口淡口黏，大便溏烂，排便不畅，舌质淡暗红或有瘀点、瘀斑，苔微腻，脉弦涩。黄教授常用益气化瘀解毒方，其中三七需 3～5g，并嘱研末冲服效更加，若见口苦口黏等湿热之象者，可加白花蛇舌草 20～30g，以清热解毒药防止癌变。

三、用药经验

1. 培本固元，肃清源头

黄教授认为，脾胃虚弱是 CAG 发病的内因，亦是出现胃黏膜肠上皮化生和（或）异型增生的本源；从微观来看，脾胃虚弱，气血不能滋养胃腑，致使胃络枯萎，胃黏膜受损、萎缩，出现肠化、异型增生。因脾胃虚弱日久而逐渐生成的痰湿、瘀毒等病理产物，是胃黏膜癌前病变形成的关键。故在临证时，黄教授注重强健脾胃，谨守脾胃为后天之本，为诸气之本，脾胃伤则元气衰，元气衰则疾病生的病机纲领。特别是在治疗时，首重固护脾胃之本，脾胃健则运化行、气机升降调畅，痰湿、瘀毒无所依附，由此肃清癥积生长的"源头"。脾虚分脾气虚、脾阳虚、脾阴虚，临床健脾亦需加以甄辨。

2. 斡旋中州，调畅气机

气机升降失常是 CAG 的主要病机特点，脾胃虚弱，运化失职，气机升降失调，停滞不行，津液留聚生湿生痰，久而化瘀成癌，因此在治疗上既要补益脾胃之气，又应顺应脾胃气机升降规律，使气血调畅，黄教授健脾补气多选黄芪、党参，一般用量在 20 ~ 30g，嘱补气切勿过量，以防壅滞，还喜搭配枳壳、厚朴、木香、陈皮、砂仁、枳实等理气行气之品，使气机调和。

3. 以毒攻毒，化痰散结

毒邪侵袭是 CAG 进一步发展甚至恶化的主要因素，而毒邪有两个，一个是湿毒，另一个则是血瘀。幽门螺杆菌感染被世卫组织认为是胃癌发生的Ⅰ类致癌因子，黄教授认为，从中医学角度分析，幽门螺杆菌可看成广义的湿毒之邪，最易伤脾，加之岭南地区湿邪偏盛，湿毒困于中焦日久，迁延不愈，必阻遏气机，影响脾胃运化水谷精微的功能。若中焦脾胃之正气旺盛，则可防御外邪入侵，或可驱毒外出，反之则为毒邪所累，病久致毒腐成疡，瘀结成积，发为本病，甚或胃癌前病变。对于湿毒，黄穗平教授喜用以毒攻毒的方法，以辛温有毒之法半夏攻逐湿毒，还能起到消痞和胃之效。

4. 活血化瘀，切勿过峻

瘀血不仅是致病因素又是病理产物。脾胃气机阻滞日久致血行不畅，出现瘀血堵塞胃络，则胃黏膜上皮缺血失养，导致固有腺体减少和萎缩；或长久不治同时恶习不节，易生痰生毒，痰瘀或瘀毒互结，出现肠腺皮化生或不典型增生，甚至发生癌变。黄教授认为 CAG 患者虽为癌前病变，但并未成癌，脾虚重而瘀血轻，活血化瘀切忌攻伐过峻，故喜用健脾益气活血法，如吴鞠通《温病条辨》中记载："善治血者，不求之有形之血，而求之无形之气"。气为血之帅，气虚则无力推动血行，血行不畅，结而为瘀。黄教授强调用三棱、莪术之品破血行气、消积止痛之力强，对于气滞血瘀所致的病痛效果甚好，而补虚不足，攻伐太过易致正气虚怠，难以驱邪外出，则邪气愈发猖獗，或生变证。黄教授善纳新知，喜用三七诊治慢性萎缩性胃炎伴有胃癌前病变患者，具有防癌抗癌之功效。《中国医药大辞典》记载："三七功用补血，祛瘀损，止血衄，能通能补，功效最良，是方药中之最珍贵者。三七生吃，祛瘀生新，消肿定痛，并有止血不留瘀血、行血不伤新的优点；熟服可补益健体。"现代药理学研究结果发现，三七具有增强机体免疫系统防御功能和抗肿瘤的良好功效。

第三节　消化性溃疡诊疗经验——健脾和胃，消腐生肌

消化性溃疡致病广泛，上至耄耋老人，下至学龄期儿童，都易发本病，青壮年多见十二指肠溃疡，中老年易患胃溃疡。症状除慢性、周期性、节律性典型上腹部疼痛外，还有脘腹饱胀、胃脘灼热、反酸嗳气、食欲不振等消化不良症状，其患病率高，病程缠绵、极易复发的特点困扰着患者。西医在治疗方面主要是运用抑酸药和黏膜保护剂，合并幽门螺杆菌感染时可联合使用抗生素。这一经典的治疗方案，虽然大大提高了消化性溃疡的愈合率，但是复发率仍居高不下。

黄穗平教授在诊治消化疾病方面有较丰富的临床经验，他认为胃镜检查是中医望诊的延伸，提出健脾和胃，消腐生肌治消化性溃疡，临床多获良效。

一、中土虚弱，邪毒损胃，肉腐成疡是基本病机

中医学中无消化性溃疡一词，但根据其临床特点，当属"胃痛""嘈杂""吞酸"等范畴。

《黄帝内经》中指出胃脘痛的发生与寒邪密切相关。如《素问·举痛论》言："寒气客于肠胃之间，膜原之下，血不得散，小络急引，故痛。"再如《素问·痹论》言："痛者，寒气多也，有寒故痛也。"除此之外，虞抟在《医学正传·胃脘痛》中指出，饮食不节亦可导致胃脘痛的发生，如"致病之由，多由纵恣口

腹，喜好辛酸，恣饮热酒……复餐寒凉生冷，朝伤暮损，日积月深……故胃脘疼痛。"另外，情志不畅，肝木克伐脾土亦是胃痛发生之由，如《沈氏尊生书·胃痛》所言："胃痛，邪干胃脘病也……唯肝气相乘为尤甚，以木性暴，且正克也"。综上所述，胃痛之由不外寒凝、气滞、血瘀，而从外邪内侵的角度着眼，寒邪、疫毒则是导致胃痛发生的重要原因。

黄教授通过多年临床观察，认为中土虚弱（或素体脾胃虚弱，或因不良习惯及其他因素造成脾胃虚弱）是消化性溃疡发生的基础。在此基础上，外加饮食不节、劳倦内伤、情志失调及感受外邪、疫毒侵袭等病理因素，使得中焦痰湿蕴结，脾胃气机升降失调，气滞血阻，久而化生内热，腐伤消化道黏膜而发为消化性溃疡。

二、诊疗特色

黄穗平教授认为消化性溃疡虽病因繁多，但殊途同归，究其根本为中土虚弱，邪毒损胃，肉腐成疡，因此要抓住脾胃虚弱主要矛盾，若见肝气犯胃则应疏肝和胃，若湿浊内生则化浊和胃，若胃络瘀阻则行气化瘀，治疗总纲以健脾和胃，消腐生肌为则。

1. 脾胃虚弱

脾胃虚弱为本病的致病根本，故在治疗上应重视脾胃，胃主受纳，脾主运化功能强健，则脾胃的消化过程顺利，就会使正气充足，外邪不能侵犯。黄教授通过临床观察，发现该病多以脾胃气虚及脾胃虚寒为主，常见胃脘隐痛，喜暖喜按，空腹痛重，得食痛减，畏寒肢冷，倦怠乏力，泛吐清水，纳呆食少，便溏腹泻，舌淡胖、边有齿痕，舌苔薄白，脉沉细或迟。治疗时以健脾益胃为法，常用香砂六君子汤加减，若疲倦乏力则加黄芪20～30g 以健脾补气；若手足欠温，脾胃虚寒，冷痛不止者则加桂枝 10g、干姜 10g 以振奋阳气、祛散寒邪。

2. 胃阴不足

胃阴不足，胃络失于阴津濡养，可使络脉苦涩，胃疡形成。胃阴不足证常见胃脘隐痛或灼痛，饥不欲食，纳呆干呕，口干，大便干燥，舌质红，少苔，脉细。此证多见于年老体虚之人。胃喜润，胃阴亏虚则虚火内生治疗当养阴益胃，健脾止痛兼清虚热，常用益胃汤加减，若情志不畅者加柴胡 10g、佛手 15g；食滞者加炒麦芽 20g、鸡内金 10g；口干口苦者，加黄芩 15g、知母15g；胃痛明显者加延胡索 15g、川楝子 15g；恶心呕吐者加竹茹15g、法半夏 15g。

3. 肝胃不和

胃为受纳和腐熟水谷的器官，是水谷之海，气血之源。脾胃共居中焦，互为表里，胃纳脾运。胃降脾升互相配合共同完成了食物的消化吸收和传输的功能。然而脾胃的消化过程又和肝气疏泄分不开的。肝的疏泄正常，气机调畅则脾胃升降有序。因此本病和脾、胃、肝有关，气滞忧思恼怒，久郁不解，伤及于肝，肝失疏泄，横逆犯脾克胃，久病脾气虚弱、胃气失其和降而致为肝胃不和证，常见胃脘胀痛，窜及两胁，遇情志不畅加重，嘈杂，嗳气频繁，反酸，舌质淡红，舌苔薄白或薄黄，脉弦。以疏肝理气，和胃止痛为法，予柴胡疏肝散加减，肝火旺者，加栀子10g；阴虚者，加石斛 15g、沙参 15g；阳虚者，加干姜 10g；反酸者，加浙贝母 10g、海螵蛸 20g。

4.肝胃郁热

虽脾气虚为消化性溃疡的发病之本，但与肝、胃密切相关。"脾与胃以膜相连"，互为表里，脾失健运，可导致胃纳不健，纳运失职，则水谷精微输布失常，阻滞于内，日久化热，出现肝胃郁热证，常见胃脘灼热疼痛，口干口苦，胸胁胀满，泛酸，烦躁易怒，大便秘结，舌质红，苔黄，脉弦数。治以清胃泻热，疏肝理气，予小柴胡汤合左金丸加减。口干明显者，加北沙参 15g、麦冬 15g；恶心者，加竹茹 15g；舌苔厚腻者，加苍术 10g；便秘者加火麻仁 30g、郁李仁 15g。

5.脾胃湿热

脾主运化与升清，胃主受纳和降浊。脾升胃降，为气机升降枢纽。饮食停滞，久坐少动，情志不畅，皆可影响脾胃运化，脾失健运，则酿生湿浊，郁久化热，形成脾胃湿热证，常见胃脘灼热疼痛，身重困倦，口黏不爽，恶心呕吐，食少纳呆，舌质红，苔黄厚腻，脉滑。黄教授常用清热利湿，和胃止痛治法，予连朴饮加减。偏热者，加蒲公英 20g、黄芩 15g；偏湿者，加白扁豆 20g、苍术 10g、藿香 10g；恶心偏重者，加陈皮 10g、竹茹 10g；反酸者，加瓦楞子 20g、海螵蛸 20g。

6.胃络瘀阻

清代叶天士提出"久病入络"，胃络瘀阻证常见胃脘胀痛或刺痛，痛处不移，夜间痛甚，口干不欲饮，可见呕血或黑便，舌质紫暗或有瘀点、瘀斑，脉涩。但黄教授认为消化性溃疡患者多为因虚致瘀，胃脘功能受损，气血乏源，气机升降反常，血运流行不畅，脾胃虚弱为本，瘀血阻络为标，尤其在溃疡后期，此时病理状态为邪气减轻或毒势已去，但人体正气受损，脾胃功能尚未恢复，气血虚弱，无力化生，使得溃疡久久不能愈合。黄教授嘱治消化性溃疡当处理好活血与出血的关系，活血药行散力强，易耗血动血，正如李时珍言："少则活血，多用则破血"。在临床应用上宜谨慎考量，用量不宜过大，以防耗血动血之弊。故喜用有香砂六君子汤加减，酌加黄芪 20～30g 以补中益气，延胡索 15g 以行气化瘀，三七粉 3～5g 以补血活血，共奏益气行血之功，助体内正气迅速恢复，进而达到促进溃疡创口愈合，使患者疾病痊愈的目的。

三、用药经验

1. 现为中用，胃镜检查是中医望诊的延伸

在消化性溃疡的诊断中，现代电子胃十二指肠镜检查并取活检是首选检查，亦是中医望诊的延伸。本病可根据胃镜下黏膜的表现分为：活动期（A 期）、愈合期（H 期）、瘢痕期（S 期）。A 期，溃疡较深，呈圆形或椭圆形，黏膜充血水肿，可伴有出血。此期以邪实为主，实邪以湿热为主，治疗上多用清热祛湿之法。H 期，血肿渐消，溃疡变浅，伴有新生血管，黏膜皱襞向溃疡聚集。此期虚实交错，一般以湿毒、脾虚共存，治疗时注重祛邪兼以扶正，在祛湿解毒的基础上加四君子汤加减，扶助脾胃正气。S 期又分红色瘢痕和白色瘢痕，此时邪去正虚，虚象突出，重点顾护中焦正气。正如李东垣《脾胃论》所述："胃为十二经脉之海……脾胃既虚，十二经之邪不一而出。"故此期多用黄芪、党

参、茯苓、白术等益气健胃之品，结合具体证候加减治疗。

2. 脾气虚是发病之本，治疗应贯穿始终

黄教授认为消化性溃疡病程长，病情缠绵，从起病原因看，该病多在脾胃虚弱、脾气不足的基础上而发病，从虚实辨证看，虚多于实，因实致虚，虚证贯穿于全过程，故治疗本病要补虚以固本，即使在邪毒较明显的活动期，亦要使用健脾益气药，但用量宜小，同时配合解毒祛邪之药。黄教授尤喜以黄芪健脾益气，消腐生肌。黄芪，性温，味甘，有补中益气、固表止汗、升阳举陷、利水消肿、托毒生肌之功效。《神农本草经》谓"黄芪主久败疮，亦有奇效"，黄芪更有"疮痈圣药"之称，外科亦常用黄芪排脓生肌，托毒外出，黄芪为补气圣药，气药亦能生血，气血充盛方能疮敛肌生。现代医学大量研究表明，黄芪具有聚集血小板作用，并可通过刺激黏液的分泌，从而达到对胃黏膜的保护作用。黄教授黄芪用量一般 20 ～ 30g，主要取其托毒排脓之功，溃疡患者常伴脘腹胀闷，黄芪补气，反增胀满，因此用量不宜过大。

3. 喜用乌贝散，慎用酸涩之品

胃酸一直被认为是消化性溃疡形成的主要原因，现代医学对消化性溃疡的认识可概括为"无酸则无溃疡"，因此黄教授在临证时也会运用海螵蛸、浙贝母、煅瓦楞子等中和胃酸的药物。特别是一些溃疡面巨大、难治性溃疡，合并使用质子泵抑制剂和黏膜保护剂，可以改善溃疡愈合质量、缩短疗程、减少复发。黄芪建中汤虽为脾胃虚寒证消化性溃疡的指南推荐方药，黄教授亦用此方，却不加饴糖，认为饴糖等甜腻之品易刺激、增加胃酸的分泌，影响黏膜愈合，五味子、乌梅、山楂等酸涩之品亦有此嫌，应当回避。

第四节　幽门螺杆菌诊疗经验——从"毒"论治

幽门螺杆菌（Helicobacterpylori，Hp）属于是一种寄生于胃黏膜表面的致病菌，具有较强的传染性，而在临床上 Hp 感染与消化道疾病及胃肠外疾病存在密切关联性。目前国内外治疗方案大同小异，主要是以质子泵抑制剂（PPI）及铋剂为基础，合并两种抗生素组成的四联疗法。但在这种根除 Hp 方案中仍存在着很多问题，如易发生耐药性、根除率不稳定、副作用大等。

黄穗平教授业医 30 余年，精研不辍，总结创新，形成了一套独特理论，认为 Hp 从"毒"论治可获得满意疗效。

一、幽门螺杆菌属于"邪气"，具有"毒"性

幽门螺杆菌可归属中医"邪气"范畴，具有"毒"性。幽门螺杆菌的"毒"主要来自以下两方面。

第一，幽门螺杆菌具有"疫毒"之性。《说文》说"疫，民皆病也。"一"皆"字说明疫病具有一定的广泛性。《大戴礼记·盛德》王聘珍解诂"疫，病流行也"，又说明疫病是有传染性的。Hp 是一种革兰氏阴性菌，定植在胃黏膜表面，口-口和粪-口是 Hp 的主要传播途径，我国受共餐共食文化的影响，幽门螺杆菌感染率已超过 50%。世界卫生组织更将幽门螺杆菌列为胃癌的 I 类致癌因子，由此可见幽门螺杆菌感染也是传染病，具有"疫毒"之性。疫病分类有多种，明末清初，著名医家喻昌根

据邪毒侵犯人体上、中、下三焦的不同对疫病进行分类。喻氏以为若疫病邪毒"从鼻息而上入于阳"属上焦疫病，大头瘟、蛤蟆瘟等属此类；若邪毒"从口舌而下入于阴"属下焦疫病，绞肠瘟、软脚瘟等属此类；若"从鼻从口所入之邪，必先注中焦，以次分布上下，故中焦受邪"属中焦疫病，瓜瓤瘟、疙瘩瘟等属此类。幽门螺杆菌从口而入，内犯中焦，致脾、胃、肠等功能失调，故幽门螺杆菌感染当属中焦疫病。

第二，幽门螺杆菌具有"湿毒"之性。"湿毒"一词首见于《素问·五常政大论》，"阳明在泉，湿毒不生，其味酸，其气湿"，说明湿与毒密切相关。幽门螺杆菌属于一种湿热之邪，其生存如同香菇等真菌类一样喜欢湿热环境。这与胃的生理特点有关，胃喜湿恶燥，受纳水谷，熏蒸蕴热，有利于湿热之邪（Hp）的生长、繁殖，这就形成了 Hp 感染可导致脾胃湿热，而脾胃湿热又为 Hp 侵入致病提供了有利环境，互为因果相互影响。

二、诊疗特色

脾胃湿热证的 Hp 感染率高，与脾胃生理特性有关。胃喜湿恶燥，主受纳、腐熟，以通降为顺；脾主运化、转输，以升为健。脾胃升降相因，燥湿相济，才能维持水谷的消化吸收。若这种关系失调，就会出现病变上的相互影响，造成湿热之邪 Hp 的生长、繁殖。Hp 感染可导致脾胃湿热，而脾胃湿热又为 Hp 感染提供了有利生长繁殖环境。正如薛生白《湿热病篇》所云："太阳内伤，湿邪停聚，客邪再致，内外相引，故病湿热。"久病则脾胃虚弱，或脾胃虚寒，或寒热错杂。

1. 脾胃湿热证

Hp 感染早期者多见薄黄、薄黄腻及黄腻苔，且多伴少津，主热证、实证，临床多为脾胃湿热证，常见上腹痞满或疼痛，口干或口苦，口干不欲饮水，食欲减退，恶心或呕吐，小便黄，舌红，苔黄厚腻。当以清热化湿，理气和中，予连朴饮加减，药用厚朴 15g、黄连 10g、石菖蒲 10 ～ 15g、法半夏 10 ～ 15g、淡豆豉 10g、栀子 10g、芦根 15g。

2. 寒热错杂证

感染中期，邪正相搏，正气渐衰，出现寒热错杂证，常见上腹痞满或疼痛，遇冷加重，口干或口苦，食欲减退，恶心或呕吐，肠鸣，大便溏泄，舌淡，苔黄。当以辛开苦降，和胃消痞，予半夏泻心汤。药用法半夏 15g、黄芩 10g、黄连 10g、干姜 10g、炙甘草 10g、党参 15g。

3. 脾胃虚弱（寒）证

感染后期，湿热留恋，日久不去，必直接损伤脾胃阳气，出现脾胃虚弱（寒）证，常见上腹隐痛或痞满，喜温喜按，口吐清水，食欲减退，疲乏，手足不温，大便溏泄，舌淡边有齿痕，苔白。当以健脾益气，和胃安中，予香砂六君子汤。药用木香 10g（后下）、砂仁 5g（后下）、陈皮 10g、法半夏 15g、党参 15 ～ 20g、白术 15g、茯苓 15g、炙甘草 10g。

三、用药经验

1. 健脾扶正以祛毒

"邪之所凑，其气必虚""正气存内，邪不可干"是中医对致病学说的基本认识。众多医家中西医结合治疗幽门螺杆菌方案重视祛邪，多运用清热、化湿、解毒等药，虽疗效显著，但也存在一定局限。黄教授有自己独到的见解，临床上久病、年老体弱者多以健脾益气扶正为治法，机体正气充足则驱邪外出；湿热、郁热等邪毒驱除之后，转为益气扶正，防止再次感染幽门螺杆菌。然而补益脾胃绝非一味使用甘温之品峻补其气，而是要以健运脾胃为先，即"补脾先开胃"，谨防因补生滞。脾胃运化功能正常，气血才能生化无穷，脾胃健则气血旺。故黄教授益气健脾善用香砂六君子汤加减，此汤如同御驾亲征，鼓舞中州，抗邪于外，以固其本。方中党参补脾益气，为主药；白术苦温，茯苓甘淡，二者同用，加强益气助运之力；陈皮能散、能燥、能和，为脾胃宣通疏利之要药，配以木香，加强理气健脾和胃之功；半夏燥湿化痰，砂仁健脾化湿，两者合用助脾运化；炙甘草甘温益气，助诸药以健脾益气。现代研究已证实其中的香砂六君子汤有提高免疫力的功效，可增强胃黏膜的屏障保护功能。

2. 清热祛湿以解毒

20 世纪 90 年代即有学者对 200 种中药进行了初步筛选，发现其中 38 种有不同程度的体外抑制 Hp 作用，其中以黄芩、黄连、大黄、黄柏等具有清热化湿解毒作用的药物效果明显。黄教授喜用蒲公英治疗幽门螺杆菌感染患者，认为蒲公英苦泄寒清，归厥阴肝、阳明胃经。功擅清热解毒，消肿散结，治热毒壅盛、肿结难消之内痈外痈。《本草衍义补遗》指出蒲公英善清解热毒食毒，散化气滞结聚。研究表明蒲公英有一定抗炎、广谱抗菌和抗胃损伤作用，且能抗突变、抑制肿瘤细胞增生，预防癌变。黄教授亦常选用苍术、厚朴、藿香、佩兰、砂仁等辛温芳香之品，做到寒热并用，紧守清热应防苦寒败胃，化湿慎勿辛燥助热。由于"湿为阴邪，非温不化"，法半夏为温化寒痰的代表药，故化痰祛湿药中，法半夏最为黄教授常用，脾胃湿热证推荐的连朴饮、寒热错杂证推荐的半夏泻心汤、脾胃虚弱（寒）证推荐的香砂六君子汤均含法半夏。半夏辛散温燥，有毒而力较强，法半夏毒性减弱，兼顾脾胃，最擅祛脾胃湿痰。现代药理研究证实半夏等辛温散结之药可解除平滑肌痉挛，类激素抗炎镇痛之效，且可改善胃黏膜血液循环，加强胃黏膜内血流灌注，有助于促进黏膜腺体组织再生，缓解黏膜炎症，还可降低胃酸酸度，调和胃部 pH 值，减弱胃蛋白酶活性，减轻幽门螺杆菌对胃黏膜侵袭作用，降低抗生素药物耐药性，黄教授善纳新知，以半夏辛散温通、化痰燥湿、解毒祛邪。

第五节　上消化道出血诊疗经验——中西结合，增效促愈

上消化道出血是临床比较常见的一种并发症，主要表现为血便、黑便及呕血等症状，部分患者会同时伴有血容量减少，最常见的原因是胃及十二指肠溃疡出血，其次是肝硬化并发食管和胃底静脉曲张破裂出血，再次为胃炎、胃癌等。上消化道出血一旦出现不仅极大增加患者的痛苦，且如不能及时有效进行治疗，严重的可能直接导致患者死亡，是一种治疗比较棘手的病证。

黄穗平教授擅长治疗内科疑难、急重症，在治疗脾、胃、肝

胆疾病方面积累了丰富的临床经验，现将其治疗上消化道出血的临床经验总结如下。

一、"热""瘀""虚""郁"是基本病机

从中医角度讲，上消化道出血归属于"血症""吐血""便血"等范畴。古代及现代中医对消化道出血早有认识，其中《景岳全书·血证》对血证的内容进项了比较系统的阐述，将引起出血的病机概括为"火盛"及"气虚"两个方面。黄教授认为上消化道出血是由外感六淫、内伤七情、饮食不节、体虚血瘀、药物或外物损伤等各种原因导致热盛伤络，瘀血阻络，气不摄血及瘀血凝滞而导致络伤血溢而发为本病。其病机主要责之于"热""瘀""虚""郁"，治疗上总以"止血、消瘀、宁血、补血"为治疗大法。总结其病机特点为"火热熏灼，迫血妄行；气虚不摄，血溢脉外；血脉瘀阻，血不循经"。如《景岳全书·血证》曰："血本阴精，不宜动也，而动则为病。血主营气，不宜损也，而损则为病。盖动者多由于火，火盛则逼血妄行；损者多由于气，气伤则血无以存"。在火热之中，又有实火及虚火之分。外感风热燥火，湿热内蕴，肝郁化火等，均属实火；而阴虚火旺之火，则属虚火。气虚之中，又有仅见气虚和气损及阳之别。

二、诊疗特色

黄教授指出凡临证必识寒热、分虚实。就血证而言，首辨虚实。大体而言初发者以火迫妄行居多，气虚不摄较少；久病不愈者则以气虚、阳虚者居多。凡胃火炽盛，肝胃郁火，迫血妄行等

实证，起病较急，舌红苔黄厚，脉滑数或弦数；而气虚、阳虚、阴虚等虚证，则起病较缓，舌淡苔薄白或舌红少苔，脉细。再辨寒热。临床上突然出现呕血或排暗红色血便之上消化道出血，多责之火热；起病慢，大便干结色暗，以寒居多。气为血之帅，血为气之母，急性大出血往往出现气随血脱之危候。正如《医宗金鉴》云："失血之初，固属阳热，失血之后，热随血去，热虽消而气逐血虚，阳亦微也。"《血证论》亦云："血尽气亦尽也，危脱之证。"可见，急性大出血寒热虚实变化急骤，临证应灵活变通。黄教授认为上消化道出血常见的中医证型有以下几类：

1. 胃热炽盛证

暴饮暴食，饮酒过度，过食辛辣，胃有积热，热伤胃络，迫血外溢而吐血。胃热炽盛证，常见吐血色红或紫暗或便色暗红或柏油样便，口臭，口干，口苦，伴有脘腹胀闷，甚则作痛，大便秘结，舌质红，苔黄腻，脉滑数。当以清热泻火，宁络止血，予三黄泻心汤合十灰散加减。药用黄连15g、黄芩15g、大黄10g、栀子10g、生地黄20g、炒白芍15g、地榆15g、白及15g、仙鹤草15g、茜草15g、大蓟15g、小蓟15g。

2. 肝火犯胃证

郁怒伤肝，肝气郁结，气郁化火，肝火犯胃，损伤胃络，或素有胃热，复因肝火扰动而致吐血。肝火犯胃证，常见吐血色红或紫暗或便色暗红或柏油样便，烧心泛酸，胃脘灼热疼痛，心烦易怒，胁痛口苦，舌质红，苔黄，脉弦数。治以泻肝清胃，凉血止血，予龙胆泻肝汤加减。药用龙胆草15g、黄芩15g、栀子10g、生地黄20g、柴胡10g、泽泻15g、当归炭15g、大黄10g、侧柏叶 15g、白芍 15g、生甘草 10g。

3. 肝胃阴虚证

《景岳全书·血证》谓："血动之由，唯火性气耳。"火盛伤阴，或阴虚火动亦致出血。肝胃阴虚证，常见大便色黑如柏油状，脘胁隐痛，嘈杂吐酸，烦热颧红，盗汗，咽干口燥，舌红无苔，脉细弦数。治以养胃柔肝，滋阴凉血，予茜根散加减。药用茜草 15g、阿胶 10g（烊化）、生地黄 20g、黄芩 15g、侧柏叶 15g、旱莲草 15g、石斛 15g、麦冬 15g、白茅根 15g。

4. 脾不统血证

劳倦内伤，损伤脾气，脾虚则失统摄之权，使血无归经，而致出血。脾不统血证，常见便溏色黑，或便血暗红，胃脘隐痛，喜按，食欲不振，神疲乏力，心悸气短，自汗，面色苍白，舌质淡，苔白，脉细弱。治以益气摄血，健脾和胃，予归脾汤加减。药用黄芪 20g、党参 20g、白术 15g、当归炭 15g、龙眼肉 10g、炒白芍 15g、木香 10g、阿胶 10g（烊化）、海螵蛸 20g、白及 15g、仙鹤草 15g、炙甘草 10g。

5. 气随血脱证

《难经·本义》曰："气中有血，血中有气，气与血不可须臾相离，乃阴阳互根，自然之理也。"当出血量过大是会耗散人体阳气，血尽气也尽，出现气随血脱证，常见呕血或便血不止，呼吸微弱而不规则，或昏仆或昏迷，汗出不止，面色苍白，四肢冰凉，口开目合，手撒身软，二便失禁，舌淡白，苔白润，脉微欲绝。治以益气止血，固脱复脉，予独参汤。

三、用药经验

1. 现为中用，中西结合

黄教授强调，现代中医治疗上消化道出血，要积极运用现代内镜技术，现为中用，中西结合，方能增效促愈。上消化道出血大致可分为活动性出血期、静止期、恢复期等阶段，病因有多个方面，中西医结合治疗时应明确各自在不同情况下的优势与不足，有所针对和侧重。活动性出血期是临床工作的重点，此时止血是第一位的。中西医应发挥各自优势，分清病因，尽快达到止血的目的，治疗应考虑中西并举。西医在治疗静脉曲张出血和急性大出血方面有其优点，尤其是内镜、机械压迫、介入、外科疗法等止血手段的运用。活动性出血期同时采用中医药治疗，能取得相得益彰之效，一方面可采用参三七注射液以加强止血效果，另一方面中医药对并发症等的治疗有一定优势，如出现气随血脱时，及早运用益气固脱法治疗，对防治出血性休克，维持血压稳定有较大帮助。止血后进入静止期及恢复期，临床治疗的重点是预防再出血。在此阶段运用中医消瘀、宁血、补虚大法进行整体调节的辨证论治，可以防止再出血、促进机体康复，能充分显示中医药的独到优势。

2. 处理好止血、活血、宁血、补血的关系

消化道出血是出血性疾病，治疗要以止血为主要目标，单纯只顾着止血，又很容易使体内过量积累瘀血，活血太过，又容易加重出血。其实，血瘀与出血的关系在古代文献中早有记载，清代唐容川《血证论》是论述血证的专书，其认为："血既止后，其经脉中已动之血……凡有所瘀，莫不壅塞气道，阻滞生机……经隧之中，既有瘀血踞住，则新血不能安行无恙，终必妄走而吐溢矣，故以祛瘀为治血要法"。

黄教授强调，治消化道出血要处理好止血、活血、宁血、补血的关系。出血期止血治疗为关键；但也不能忽视静止期的治疗，此期治疗不当易再度出血。静止期多采用"宁血"大法，首推犀角地黄汤，适当加少量止血药。恢复期主要以补虚为主，可选用益气补血药，如黄芪、党参、生晒参、红参、西洋参等。

3.活用止血药

对于止血，黄教授颇有心得。常用的有清热止血法、祛瘀止血法、益气止血法、养阴止血法、温中止血法等，如热证选大黄、牡丹皮；瘀血选川芎、三七；气虚黄芪配当归炭，甚至使用独参汤；阴虚加麦冬、玉竹、石斛、侧柏叶；阳虚选炮姜炭、艾叶炭。

他也根据个人经验将活血药物依据程度不同可分为三大类。第一类为养血和血药，例如：丹参、当归炭、鸡血藤既能养血又能和血。第二类为活血化瘀类药，例如：赤芍、桃仁、红花、川芎、王不留行等。第三类为破血逐瘀类药，例如水蛭、虻虫、三棱、莪术等。黄教授在治疗血证中最常用的为第一类养血和血类药物，选用了当归炭、丹参和鸡血藤以养血和血，使补血不留瘀，瘀血去而新血生。

4.红见黑则止，重视炭类药物的使用

中医有"红见黑则止"的说法，中药炒炭是我国中药的传统炮制技术，可以改变药物固有性能，可使其产生或增强止血的功效。明代李时珍的《本草纲目》记载炭药 200 余味，广泛应用于临床上各种血证、烫伤等。现 2015《中国药典》一部收载炭药 34 味。其中 5 味炭药有独立的标准，分别为大蓟炭、血余炭、荆芥炭、荆芥穗炭、绵马贯众炭。其中 21 味炭药均在原药材炮制项下，分别为姜炭、大黄炭、小蓟炭、乌梅炭、醋艾炭、石榴皮炭、茅根炭、地榆炭、关黄柏炭、灯心炭、鸡冠花炭、侧柏炭、卷柏炭、茜草炭、莲房炭、荷叶炭、黄柏炭、棕榈炭、槐花炭、藕节炭、蒲黄炭，临床使用当根据各种炭类药的属性优点，加以甄别。

第六节　胃食管反流病诊疗经验——和胃降逆六法

胃食管反流病是指胃内容物反流入食管引起的反流相关症状和并发症的一种疾病，可分为非糜烂性反流病、反流性食管炎及 Barrett 食管 3 种类型。临床可见反酸、烧心的典型症状，常伴嗳气、恶心、上腹胀、咽部不适等症，亦可见咳嗽、睡眠障碍等食管外表现。目前该病西医治疗效果尚欠佳，主要以抑酸治疗为主，长期抑酸治疗可能导致不良反应，抑酸药停用后易导致病情反复。

黄穗平教授从事消化系统疾病临床、科研与教学工作 30 余年，在治疗胃食管反流病中积累了丰富的经验，他用药审慎，选方灵活，形成了独特的临床经验和诊疗思想，遣方用药处处体现升降之理，临床疗效显著。

一、胃失和降、浊气上逆为基本病机

胃食管反流病是现代医学病名，中医无相应的病名，根据其主要临床表现烧心、反酸、胸骨后灼痛、咽喉不适、口苦、嗳气、反胃等症状，应归属于"吐酸""呕苦""吞酸""嘈杂""食管瘅"等范畴。2009 年、2017 年中华中医药学会脾胃病学会制定的《胃食管反流病中医诊疗共识意见》以"吐酸病""食管瘅"作为胃食管反流病的中医病名，与胃食管反流病的解剖学概念、病理生理基础相近。

黄穗平教授认为病位在食管和胃，与肝、胆、脾等脏腑功能失调密切相关。胃失和降，胃气上逆为胃食管反流病基本病机，肝胆失于疏泄、脾失健运、胃失和降、胃气上逆，上犯食管，形成本病的一系列临床症状。禀赋不足、脾胃虚弱为胃食管反流病发病基础，土虚木乘或木郁土壅，致木气恣横无制，肝木乘克脾土，胆木逆克胃土，导致肝胃、肝脾或胆胃不和；气郁日久，化火生酸，肝胆邪热犯及脾胃，脾气当升不升，胃气当降不降，肝不随脾升，胆不随胃降，以致胃气夹火热上逆；肝火上炎侮肺，克伐肺金，消灼津液，肺失肃降而咳逆上气，气机不利，痰气郁阻胸膈。本病病理因素有虚实两端：属实的病理因素有痰、热、湿、郁、气；属虚者责之于脾。

二、诊疗特色

《素问·六微旨大论》指出："升降息则气立孤危……非升降，则无以生长化收藏。"胃肠协调有序有赖于中焦气机的疏利及肝气的条达，只有升降相因，才能保证食物顺利由食管入胃，下传至小肠，实而不满，水谷精微正常吸收。反之，种种原因引起中焦气机郁滞，升降失调，胃失和降，致浊酸上逆，发为本病。黄教授认为胃食管反流病的发生、发展与气机升降失司密切相关，临证非常重视升降理论的应用，多从胃失和降、浊气上逆的基本病机出发，强调脾升胃降的生理特点，重视脾肝之升发、脾之升清与胃之降浊的关系。黄教授根据临床常见的六种中医证型，创立了和胃降逆六法，即疏肝泄热以和胃降逆；清化胆热以降气和胃；健脾益气以升脾降胃；开郁化痰以健脾和胃；辛开苦降以和胃制酸；清化湿热以和胃降浊。

1. 肝胃郁热证

《黄帝内经素问》谓"诸呕吐酸，皆属于热"，又谓"少阳之胜，热客于胃，烦心心痛，目赤欲呕，呕酸善饥"。患者平素情志不舒，肝气郁结，日久化火，横犯脾胃，升降失常，胃气上逆，便出现肝胃郁热证，常见烧心，反酸；胸骨后灼痛，胃脘灼痛，脘腹胀满，嗳气反食，心烦易怒，嘈杂易饥，舌红，苔黄，脉弦。治宜疏肝泄热，和胃降逆，予柴胡疏肝散合左金丸加减。药用柴胡 10g、枳壳 15g、白芍 15g、牡丹皮 15g、栀子 10g、香附 15g、旋覆花 10g、黄连 15g、吴茱萸 3g、生甘草 10g 等。

2. 胆热犯胃证

常见口苦咽干，烧心；脘肋胀痛，胸痛背痛，反酸，嗳气或反食，心烦失眠，嘈杂易饥，舌红苔黄腻，脉弦滑。治宜清化胆热，降气和胃，予小柴胡汤合温胆汤加减。药用柴胡 10g、黄芩 15g、党参 10g、生甘草 10g、法半夏 15g、生姜 10g、大枣 10g、竹茹 15g、枳实 15g、陈皮 10g、茯苓等 15g。

3. 脾虚气逆证

脾居中焦，斡旋四周，是升降之枢纽，通过脾气主升，胃气主降来维持正常生理功能，完成纳、化、运、布新陈代谢。当饮食不节（洁）、寒温不适或过食辛辣烟酒时则损伤脾胃，而致脾胃升降失司，脾气不升，胃气不降，形成脾虚气逆证。常见泛酸或泛吐清水，神疲乏力，胃脘隐痛，胃痞胀满，食欲不振，嗳气或反食，大便溏薄，舌淡苔薄，脉细弱。治宜健脾益气，和胃降浊，予香砂六君子汤加减。药用木香 10g（后下）、砂仁 5g（后下）、党参 15g、白术 15g、茯苓 15g、法半夏 15g、陈皮 10g、海螵蛸 20g、浙贝母 10g、炙甘草 10g 等。

4. 肝郁脾虚证

脾胃虚弱运化失职，土虚木乘，肝郁疏泄不畅，致使中焦升降失常为本，便成肝郁脾虚证，常见咽喉不适如有痰梗，胸膺不适，嗳气或反食，吞咽困难，声音嘶哑，半夜呛咳，舌苔白腻，脉弱或弦滑。治宜开郁化痰，降气和胃，予柴芍六君子汤合半夏厚朴汤加减。药用柴胡 10g、白芍 15g、白术 15g、茯苓 15g、陈皮 10g、法半夏 15g、厚朴 15g、紫苏梗 10g、海螵蛸 20g、浙贝母 10g、桔梗 10g 等。

5. 寒热错杂证

若寒邪积于胃，气机壅滞，遏阻于中，热自郁生，或火郁胃中，复为客寒所遏等均致寒热错杂证。常见餐后反酸，饱胀，胃脘灼痛，胸闷不舒，不欲饮食，身倦乏力，大便溏滞，舌淡或红，脉细滑数。治宜辛开苦降，和胃制酸，予半夏泻心汤加减。

药用法半夏 15g、黄连 15g、黄芩 15g、干姜 10g、党参 15g、白术 15g、茯苓 15g、陈皮 10g、吴茱萸 3g 等。

6. 脾虚湿阻化热证

如《医部全录》谓："吐酸者，湿中生热。"又如《医学入门》说："吞酸乃湿热伏于肺胃。"若湿邪伤人，郁久化热或饮食不调，膏粱厚味，酿成湿热，内蕴脾胃，脾失健运，胃失纳降而成脾虚湿阻化热证，常见餐后反酸、饱胀，胃脘灼痛，胸闷不舒，不欲饮食，身倦乏力，大便溏滞，舌淡红，苔薄黄腻，脉细滑数。治宜清化湿热，健脾和胃，予六君子汤合黄连温胆汤加减。药用党参 15g、白术 15g、茯苓 15g、陈皮 10g、法半夏 15g、黄连 15g、竹茹 15g、枳实 15g、厚朴 15g、海螵蛸 20g、蒲公英 20g、生甘草 10g 等。

三、用药经验

黄师以为，一身脏腑精气本应升而复降，降而复升，周流一身，循环往复，而在这升降往复之中，脾升与胃降功能相反相成，且应以脾气的升发为主导，脏腑精气流转应以脾之升发推动潜降，循环往复。因此，黄师常言，辨证治疗中应分清标本，吐酸病以脾气虚弱为本，胃气浊邪上逆为标，故治疗当标本兼治，健脾理气、推动升降，佐以制酸。

1. 健脾益气以通降胃气

《玉楸药解》言："唯以养中之味，而加和中之品，调其滞气，使之回旋，枢轴运动，则升降复职，清浊得位。"黄教授治病求本，认为胃食管反流患者大多兼有脾气不足，故多用党参、茯苓、白术、黄芪等健脾、益气之品，党参补脾养胃，健运中气，白术健脾益气，合茯苓健脾燥湿、助脾运化，陈皮健脾兼可理气行滞。若有大便烂不成形，白术炒用增强燥湿之效，倦怠乏力明显者黄芪可加至30g增强补益中气之效，腹部怕冷者加干姜10g取其辛热专散里寒。

2. 清热不伤脾

黄教授喜用蒲公英清阳明火、黄芩清中焦湿热，一般用量为20～30g。蒲公英味甘，平而微寒，《本草新编》言"气甚平，既能泻火，又不损土，可以长服久服而无碍"，其对脾虚而有湿热者，用之可清热而不损中气。此外，黄教授用黄芩而不久用，以脾胃喜温，而不喜寒，故苦寒之药虽祛湿泻火，但不可一味投之久用，防其苦寒损伤中气。

3. 行气以通下胃酸

黄教授常运用行气中药，通下胃酸，使过多的胃酸下降，通过肠道排出，在临床上采用厚朴、枳实来通下胃酸。厚朴宽中降气，枳实消导通下。二者均有顺气化积作用，它们帮助胃腑恢复通降能力，使食糜和胃酸尽快排到肠部，使胃部症状得到缓解和修复。

4. 联合乌贝

黄教授还常联用海螵蛸20g、浙贝母10g以中和胃酸，也用于胃黏膜受损，胃酸刺激胃黏膜产生胃部疼痛不适。海螵蛸中和胃酸，且有止血、修复胃黏膜作用，浙贝母清热化痰，且有解郁散结，二者相合，可以中和胃酸，消痰热，舒肝郁，使胃酸适中，胃黏膜得到修复。

5. 喜用左金

抑制寒热错杂证胃酸分泌太过者，黄教授临床上常用左金丸为主方治疗。胃酸分泌太过，形成胃气过度上逆，胃气不得下降，郁而化热，使患者烧心难忍。方中黄连苦寒，擅泻胃火，吴茱萸入肝经，兼有降胃气作用，并有反佐作用，防止黄连过于苦寒伤胃。临床上黄教授常以柴胡舒肝散加减配合左金丸治疗此病。

胃食管反流病患者在临床上表现的症状是多种多样，黄教授在运用以上治疗方案时经常是四者联合运用，使胃酸适中，胃黏膜得到修复。与此同时再根据寒热虚实进行辨证调治，使胃食管反流病患者可以尽快治愈。

第七节　胃下垂诊疗经验——中气下陷，胃失固脱

胃下垂是指站立时胃的下缘达盆腔，胃小弯角切迹低于髂嵴连线的病证，是消化系统常见的慢性疾病，多发生在瘦长体形、久病体弱、长期卧床少动者，常伴有其他脏器下垂。目前，西医治疗胃下垂主要以对症治疗和手术治疗为主，常采用促动力剂等对症治疗和胃部分切除术等手术治疗，同时因手术治疗具有副作用和创伤性，很难被患者所接受。

黄穗平教授临床诊疗 30 余年，以其独特的辨证思维和随症加减的治疗原则，在治疗胃下垂方面具有较好的疗效，发挥了中医独特的临床优势，弥补了西医的不足。

一、中气下陷，胃失固脱为基本病机

胃下垂当属中医"胃下、胃薄"之范畴。早在《黄帝内经》就有胃下的论述。如《灵枢·本脏》曰："肉䐃称身者，胃下""肉䐃者，胃薄""胃下者，下管约不利"。黄穗平教授认为古人的认识是经得住现代医学考验的。现代医学认为胃下垂是因膈肌悬吊力不足所致，腹内脏器支持韧带发生松弛，且腹内压降低，导致胃张力低下。《黄帝内经》中的"胃下"是胃组织结构位置下垂的简称，属于胃腑形态异常；"胃薄"是指胃壁肌层的厚度不足，也包括胃消化分泌功能欠佳；"下管约不利"指结构上脆弱、易损伤的特点。其中"下""薄""约""不利"等字即是胃下结构与功能的病理概括。

验之临床，胃下垂多见于禀赋瘦弱，胸廓脘腹狭长之体。究其病因，本病多与禀赋薄弱、饮食不节、七情内伤、劳倦过度等因素有关。其病位在胃，与脾、肝、肾相关。本病的病机主要是脾胃虚弱，中气下陷，升降失常，以虚证为多，或虚实夹杂。在本为脾胃虚弱，中气下陷，胃体失于固脱；标实则表现为脘腹胀满，脾运失职，水谷津液输布失司，聚而为饮成痰，阻遏气机。

二、诊疗特色

补中益气汤虽有较好健脾益中、补气升陷、益气养胃功效，但临床也不少患者又可见如气滞、气逆、湿阻、食积、血瘀等标实兼证。这类标实证的成因或为中气虚陷，脾胃失调，运化失司产生的病理产物，因虚而邪生，或因体质素虚，邪气内蕴，耗气伤血，虚者更虚，两者有互为因果内在联系。然而，治疗不可专顾本虚，而忽略清理，则胃气难复，兹据不同标实证的辨治进行简述。

1. 脾虚气陷证

本病多因饮食劳倦，脾胃虚弱，清阳下陷，下陷之气不能上升，内失其养而无力，外失其形而下陷。脾虚气陷证常见脘腹重坠作胀，食后、站立或劳累后加重，不思饮食，面色萎黄，精神倦怠。舌淡，有齿痕，苔薄白，脉细或濡。治宜健脾益气，升阳举陷，予补中益气汤加减。药用黄芪30g、党参20g、陈皮10g、升麻10g、柴胡10g、白术15g、炙甘草10g等。若脘腹胀满，加木香10g（后下）、佛手15g以行气消胀；大便溏薄，加白扁豆20g、莲子15g以益气健脾；恶心呕吐，加法半夏15g以降逆止呕；有寒象者，加干姜10g、肉桂3g（焗服）以温中散寒。

2. 胃阴不足证

胃病久延不愈，或平时嗜食辛辣，或情志不遂，气郁化火而致胃阴耗伤。胃阴不足证常见脘腹痞满，隐隐作坠疼痛，饥不欲食，口干咽燥，口渴喜饮，纳呆消瘦，大便干结。舌质红或有裂纹，少津少苔，脉细或细数。治宜滋阴润燥，养阴益胃，予益胃汤加减。药用北沙参15g、麦冬15g、生地黄20g、玉竹15g等。若兼气滞，加枳壳15g以行气；气虚，加党参20g、黄芪30g以补气；兼血瘀，加三七粉3g冲服以活血；兼肠燥便秘，加郁李仁20g、火麻仁30g以润肠。

3. 脾肾阳虚证

肾为胃之关，肾阳命火，暖胃熟谷，脾土得肾火资助而升举正常，不致胃下，若影响及肾，命门火衰，不能暖土，脾失升清之功，胃失降浊之能，而发胃下，另外肾阳火衰，胃中痰饮温化不及，愈聚愈多，加重胃下。脾肾阳虚证常见脘腹坠胀冷痛，喜温喜按，得食痛减，食后腹胀，遇冷或劳累后加重，畏寒肢冷，倦怠乏力，食欲不振，大便溏薄，或完谷不化，腰膝冷痛。舌淡，边有齿痕，苔薄白，脉沉细或迟。治宜温阳散寒，补益脾肾，予补中益气汤合附子理中汤加减。药用黄芪 30g、党参 20g、陈皮 10g、升麻 10g、柴胡 10g、白术 15g、干姜 10g、炮附子 10g（先煎）、炙甘草 10g 等。兼食滞者加炒麦芽 20g、炒谷芽 20g 以健脾消食；血瘀者加三七粉 3g 以活血化瘀。

4. 脾虚饮停证

脾胃为升清降浊的枢纽，脾司升清，胃主降浊，二者升降相因，若脾胃（中气）虚弱，脾失升清，胃失降浊，水湿痰饮内生，也可影响脾胃升降之机，导致胃下垂。脾虚饮停证常见脘腹坠胀不舒，胃内振水或水在肠间辘辘有声，呕吐清水痰涎，头晕目眩，心悸气短。舌淡胖有齿痕，苔白滑，脉弦滑或弦细。治宜健脾和胃，温化痰饮，予小半夏汤合苓桂术甘汤。药用党参 15g、茯苓 15g、桂枝 10g、白术 15g、法半夏 15g、生姜 10g、炙甘草 10g 等。若气虚甚，加黄芪 30g 以益气；痰湿重加陈皮 10g、砂仁 5g（后下）以燥湿化湿。

三、用药法则

1. 补中益气宜缓

脾胃位居中焦，脾主运化、升清，内脏器官位置的相对恒定，全赖中气之升提，脾气不足，升举无力，胃腑下垂，故见脘痞、腹胀、瘦乏无力。黄教授认为中气不足、升举无力是胃下垂的根本原因，因此，治疗胃下垂最基本的治法是补中益气。但中气不足多为慢性虚损，非一日所致，治疗也非一日所及，故宜缓、宜持久，短者1月，长者年计，一般药物用黄芪20～30g、党参15～20g、柴胡10g，白术15g、升麻10g。

2. 恢复气机升降为关键

对于胃下垂的治疗，世人均以中气下陷、升举无力为辨，并以补中益气、升阳举陷为治疗大法，但临证之时，病情多变，应辨证施治，标本兼顾，才会收到良效。黄教授善用升降法调气机，升法为补气升阳和升阳举陷，常用药如黄芪、党参、白术、升麻等；降法乃降气，常选用枳壳、枳实、青皮、陈皮、佛手等理气之品。黄教授谓，升降之法虽不同，但二者结合，相辅相成，如胃降而脾得以升，阳升而胃气、胃体得充，胃用有源，胃腑得以营运通降功能，一可纠正胃下的病理因素，二可调节消化道动态平衡，流通三焦气化，影响新陈代谢和水液的转输，使胃下垂得愈。验之临床，黄教授谓，一般胃下垂患者，辨证治之即愈，久病胃下之人，其多气虚、气滞而易兼瘀血，治疗颇为棘手，此时当从"升降"二字上推敲，如胃下中虚气滞者选用党参15～20g、黄芪20～30g升以补气，配用枳壳15g、木香10g以理气降气，通补以调升降；中虚气陷兼气滞者以柴胡10g、升麻5～10g升举脾阳，配枳实15g或沉香3～5g以降胃气，脾胃同治以调升降；肝胃不和者，常用柴胡10g、香附10～15g降肝气之逆，配枳壳15g、佛手15g行胃气之滞，疏肝和胃以调升降。

总之升降两法适当并用，升中寓降，降中有升，两者相伍，增加疗效。

3. 强调服药方法

胃下垂不单独为病，常与溃疡或胃炎相兼为病，而有嗳气、痞胀、嘈杂、隐痛等相应的症状，欲取良效，务必强调服药方法。

（1）宜浓煎：胃下垂患者多兼有腹部饱胀之感，药物过多、会影响饮食消化，不仅不能达到预期的效果，反增脾胃负担，不同程度地影响脾胃功能，使原有胃下垂者病情加重。药物浓煎，不但能使药物有效成分析出，而且浓煎后使药物气味醇和，有利于气机恢复，故黄教授治疗胃下，强调浓煎之法。

（2）温度：黄教授认为，胃腐熟水谷，要求饮食及药液均要热，故一般汤剂药液温度以 60℃ 左右为宜。必须温服，但不宜过烫，以免灼伤食管和胃的膜络；亦不宜过凉，以免寒凝气滞。正如《灵枢·师传》所云："食饮者，热无灼灼，寒无沧沧。"此实乃至理名言。饮食和药液温度同样重要，故胃下垂者应掌握好温度。

（3）时间：黄教授谓服药时间最有讲究，一般胃病可在上、下午两餐饮食之间服药，如上午 9 时，下午 3 时左右。如因故不能按上述时间服药者，也必须在进餐前或者进餐后相隔 1 个小时服药。脾胃气虚者以餐前为宜，肝胃气滞者以餐后为宜，胃阴不足者餐前或者餐后各 1 个小时均可。总之，胃下垂者勿在服药后即进食或食后服药，以免药与食物相杂，影响药物效应。另外，服药后宜安坐约半个小时左右为宜，不可药后疾行、劳作、持重、弯腰等。

第八节　慢性便秘诊疗经验——以恢复肠腑通降为要

便秘是指排便次数减少（每周排便＜3次），粪质干硬难排，或粪质不干但排便困难。临床上常常表现为排便较费力、排出困难或者排不尽、排便时间较长可能还需手法辅助排便等。慢性便秘的病程至少为6个月。便秘属临床常见且多发病种，有关流行病学调查研究显示，在我国老年人和儿童的患病率明显高于一般人群，并且有数据显示农村人口的患病率略高于城市人口。研究发现近年来便秘发病率逐渐上升，这与现代生活饮食结构的改变、社会及生活的精神心理压力等因素有密切关系。本病治疗多采用膳食结构调整、正确排便习惯的建立、调整心理状态、服用泻药等综合方法，但目前由于长期使用接触类泻剂易产生药物的依赖性反使便秘更加顽固，故不宜长期使用。对长期药物治疗无效患者可采用手术治疗，但这仅是消极措施，中医药治疗便秘取得了较好的效果，体现出明显的优势。

黄穗平教授长期从事脾胃病的临床、教学及科研工作。其中医基础深厚扎实，精于辨证，熟识药性，配伍精当，学术上注重脾胃中气的升降调节，临床擅长治疗脾胃疾病，疗效颇著。现将其治疗慢性便秘之用药经验总结如下，与同道共享。

一、大肠传导失司为基本病机

在古代《黄帝内经》和《伤寒杂病论》中便秘分别被描述

为"后不利""大便难"和"不更衣""阴结""阳结"等。"便秘"这一名词第一次被提出是在清代沈金鳌所著的《杂病源流犀烛》中。

便秘可由很多种原因引起,大可归为由年老体虚、感受外邪、饮食不节、情志失调所致等。黄穗平教授认为病机主要可归纳为热结、气滞、痰凝、气血阴阳亏虚四类。便秘的病位在大肠,与肺、肝、脾、胃、肾等脏腑密切相关,当多个脏腑功能失调时都可能会导致大肠传导功能失常。

青少年或急性病多属热秘、气秘证型,老年人和慢性病患者多属虚秘、冷秘证型。随着病情变化,寒、热、虚、实之间常相互兼夹或转化,如肠道积热,久延不愈,津液渐耗,肠失濡润,病情可由实转虚;气血不足,运化失健,饮食停滞,胃肠积热,则可由虚转实。屡用苦寒泻下,耗伤阳气,阳虚不能温通,可由热转寒;寒凝日久,郁而化热伤阴,则可由寒转热;病情日久,又可见寒热虚实夹杂之象。

二、诊疗特色

黄教授对中医经典理论的研究有着非常深厚的造诣,他基于中医经典理论结合自身多年临床经验认为可将多见的便秘的病因病机归结为胃肠积热之热秘,阳虚寒凝之冷秘,气滞痰阻之气秘,气血津液不足之虚秘,以恢复肠腑通降为要,对应于清热润下、温通导下、行气导滞、益气养血等治法治则以通便。

1. 热积秘

过食辛辣肥厚之物,饮酒过多,易在体内生湿生热,从而导致胃肠积热,大便燥结,成热结之便秘。热积秘者,大便干结,腹胀或腹痛,口干,口臭,面赤,小便短赤,舌红苔黄,脉滑。治宜清热润下,予麻子仁丸加减,药用火麻仁30g、白芍15g、苦杏仁10g、大黄10g(后下)、厚朴15g、枳实15g。若大便干结难下者,加芒硝10g、番泻叶15g;热积伤阴者,加生地黄20g、玄参20g、麦冬15g。

2. 寒积秘

恣食生冷,可致阴寒凝滞,腑气不通。寒积秘者,大便艰涩,腹中拘急冷痛,得温痛减,口淡不渴,四肢不温,舌质淡暗、苔白腻,脉弦紧。治宜温通导下,予温脾汤加减,药用大黄10g(后下)、党参15g、炮附子10g(先煎)、干姜10g、炙甘草10g、当归10g、芒硝10g。若腹痛如刺,舌质紫暗者,加桃仁15g、红花10g;腹部胀满者,加厚朴15g、枳实15g。

3. 气滞秘

肝为一身气机之总枢,上与肺升降相因,调节一身之气血,中与脾胃相邻,以助脾升胃降,下与肾脏精血相生,佐肾之气化。肝气之畅达在大肠传导糟粕过程中至关重要。气滞秘者,排便不爽,腹胀,肠鸣,胸胁满闷,呃逆或矢气频,舌暗红、苔薄,脉弦。治宜行气导滞,予六磨汤加减,药用槟榔15g、沉香10g(后下)、木香10g(后下)、乌药15g、枳壳15g、大黄10g(后下)。若忧郁寡言者,加郁金、合欢皮;急躁易怒者,加当归、芦荟。

4. 气虚秘

《难经·八难》曰:"气者,人之根本也。"人体各脏腑生理活动,需依靠气的激发与推动,若气虚则推动作用减退,大肠传导无力，可造成便秘。气虚秘者，排便无力，腹中隐隐作痛，喜揉喜按，乏力懒言，食欲不振，舌淡红、体胖大，或边有齿痕，苔薄白，脉弱。治宜益气运脾，予黄芪汤加减，药用黄芪30g、麻子仁30g、陈皮10g、枳实15g。若乏力汗出者，加党参15g、白术20g；气虚下陷脱肛者，加升麻10g、柴胡10g；纳呆食积者，可加炒谷芽20g、炒麦芽20g。

5. 血虚秘

《难经·二十二难》说"血主濡之"，是指血对全身组织器官的营养和滋润作用，肠道失去血的濡养，亦可造成肠道运行不畅与枯燥。血虚秘者，大便干结，排便困难，面色少华，头晕，心悸，口唇色淡，舌质淡、苔薄白，脉细弱。治宜养血润肠，予润肠丸加减，药用当归15g、生地黄20g、火麻仁30g、桃仁15g、枳壳15g。若头晕者，加熟地黄20g、天麻15g；气血两虚者，加黄芪20g、白术20g。

6. 阴虚秘

肾阴是脾胃阴液之根本，对脾胃有濡养、滋润之作用，脾阴若因肾阴不足，则无水行舟。阴虚秘者，大便干结如羊屎，口干欲饮，手足心热，形体消瘦，心烦少眠，舌质红、有裂纹、苔少，脉细。治宜滋阴润燥，予增液汤加减，药用玄参20g、麦冬15g、生地黄20g。若大便干结者，加火麻仁30g、瓜蒌仁15g；口干者，加玉竹15g、石斛15g；烦热少眠者，加女贞子15g、墨旱莲15g、柏子仁20g。

7. 阳虚秘

肾阳是人体阳气之根本，对脾胃有温煦、生化作用，脾阳若因肾阳不足，则无力运行。阳虚秘者，大便干或不干，排出困难，畏寒肢冷，面色㿠白，腰膝酸冷，小便清长，舌质淡胖、苔白，脉沉细。治宜温阳泻浊，予济川煎加减，药用当归15g、牛膝15g、肉苁蓉15g、泽泻15g、升麻10g、枳壳15g。若腹中冷痛者，加肉桂3g（焗服）、小茴香5g、木香10g（后下）；腰膝酸冷者，加锁阳15g、核桃仁15g。

三、用药法则

1. 泻法中病即止，忌惮过用峻下

黄教授临证对于糟粕内结严重或者顽固便秘患者经过治疗后仍然迁延不愈的，亦用承气类汤方或大黄、虎杖、番泻叶之品泻下导滞，及时攻下有形之实邪，从而使得邪去正安。但峻下药物虽图一时之效，却并非治其根本。同时现代药理研究结果显示，番泻叶及其果实的主要活性成分番泻苷，可被大肠杆菌和其他肠道细菌分解成大黄酸蒽酮，后者结构与蒽醌相似，是一种众所周知的肝毒性药物。大黄是一种天然药物，也包含大黄酸蒽酮。因此，黄教授运用峻下消导之药时常中病即止，以固护根本为主，以通导泻下为辅，从而不至于徒用峻下之品致中气下陷、耗气伤阴。他时常告诫行医应临证施治，切忌一味峻下而滥用番泻叶、大黄、芒硝、决明子等药物。他认为现代人喜处空调房中避暑乘凉，进食冰镇寒凉之品易伤阳气败脾胃；临证时患者病机多以脾气虚证为主，而苦寒用药愈加挫伤脾胃、重伤气阴。临床施治是一个动态变化的过程，为更好地去认识、预知病情的动态变化，需要用动态变化的思维去辨证论治，而对于峻药、毒药用之更应

慎之又慎，揆时度势，中病即止。

2. 重视气机升降，清升方能浊降

黄教授认为便秘病机不离脾胃虚弱，气机郁滞，运化失司，升降失常，治疗以通为要，以降为顺，以调理脾胃气机升降为法，关键在于升脾降胃，健脾理气。如《临证指南医案》中强调："脾胃之病，虚实寒热，宜燥宜润，固当详辨，其升降二字，尤为紧要。"降则胃腑通畅，生化有源，出入有序；不降则传化无由，壅滞成病，故脾胃病用药当顺脾胃升降之性，以通为主。六腑以通为用，大肠主传化糟粕，因此便秘的治疗重点在于通降，然而若仅用通降之品易致人体中气下陷，从而加重气虚，运化更加乏力，日久则糟粕内停之症加重，故便秘患者治疗当于通降之中佐以益气升提之品。黄穗平教授认为，不同证型的便秘均不同程度地存在气机不通，因此调理气机常贯穿于便秘治疗之终始，如麻子仁丸中用枳实、厚朴，黄芪汤中用陈皮，润肠丸、济川煎中用枳壳等。

3. 以补达通，下而不伤

以补达通是指通过药物的补益，使人体气血阴阳或脏腑之间的失调状态得到纠正，复归于平衡，以祛除病邪的一种治疗方法，主要适用于因虚致塞的病证。黄教授认为，功能性便秘以津亏肠燥为本，因其病程较长，多由于脏腑久虚导致。肺虚则失于宣降、脾胃虚则失于健运、肝胆虚失则于疏泄、肾虚则失于开合。黄教授常将补益类方药与润肠通便方合用，寓通于补，寄降于升，使祛邪而不伤正。特别是脾胃虚弱者，津液无法上承下达或久病缠绵日久出现气阴两虚则注重气阴双补，临床喜补中益气汤与增液汤二方合用，以益气养血，滋阴润燥。此法与吴鞠通治疗便秘"寓泻于补，以补药之体，作泻药之用，既可攻实，又可防虚"有异曲同工之妙。

黄穗平喜用黄芪、白术、党参、甘草等健脾益气以复脾运，脾胃运化，气血津液功能恢复，通过培土生金、升清降浊，糟粕下输大肠，大肠主传化糟粕的生理机制得以复常；用玄参、生地、麦冬等养阴生津以润肠腑，肠腑润泽燥屎软化而不内结于肠道，水增则舟行，糟粕遂下行而闭结自通。同时，临床亦见常用当归、熟地黄等养阴血以润肠通便，用火麻仁、郁李仁体润祛燥之品，加之其性主降，润而降则燥屎顺势而下。诸药重在用补、滋、润三法并行，非泻非导，契合病机，治疗疾病的根本，从而避免了峻下、导泻等治标之法而致伤津之虞。

第九节 慢性腹泻诊疗经验——治泻关键在于治脾

腹泻是指排便次数增多（＞3次/天），或粪便量增加（＞200g/d），或粪质稀薄（含水量＞85%），常表现为排便急迫感、肛门不适、失禁等症状的一种消化系统疾病。腹泻持续超过4周则为慢性腹泻。现代医学认为，慢性腹泻多系胃肠道功能紊乱所致，亦可因感染、溃疡、肿瘤及炎症而发病，多见于慢性肠炎、胃肠功能紊乱、腹泻型肠易激综合征、炎症性肠病、肠结核及肠道恶性肿瘤等肠道疾病。西医治疗慢性腹泻主要使用抗生素控制感染、运用止泻药物对症治疗，以及纠正水、电解质紊乱和酸碱平衡失调等，短期内可以取得较好效果，但存在影响胃肠道生理功能的治疗局限。中医对慢性腹泻认识较早，治疗该病颇具特色，虽无"慢性腹泻"病名，但根据临床症状多将其归于"泄泻"范畴。

黄穗平教授在诊治慢性腹泻方面积累了丰富的临床经验，现整理如下，以飨同道。

一、脾虚湿盛为泄泻的主要病机

古有将大便溏薄而势缓者称为泄，大便清稀如水而势急者称为泻，《黄帝内经》时期以"泄"称之，汉唐时期把"下利"包括其中，唐宋以后才统称"泄泻"。最早在《黄帝内经》中有了与之相类似病证的记载，如《素问·气交变大论》中有"鹜溏""飧泄""注下"等病名。《难经·五十七难》从脏腑角度提出"五泄"之说。《伤寒论》将痢疾和泄泻统称为"下利"。宋代《太平惠民和剂局方》将泄泻与痢疾分为"泻疾证候"和"痢疾证候"，但直到陈无择的《三因极一病证方论》才开始将"泄泻"立专篇论治。

黄穗平教授认为肠为泄泻的病位之所在，脾为其主病之脏，与肝、肾密切相关。感受外邪、饮食所伤、情志失调、病后体虚、禀赋不足等是泄泻的主要病因。脾虚湿盛为泄泻的主要病机，脾胃运化功能失调，肠道分清泌浊、传导功能失司。脾喜燥恶湿，为后天之本，主运化食物及水液，脾主升清，不宜下陷。外感寒湿、长期饮食不节、劳倦内伤等皆可引起脾胃受损，湿困脾土，脾失健运，脾胃运化失常，而致泄泻。小肠主受盛化物、分清泌浊，大肠主传化糟粕，小肠受盛及大肠传导功能失常，小肠无以分清泌浊，大肠无法传化，水谷停滞，合污而下，即可发生泄泻。

二、诊疗特色

泄泻病常以脾虚湿盛作为基本病理变化，导致肠道功能失司而成。脾虚失健则运化失常，湿邪内生，脾为湿困，中气下陷，故当健脾化湿。久泻多虚乃常理，然久泻之因复杂，在病程中又常常发生寒热错杂，虚实夹杂之象，故黄教授叮嘱医者当擅于在复杂多变的症状中把握病证关键，辨明标本虚实，如此方能在治疗上掌握先后缓急，攻补时机。特别对于一些寒热错杂、虚实互见之证候，需灵活处方，平调寒热，补虚泻实，随证而治，兹据不同标实证的辨治进行简述。

1. 寒湿困脾证

湿为阴邪，脾喜燥而恶湿，外来湿邪，易困脾阳。寒湿困脾者，大便清稀或如水样，腹痛肠鸣，食欲不振，脘腹闷胀，舌苔薄白或白腻，脉濡缓。治宜芳香化湿，解表散寒，予藿香正气散加减，药用藿香 10g、苍术 10g、茯苓 15g、法半夏 15g、陈皮 10g、厚朴 15g、大腹皮 15g、紫苏 10g、白芷 10g、桔梗 10g、木香 10g（后下）。若恶寒重者，加荆芥 15g、防风 10g；发热、头痛者，加金银花 15g、连翘 15g、薄荷 10g（后下）。

2. 肠道湿热证

若湿邪壅滞肠道，久郁而化热，亦可表现为湿热内蕴证候。肠道湿热者，腹痛即泻，泻下急迫，粪色黄褐臭秽，肛门灼热，腹痛，烦热口渴，小便短黄，舌苔黄腻，脉濡数或滑数。治宜清热燥湿，分利止泻，予葛根芩连汤加减，药用葛根 20g、黄芩 15g、黄连 15g、生甘草 10g。若肛门灼热重者，加车前草 15g、薏苡仁 20g；若便下出血者，加地榆 15g、槐花 15g。

3. 食滞胃肠证

过食生冷，进食不洁食物，导致损伤脾胃，化生食滞之邪，致脾失运化，胃失受纳，升降失司，清浊不分，而发生泄泻。正如《景岳全书·泄泻》："若饮食失节，起居不时，以致脾胃受伤，则水反为湿，谷反为滞，精华之气不能输化，乃致合污下降而泻痢作矣。"食滞胃肠者，泻下大便臭如败卵，或伴不消化食物，腹胀疼痛，泻后痛减，脘腹痞满，嗳腐吞酸，纳呆，舌苔厚腻，脉滑。治宜消食导滞，和中止泻，予保和丸加减，药用神曲 15g、山楂 15g、莱菔子 15g、法半夏 15g、陈皮 10g、茯苓 15g、连翘 15g。若脘腹胀满重者，加大黄 10g、枳实 15g；兼呕吐者，加砂仁 5g（后下）、法半夏 15g。

4. 脾气亏虚证

久泻之人，脾胃气虚是根本，脾虚不运，易生湿浊，湿邪为患，最易困脾，二者相互影响，致水谷湿浊混杂而下，形成腹泻。脾气亏虚者，大便时溏时泻，稍进油腻则便次增多，食后腹胀，纳呆，神疲乏力，舌质淡，苔薄白，脉细弱。治宜健脾益气，化湿止泻，予参苓白术散加减，药用党参 15g、炒白术 15g、茯苓 15g、炙甘草 10g、砂仁 5g（后下）、陈皮 10g、桔梗 10g、白扁豆 20g、山药 20g、莲子 15g、薏苡仁 20g。若久泻者，加五味子 5g、石榴皮 15g；肛门下坠者，加黄芪 20g、柴胡 10g、升麻 10g；畏寒重者，加干姜 10g、肉桂 3g（焗服）。

5. 肾阳亏虚证

脾胃为后天之本，脾虚日久，气伤及阳，必致脾肾阳气俱虚，肾中阳气不足，则命门或衰，阴气极盛之时，则令人洞泄不止。肾阳亏虚者，晨起泄泻，大便清稀，或完谷不化，脐腹冷痛，喜暖喜按，形寒肢冷，腰膝酸软，舌淡胖，苔白，脉沉细。治宜温肾健脾，固涩止泻，予四神丸加减，药用补骨脂 15g、吴茱萸 3g、肉豆蔻 10g、五味子 5g。若中气下陷、久泻不止者，加黄芪 20g、党参 15g、炒白术 15g；小腹冷痛者，加干姜 10g、炮附子 10g（先煎）、肉桂 3g（焗服）；面色黧黑、舌质瘀斑者，加三七片 5g。

6. 肝气乘脾证

怒为肝之志，怒则肝失疏泄，气机不调，横逆犯脾；脾胃为枢纽，主司气机升降调和，若脾胃之气受肝气所扰，则气机升降失调，可见泄泻。肝气乘脾者，泄泻伴肠鸣，腹痛、泻后痛缓，每因情志不畅而发，胸胁胀闷，食欲不振，神疲乏力，舌淡红，苔薄白，脉弦。治宜抑肝扶脾，予痛泻要方加减，药用炒白芍 15g、白术 15g、陈皮 10g、防风 10g。若情志抑郁者，加柴胡 10g、佛手 15g、郁金 15g；性情急躁者，加柴胡 10g、黄芩 15g；伴失眠者，加合欢皮 20g。

三、用药法则

1. 治泻关键在于治脾

黄教授认为湿邪是泄泻的主要病理因素，《素问·阴阳应象大论》云"湿胜则濡泻"，《医宗必读》谓"无湿不成泻"，湿邪与脾虚互为因果,《罗氏会约医镜·泄泻》谓"泻由脾虚,湿由脾虚"。久泻之人,无论泄泻缘起何因,在经历反复或持续过程后,总以脾虚为本,湿邪为标。故治疗慢性腹泻的关键在于治脾,而治脾包括健脾、运脾两面,健脾则强脾胃之本以治湿,多选用四君子汤、香砂六君子汤、参苓白术散加减;运脾则以燥湿、化湿为主,酌加健脾益气之品,使湿无以困,脾胃自强,多选用芳香化湿或辛温燥湿之品,如苍术、厚朴、藿香、白蔻仁等。然何时健脾运脾,临床则需根据证候权衡而行,若脾虚为主,则健脾为先,若湿盛为主,则运脾为先。

2. 活用参苓白术散

对于久泻脾气亏虚证,黄教授治疗以参苓白术散(人参、白术、茯苓、甘草、扁豆、薏苡仁、山药、莲子)为基础方加减。人参价格昂贵,为减轻患者负担,多替换成价格较低的党参。党参、白术、茯苓、甘草平补脾气,若见气虚乏力较甚者,加黄芪以增强补中益气之功;扁豆、薏苡仁、山药、莲子既可和胃理气健脾,又能渗湿止泻,标本兼顾;砂仁芳香醒脾,促进中焦运化,畅通气机。若纳差食少者,加炒谷芽、炒麦芽等以消食和胃;若见脘腹胀满甚者,常加用枳壳、枳实等品以行气滞;若见舌苔白腻者,常酌加佩兰、白豆蔻、荷梗等芳香化湿之品以醒脾,苍术等品以健脾;若见肝气不畅者,常用药物有柴胡、苏梗、香附、枳壳、佛手;若见疼痛者,常加延胡索、郁金;若见失眠者,选加合欢皮;若见肾阳虚衰者,选加补骨脂、煨肉豆蔻。

3. 温脾止泻尤善用姜

脾气亏虚以参苓白术散加减,反复不愈者发展为脾阳虚,治用温补脾阳，以理中汤为主。党参、白术健脾燥湿，干姜温胃散寒，治疗肠澼下利。久泻久痢发展为寒热错杂、上热下寒时，以半夏泻心汤加减治疗。方中黄连、干姜辛开苦降，开痞散结，以恢复中焦气机升降。黄教授力学笃行，认为干姜既能入气分，又能入血分，既能温中祛寒，又能畅达气机，以恢复胃肠功能，切合著名中医学家董建华院士"治胃必调气血"的理论，所以干姜是苦辛通降的重要药物。炮姜归脾、胃、肠经，能温中补虚，炮制后则守而不走，留于脾中，故治疗脾胃虚寒效佳，炮姜较干姜补脾胃之功更胜。姜炭主入血分，主病位在肠，能安肠，调补肠之虚弱。姜炭治疗肠虚，无力运津，水谷杂下，肠鸣泄泻腹痛，舌淡或暗，苔白，脉弱，证属肠道虚寒者。阳道实，过补易滞，姜炭辛性尽失，守而不走，热性较炮姜减弱，补肠最宜，在临证中酌情选用。

第十节　溃疡性结肠炎诊疗经验——从虚毒瘀论治

溃疡性结肠炎是一种原因不明的非特异性炎症，病变位于结肠与直肠，多呈连续性弥漫性分布，其发病机制尚未完全阐明，可能和基因表达有一定相关性，还有研究认为其是一种自身免疫性疾病。溃疡性结肠炎属于慢性疾病，各年龄段均可发病，但以 30 岁以下为主，其病程长且易反复，表现为腹痛、腹泻、黏液脓血便等，并可伴有体重减轻、呕吐等症状。本病反复发作，迁延难愈，严重影响正常生活。随着人们生活节奏的加快及饮食习惯的改变，溃疡性结肠炎的发病率呈逐年增高趋势。目前西医对溃疡性结肠炎的治疗以药物和手术治疗为主，药物治疗疗效肯定，但毒副作用多，且需长期维持用药，治疗费用昂贵，多数患者难以耐受。而中医药疗法具备个体化症状改善及全方位功能调理的优势，且有给药途径多样、治疗费用低廉、毒副作用小、复发率低及疗效稳定确切等优点。

黄穗平教授学贯中西，从事胃肠肝胆疾病的临床及科教工作30余年，学验俱丰，对消化疾病，尤其消化系统疑难病的诊治经验丰富，临床治疗效果显著，治疗溃疡性结肠炎立足岭南脾胃病特色，紧扣"脾虚""湿热"两个核心病机，寒温并用，气血共治。

一、虚毒瘀贯穿疾病始终

中医古籍中无溃疡性结肠炎之病名，鉴于该病患者多有腹泻、腹痛、黏液脓血便等临床表现，黄教授根据其多年临证经验同时结合临床表现将本病归为中医学"泄泻""痢疾""肠澼"等范畴。《景岳全书·痢疾》载："凡里急后重者，病在广肠最下之处，而其病本则不在广肠而在脾胃。"《景岳全书》载："泄泻之本，无不由于脾胃。"《素问·气厥论》载："肾移热于脾，传为虚，肠澼，死不可治。"这些皆说明肠腑诸症为标实，脾胃虚弱为根本。《医林改错》载："腹肚作泻，久不愈者，必瘀血为本"，说明病久有瘀，伤及肠道脉络。

黄教授认为，溃疡性结肠炎的病因病机复杂，多因外感时邪、内伤情志、劳倦过度，或先天禀赋不足及后天饮食不节等致脾胃亏虚，水谷运化失权，精微不布，湿浊内停，郁久化热，湿热互结，阻遏气机，气血壅滞不通，肠腑血络败坏，大肠传导失职，精微和腐血混杂而下，诱发本病，病久致多脏及气血阴阳俱损。罗云坚教授提出了"伏毒致病"学说，黄穗平教授师古而不泥古，提出"虚毒瘀"学说，认为脾气亏虚是致病之本、久病及肾，湿热邪毒为致病之标，瘀毒阻络贯穿疾病始终，内疡形成为局部病理改变。

二、诊疗特色

因此，本病为本虚标实之候，急性期以标实为主，缓解期以本虚为主。本病病位在大肠，但病机根本在脾，且与肾、肝、肺三脏密切相关。饮食不节，损伤脾胃，运化失健，湿浊内生，形成脾虚湿蕴证；情志失调，肝失疏泄，肝气横逆，克伐脾土，易成肝脾失调之证；先天不足，素体肾虚，或久病及肾，可见脾肾两虚之候；肺气失调，失于宣降，大肠不固，下利反复发作，古代医家归为痰泄证。

1. 大肠湿热证

刘完素的《素问玄机原病式》指出："诸泻痢皆属于湿，湿热甚于肠胃之内，而肠胃怫郁，以致气液不得宣通而成。"湿热留滞于大肠，熏蒸肠道，与气血相搏结，使肠道传导失司，脂络受伤，气凝血滞，血败肉腐化脓。大肠湿热者，常见腹泻，便下黏液脓血，腹痛，里急后重，肛门灼热，腹胀，小便短赤，口干，口苦。舌质红，苔黄腻，脉滑。治宜清热化湿，调气和血，予芍药汤加减，药用黄连15g、黄芩15g、木香10g（后下）、当归炭10g、白芍15g、肉桂3g（焗服）、生甘草10g等。若大便脓血较多，加槐花 15g、地榆 15g、白及 15g；大便白冻黏液较多，加苍术 10g、薏苡仁 20g；腹痛较甚，加延胡索 15g、郁金 15g。

2. 热毒炽盛证

湿停久则浊聚，浊郁而热化，热极则成毒，浊毒相互胶结，下结于肠腑，阻碍气血运行，血运停滞，脂络失运失养，血肉腐败，酿化为脓。热毒炽盛者，常见便下脓血或血便，量多次频，腹痛明显，发热，里急后重，腹胀，口渴，烦躁不安。舌质红，苔黄燥，脉滑数。治宜清热祛湿，凉血解毒，予白头翁汤加减，药用白头翁 15g、黄连 15g、黄柏 15g、秦皮 15g 等。若便下鲜血、舌质红绛者，加紫草 15g、茜草 15g、地榆 15g、槐花 15g、生地 20g、牡丹皮 15g；伴发热者，加金银花 15g、葛根 20g、黄芩 15g。

3. 脾虚湿蕴证

《素问·六元正纪大论》"湿胜则濡泄"，可见脾虚不运，不能正常受纳、输布水谷精微，清阳不升，气陷于下；水谷清浊不分，混杂而下；湿浊不化，下注大肠，则发为泄泻痢疾。脾虚湿蕴者，常见便下黏液脓血，白多赤少，或为白冻，或便溏泄泻，夹有不消化食物，脘腹胀满，腹部隐痛，肢体困倦，食少纳差，神疲懒言。舌质淡红，边有齿痕，苔薄白腻，脉细弱或细滑。治宜益气健脾，化湿和中，予参苓白术散加减，药用党参 15g、白术 15g、茯苓 15g、炙甘草 10g、桔梗 10g、莲子 15g、白扁豆 20g、砂仁 5g（后下）、山药 20g、薏苡仁 20g 等。若大便白冻黏液较多者，加苍术 10g；便中夹有脓血者，加黄连、败酱草、地榆；久泻气陷者，加黄芪、升麻。

4. 寒热错杂证

本病易反复发作，病情缠绵难愈，甚至终生羁患，在临床表现方面以寒热虚实错杂者多见，而证候表现单纯、典型者较少。尽管症状错综复杂，黄教授认为还是有规律可循的。寒热错杂者，常见下痢稀薄，夹有黏冻，反复发作，肛门灼热，腹痛绵绵，畏寒怕冷，口渴不欲饮，饥不欲食。舌质红或淡红，苔薄黄，脉弦或细弦。治宜温中补虚，清热化湿，予乌梅丸加减，药用乌梅 10g、黄连 15g、黄柏 15g、桂枝 10g、干姜 10g、党参 15g、当归 10g、炮附子 10g（先煎）等。若大便伴脓血者，加秦皮 15g、地榆 15g、仙鹤草 15g；腹痛甚者，加白芍 15g、延胡索 15g。

5. 肝郁脾虚证

本病是一种典型的心身疾病，多受社会、心理等因素的影响，对于心理适应能力差的患者，常因心理不适而诱发或加重。肝郁脾虚者，常见情绪抑郁或焦虑不安，常因情志因素诱发大便次数增多，大便稀烂或黏液便，腹痛即泻，泻后痛减，排便不爽，腹胀，肠鸣，饮食减少。舌质淡红，苔薄白，脉弦或弦细。治宜疏肝理气，健脾化湿，予痛泻要方合四逆散，药用陈皮 10g、白术 15g、白芍 15g、防风 10g、柴胡 10g、枳实 15g、炙甘草 10g 等。若腹痛较甚者，加郁金 15g、佛手 15g；排便不畅、里急后重者，加木香 10g（后下）、槟榔 15g；大便稀溏者，加党参 15g、茯苓 15g、山药 20g。

6. 脾肾阳虚证

溃疡性结肠炎若病程绵长，呈慢性复发过程，会令虚者更虚，甚而形成脾肾阳气不足。脾肾阳虚者，常见久泻不止，大便稀薄，夹有白冻，或伴有完谷不化，甚则滑脱不禁，腹痛喜温喜按，腹胀，食少纳差，形寒肢冷，腰酸膝软。舌质淡胖，或有齿痕，苔薄白润，脉沉细。治宜健脾补肾，温阳化湿，予附子理中丸合四神丸加减，药用炮附子 10g（先煎）、党参 15g、干姜 10g、白术 15g、炙甘草 10g、补骨脂 15g、肉豆蔻 10g、吴茱萸 3g、五味子 5g 等。若畏寒怕冷者，加益智仁 15g、肉桂 3g（焗服）；久泻不止者，加赤石脂 15g、石榴皮 15g、诃子 15g。

7. 阴血亏虚证

湿热内盛，郁而化火，邪热伤阴可致阴血亏虚；脾胃为后天之本，气血生化之源，脾胃亏虚日久伤肾，肾阴不足亦可致阴血亏虚。阴血亏虚者，常见大便干结，夹有黏液脓血，排便不畅，腹中隐隐灼痛，形体消瘦，口燥咽干，虚烦失眠，五心烦热。舌红少津或舌质淡，少苔或无苔，脉细弱。治宜滋阴清肠，益气养血，予驻车丸合四物汤加减，药用黄连 15g、阿胶 10g（烊化）、干姜 10g、当归 10g、熟地黄 20g、白芍 15g 等。若大便干结者，加玄参 20g、麦冬 15g、火麻仁 30g；脓血便者，加地榆 15g、槐花 15g、白头翁 15g。

三、用药经验

1. 健脾益气，扶正祛邪

脾虚是湿热伏邪的前提和基础，也是诱发溃疡性结肠炎反复发作的重要因素。《景岳全书·泄泻》云："泄泻之本，无不由于脾胃。"因此，针对大肠湿热，当补益脾胃之气，脾气健则抗邪有力，助邪外达。黄教授临证常于清化、清解之品中配伍参苓白术散等方，益气健脾，渗湿止泻，常用药物有麸炒白术、党参、黄芪、茯苓、砂仁、薏苡仁、苍术等，其中茯苓、砂仁、苍术、薏苡仁等药物具有健脾化湿、和中醒脾的作用，正合本病多以湿毒为患的病机特点，以期扶助正气，使邪有出路，体现了清化湿浊、扶正托邪的总原则。

2. 泄热祛湿，清透解毒

内外合邪、湿热阻滞、气机失司是大肠湿热证的主要病机特点。湿热壅滞，久稽深伏，肠道运化失司，为导致溃疡性结肠炎迁延反复的关键。黄教授提倡"泄热祛湿解毒"，多选用芍药汤、白头翁汤等方为基础，常用药物有黄芩、黄连、黄柏、白头翁、苦参、秦皮、大黄等。若以湿邪为重者，可加入广藿香、佩兰等行气化湿之品；若以热邪为重者，可于方中加入山栀、知母等清热泻火之品。此外，黄教授常在方中配生地黄、玄参、丹参等养阴凉营，竹叶、连翘等清解气热，薏苡仁等渗湿透热，使内伏营阴之湿热透达外出，以复肠道之气机。

3. 调气活血，化瘀通络

黄教授认为伏毒藏于体内，可致气机不畅，或灼伤脂络，阻滞肠道中气血运行，久则气滞血瘀肉腐，发为本病。因此，气滞血瘀不仅是本病的发病因素，也是本病的结果，故治疗上应遵循辨证论治的前提，将调气活血法贯穿治疗始终。黄教授临证常用陈皮、木香、厚朴、川芎、三七、地榆、赤芍等。此外，黄教授认为临床上还应根据症状的不同各有侧重：里急后重、痢下赤白清稀者，重用理气药；腹部疼痛，脓血黏稠者，重用活血药。正所谓"调气则后重自除，行血则便脓自愈"。

第十一节　胰腺炎诊疗经验——守中知西，内外兼治

胰腺炎是指多种病因引起的胰酶激活，继以胰腺局部炎症反应为主要特征的疾病，根据其发病过程不同，可分为急性胰腺炎和慢性胰腺炎。在过去30年中，胰腺炎发病率呈逐渐上升的趋势，但发病率的上升可能与影像诊断技术的提高有一定关系。胆道因素、酒精性因素、高脂血症是急性胰腺炎的常见病因，其中胆源性胰腺炎发病风险随年龄增长而增大，且女性大于男性。在西方国家酗酒是急、慢性胰腺炎的主要病因之一，而在我国此病因占次要地位。其他病因可见壶腹乳头括约肌功能不良、药物和毒物、外伤、高钙血症、血管炎、肿瘤、感染、先天因素、自身免疫性及其他十二指肠降段疾病和血管病变等。随着中西医结合对胰腺炎研究的不断深入，个体化及综合化治疗逐渐得到重视，在西医常规治疗的基础上联合应用中医药治疗胰腺炎，通过整体调理辨证论治，可明显提高疗效，改善临床症状，减少并发症和防止复发，提高生活质量，并能有效改善预后。

黄穗平教授长期从事脾胃病的临床治疗，在急慢性胰腺炎的临床治疗方面有其独到的见解。现将黄教授治疗胰腺炎的经验总结如下，以飨同道。

一、腑气不通是胰腺炎发生的基本病机

古代医籍无胰腺炎病名，根据其病因、发病部位及临床特

点，应属中医"腹痛""脾心痛""胃心痛""胰瘅""脾实""结胸"等范畴。

胰腺炎的病因可分为主要病因和次要病因，主要病因包括胆石、虫积、素体肥胖、饮食不节（主要包括暴饮暴食、饮酒、嗜食肥甘厚腻），次要病因主要有创伤（包括跌打损伤及手术所致）、情志失调、素体亏虚（先天性胰腺疾病）及外感六淫之邪（如感染）等。本病的病位在脾，与肝、胆、胃密切相关，并涉及心、肺、肾、脑、肠。腑气不通是胰腺炎发生的基本病机，瘀毒内蕴则是本病复杂多变、危重难治的关键病机。本病初起多因气滞食积或肝胆脾胃郁热，病久则生湿蕴热，进而演变为瘀、毒之邪内阻或互结，瘀毒兼夹热邪，或热伤血络，或上迫于肺，或内陷心包，从而导致病情复杂化。因此本病的病机演变多因湿、热、瘀、毒蕴结中焦而致脾胃升降传导失司，肝胆疏泄失常，脏腑气机阻滞为主，病机转变的关键则在于瘀毒内蕴。

二、诊疗经验

本病治疗首分疾病的分期及病性的虚实，实证应辨别湿、热、瘀、毒、食积、气滞、痰浊的不同；虚证应辨别气血阴阳之不足。根据实则泻之、虚则补之的原则进行治疗。对于虚实夹杂、寒热错杂者，应根据具体临床情况，分清标本缓急、寒热轻重，确定相应的治法。腑气不通是本病，通里攻下应贯穿本病治疗的始终，"不通则痛"，以通为治疗大法，根据情况选用理气、化湿、清热、解毒、通腑、活血等治疗法则，脱证当回阳救逆，急性胰腺炎恢复期当扶助正气，兼清余邪。

1. 急性期

（1）肝郁气滞证：郁怒之后，情志不畅，致使肝脾失调，中焦枢机不利，气机郁滞，升降悖逆，而致本病。肝郁气滞者，常见脘腹胀痛，或向左季肋部、左背部窜痛；腹胀、矢气则舒，可无发热；情志抑郁，急躁易怒，善太息；恶心或呕吐；嗳气呃逆；大便不畅；舌淡红，苔薄白或薄黄；脉弦紧或弦数。治宜疏肝解郁，理气通腑，予柴胡疏肝散或合清胰汤加减。药用柴胡10g、香附10g、枳壳15g、白芍15g、陈皮10g、川芎10g、大黄10g（后下）、法半夏15g、黄芩15g、延胡索15g、郁金15g、丹参15g、砂仁5g（后下）、生甘草10g等。若湿热重有黄疸者加茵陈15g、金钱草15g、龙胆草15g；疼痛甚者，加川楝子15g、枳实15g、佛手15g；兼痰湿郁阻者，加苍术10g、浙贝母10g清化痰湿；兼血瘀者，加三七片5g、桃仁15g活血化瘀；气郁化热者，加栀子10g、金银花15g、连翘15g清解郁热；因胆道蛔虫病引起者加乌梅10g、苦楝根皮15g。

（2）肝胆湿热证：本病以饮食不节，如暴饮暴食或嗜食肥甘醇酒所致者为多见，湿热蕴结，肝胆郁滞而发病。肝胆湿热者，常见脘腹胀痛；胸闷不舒；发热，烦渴引饮；身目发黄，黄色鲜明；大便黏滞不通，小便短黄；舌质红，苔黄腻或薄黄；脉弦数。治宜清热祛湿，利胆通腑，予茵陈蒿汤合龙胆泻肝汤或清胰汤加减。药用茵陈15g、龙胆草15g、大黄10g（后下）、栀子10g、柴胡10g、枳实15g、木香10g（后下）、黄连15g、延胡索15g、黄芩15g、车前子15g（包煎）、通草10g、生地黄20g、当归10g等。若黄疸明显，加虎杖15g、金钱草15g利胆退黄；热重者，加蒲公英 20g、败酱草 15g、金银花 15g；食积者加焦三仙 15g、莱菔子 15g；便秘者，加虎杖 15g、芒硝 10g（冲）；血瘀者，加失笑散；恶心呕吐明显，加竹茹 15g、陈皮 10g 清热止呕；有结石者，加金钱草 15g、海金沙 15g（包煎）、鸡内金 15g 利胆排石。

（3）腑实热结证：因食积于中，酿湿化热，湿热与食积互结，可形成腑实热结证，常见腹痛剧烈，腹满硬痛拒按，胸脘痞塞；恶心呕吐；日晡潮热；口臭；大便干结不通，小便短赤；舌质红，苔黄厚腻或燥；脉洪大或滑数。治宜清热通腑，内泻热结，予大柴胡汤合大承气汤加减。药用柴胡 10g、枳实 15g、法半夏 15g、黄芩 15g、生大黄 10g（后下）、芒硝 10g（冲）、白芍 15g、栀子 10g、连翘 15g、桃仁 15g、红花 10g、厚朴 15g、黄连 15g 等。若口渴明显者可加生地黄 20g、玄参 20g；腹痛剧烈，加蒲黄 10g、五灵脂 15g、延胡索 15g 通络止痛；呕吐重者加紫苏梗 10g、竹茹 15g；若高热不退，可合用五味消毒饮。

（4）瘀热（毒）互结证：湿热之邪灼伤血液，血液受热煎熬而黏滞，血行不畅而瘀血内生。瘀热（毒）互结证，常见腹部刺痛拒按，痛处不移；或可扪及包块；皮肤青紫有瘀斑；发热夜甚，躁扰不宁；口干不渴；大便燥结不通，小便短涩；舌质红或有瘀斑；脉弦数或涩。治宜清热泻火，祛瘀通腑，予泻心汤或大黄牡丹皮汤合膈下逐瘀汤加减。药用大黄 10g（后下）、黄连 15g、黄芩 15g、当归 10g、川芎 10g、桃仁 15g、红花 10g、赤芍 15g、延胡索 15g、生地黄 20g、丹参 15g、厚朴 15g、五灵脂 15g、牡丹皮 15g、水牛角 20g（先煎）、芒硝 10g（冲）等。若瘀重者加三棱 15g、莪术 15g；便血或呕血者加三七粉 3g（冲）、茜草根 15g；毒热重者酌情加用黄连解毒汤、犀角地黄汤、清胰解毒汤、安宫牛黄丸。

（5）内闭外脱证：若病情继续恶化，由气及血，临床上多出现脓毒血症，常合并急性肺损伤、多器官功能障碍等，病情危重，形成内闭外脱证，常见意识模糊不清，呼吸喘促，肢冷抽搐，大汗出；大便不通，小便量少甚或无尿；舌质干绛，苔灰黑而燥；脉微欲绝。治宜通腑逐瘀，回阳救逆，予小承气汤合四逆汤加减。药用生大黄 10g（后下）、厚朴 15g、枳实 15g、炮附子10g（先煎）、干姜 10g、炙甘草 10g、葛根 20g、赤芍 15g、红花10g、生晒参 10g（另炖）、代赭石 20g（先煎）、生牡蛎 20g（先煎）等。若便血或呕血者加三七粉 3g（冲），茜草根 15g；大便不通者，加芒硝 10g（冲）；汗多亡阳者加煅龙骨 20g（先煎）、煅牡蛎 20g（先煎）。

2. 恢复期

（1）肝郁脾虚证：肝脾两脏密切相关，急性胰腺炎恢复期的临床表现多属中医学之肝郁脾虚证，常见上腹部或胁部胀满，进食后明显；善太息；便溏；纳呆，恶心；舌苔薄白或白腻；脉弦缓。治宜疏肝健脾，和胃化湿，予柴芍六君子汤加减。药用党参 15g、炒白术 15g、茯苓 15g、陈皮 10g、法半夏 15g、炙甘草 10g、柴胡 10g、白芍 15g 等。若食积者加焦三仙 15g、莱菔子15g；腹胀明显者加莱菔子 15g、木香 10g（后下）；痛甚者，加乳香 10g、没药 10g 活血定痛；兼痰湿郁阻者，加苍术 10g、法半夏 15g、浙贝母 10g 清化痰湿；兼血瘀者，加桃仁 15g、红花

10g 活血化瘀；气郁化热者，加栀子 10g、金银花 15g、连翘 15g 清解郁热。

（2）气阴两虚证：久病脾气不足，肝阴亏虚，阴血暗耗，形成气阴两虚证，常见少气懒言，神疲；胃脘嘈杂，饥而不欲食；口燥咽干；大便干结；舌淡红少苔或无苔；脉沉细数。治宜益气生津，养阴和胃，予生脉散或益胃汤加减。药用党参 15g、麦冬 15g、五味子 15g、沙参 20g、生地 20g、玉竹 15g 等。若口渴明显者加玄参 20g、天花粉 10g；余热未清，加知母 15g、黄柏 15g；食后脘胀者，加陈皮 10g、神曲 10g 以理气消食；痛甚夹瘀者，加延胡索 15g、丹参 15g、三七粉 3g（冲）、桃仁 15g。

三、用药经验

1. 守中知西，内外兼治

黄教授在长时间临床实践过程中，一直本着守中知西的原则，他认为，中医在华佗年代即开展剖腹、开颅手术，手术有时能取得非手术方法难以想象的疗效，手术疗法作为一种重要的直接"祛邪"手段，在中西医结合治疗各种外科疾病中仍具有重要地位，现代中医非但不能拒绝手术，还应虚心学习，掌握手术方法，尤其现在微创技术的发展，为我们中医人提供一个很好的祛邪手段，但对手术的适应证、术前术后处理等不能照搬西医，应形成中医自身特色。对于急性胆源性胰腺炎需区分系梗阻性还是非梗阻性：非梗阻性胆源性胰腺炎早期可非手术治疗；梗阻性胆源性胰腺炎以尽早手术解除梗阻为主，手术方法包括内镜下逆行胰胆管造影术、内镜下乳头括约肌切开术、腹腔镜下胆囊切除术和胆总管切开引流术等。由于胰腺炎治疗过程中的复杂性和多样性，除了中药内服外，还可以采用外治法如采用灌肠的方式，将中药浓煎 200mL 保留灌肠，每日 1～2 次；用芒硝 500g 外敷腹部；针刺足三里、胆俞穴。内外兼治，往往取得明显的疗效。

2. 急性期以通为用，以通为补

"六腑以通为用""六腑以通为补"。此通法并非狭义的通下治法，而是根据患者的病机，采用相应的治则，以疏通脏腑经络气机，消除体内壅滞，而畅行气血津液。根据本病的病机：胃肠气滞、热结血瘀，临床治疗急性胰腺炎黄教授以理气开结、清热解毒及活血化瘀为主，方用大柴胡汤加减。理气，黄教授常用柴胡、木香、延胡索、枳实、川楝子等；通腑，黄教授常用大黄、芒硝、厚朴等；清热解毒，黄教授常用黄芩、黄连、山栀子、蒲公英、鸡骨草等；活血，黄教授常用桃仁、丹参、三七等。临证时，黄教授根据患者滞、热、瘀的偏重，选药各有侧重。另外，对于胆源性胰腺炎的患者，临证时黄教授常加用金钱草、海金沙等利胆药物，若兼黄疸，常加茵陈。

3. 缓解期以消痰调中，健运枢机

致病之本在于痰，因水湿运化阻滞，结而成痰，痰浊又进一步阻碍精液代谢，循环反复，聚集不化，成为痰结。因此，治疗慢性胰腺炎，当以消痰为首要治则。黄教授喜用半夏将其作为消痰的主将，《药性论》载其："消痰涎，开胃健脾，止呕吐，去胸中痰满，下肺气，主咳结"。故用半夏燥湿攻痰，化痰散结并消肿止痛，针对慢性胰腺炎的病机发挥主要作用。胰腺处于中焦，若中焦运化失司，清者难升，浊者难降，留中滞膈，瘀而成痰，结留成病，使得中焦运化更加不畅，故产生腹胀、腹痛、纳差等一系列临床表现。正如明代王伦《明医杂著》说："人之一身，气血清顺，则津液流通，何痰之有。唯夫气血浊逆，则津液不清，熏蒸成聚而变为痰焉。"故在消痰之后，当予通调中焦枢机，助痰消散，使运化功能恢复。黄教授常选用陈皮、茯苓、鸡内金等药物，陈皮、茯苓理气健脾，调中，燥湿，化痰，主治中焦气滞之脘腹胀满或疼痛、消化不良。鸡内金消积滞，健脾胃，调中焦，主治食积胀满，呕吐反胃，泻痢。三药既调和中焦，健运枢机，又助半夏祛除痰邪。

第十二节　胆囊炎诊疗经验——枢机不利，藏泻失司

胆囊炎是指胆囊壁的急慢性炎症反应。根据疾病发病急缓和发病经过可以分为急性胆囊炎和慢性胆囊炎；根据是否伴有胆囊结石可分为结石性胆囊炎和非结石性胆囊炎。胆囊炎可采取中西医结合的治疗方式，根据病情发病急缓，急性胆囊炎采取手术治疗及非手术治疗的方式；慢性胆囊炎，治疗多采用非手术疗法，但部分患者治疗效果欠佳，往往迁延多年，严重影响患者的生活质量。中医药治疗胆囊炎与常规西医药治疗胆囊炎相比较，在治愈率、总有效率、疼痛积分和缩短住院时间方面可能存在优势。

黄穗平教授在诊治肝胆疾病方面积累了丰富的经验，治疗胆囊炎方面有自己独到之处，现总结如下。

一、枢机不利，藏泻失司为胆囊炎基本病机

胆其形中空，《灵枢·本输》曰："胆者，中精之府"，《难经·三十五难》曰："中清之腑"。胆既居六腑之首，又隶属于奇恒之腑，《素问·五脏别论》曰："所谓五脏者，藏精气而不泄也，故满而不能实。六腑者，传化物而不藏，故实而不能满也"，故中医认为胆的生理功能主要是贮藏排泄胆汁。因胆功能藏精若脏，但其形属腑，若两者不能处于平衡状态，则生胆病，如藏精过度导致的胆汁淤积而排泄不利；如泻而不藏导致的胆汁反流。此外，胆系疾病与肝主疏泄的生理功能有着密切的关系，胆位于右胁下，附于肝之短叶间，其形呈囊状，若悬瓠，胆汁生于肝，胆与肝由足少阳经和足厥阴经相互属络，构成表里关系。肝喜条达而恶抑郁，肝主疏泄功能正常，则胆有所藏，且能排泄畅达，若肝气失疏，则影响胆汁的顺利排泄。综上所述，胆系疾病的发生总因少阳枢机不利，藏泻失司，病位在胆，与肝、脾胃密切相关。此外胆囊炎病名属现代医学范畴，中医相关记载将此类疾病归于"胁痛""胆胀""肝胀""黄疸""结胸"等范畴。

二、诊疗特色

根据疾病发病急缓和发病经过可以分为急性胆囊炎和慢性胆囊炎。急性胆囊炎以"热、毒"为主，多为实证，慢性胆囊炎以"湿、热"为主；慢性胆囊炎反复发作，可兼见"脾虚、阴虚"之证。

1. 急性胆囊炎

（1）胆腑郁热证：六腑之中，五腑皆浊，唯胆独清，又为"中清之腑"，所藏"精汁"以"中清不浊"为正常。凡外感六淫、内伤七情、饮食劳倦、蛔虫上扰等因素均可致气机升降失常，使肝失疏泄、胆汁排泌不畅，胆腑"中浊不清"，日久化热，煎灼胆汁。胆腑郁热者，常见上腹持续灼痛或绞痛，胁痛阵发性加剧，甚则痛引肩背，晨起口苦，时有恶心，饭后呕吐，身目黄染，持续低热，小便短赤，大便秘结，舌质红，苔黄或厚腻，脉滑数。治宜清热利湿，行气利胆，予大柴胡汤加减，药用柴胡10g、黄芩15g、白芍15g、法半夏15g、生姜10g、枳实15g、大枣10g、生大黄20g等。若身目黄染者，加茵陈15g、栀子10g；心烦失眠者，加合欢皮20g、栀子10g、淡豆豉10g；恶心呕吐者，加竹茹15g、陈皮10g；壮热者，可加石膏20g（先煎）、蒲公英20g。

（2）热毒炽盛证：若为热毒所侵，或因郁热化火，热毒内燔。热毒炽盛者，常见持续高热，右胁疼痛剧烈、拒按，身目发黄，黄色鲜明，大便秘结，小便短赤，烦躁不安，舌质红绛，舌苔黄燥，脉弦数。治宜清热解毒，通腑泻火，予茵陈蒿汤合黄连解毒汤加减，药用茵陈15g、栀子10g、生大黄20g、黄连15g、黄柏15g、黄芩15g等。若小便黄赤者，加滑石20g（包煎）、车前草15g；大便干结者，加火麻仁30g、生地20g；身目黄染重者，加金钱草15g。

2. 慢性胆囊炎

（1）肝胆气滞证：现代人在享受着经济高速发展所带来的物

质精神享受的同时，也承受着激烈的竞争压力，或忿恨郁闷，或忧思无度，情绪反复，长此以往，极易导致肝失疏泄。肝气疏泄失常，气机逆乱，胆失通降，形成肝胆气滞证，常见右胁胀痛，心烦易怒，厌油腻，时有恶心，饭后呕吐，脘腹满闷，嗳气，舌质淡红，舌苔薄白或腻，脉弦。治宜疏肝利胆，理气解郁，予柴胡疏肝散加减，药用柴胡10g、川芎10g、香附15g、陈皮10g、枳壳15g、白芍15g、炙甘草10g等。若疼痛明显者，加延胡索15g、郁金15g、木香10g（后下）；腹部胀满者，加厚朴15g、枳实15g；口苦心烦，加黄芩15g、栀子10g、莲子心15g；恶心呕吐者，加法半夏15g、陈皮10g；伴胆石者，加鸡内金15g、金钱草15g、海金沙15g（包煎）。

（2）肝胆湿热证：饮食无度，嗜食厚味，伤其脾胃致运化无权，湿浊内生，蕴久化热；或湿热之邪外袭，郁结少阳肝胆，枢机不利，肝胆之经气失于疏泄，形成肝胆湿热证，常见胁肋胀痛，晨起口苦，口干欲饮，身目发黄，身重困倦，脘腹胀满，咽喉干涩，小便短黄，大便不爽或秘结，舌质红，苔黄或厚腻，脉弦滑数。治宜清热利湿，利胆通腑，予龙胆泻肝汤加减，药用龙胆草15g、黄芩15g、栀子10g、泽泻15g、木通10g、车前子15g（包煎）、当归10g、生地黄10g、柴胡10g、生甘草10g等。若伴胆石者，加鸡内金15g、金钱草15g、海金沙15g（包煎）；小便黄赤者，加车前草15g、滑石20g（包煎）、通草10g；大便干结者，加大黄10g（后下）、火麻仁30g。

（3）寒热错杂证：胆囊炎初期多为实证，若治不及时，或失治误治，邪热内陷，久而损伤脾胃，或初期湿热为患，久用清热利湿之品，损伤后天之本，脾胃虚弱，气虚及阳，阳虚阴寒内生，脾胃不和，清浊逆乱而寒热互结痞塞于中，形成寒热错杂，常见胁肋胀痛，恶寒喜暖，口干不欲饮，晨起口苦，恶心欲呕，腹部胀满，大便溏泄，肢体疼痛，遇寒加重，舌质淡红，苔薄白腻，脉弦滑。治宜疏利肝胆，温脾通阳，予柴胡桂枝干姜汤加减，药用柴胡 10g、桂枝 10g、干姜 10g、黄芩 15g、生牡蛎 20g（先煎）、炙甘草 10g 等。若腹痛较甚者，加川楝子 15g、延胡索 15g、赤芍 15g；久泄，完谷不化者，加补骨脂 15g、煨肉豆蔻 10g；恶心呕吐甚者，加法半夏 15g、竹茹 15g、陈皮 10g。

（4）气滞血瘀证：气为血帅，气行则血行，故气滞日久，血行不畅，其病变由气滞转为血瘀，或气滞血瘀并见。气滞血瘀者，常见右胁胀痛或刺痛，胸部满闷，喜善太息，晨起口苦，咽喉干涩，右胁疼痛夜间加重，大便不爽或秘结，舌质紫暗，苔厚腻，脉弦或弦涩。治宜理气活血，利胆止痛，予血府逐瘀汤加减，药用桃仁 15g、红花 10g、当归 10g、生地黄 20g、牛膝 15g、川芎 10g、桔梗 10g、赤芍 15g、枳壳 15g、炙甘草 10g、柴胡 10g 等。若胁痛明显者，加郁金 15g、延胡索 15g、川楝子 15g；口苦者，加龙胆草 15g、黄芩 15g、栀子 10g；脘腹胀甚者，加厚朴 15g、木香 10g（后下）、枳实 15g、陈皮 10g。

（5）肝郁脾虚证：肝气疏泄有度，胆腑通降正常，则胆汁涓涓入肠，以助脾胃消化功能。胆病久者肝气疏泄不利，导致脾胃运化失司。肝郁脾虚者，常见右胁胀痛，腹痛欲泻，体倦乏力，腹部胀满，大便溏薄，喜善太息，情志不舒加重，纳食减少，舌质淡胖，苔白，脉弦或弦细。治宜疏肝健脾，柔肝利胆，予逍遥散加减，药用柴胡 10g、当归 10g、白芍 15g、炒白术 15g、茯苓 15g、炙甘草 10g、干姜 10g 等。若右胁胀痛者，加郁金 15g、川楝子 15g；急躁易怒者，加香附 10g、钩藤 15g；腹胀明显者，加厚朴 15g、枳实 15g、青皮 10g。

（6）肝阴不足证：肝脏体阴而用阳，主藏血，可涵养肝脏本身，使肝脏柔和，维持阴阳的平衡。病程日久，体质虚弱，或劳倦伤身，或失血，均可导致肝之阴血亏损不足，肝体不能得阴血之濡养，脉络拘急，不荣则通。肝阴不足者，常见右胁部隐痛，两目干涩，头晕目眩，心烦易怒，肢体困倦，纳食减少，失眠多梦，舌质红，苔少，脉弦细。治宜养阴柔肝，清热利胆，予一贯煎加减，药用北沙参 15g、麦冬 15g、当归 10g、生地黄 20g、枸杞子 15g、川楝子 15g。若心烦失眠者，加合欢皮 20g、柏子仁 20g、夜交藤 15g、炒酸枣仁 15g；急躁易怒者，加柴胡 10g、栀子 10g、珍珠母 20g（先煎）；右胁胀痛者，加佛手 15g、郁金 15g；头目眩晕者，加钩藤 15g、菊花 15g。

（7）脾胃气虚证：胆病病位虽在肝胆，实与脾胃关系非常密切，胆病久治不愈或久用苦寒攻下之品极易损伤脾胃之气。脾胃气虚者，常见右胁隐痛，体倦乏力，胃脘胀闷，纳食减少，肢体困倦，舌质淡白，苔薄白，脉缓无力。治宜理气和中，健脾和胃，予香砂六君子汤加减，药用党参 15g、炒白术 15g、茯苓 15g、法半夏 15g、陈皮 10g、木香 10g（后下）、砂仁 5g（后下）、炙甘草 10g 等。若脘腹胀甚者，加枳实 15g、厚朴 15g、槟榔 15g；纳食减少者，加炒麦芽 20g、炒谷芽 20g。

三、用药经验

1. 疏肝利胆，和降通腑

该病病位在胆，但与肝甚为密切。肝主疏泄，畅达气机，胆为"中精之府"，内储胆汁，而胆汁乃肝之余气所生，胆汁的正常排泄依赖于肝疏泄功能正常，因此，两者在生理上联系密切，在病理上相互影响。因此，黄教授认为，肝枢机不利，藏泻失司为该病基本病机，在治疗上，应以疏肝利胆、和降通腑为主。临床上常用金钱草、郁金、佛手、青皮、香附、柴胡、枳壳、茵陈、栀子、陈皮、木香等。

2. 整体论治，兼调脾胃

脾胃居于中焦，为气机升降之枢纽，气血生化之源，若脾胃功能健旺，气血生化有源则全身器官组织得到濡养，谓之"四季脾旺不受邪"。相反，肝胆疏泄失常，则常导致肝木乘土，脾胃运化功能随之减弱。脾胃虚弱，升降失常，不仅表现在自身病变，常常会累及相关脏腑，尤其会影响肝的疏泄功能。再则，"见肝之病，知肝传脾"。临证当"先安未受邪之地"。故黄教授认为，治疗肝胆之病，当先实脾，若中焦健运，气机通畅，则百病难生，即便有病也易于康复。同时现代药理研究表明，健脾药可提高胆囊收缩能力，促进胆汁排泄。临床上常用健脾药为党参、白术、黄芪、五指毛桃、茯苓、山药、炒白扁豆、薏苡仁等。

第四章
用方经验

第一节　香砂六君子汤

香砂六君子汤的同名方共三首：一为《增补万病回春·卷二方》；二为《景岳全书·古方八阵》；三为《古今名医方论·卷一》。其药物组成同中有异，黄穗平教授临证，常用《古今名医方论》之香砂六君子汤，临床广泛用于消化性溃疡、慢性非萎缩性胃炎、慢性萎缩性胃炎、功能性肠病、功能性消化不良、癌症化疗不良反应、糖尿病性胃轻瘫等疾病的治疗。

一、辨证要点

《古今名医方论·卷一》香砂六君子汤：治气虚肿满，痰饮结聚，脾胃不和，变生诸症者。人参（一钱）、白术（二钱）、茯苓（二钱）、甘草（七分）、陈皮（八分）、半夏（一钱）、砂仁（八分）、木香（七分），上生姜二钱，水煎服。功用：益气和胃，行气化滞。主治中虚气滞，痰湿内阻，胸中满闷，食难运化，呕恶腹痛，肠鸣泄泻。

黄穗平教授强调，紧抓主证，方可运用香砂六君子汤治疗脾胃疾病，香砂六君子汤适用于脾胃气虚兼有湿邪者，其临床适应证包括以下几个方面：①消化不良，纳少，无食欲。②脘腹胀满，嗳气，呕吐，或大便溏泄。③患者体质较弱，面色萎黄，消瘦倦怠。④脉虚弱或细，舌淡苔白。香砂六君子汤用人参补脾益气为主药；辅以白术健脾燥湿，扶助运化；配以茯苓甘淡渗湿，健脾和胃；陈皮、木香行气止痛；法半夏燥湿化痰；砂仁健脾化湿，温中止呕；炙甘草甘温益气，并可助诸药达补气健脾之功。诸药合用，补而不滞，温而不燥，消除痰湿，促进脾胃运化，使脾气升，胃气降，湿浊化，痞痛消，是治疗脾胃气虚证兼痰湿阻滞的要方。

二、运用要点

1. 香砂六君子汤主治脾胃气虚，痰湿阻滞中焦之证

明代江南名医吴崑在《医方考》载："壮者气行则愈，怯者着而成病。东南之土卑湿，人人有痰，然而不病者，气壮足以行其痰也。若中气一虚，则不足以运痰而痰证见矣。是方也，人参、白术、茯苓、甘草，前之四君子也，所以补气；乃半夏则燥湿以制痰，陈皮则利气以行痰耳。名之曰六君子者，表半夏之无毒、陈皮之弗悍，可以与参、苓、术、草比德云尔！"中焦脾胃为气机之枢纽，脾虚则中气不举、气化无权、气机运行不畅而致气滞。因此在治疗时应注重调畅气机，顺从脾胃升降之性。脾虚水液运化无力，则湿邪内生，湿阻中焦又进一步阻碍脾之运化，加重脾虚并导致痰浊等新的病理产物生成，使疾病不易速愈。故黄教授强调"单纯脾虚证少见"，脾胃病病机以本虚标实多见，总以脾胃气虚为本，气滞、湿浊等为标，治当补虚健脾，和胃化湿。

2. 胃阴亏虚者慎用

香砂六君子汤中多为温药，且白术、陈皮苦温燥湿，茯苓淡渗利湿，半夏辛温化痰，砂仁行气燥湿，由此可见，香砂六君子汤有健脾燥湿、理气和中的作用。症见胃脘灼热疼痛，食后饱胀，嘈杂似饥，口干欲饮，手足心烦热，心悸体倦，大便干结，舌红少苔，脉细数。此系阴液亏虚，不能濡养所致，治宜滋阴健脾，益胃和中，当以益胃汤、麦门冬汤、一贯煎等治之。

三、加减化裁

1. 治当甘平助运

黄教授认为治疗脾胃病重在补益脾胃、调畅中焦，治当甘平助运，如甘腻峻补，反碍脾胃气机，故在临证治疗脾虚气滞类疾病的过程中，习用香砂六君子汤为底方，取其益气健脾、行气化痰、和胃止痛之功，多用党参易人参，取其平补气血之功，易人参偏温之性，虽补益脾胃之功力弱，却可防温燥太过，体现其顾护脾胃的"中和"思想。

2. 常加轻灵柔肝之品

胃为水谷之海，肝为血海，脾胃虚则气血生化无源，肝血亦虚，肝血虚则肝失所养，肝气横逆，中焦气机逆乱，气机不调又可加重脾胃之虚。故黄教授认为，脾胃之病多致肝郁，应当肝脾同治，常在香砂六君子汤的基础上加入疏肝柔肝之品，但因其本为脾虚，故多用轻灵之品，疏肝柔肝而不伤正，药用柴胡、白芍、佛手、郁金之类。

3. 随症加减

临证随症加减，如兼脘腹胀满、食后腹胀加重、大便不通者，加厚朴、枳实；嗳气反酸，加海螵蛸、浙贝母；胃脘疼痛者，加延胡索、佛手、郁金；胃脘痞闷，甚则隐痛，连及胁肋，加柴胡、白芍，气滞重者并酌加枳壳，取其柴芍六君子汤、四逆散之意；咽喉异物感者，加厚朴、苏梗、桔梗；手足欠温、畏寒怕冷者，轻者加黄芪，重者加干姜、桂枝温中补虚；大便溏烂、大便次数多者改炒白术，砂仁加量至10g后下，酌加炒扁豆、芡实、莲子等健脾止泻；大便溏烂而便后不净不爽者，则加枳实15g，重用白术20～30g，取枳术丸之意；大便干结者加火麻仁；睡眠欠佳、心烦多梦者，加合欢皮、莲子、龙眼肉、百合以助睡眠。

第二节　理中汤

理中汤出自《伤寒论》，方由人参、白术、干姜、炙甘草4味药组成，功能温中助阳，主要用于治疗中焦虚寒的病证。黄穗平教授临床经验丰富，善用理中汤加味治疗慢性胃炎、慢性十二指肠球炎、胃溃疡、十二指肠球部溃疡、溃疡性结肠炎、功能性消化不良等消化系统疾病。

一、辨证要点

理中汤（丸）最早见于汉代方书之祖《伤寒杂病论》："人参、干姜、甘草（炙）、白术各三两。上四味，捣筛，蜜和为丸，如鸡子黄许大。以沸汤数合，和一丸，研碎，温服之，日三四，夜二服。腹中未热，益至三四丸，然不及汤。汤法，以四物依两数切，用水八升，去滓，温服一升，日三次。"理中汤具有温中散寒，健脾补气，温运中焦的功能。方中以干姜为君药，温脾阳，祛寒邪；臣以人参，补气健脾；佐以白术健脾燥湿；以炙甘草为使，益气健脾，缓急止痛。全方选药精简，疗效卓越。

黄教授强调，理中汤的病机重心是脾气虚偏阳虚有寒，脾气虚则见饮食减少，食后脘胀，大便溏泄或不实，神疲易倦，面色少华。脾气偏阳虚者出现寒象，可见形寒怕冷，脘胀不适，便溏，纳谷不香，舌淡、苔白，脉沉细，理中汤证便是。若脾气虚而无寒热之象者，四君子汤证便是。

二、运用要点

1. 主治中焦虚寒所致的诸症

理中汤主治中焦虚寒所致的诸症，如：中阳不足，阳虚失温，寒从中生，寒性凝滞，导致畏寒肢冷、脘腹绵绵作痛；脾胃虚寒，纳运升降失常，导致脘痞食少、呕吐、泄泻；中阳衰弱，固摄无力脾不统血，阳虚失血证，或吐、衄，或便血、崩漏，伴见面色白、气短神疲、脉细或虚大无力；上焦阳气不足，阴寒之邪上乘，胸中之气痹阻所致胸痹；病后脾气虚寒，不能摄津，津上溢于口所致多涎唾；小儿先天不足，后天失调，或过服寒凉之品，或大病后调理不善，损害脾胃阳气所致慢惊风。若形气羸瘦、手足不温、呕吐泄泻、神疲食少、舌淡苔白、脉细迟或沉细缓弱，纯属中焦虚寒者，亦可用本方治疗。

2. 理中之名，温中为实

方有执《伤寒论条辨》记载："理，治也，料理之谓。中，里也，里阴之谓。参术之甘，温里也，甘草甘平，和中也，干姜辛热，散寒也。"理中之方，以温中为主，温中散寒、补脾益气，故名"理中"。《门纯德中医临证要录》在理中丸的方义体会中论及"阳之动始于温，温气得而谷精运，谷气升而中气赡。凡由中焦虚寒所致之各种杂证，均可治之。"理中汤的运用应始终围绕理中的旨意，中即为太阴脾土，太阴为三阴之首，是为阴气外出的门户，故其主开，其性喜燥恶湿且太阴之上湿气主之，因此，治疗太阴病应以理为要，这里的"理"不是一般的调理气机之意，而是温阳化气。从该方的君药干姜可以看出，仲景配伍的本意重在一个"温"字上，中焦得温则湿气自化，气血生化有源，故一切无有不生。就消化系统疾病而言，治疗思路始终不离中土，中土是机体气机升降的枢纽，气血生化之源，气机的升降要经过中土调节，气血的来源要依靠中土。临床辨证遇到中焦阳气不足的证候，均可运用理中汤加减治疗。

三、加减化裁

1. 治消化系统疾病

脾主运化，脾气亏虚，寒湿内生，困阻脾胃，运化失常，故脘痞反胀、纳差。黄教授喜用理中汤温中健脾，化湿和胃，加木香、枳实、厚朴加强行气之功，砂仁、陈皮温胃化湿。经脉失温，运化失司，清浊不分，故见少腹冷痛，黄教授投以桂枝温经通脉，延胡索、木香行气止痛。阳虚湿盛，不能运化水湿，故见大便溏烂，投以茯苓、炒白术、炒扁豆、炒薏米等健脾祛湿，砂仁、肉桂、煨肉豆蔻、补骨脂等以温阳止泻。若寒邪直中少阴，胃气上逆，寒气动膈，见嗳气呃逆则加法半夏以辛温降逆，丁香、白豆蔻等以温中和胃。

2. 治呼吸系统疾病

脾为肺之母，肺中津气有赖于脾气的充养，肺气通调水道及宣发肃降的功能有赖于中焦脾胃的枢运。若脾阳不足，清气不升则肺失所养，水湿失于温化，上逆于肺则致喘咳。故黄教授在临床用常用理中汤治疗脾胃虚弱所致寒喘，并酌加细辛、陈皮、茯苓、法半夏、五味子、桂枝等，疗效显著。"脾为生痰之源"，用理中汤既可温中健脾，以绝痰湿生成之源，又可间接补肺，体现"培土生金"之法。"肺为贮痰之器"，欲使痰涎得去，需从三焦分消：细辛可温肺化饮，使上焦肺能输津；白术、陈皮健脾燥湿，法半夏燥湿化痰，使中焦脾能布津；桂枝温阳化气，茯苓淡渗利湿，使下焦肾能化气行水。加五味子敛肺止咳，乃因素有脾肺阳气虚弱，恐桂枝、细辛之辛散，耗伤肺气；桂枝、细辛可治风寒犯肺，咽喉作痒；桂枝与半夏、甘草合用，即半夏散及汤，可治疗咽痛。诸药相伍，外寒得散，脾阳得温，痰湿得消，咳喘得息。

3. 治循环系统疾病

张仲景在《金匮要略》首次提出了理中丸治疗胸痹。《金匮要略·胸痹心痛短气病脉证治》第5条："胸痹心中痞，留气结在胸，胸满，胁下逆抢心，枳实薤白桂枝汤主之；人参汤亦主之。""人参汤方：人参、甘草、干姜、白术各三两。上四味，以水八升，煮取三升，温服一升，日三服。"从方剂药物组成看，人参汤即理中丸（汤）。胸痹病位在心，与脾胃有联系；中焦阳气不足与胸痹的发生有密切关系。脾胃亏虚，运化失常，气血生化乏源，不得上奉于心而心血不足，不荣而痛；脾气虚清阳不升，中气不举，致使贯心脉行气血的宗气亦虚，气虚无以化，心失所养，不荣而痛。黄教授善用理中汤治疗脾阳不足导致的胸痹心痛，并在临床具体施治时兼顾心肾等脏腑，兼有肾阳不足时，加附子、肉桂、吴茱萸、补骨脂、益智仁、菟丝子、仙茅、仙灵脾之品；若气阴不足较重，与炙甘草汤、生脉饮合用；若兼有胸中阳气不通时，与"栝楼薤白"剂合用。在温阳的同时，兼顾通阳，才能更好地达到治疗效果；若水气较盛，用茯苓杏仁甘草汤和真武汤的合方来代替；若痰湿较重，与温胆汤合用；若瘀血较重与丹参饮、失笑散、血府逐瘀汤合用。

第三节　小柴胡汤

小柴胡汤出自张仲景《伤寒论》一书，后世称其为"和剂之祖"，具有辛开苦降、补虚泻实功效，在临床有着广泛的应用。黄穗平善用小柴胡汤治疗脾胃病及杂病，现将经验总结如下。

一、辨证要点

小柴胡汤在《金匮要略》中共有 4 处条文，在《伤寒论》中共有 17 处条文。其中第 96 条"伤寒五六日，中风，往来寒热，胸胁苦满，嘿嘿不欲饮食，心烦喜呕，或胸中烦而不呕，或渴，或腹中痛，或胁下痞硬，或心下悸、小便不利，或不渴、身有微热，或咳者，小柴胡汤主之"作为小柴胡汤典型症状条文对指导其临床应用具有重要作用。

黄穗平教授认为小柴胡汤症见如下：往来寒热，乃正邪相争，寒热出入于腠膜；胸胁苦满，乃正邪相搏，水火郁滞于胸胁；嘿嘿不欲饮食乃胆气不舒，胃气不和；心烦喜呕，乃火郁气逆，上扰心包与胃；口苦、咽干、目眩，乃火性上炎，熏灼苗窍；脉弦，乃胆气不和，木失条达。辨证诊断：半表半里，虚实夹杂。

二、运用要点

1.治半表半里之热证

从八纲辨证的表里辨证角度来看小柴胡汤的治法，兼有解表与通里，辛甘解表，甘缓和中，苦降通里，表里得解则少阳枢机得以运转。小柴胡方中，柴胡无疑是此方的核心，小柴胡汤的加减法中诸药皆可随症加减，唯柴胡不可去，是为君药，可见地位非常。柴胡，苦、辛，微寒。对于其功效，历代医家观点与《神农本草经》基本一致："主心腹，去肠胃结气、饮食积聚、寒热邪气，推陈致新，久服轻身，明目益精。"黄教授认为，此方中仅柴胡一味药亦能体现和解之法，柴胡的功效主要包括去除胃肠结气，辛凉解表，升举阳气，能入少阳经脉，疏肝行气，疏通三焦水道，在治疗中起到解表、行气、清降的三方面作用。柴胡性辛凉能解表，味苦能除胃肠积气，归少阳经以清少阳热邪，合其余诸药以增强解表、通腑、清热药力，同时，寒温并用、攻补兼施，故全方无明显偏性，不见泻下、汗出之形。成无己在小柴胡汤的方解中指出"身热恶风，颈项强者，表未解也；胁下满而渴者，里不和也""里不足者，以甘缓之，人参甘草之甘，以缓中和之气""邪半在表，则荣卫争之，辛甘解之"。其提出"辛甘解表"与"甘缓和中"的治法。此处与张仲景在《伤寒论》阳微结证中提到的"半在里半在外也……可与小柴胡汤"的思想相合。

2. 治虚实夹杂之诸证

从虚实辨证角度，小柴胡汤方兼有补虚与泻实，气血两虚是发病的前提，如《伤寒论》中"血弱气尽，腠理开，邪气因入，与正气相抟，结于胁下，正邪分争，往来寒热，休作有时"，说明小柴胡汤证存在虚实夹杂的病机，故小柴胡汤兼能补虚与泻实。故补虚在中焦脾胃，祛邪在表，此补虚泻实、解表通里的内涵非单纯"和解少阳"的解释所能概括。正如周学海所讲："凡用和解之法者，必其邪气之极杂者也。寒者、热者、燥者、湿者，结于一处而不得通，则宜开其结而解之……平其积而和之。"因此，小柴胡汤之和法必须是包含解表通里、补虚泻实、寒热平调多个方面的治法。

3. 治枢机不利之杂症

所谓内伤杂症，有外因亦有内因，但无论其邪气来路如何，临床多表现为表里内外失和、营卫气血不调、脏腑功能失调等阴阳不和的病机，诸如可见兼表之虚证、兼里之实证，夹痰夹饮、气滞兼瘀等表现为寒热错杂、虚实兼顾的病证。少阳主枢，少阳枢机畅达，则太阳之气可升，阳明之气可降，表里内外气机通达。小柴胡汤通过和枢机达到辛开苦降、补虚泻实的作用，正如陈修园称其不愧为"左右逢源，左宜右有"之方。临床凡以肝胆为中心，波及脾胃，影响肺气，累及心神，困扰三焦等所致的内伤杂症，皆可用小柴胡汤宣畅三焦，调理气机。这就是从横看表里，竖看三焦，外连肌表，内合脏腑，和少阳之枢，开合得宜，有收有散，有攻有补的作用看，全面整体地认识小柴胡汤方的原理，体现了同病异治、异病同治的原则性和灵活性，这就是小柴胡汤能推广应用于临床治疗内伤杂症得心应手的真谛所在。

三、加减化裁

1. 治外感咳嗽

咳嗽一病，分为外感咳嗽与内伤咳嗽，治疗上因势利导，外感咳嗽以疏风散邪为主，内伤咳嗽宜辨正邪虚实，扶正祛邪相结合。黄教授喜以小柴胡汤加减治疗外感咳嗽，若邪犯少阳，仍未化热，咳嗽，痰白，流清涕，则以小柴胡汤加干姜、细辛、五味子之品；若表邪仍重，可酌加桂枝、麻黄；若风邪偏重，则加荆芥、防风以疏风散邪；兼有湿邪者，加苍术、陈皮、香薷散寒化湿；邪若化热，可酌减半夏，加黄芩清解郁热；若咽喉红肿疼痛不适，加连翘、牛蒡子、玄参、桔梗清热利咽；若流涕浊，痰微黄、量少难咳，加小陷胸汤；若痰黄量多，则加苇茎汤、鱼腥草等清热化痰；若口渴咽干，加玄参、天花粉之属；气虚甚者，酌加党参或人参益气扶正以祛邪。

2. 治中焦脾胃

黄教授善用小柴胡汤治疗慢性萎缩性胃炎、胃食管反流病、消化性溃疡、便秘等疾病，这类疾病的共同特点是病情反复发作、缠绵难愈；病因多为感受六淫之邪、饮食不节、情志不畅等因素导致脾胃虚弱，纳运无力，出现饮食停滞于胃，中焦气机升降失常或产生寒湿，寒邪郁久化热，寒热互结，最终出现腹痛、腹胀、泛酸、烧心等症状。若两胁胀痛或痛引腰背者加延胡索、川楝子；郁闷喜叹息者加香附；口苦、咽干、心烦者去半夏加黄连；咽喉异物感者加厚朴、陈皮、桔梗；胃脘胀闷者加厚朴、枳实；吐酸烧心者加海螵蛸、浙贝；大便干结者重用白术，加白芍、火麻仁。

四、注意事项

1. 本方主要作用在于柴胡，《时方妙用》说："方中柴胡一味，少用四钱，多用八钱。其剂量以大于人参、甘草一倍以上为宜。"黄教授认为柴胡的不同用量，有不同的功效。第一大功效升阳举陷：用量常为 3 ～ 5g，如补中益气汤用量就比较少。第二大功效疏肝理气：现代用量常为 10g 左右。如柴胡疏肝散、逍遥散等方剂，且疏肝理气时常配柔肝养血之药，如当归、白芍。第三大功效退热，如小柴胡汤，原文用半斤，现在一般要用 20g 以上。

2. 抓住小柴胡汤证的主症、主脉，"但见一症便是，不必悉具"。

3. 本方证或然证较多，当在辨明主症、主脉的基础上，随症灵活加减。

4. 因柴胡升散，芩、夏性燥，故阴虚血少者禁用。

第四节 平胃散

平胃散出自宋代《太平惠民和剂局方》，黄穗平教授治疗脾胃病常以平胃散加减，匠心独运，执简驭繁，疗效显著。

一、辨证要点

《太平惠民和剂局方》记载平胃散："治脾胃不和，不思饮食，心腹胁肋胀满刺痛，口苦无味，胸满短气，呕哕恶心，面色萎黄，肌体瘦弱，怠惰嗜卧，体重节痛，常多自利，或发霍乱，及五噎八反胃，并宜服。苍术（去粗皮，米泔水浸）五斤，厚朴（去粗皮，姜汁制，炒香），陈皮（去白）各三斤二两，炒甘草三十两。上为细末。每服二钱，以水一盏，入生姜二片，干枣二枚，同煎至七分，去姜、枣，带热服，空心，食前。入盐一捻，沸汤点服亦得。"方后并注曰："常服调气暖胃，化宿食，消痰饮，辟风寒冷湿四时非节之气。"可见《太平惠民和剂局方》创平胃散，不但用于治疗脾胃不和之证，也作为和胃消食的常服保健药。因此，后世医家对此方推崇备至，它已经成为治疗脾胃病的祖方，很多和胃之方均由此方化裁而来。

黄教授强调，平胃散主治湿滞脾胃而引起的脘腹胀满，不思饮食，口淡无味，恶心呕吐，嗳气吐酸，肢体沉重，倦怠嗜睡，常多自利，舌苔白腻而厚，脉缓等症。应用平胃散的辨证标准，关键在于舌脉，以舌苔白腻或白腻而厚，或白滑而腻为依据，再结合脉象濡滑或沉滑，即说明脾胃为阴邪所遏，必有湿浊痰饮内伏，虽有其他脏腑症状，必先治脾胃湿困为主，而以他症为次，或根据病情，两者兼顾，据临床观察，湿困症状解除，其他诸症，亦可随之减轻或消失。

二、运用要点

1. 平胃散本是燥湿健脾之剂

平胃散由苍术、厚朴、陈皮、甘草组成，组方简练，寓意明确。方中主药苍术苦温辛燥，除湿运脾力专，辅以厚朴燥湿之功益强，配陈皮辛香行气，协同厚朴顺气降逆为佐，再使甘草甘缓和中。全方之旨性味从辛、从燥、从苦组合，发挥其能消、能散之功，借以调整脾运、胃消、肠动的功能，能平胃土之不平，故名平胃散。柯琴认为："张仲景制三承气，调胃土之敦阜。李东垣制平胃散，平胃土之卑监也，培其卑者而使之平，非削平之谓……名曰平胃，实调脾承气之剂。"黄教授强调，治脾胃病的总则"治中焦如衡，非平不安"，平胃散实指脾不平，脾低胃高，水往低处流，即脾运化功能低下，脾主运湿，湿气归脾，湿邪又能困脾，平胃散实为提高脾之运化能力，湿邪自去，脾胃自健，中焦得衡。

2. 阴虚、血瘀者慎用

吴崑指出："湿淫于内脾胃不能克制，有积饮痞隔中满者，此方主之，此湿土太过之证，经曰敦阜是也……了是方也，唯湿土太过者能用之，若脾土不足及老弱阴虚之人皆非所宜也。"平胃散的立法组方重在燥湿健脾，从中医辨证而言，纯属脾胃虚弱、胃阴不足及久病入络血瘀见症明显者慎用。

三、加减化裁

自宋《太平惠民和剂局方》载平胃散以来，后世医家治疗湿困脾胃证的方剂多从平胃散加减化裁而来，也可以说是代有发展，从而形成了平胃散类方。这类方剂，从源流关系来谈，大致是：由平胃散、不换金正气散、对金饮子、和解散（宋《太平惠民和剂局方》）、柴平汤（宋《内经拾遗方论》）→胃苓汤（元《丹溪心法》）→加味平胃散（明《寿世保元》）、平胃二陈汤、枳桔平胃散（清《症因脉治》）、芩连平胃散（清《医宗金鉴》）→香砂平胃丸（《北京市中药成方选集》）、枳术平胃散、茵陈胃苓汤（《中医治法与方剂》）、楂曲平胃散（上海中医学院《方剂学》）。可见，这些方剂均在平胃散基础上，或配伍不同药物，或与他方复合运用，灵活机动，不拘一格，功效主治亦同中有异，各具特点。

第一类虽系表里同治之剂，宜于湿阻中焦而兼表证寒热头痛者。但其中不换金正气散系平胃散，配化湿解表、和中止呕之藿香、半夏，宜于脾湿兼见表湿恶寒发热、呕吐腹胀、泄泻、舌苔白腻之证。而和解散则配祛风散寒之藁本及宣肺祛痰的桔梗，宜于脾湿兼外感风寒，肺气失宣，伤寒头痛、憎寒壮热、咳嗽、脘腹胀满，苔白腻者。

第二类方健脾燥湿消食，宜于脾湿而兼食滞于中者。其中楂曲平胃散配伍消食导滞之山楂、神曲，宜于脾湿而兼食滞不化的脘腹胀满、嗳腐吞酸、舌苔腻者。加味平胃散不仅配伍神曲、山楂，且配用温中散寒之干姜，行气止痛之香附、木香、枳实及川芎、半夏，故其温中消食之力更强，且具行气止痛作用，若遇脾胃寒湿，食积腹痛，其脉弦，其痛在上，以手重按愈痛，甚欲大便，利后痛减之证者，当首选此方。

第三类方兼以调理气机，宜于脾湿而气滞更甚者。其中枳桔平胃散配枳壳、桔梗，升降气机，宽胸消胀，宜于脾湿兼胸中气结，胸前饱闷者。香砂平胃丸配木香、砂仁行气宽中，顺气止呕，宜于脾湿兼气逆较著，呕吐恶心，倒饮嘈杂之证。枳术平胃散配有枳实、白术，一升一降，下气消痞，宜于脾虚湿盛，气机被阻，心下痞坚者。

第四类方兼以化气利水。其中胃苓汤系平胃散与五苓散之合方，燥湿健脾兼化气利水，宜于脾湿兼水饮内停之泻稀水、小便短少，或水肿身重，苔白腻者。茵陈胃苓汤系在胃苓汤基础上加利湿退黄之茵陈，宜于脾湿渐以化热之阴黄，症见黄色晦暗如熏黄色，舌苔黄滑，口干而不多饮者。对金饮子配有泄肺利尿消肿之桑白皮，宜于脾胃水湿泛溢，肢体沉重，水气肿满者。

第五类方燥湿清热，宜于中焦湿热证。其中芩连平胃散配有黄芩、黄连，清热燥湿，宜于脾胃湿热并重，脘腹胀满，肢体困重，口苦咽干不欲饮，舌苔黄腻者。

第六、七、八类方分别兼具化痰、和解少阳之效，若遇脾湿兼痰饮内停之咳吐涎沫，湿郁少阳之寒热往来、胁痛口苦、脉弦苔腻及湿疟，可分别选用平陈汤、柴平汤。

可见运用平胃散类方除应掌握其病位在脾胃，病性属寒湿，病机是寒湿中阻，运用要点是脘腹胀满，肢倦困重，口淡纳呆，舌苔白腻或厚腻滑润，脉濡滑或沉滑外，还应辨清脾湿的轻重，单纯病在脾胃还是涉及肝胆、心肾等，是纯属实证还是实中夹虚，是否夹有外感、食积、痰饮、气滞、湿热等。只有这样才能做到"师其法而不泥其方"，理、法、方、药一线贯穿。

第五节 参苓白术散

黄穗平教授从医30余年，精通中西医疗法，善用参苓白术散辨证胃肠病，更遵循"异病同治""证同治同"的原则，充分体现一方治多病，普方治难症的中医辨治特征。

一、辨证要点

参苓白术散方出自《太平惠民和剂局方》："莲子肉去皮一斤，薏苡仁一斤，缩砂仁一斤，桔梗炒令深黄色一斤，白扁豆姜汁浸、去皮、微炒一斤半，白茯苓二斤，人参去芦二斤，甘草炒二斤，白术二斤，山药二斤，上为细末。每服二钱，枣汤调下。小儿量岁数加减。治脾胃虚弱，饮食不进，多困少力，中满痞噎，心忪气喘，呕吐泄泻及伤寒咳噫。此药中和不热，久服养气育神，醒脾悦色，顺正辟邪。"

根据北京中医药学会脾胃病专业委员会制定的《参苓白术散和补中益气方临床应用专家共识意见》，本方适用于脾虚湿盛证，多见于脾胃虚弱、食少便溏、四肢乏力、胸脘痞闷、面色萎黄、舌淡、苔白腻，脉虚、细、弱等。

本方药性平和，配伍严谨，温而不燥，方中人参（黄教授临床常用党参代替）性平，味甘、微苦，归脾、心、肺经，可补益脏气；白术性温，味甘、苦，归脾、胃经，健脾运土，燥湿和中；茯苓性平，味甘、淡，归脾、肾、心经，善渗泄水湿，又可健脾补虚。三者共为君药，达益气健脾之效。山药性平，味甘，归肺、脾、肾三经，具有补脾养胃、益肺生津、补肾涩精的作用；薏苡仁性微寒，味甘、淡，归脾、胃、肺经，既可健脾，又能渗除脾湿以止泻；白扁豆性微温，味甘，归脾、胃经，具有补脾化湿之功；莲子性平，味甘、涩，入脾、肾、心经，可补脾止泻，益肾养心。四者共为臣药，以助君药健脾益气，兼能渗湿止泻。砂仁为佐药，可醒脾和胃，行气化滞；桔梗可宣肺利气，通调水道，如舟楫载诸药上行，亦引脾气上升，有培土生金之意；甘草健脾和中，调和诸药。几药共为佐使。诸药合用，共奏益气健脾渗湿之功，使脾气健运，湿邪得去，则诸症自除；还能助脾气输精于全身，提供人体营养，又能补脾和胃，使之升降有度，保证后天气血生化来源不竭；还能渗湿止泻，使之分利有度，维持水液代谢正常，增强机体抵抗力。

二、运用要点

中医学认为"脾"是人体消化系统结构和功能的结合体，其为后天之本、气血生化之源，主水谷精微之运化、主统血、主肌肉四肢。脾虚无以运化水谷，气血生化乏源，气机升降失司，则百病皆生。脾虚当以健脾为大法，参苓白术散有健脾益气、渗湿止泻之效，参苓白术散还具有保肺之功，是"培土生金"的典型方剂，故黄教授认为使用本方之关键在于临证抓住气虚夹湿之病机特点，适用于以下4类人群：

1.脾胃气虚，运化失常所致的泄泻，临床表现为大便溏泄，饮食不消，或大便次数增多，或大便稀薄，脘腹胀闷不舒，纳食减少，或咳嗽无力，痰白清稀，面色萎黄，肢倦乏力，甚则浮肿，舌淡苔白腻，脉濡而弱。

2.脾胃气虚，升降失司所致的厌食，临床表现为厌食或拒食，纳呆腹胀，面色萎黄，乏力，自汗，精神稍差，肌肉不实或形体羸瘦，大便溏或完谷不化，舌淡苔腻，脉无力。

3.脾肺气虚，运化失常，水湿停留所致的水肿，临床表现为肢体浮肿，面色萎黄或面白虚浮，神疲乏力，食少纳呆，脘腹胀闷，大便溏薄，舌淡胖有齿痕，苔薄白或白腻，脉弱。

4.脾肺气虚，夹湿生痰所致的咳嗽，临床表现为咳嗽气短，痰白量多，咳声重浊，因痰而嗽，痰出咳平，进甘甜腻食物加重，胸闷脘痞，呕恶食少，体倦乏力，大便时溏，舌苔白腻，脉濡滑。

三、加减化裁

1. 治大便溏烂

脾主运化水湿，主升，胃主受纳水谷，主降。脾胃虚弱，健运失常，水谷不得运化而成湿，湿盛则成泄泻。前贤云："无湿不成泻。"临床所见亦多由脾胃平素虚弱、饮食不节、寒热失调，日久则脾胃受损，或有他病继发，或因治疗失当而成。黄教授喜用参苓白术散加减，久泻次数无度，加石榴皮涩肠止泻；腹痛者，加延胡索、木香；手足欠温者加补骨脂、干姜、煨肉豆蔻；腹痛血瘀重者加三七。

2. 治小儿厌食

中医学认为，小儿厌食病因虽多，但主要与脾、胃有关。小儿为稚阴稚阳之体，脏腑娇嫩，脾常不足。脾虚则无以运化水湿，水湿内停，阻遏气机，则腹胀纳少，或久食肥甘厚味，运化失职，胃失和降，食滞中焦而不欲食，症见厌食，稍进饮食，大便中夹有食物残渣，神疲倦怠，肌肉消瘦，面色无华，舌淡苔白，脉细弱。治宜健脾益气。黄教授喜予参苓白术散益气补中，健脾燥湿，补脾养胃生津，还可配山楂、神曲、麦芽开胃消食。

3. 治脾虚水肿

水肿之发生与脾阳失运关系至关重要。《素问·至真要大论》曰："诸湿肿满，皆属于脾。"古人曾立实脾饮以针对寒湿困脾的水肿、腹水等证。但该方温寒行气之药有余，扶正补气之功不足，故黄教授喜用参苓白术散加味，以渗湿健脾治疗脾虚湿盛，若脾肾两虚偏脾阳虚者，酌加附子、干姜效果更加。

4. 治痰湿咳嗽

脾为生痰之源，肺为贮痰之器，脾虚聚湿生痰，痰生于脾而贮于肺，肺虚常受痰湿内扰，清肃失令，咳嗽难已。故咳嗽之症，易治亦不易治，外邪袭肺引起的咳嗽易治而愈，内伤痰湿引起的咳嗽，每多反复发作。清代林珮琴有"因痰致咳者，痰为重，主治在脾"之说，健脾培土，可杜痰源，痰少咳自减。黄教授喜以参苓白术散之治，切合病机，并酌加陈皮以燥湿化痰，配合原方中的桔梗宣肺利咽，虽起效甚慢，但功不可没。

第六节　白头翁汤

白头翁汤首见于张仲景的《伤寒论》厥阴篇："热利下重者，白头翁汤主之。""下利欲饮水者，以有热故也，白头翁汤主之。"其传统为治疗热痢下重的中医经方，黄穗平教授在辨证论治的前提下，以白头翁汤为基本方随症化裁，用于治疗多种疾病获满意疗效。

一、辨证要点

白头翁汤见《伤寒论·辨厥阴病脉证并治》第 371 条："热利下重者，白头翁汤主之。"第 373 条："下利欲饮水者，以有热故也，白头翁汤主之。"组方及煎服法：白头翁二两，黄连（去须）三两，黄柏（去皮）三两，秦皮三两，上四味，以水七升，煮取二升，去滓温服一升，不愈更服一升。白头翁汤主治热毒深陷血分，下迫大肠，症见下利便脓血，血色鲜艳，里急后重，肛门灼热，伴发热、渴欲饮水、舌红、苔黄等热象。热毒熏灼肠胃气血，化为脓血，而见下痢脓血、赤多白少，热毒阻滞气机则腹痛里急后重、渴欲饮水，舌红苔黄皆为热邪内盛之象。

本方由白头翁、秦皮、黄连、黄柏 4 味药物组成，具有清热燥湿、凉肝止痢之功效。方中白头翁味苦性寒，善清肠热，疏肝凉血，是治疗热毒赤痢之要药，为本方君药。秦皮苦寒偏涩，清肝胆及大肠湿热，主热利下重，与白头翁配伍，清热解毒，凉肝止痢，为治疗厥阴热利的主药。黄连、黄柏苦寒，清热燥湿，坚阴厚肠止痢。4药均为苦寒之药，寒能胜热，苦能燥湿，相伍为用，共奏清热燥湿、凉血止痢之功，为临床治疗湿热或热毒下痢的主要方剂。

二、运用要点

1. 病机为湿热蕴结

黄穗平教授认为白头翁汤病位在肝与大肠，病机为湿热蕴结，主要涉及脏腑为肝、大肠、脾胃，以肝郁生风化火和湿热壅滞大肠为主。程郊倩曰："下重者，厥阴经邪热下入于大肠之间，肝性急速，邪热甚则气滞壅塞，其恶浊之物欲出而不得，故下重也。"所以，黄教授认为对于肝经湿热证之黄疸、胁痛、阴痒、带下，肠道湿热之痢疾、泄泻、便秘，胃肠湿热之口臭、痞满、口疮、牙痛，湿热蕴结皮肤肌表造成的湿疮等都可用白头翁汤加减治之，而不必局限于肠道之热痢。

2. 重视舌诊

白头翁汤证为肝经郁热、肠道湿热蕴积所致，在舌质上可表现为舌两侧红或者暗红，或者舌体两侧色泽不鲜明，比舌体其他部位颜色发暗，明显有郁热之象，这些都是肝经有瘀滞的表现。在舌苔上，苔多黄厚，或多以舌根部舌苔白厚、白腻、黄厚或黄腻为主。这是因为舌体根部主下焦病变，肠道积热，湿热蕴积，舌体根部会出现厚腻苔。

三、加减化裁

黄教授临床使用白头翁汤擅于灵活加减，其加减法的特点，是重视调节人体阴阳平衡，较好地解决了苦寒之剂不宜久服的这一难题。正如《伤寒论》第58条所云："阴阳自和者，必自愈。"

1. 气滞者，见腹痛腹胀、下坠等，加木香、香附、乌药、枳壳等。此所谓"气行而血止""调气则后重自除"。

2. 兼肝火郁滞、胁痛或少腹胀痛者，加延胡索、川楝子，即金铃子散，以疏肝泄热、活血止痛。

3. 脾虚湿盛者，见大便溏烂、倦怠，舌苔白腻等，加白术、茯苓、薏苡仁、扁豆以健脾祛湿。

4. 若肠中湿浊壅滞，大便黏腻不爽，加厚朴、枳实，可导大肠积垢。

5. 溃疡便血者，热盛者加地榆、槐花以凉血止血，虚实夹杂酌加地榆炭、侧柏炭、藕节炭，以收敛止血。

6. 血瘀者，见大便脓血时隐时现，赤白相兼，经久不愈，伴见面色晦，肌肤失荣者，加三七粉以活血化瘀，消肿生肌。此所谓："行血则便脓自愈。"

7. 久泄不止，大肠滑脱，无脓血者，加五味子、石榴皮等，以酸敛、涩肠、止泻。

8. 久泄气虚，见乏力气短，动则汗出者，加党参或五指毛桃，以补益中气。

9. 久泄伤阴，津液不足，唇干口燥，两目干涩者，加山药以滋补津液。

10. 久泄伤阳，兼中寒者，见胃脘怕凉、喜热饮等，加炮姜以温中散寒；兼肾阳不足者，见腰膝足冷等，加肉桂、补骨脂等，以温补肾阳。

11. 若中气下陷，见少腹胀满重坠，便意频频，脱肛等，加升麻、黄芪、柴胡、葛根等，升举阳气。

第七节　归脾汤

《素问·调经论》指出："血气不和，百病乃变化而生。"调整气血的立论各异，治法有别，而归脾汤是常用方药之一。黄穗平教授从医 30 余年，临证经验丰富，擅于治疗内科杂病，对归脾汤临证运用心悟颇深，现将其经验总结如下。

一、辨证要点

归脾汤原载于宋代严用和的《济生方》，由人参、白术、黄芪、茯苓、酸枣仁、木香、龙眼肉、炙甘草等 8 味药物组成，主治"思虑过度，劳伤心脾，健忘怔忡"。至明代，薛己在《正体类要》中增补当归、远志 2 味，主治"跌仆等症，气血损伤；或思虑伤脾，血虚火动，寤而不寐；或心脾作痛，怠惰嗜卧，怔忡惊悸，自汗，大便不调；或血上下妄行"。加入当归、远志，使归脾汤养血宁神之效更佳，并扩大了归脾汤的运用范围。

归脾汤的用方特点为养心与益脾相融，益气与养血共进。归脾汤中人参、黄芪、白术、茯苓、炙甘草起到温补脾气作用，其中人参、白术、茯苓、炙甘草为四君子汤的组成，加入黄芪能加强全方的补益健脾之功；气血生化旺盛与脾胃功能的加强有着极为密切的关系，当归味甘性辛温，可养心血、养肝脏；茯神、酸枣仁、龙眼肉、远志几味药合用，有着极强的养心安神功用；木香气味辛温，可行气散滞，与他药合用使得全方流动活泼，补中有行，滋养而不腻；姜、枣为引药，既能够调和诸药，又能够补脾益气，增强全方的疗效。总之，证属心脾两虚，气血不足，用归脾汤随症加减，均有显效。

二、运用要点

在临床应用中，黄穗平教授擅于先通过舌象的特点来判断疾病基本病机，再根据病机选取与之相应的方剂，根据黄临床经验，以下两类舌象特征是归脾汤所对应的。

1. 以脾气虚为主

舌淡胖，苔薄白，微腻，其病机主要为脾气虚。舌偏胖而有齿痕是脾气不足的具体表现，脾虚又易生湿，因而舌苔常常呈现为微腻。方中黄芪、党参、白术、炙甘草健脾益气，茯神渗湿安神，远志又可化湿，木香、陈皮行气燥湿，切合病机。

2. 以心血虚为主

舌小红苔薄白或薄少，病机主要为心血不足。脾为气血生化之源，健脾实为生血之本，方中又含黄芪、当归，合为当归补血汤以补气生血，此种情况下若舌质过红则宜少用香燥之木香，可换成生麦芽、佛手、香附等理气而不伤阴之品。黄教授在临床上见这两类舌象又兼有心、脾、气、血病证者，用归脾汤加减多能得效。

三、加减化裁

1. 治不寐

失眠多因为情志所伤、劳倦思虑过度、饮食失节、久病体虚等因素引起脏腑功能紊乱，气血失和，阴阳失调，阳不入阴而起病。黄教授根据 30 余年临床经验认为，失眠以心脾两虚、气血不足为多，尤其是中青年女性，因工作压力大，思虑过多，暗耗心脾气血，脾气虚，生化乏源，心血虚，心神不得养，烦躁易怒而致肝气郁结，郁而化火，扰动心神，故不眠难寐。黄教授喜用归脾汤加减，酌加柏子仁养心益脾安神，郁金、佛手、合欢皮、首乌藤以疏肝解郁安神，自汗、盗汗明显者酌加五味子、浮小麦以收敛固摄、胆怯易惊，酌加龙骨、磁石以镇惊安神。

2. 治郁证

郁证患者性格一般比较内向，多愁善感，女性多见，因情志抑郁，肝气不舒，继而伤脾，脾胃亏虚，气血生化乏源或耗伤心气心血，心失所养，致使心脾两虚，气血不足。症见精神不振，头晕神疲，兴趣缺乏，善悲易哭，多思善虑，面色少华，乏力，失眠健忘，心悸纳差，腹胀便溏，舌淡边有齿痕，苔薄，脉细弱。该证型虽以心脾两虚为主，但同时会兼有肝气郁结，故不能一味补益气血，可酌情加入理气开郁的柴胡、枳壳、厚朴花、佛手、砂仁、合欢皮等，补气而不滞气。

3. 治疗血证

《灵枢·本神》云："脾藏营。"《难经·四十二难》曰："脾……主裹血，温五脏。"这些说法指出脾脏具有统摄、控制血液，使其循经运行不致溢出脉外之功能。若脾气虚弱，升发失常，引起脾阳下陷，就会失去统摄之权，血则溢出脉道，出现各种出血证候。黄教授善用归脾汤治疗血证，尤其是久病者，素体脾胃虚弱，复加劳倦过度，脾胃功能受损，气虚无以摄血，冲任不固，以致便血、崩漏等血证，故采用益气健脾、补脾摄血之法治疗。"治血先治脾"已成为治疗此类疾病的基本原则。处方用养心健脾、补气养血之归脾汤加减，方中重用黄芪，酌加阿胶以补气养血，既可使气血生化有源，又可使脾气健旺，恢复其统血摄血之职；遵循"血见黑则止"之原则，方中加入当归炭、艾叶炭、炮姜、茜草炭、地榆炭等以增强止血之功。

第八节　补中益气汤

补中益气属中医补法之一，指以补气药治疗气虚证的方法，其中最具代表性的是金代名医李东垣创立的补中益气汤，此方亦是黄穗平教授临床常用的方剂之一。他师古而不泥于古，灵活变通运用，充分体现了中医"异病同治"的特色，在临床上取得了十分满意的疗效。

一、辨证要点

补中益气汤出自金元时期补土派大家李东垣的《脾胃论》，原方见于《饮食劳倦所伤始为热中论》中。"饮食劳倦，寒温不适"导致脾胃损伤，脾胃气虚，不能充养元气，使元气虚衰，百症由生。治当"以辛甘温之剂，补其中而升其阳，甘寒以泻其火"，本方之源在此，功用即补中升阳。补中益气汤药只 8 味，由黄芪、人参、白术、炙甘草、当归、柴胡、升麻、橘皮组成。方中以黄芪、人参为君，甘温峻补脾胃中气。白术、炙甘草为臣，助黄芪、人参以补益中气。当归补血以生气，盖血为气之母，血充则气盛也。柴胡、升麻为佐，助黄芪、人参以升阳。黄教授言：黄芪、柴胡、升麻皆为升阳之品，然其作用又有不同，黄芪是通过补气而升阳，也就是说，气充则阳自升。柴胡、升麻佐助黄芪以升阳。二者之别在于：柴胡入肝经而升于左，升麻入肺、胃经而升于右，左右协同，则中气得以全面提升。橘皮行脾胃之气，为佐使药，其功用在于辛温行气，佐助补气升阳之品，使其补中有行，则补而不滞，使气得补而行中有升，气充而内敛，则不浮越于外。

补中益气汤的核心脉症为倦怠乏力、气短懒言、面色无华、精神不振、纳差、舌淡白、苔薄白、脉细；或者腰腹部以下坠胀感，或者便溏，或者眩晕。故本方病机以脾胃气虚为主，兼以气虚下陷。治疗上遵循《素问·至真要大论》"劳者温之""下者举之"的治疗原则。东垣说："内伤不足之病……唯当以甘温之剂，补其中，升其阳……盖温能除大热，大忌苦寒之药泻胃土耳。"

二、运用要点

1. 紧抓病机

中气泛指中焦脾胃之气和脾胃等脏腑对饮食的消化运输、升清降浊等生理功能，狭义指脾气。脾胃为后天之本，气血生化之源，脾主运化，胃主受纳腐熟，脾胃中气对人的生理起到非常重要的作用。《素问·经脉别论》曰："饮入于胃，游溢精气，上输于脾，脾气散精，上归于肺，通调水道，下输膀胱，水精四布，五经并行，合于四时五脏阴阳，揆度以为常也。"其论述了水谷饮入胃后其精气输布的过程，脾胃病则会导致水液失常。脾主升清，强调脾气上升将其运化的水谷精微向上传输至心、肺、头目，通过心肺作用化生气血，营养全身。由此可见，如中气不足，脾不升清，即脾胃之气虚弱、运化失职，就会出现神疲乏力、头晕目眩、腹胀、腹泻、脱肛、内脏下垂、遗尿等症状。

2. 用量宜小

用量小是东垣制方的一大特点，本方为东垣代表方，八味药，按最大量计，不过三钱二分，其用量上的特色更为鲜明。何绍奇在《读书析疑与临证得失》"慢病轻治"篇中，引岳美中老先生针对脾胃虚弱者，喜用小剂量煮散的案例，"如剂量太重，则不仅不能取效，还可能因重伤胃气，反添枝蔓""若临床上急于见功，便加重药量，希图速效"的做法是不可取的，说明这种"慢病轻治""轻舟速行"的方法是东垣脾胃病用药的根本法则，这亦是黄教授推崇之观念。

三、加减化裁

《临证指南医案》云："脾宜升则健，胃宜降则和。"补中益气汤是治疗脾胃气虚、清阳下陷的代表方。脾胃为后天之本，补脾胃之气就是补中气，补一身之气。故临诊时遇到慢性疾病，具有反复发作和气虚证候特点，选择补中益气汤为基本方辨证施治，可以有事半功倍的疗效。

1. 胃下垂者

胃下垂者多伴有嗳气、腹胀、便秘等不适，黄教授喜用补中益气汤酌加枳壳、枳实等，益气举陷，升降相因，升中寓降，降中寓升。现代药理证明，枳壳对平滑肌有很强的收缩作用，这和现代医学所谓内脏下垂是肌肉组织松弛的病机相吻合。医有"胃以通降为顺，通降为补"之说，前人对枳实的通降作用论述较多，如《药品化义》谓："枳实专泻胃实，开导坚结，消痰癖，祛停水，逐宿食，破结胸，通便闭，非此不能也。"

2. 易感冒者

此类患者多因气虚不能固表，以致感冒频发，一般用补中益气汤原方，补气以固表，再加入防风，即补中益气汤合玉屏风散。如兼心悸气短者，合生脉散补气阴以养心止汗。

3. 自汗者

此类患者多见气虚之象，或无明显虚象，长年自汗不止。可于补中益气汤中重用生黄芪达 30g，再加入桂枝、白芍，即补中益气汤合桂枝汤，升阳固卫，调和营卫，酌加煅龙骨、煅牡蛎以收敛止汗。

4. 便秘者

老年及久病患者脾胃虚弱，加上疾病损耗，导致中气不足，推动无力，导致排便乏力较为常见。黄教授喜配伍枳实、肉苁蓉、火麻仁、桃仁、柏子仁等以补气润肠通便。

5. 妇女月经过多，崩漏者

此类患者乃因气不摄血，以致血液下行不止，治用补中益气汤以补气摄血，加阿胶以补血止血，棕榈炭以固涩止血。

总之，补中益气汤临床应用广泛而灵活，其应用要点在于体虚而舌淡嫩苔白，脉弱。用之得法，疗效自然显著。

第九节　半夏泻心汤

半夏泻心汤出自医圣张仲景所著《伤寒论》，本方配伍精当，效专力宏，是辛开苦降、寒温并用、攻补兼施、调和脾胃的代表方剂。黄穗平教授遵仲景之法，灵活运用半夏泻心汤合方辨治多种脾胃病及内科常见疾病，常有桴鼓之效。

一、辨证要点

《伤寒论》半夏泻心汤："半夏半升洗，黄芩、干姜、人参各三两，黄连一两，大枣十二枚擘，甘草三两炙。上七味，以水一斗，煮取六升，去滓，再煎，取三升，温服一升，日三服。"功用：寒热平调，消痞散结。主治：寒热错杂之痞证。心下痞，但满而不痛，或呕吐，肠鸣下利，舌苔腻而微黄。半夏泻心汤所治之痞，原系小柴胡汤证误行泻下，损伤中阳，少阳邪热乘虚内陷，以致寒热错杂，而成心下痞。

黄教授强调，本方证多见于体质较好的中青年人，常用于治疗上消化系统疾病，尤其是痞满者，其唇舌淡红或稍红，舌苔多见黄腻，但脉象无明显特征，或喜冷饮而腹泻，或喜热食而手足温热。本方证病机较为复杂，既有寒热错杂，又有虚实相兼，以致中焦失和，升降失常。治当调其寒热，益气和胃，散结除痞。方中以辛温之半夏为君，散结除痞，又善降逆止呕。臣以干姜之辛热以温中散寒；黄芩、黄连之苦寒以泄热开痞。以上4味相伍，具有寒热平调，辛开苦降之用。然寒热错杂，又缘于中虚失运，故方中又以人参、大枣甘温益气，以补脾虚，为佐药。使以甘草补脾和中而调诸药。综合全方，寒热互用以和其阴阳，苦辛并进以调其升降，补泻兼施以顾其虚实，是为本方的配伍特点。寒去热清，升降复常，则痞满可除。

二、运用要点

1. 半夏泻心汤治寒热虚实错杂之症

半夏泻心汤由人参汤（理中汤）与大黄黄连泻心汤合方并加减而成。半夏泻心汤所治疗的痞证是寒热虚实错杂之痞，所见之象不能单纯用热或寒来解释。

寒热虚实错杂是虚寒之征与实热之象的组合。就半夏泻心汤证而言，有的症状是中性症状，不寒不热，不虚不实，如胃胀；有的是虚性寒性症状，如口淡不渴，舌胖大有齿痕，舌质淡，苔白，脉缓，凉食或受凉则易病发；有的是热性征象，如口干，口黏，口臭，舌红，苔黄，脉数，渴喜凉饮等。具体寒与热的组合因人而异，较之教科书中的证型要复杂得多。如患者舌淡而胖，但舌苔黄腻，舌质红而舌苔白，舌苔黄白相兼，舌质红而喜热饮，食入即吐，但患者又喜热饮，患者喜凉饮却又大便完谷不化等，总之病情呈寒、热矛盾之状。半夏泻心汤寒温同用、补泻兼施、相反相成，临床应据寒与热、正虚与邪实之轻重，调整辛温药与苦寒药、扶正药与祛邪药的药量。若病证既无寒象，也无热征，也就是病证不寒不热，同样可用半夏泻心汤治疗，此时用半夏泻心汤方中寒、热药性正好相抵，是"舍性取用"之法。

2. 半夏泻心汤善治气机升降失常之病

世人常用其治中焦气结之痞满，殊不知半夏泻心汤还可用治于脾胃升降失常的呕吐、下利。半夏泻心汤配伍的精妙之处在于未用专事理气之品，却能起到理气的效果，它辛开苦降，寒热并用，是和解中焦枢机的代表方，除了适用于寒热虚实错杂，还可治疗气机升降失常引起的各种疾病。"呕而肠鸣，心下痞者，半夏泻心汤主之"（《金匮要略》）是指半夏泻心汤证除心下痞外，还有呕利、肠鸣等症。呕吐、下利是脾胃升降失常的典型表现，中焦气结与升降失常可互为因果，半夏泻心汤在治痞之同时，可复脾胃升降之职，更是发挥半夏降逆止呕，黄连、黄芩燥湿止泻之功用，故而常用于治疗呕吐、下利的胃肠炎患者。

三、加减化裁

1. 适时加减

黄教授强调，每位患者寒热偏重不一，兼夹各异，不应拘泥于古方，适时加减为宜。临证时应灵活应用半夏泻心汤，若证属湿热者，宜减少干姜用量，加大黄芩、黄连用量；证属寒湿者，需另加砂仁、藿香温中散寒除湿。

2. 半夏宜足量

黄穗平教授运用半夏泻心汤强调其主药半夏宜足量，一般用到 15g，尤其是胃气不降之呕吐、嗳气者。半夏生于夏之半，为天地相遇、品物咸章之时矣，故主阴阳开合之半，关键之枢，其性温，味辛，有毒，归脾、胃、肺经，能燥湿化痰、降逆止呕、消痞散结。半夏的临床用名有生半夏、清半夏、姜半夏、法半夏、半夏曲、炒半夏曲之别，目前2015年版《中国药典》收录的半夏炮制品有清半夏、姜半夏、法半夏3种。黄教授喜用法半夏，因脾胃病者多见中土虚弱，姜半夏性偏温燥，清半夏毒性及辛燥之性降低而无和胃之力，法半夏温燥之性有所缓和，擅长燥湿化痰，兼具调和脾胃之功，最宜用治脾胃病，尤其是久病患者。

3. 白术替大枣

黄教授喜用白术替大枣，因岭南天气卑湿，地气蒸溽，岭南人多见脾虚湿阻，大枣虽能补益，但滋腻碍脾，改用白术则补而不壅滞，术能燥湿利水、健脾益气，从而调畅气机，以复脾胃升降平衡。若大便溏烂者则改用麸炒白术；若大便软而排便无力者则倍白术，并加枳实，取枳术丸之功；若舌苔腻浊者则改用苍术，加强运脾燥湿之力，合平胃散之意。

4. 活用五泻心汤

《伤寒论》五泻心汤，即半夏泻心汤、生姜泻心汤、甘草泻心汤、大黄黄连泻心汤、附子泻心汤。五泻心汤类方均有散结消痞之功，治疗以痞为主的病证，治痞诸方名为泻心实为泻胃，其病机共同点是"胃中虚，客气上逆"，但又有不同之处。半夏泻心汤治寒热交结之痞；生姜泻心汤治水与热结之痞；甘草泻心汤治胃虚气结夹湿之痞；大黄黄连泻心汤治误下邪陷、内热壅盛之痞；附子泻心汤治邪热有余而卫阳不足之痞。临床辨证准确，选用得当，方可取得良好疗效。

第五章
用药心得

第一节　益气药

气是构成人体和维护人体生命活动的精微物质，也是指脏腑组织的功能活动。中气即中焦脾胃之气，其化生水谷精微，注入脉中谓之营气，行于脉外谓之卫气，上输于肺与呼吸之清气相合谓之宗气，元气亦赖其滋养。劳伤过度、忧思太甚、饮食自倍、久病耗损等，多伤脾胃而致气虚，甚则中气统摄无权，升举乏力，虚而下陷，致脏器脱垂等疾患。正如李东垣在《脾胃论·脾胃虚实传变记》中所云："脾胃之气既伤，元气亦不能充，而诸病之所由生也。"黄穗平教授推崇补土治法，故其在治疗上特别强调脾胃之气的生长、升发。

一、益气药的特点

凡是具有补气功效，可以用来治疗气虚证的药物，称为补气药。补气药的性味以甘温或甘平为主，其中，少数兼能清火或燥湿者，可有苦味，能清火者，药性偏寒。大多数药主要归脾肺经，能补益脾肺之气，所以特别适用于脾气虚或肺气虚的病证，少数药可归心经，兼能补心气。

二、常用的益气药

1. 人参

性微温，味甘、微苦，归脾、肺、心、肾经，能大补元气，复脉固脱，补脾益肺，生津养血，安神益智。用于体虚欲脱，肢冷脉微，脾虚食少，肺虚喘咳，津伤口渴，内热消渴，气血亏虚，久病虚羸，惊悸失眠，阳痿宫冷。人参能补气助火，对于实证、热证体质，或是因酒色过度损伤肝肾阴液，致使虚火内生者，当谨慎服用。如果误服人参过量，将会助长热象，使得病情更为恶化。补气药中，以人参的功效最佳，但现代人的病情复杂，如果配伍不当反而适得其反，不可不慎！

2. 黄芪

性温，味甘，归肺、脾经，能补气固表，利尿托毒，排脓，敛疮生肌。用于气虚乏力，食少便溏，中气下陷，久泻脱肛，便血崩漏，表虚自汗，气虚水肿，痈疽难溃，久溃不敛，血虚萎黄，内热消渴，慢性肾炎蛋白尿、糖尿病。其能充实卫气，为补气诸药中之最，故有"芪"之称。与人参比较则人参气味甘平，阳兼有阴；黄芪则秉性纯阳，阴气较少，用于脾胃中虚，而泄泻、痞满、倦怠可除。

3. 党参

性平，味甘，归脾、肺经，能补中益气，健脾益肺，生津养血。用于脾肺气虚，食少倦怠，咳嗽虚喘，气血不足，面色萎黄，心悸气短，津伤口渴，内热消渴。党参药力薄弱，不像人参能大补元气，对于元气虚损严重者仍当使用人参，但党参能补脾养胃，健脾运而不燥，滋胃阴而不湿，润肺而不犯寒凉，养血而不偏滋腻，鼓舞清阳振动中气而无刚燥之弊。

4. 西洋参

性凉，味甘、微苦，归心、肺、肾经，能补气养阴，清热生津。用于气虚阴亏，虚热烦倦，咳喘痰血，内热消渴，口燥咽干。西洋参补气的功效虽不及人参、黄芪，但补气之外，兼能益阴，当阴液亏虚或是气虚所引起的身热多汗，可以用西洋参治疗。西洋参性虽能滋阴降火，但对于阴虚火旺，热象较重者，仍需配伍滋阴药或清热药，以免效力不足，反而导致口干舌燥、干咳痰血等。

5. 白术

性温，味苦、甘，归脾、胃经，能健脾益气，燥湿利水，止汗，安胎。用于脾虚食少，腹胀泄泻，痰饮眩悸，水肿，自汗，胎动不安。凡是由于脾胃气虚所致的诸证，皆可用白术来治疗。但白术补气，是由补益脾胃间接使脾胃能生化气血充足，与黄芪、人参之直接大补元气并不相同。白术药性偏燥，对于阴虚严重，口燥咽干者，反会加重病情，当慎用。

6. 大枣

性温，味甘，归脾、胃经，能补中益气，养血安神。用于脾虚食少，乏力便溏，妇人脏躁。大枣味浓而质厚，长于补血而短于补气，因此大枣之补脾是以补血而化气，与人参之大补元气以生血并不相同，但大枣的药性平缓，必须多用久服才有效果，同时也要适当配伍，否则也容易滞碍脾胃。

三、益气药的使用要点

1. 看准时机

补气药的使用当看准时机，临床患者多本虚标实，虽然脾气本虚，但标实也盛，补气药不得早早投之以免闭门留寇，加重气滞、痰湿、郁热，反而致使患者病情缠绵不愈。倘若患者兼夹症状较轻，脾虚证突出，则补气药的运用不可延误，否则气虚更甚，日后更难挽回。

2. 审视兼症

黄穗平教授认为脾虚证多为虚中夹实，治脾以补虚为先，不忘祛邪，于诸多兼夹症中理出主次，抓住病机，确立组方方向。用药注意升降相宜，补勿过腻，泄勿过峻，补中有通，升降有序，气机调达，则利于病愈。

3. 注意剂量

黄教授认为，益气药之剂量不同，效果大异，以黄芪为例。临床大凡黄芪用量在15g以下者，补益效应偏小，其作用主要在于协助补气、助气行血、托里排毒和强身保健四个方面。黄芪临床用量在15～30g时，补气效应才能显见，此剂量主要治疗因气虚显著而致的胃下垂、子宫下垂、头晕、水肿等病证。对于气不摄血之各种出血，包括妇女崩漏，当重用黄芪，用量多为30g以上。

第二节　理气药

气为一身之主，气运行于机体表里内外，周而复始，以供给人体脏腑组织活动的动力。气表现为升、降、出、入四种运动方式，气的运动通过脏腑活动体现。若气的运动失常则会引起脏腑功能失调，导致疾病发生。《素问·举痛论》言："百病生于气也。"脾胃为气机升降之枢纽，气升降运动正常，则机体内外环境统一，维持动态平衡，而无气郁、气陷、气滞、气逆等病理状态。黄穗平教授善从调理气机入手，活用理气药，巧治脾胃病。

一、理气药的特点

理气药又称行气药，是以疏通气机为主要功效的药物，其味多辛、苦，温而芳香，其味辛能行，味苦能泄，芳香可走窜，性温可通行，故有疏通气机，即行气、降气、解郁、散结等作用，并可通过畅达气机、消除气滞达到止痛之效；主归脾、胃、肝、肺经。

二、常用的理气药

1. 行气消胀类

常用者有陈皮、枳实、枳壳、木香，皆归脾胃经，以行脾胃气滞为主，主治脾胃气滞所致的脘腹胀满，甚则胀痛，或兼饮食不思，恶心呕吐等证。其中，陈皮既能健脾行气，又能燥湿化痰，入补益剂中使之补而不滞，滋而不腻。枳实行气作用较强，故谓之破气消积，用于食积、热结腹痛便秘；湿热积滞泻痢，腹胀腹痛，里急后重，大便脓血。枳壳与枳实同为酸橙、香橼的果实，枳壳为成熟的果实，两者性味、归经、功效应用相同，但枳壳作用较缓。木香为行气调中止痛要药，有行脾胃气滞而止痛的作用，除用于脾胃气滞证外，还常用于大肠气滞，湿热痢疾，腹痛里急后重，脾胃气虚之食少吐泻，肝胆失于疏泄之泄泻证。

2. 疏理肝气类

常用者有香附、川楝子、佛手，皆归肝经，以疏理肝气为主，用于肝郁气滞之胁痛、疝痛等证。其中，香附亦可利三焦，解六郁，治胸脘痞满，呕吐吞酸，饮食不消，胁胀腹痛者；又治寒凝气滞、停痰宿食所引起的脘腹诸痛证，以理脾胃之气，故《本草纲目》谓本品为"气病之总司"。香附行气又能入血分，有调经止痛之功，为妇科之常用药，可治肝气郁滞，月经不调，痛经，乳房胀痛，故被《本草纲目》称为"女科之主帅"。川楝子疏肝理气，尤善治肝气郁结，郁久化火之证，如肝郁化火犯胃之脘胁疼痛，舌红苔黄、脉弦数者，黄教授喜配延胡索同用，两药相合，行气活血止痛力强，善治血瘀气滞诸痛。佛手偏理中上焦，治肝胃气滞之脘胁胀痛及肝气犯胃，胃气不降之呕吐，又有化痰止咳作用，可治咳嗽痰多，胸闷。

3. 降逆顺气类

常用者有沉香、柿蒂，用于胃气上逆之呕吐、嗳气、呃逆和肺气上逆之咳喘等。其中沉香行气止痛作用强，又温中降逆，用于气滞由寒所致的胸腹疼痛及胃寒呃逆，此外，长于纳气平喘，用于肾虚不能纳气的虚喘。柿蒂专于降胃气止呃逆，寒热虚实证均可用。

4. 破气散结

如青皮、荔枝核，用于气结及气滞血结、气滞痰结所致的癥瘕积聚。其中，青皮与陈皮同属一物。青皮为未成熟之果皮，橘皮为成熟之果皮，二者功效有异：青皮疏理肝气作用较强而称破气，兼有消积化滞之功；橘皮调理脾胃之气，作用较缓兼能燥湿化痰。荔枝核主入肝经，味辛行散，味苦疏泄，性温祛寒，有疏肝理气、行气散结、散寒止痛之功，常用于寒凝气滞证之寒疝腹痛、睾丸肿痛，亦可治肝气郁结、肝胃不和之胃脘久痛。

三、理气药的使用要点

脾胃病在临床上以痞满及胃脘痛多见，脾胃居于中焦，脾与胃升降相因，为气机之枢纽，气机升降为其正常工作的基础，不论病证之虚实，中焦气机之升降总会受到影响，而中焦气机运行失常往往也是疾病发生的基础，故黄教授在临证时常使用理气之法。黄教授认为中焦气机的恢复是扶正祛除病邪的关键所在，中焦气机正常运行则全身气机升降出入正常，百病不生，故临床上，重视气机的运行，临证时调畅气机贯穿始终。

若因饮食劳倦、情志内伤致脾胃气机不畅，升降失调，清气不升、浊阴不降，则易生痞满、胃痛、飧泄、呕吐等。黄教授在临证时常用香附散加减，取其行气而伤阴不甚之特性，可根据气滞严重程度不同在基础辨证方中酌情加入理气之品，气滞不甚可用理气缓和之药，如佛手、郁金；如若气机阻滞较甚有排便不畅、大便干结等症时，可予半夏、厚朴，若气滞更甚，症见胃脘疼痛，可予金铃子散行气止痛；如若气滞影响血分，出现血瘀症状，延胡索、川楝子已然不能缓解症状，可予三七活血化瘀、理气行滞；理气药易伤阴液，可辅以养阴之品，如白芍。运用上述方法与药物，往往可获得满意疗效。

临床应用理气类药物当熟知其注意事项，安全用药，避免毒副作用产生。理气类药物中有毒者包括九里香、川楝子、半夏、地枫皮、两面针、吴茱萸、苦杏仁，用药剂量不可过大，或适当选用其炮制之品。涉及配伍禁忌者为瓜蒌皮、半夏反川乌或草乌，郁金畏丁香。因下气、破气、破血作用太强，孕妇慎用或禁用枳实、枳壳、莪术、三棱、片姜黄。

第三节 祛湿药

湿与水异名同类，水为有形之湿，湿为无形之水。水散为湿，湿聚为水。二者虽可相互转化，但其性质类同，故每每水湿并称。黄穗平教授通过多年的临床实践，认为湿邪致病相当广泛，轻则侵及皮毛肌表，重则损伤脏腑筋骨，且湿性黏滞，治疗如抽丝剥茧，层出无穷而缠绵难愈，若治不得法，或失治误治往往变生他病或致成终生痼疾，加之岭南濒海地卑，阴湿之气常盛，故黄教授在对临床治疗中尤其重视祛湿药的运用。

一、祛湿药的特点

凡以祛除湿邪为其主要功效，主要用于治疗水湿之证的药物，称为祛湿药。治疗时，外湿宜散，内湿宜化、宜渗，故根据祛湿药的不同性能，一般可分为芳香化湿药、利水渗湿药和祛风湿药三类。

芳香化湿药芳香而温燥，具有化湿健脾之功，主要适用于内湿停滞，湿阻中焦，脾为湿困，运化失职等原因而致的脘腹痞闷、呕恶纳呆、食少便溏、身重体倦、舌苔白腻等证。部分芳香化湿药还用于湿温、暑湿诸证。

利水渗湿药善通利水道，渗除水湿，多味甘淡平，淡能渗泄，既可引湿邪从小便去，又不温燥，于脾有益，于胃无碍，主要适用于水湿停蓄体内的各种病证。

祛风湿药善祛除肌肉、经络、筋骨关节之间的风湿之邪。此外，还分别具有散寒止痛、舒筋活络及强筋骨等作用，故适用于外湿而夹风寒之邪侵入肌腠、经络，进而深入筋骨关节而成的风寒湿痹证。

二、常用的祛湿药

1. 芳香化湿

藿香与佩兰皆味辛气香，主入脾胃，均能芳香化湿，解暑发表，都可用治湿阻中焦所致的脘腹胀满，食欲不振，恶心呕吐。不同之处在于藿香微温化湿不燥热，辛散发表不峻烈，为芳化湿浊之要药，其解表之力较佩兰为强，外感表证藿香多用；佩兰则性平，发表之力不如藿香，以化内湿、祛陈腐、辟秽浊为长，又可用于脾经湿热。

砂仁与白豆蔻皆味辛性温，主入脾胃，气味芳香，均能化湿、行气、温中，都可用治湿阻中焦、脾胃气滞及脾胃虚寒所致的脘腹不适。不同之处在于砂仁作用偏于中下二焦，善理脾胃气滞，长于温脾止泻，并能理气安胎，又常用于脾寒泄泻，妊娠恶阻，气滞胎动不安等；白豆蔻则作用偏于中上二焦，善理脾肺气滞，长于温胃止呕，又常用于胃寒湿阻气滞呕吐，以及湿温初起、胸闷不饥、舌苔浊腻等。

2. 利水渗湿

茯苓、薏苡仁、猪苓与泽泻四者均味甘淡，皆能利水渗湿，用治水肿，小便不利，泄泻，带下，淋浊等。不同之处在于茯苓性平和缓，祛邪而不伤正，扶正而不峻补，其利水渗湿、健脾之力较薏苡仁为强，为利水渗湿之要药；薏苡仁性微寒，虽利水渗湿、健脾之力较茯苓为缓，但又能除痹，清热排脓，又常用治风湿痹痛，筋脉拘急，尤宜于湿痹拘挛者；猪苓性平，作用单纯而利水之力较强，主要用治水湿为患；泽泻性寒，又能泄热，尤善于泄肾火与膀胱之热，故下焦湿热者尤为适宜。

瞿麦、海金沙、石韦、冬葵子与灯心草均性寒凉，皆能清热利水通淋，用治淋证涩痛、小便不利，无论是热淋、石淋、砂淋、血淋，皆可配伍使用。不同之处在于瞿麦既能活血通经，又可用治血热瘀阻之经闭或月经不调；海金沙尤善止尿道疼痛，为治诸淋涩痛之要药；石韦既能利水通淋，又能凉血止血，故尤宜于血淋涩痛，也治血热出血证；冬葵子又能下乳、润肠，可用治产后乳汁不行，乳房胀痛，肠燥便秘等；灯心草则又能清心除烦，尚可用治心烦失眠，小儿夜啼，惊痫等。

3. 祛风湿

桑枝与络石藤均具有祛风通络的功效，皆常用治风湿痹痛，肢体麻木，筋脉拘挛，关节屈伸不利者。不同之处在于络石藤味苦性微寒，又能凉血消肿，痹痛偏热者较为适宜；桑枝则性味平和，对于风湿痹证，无论偏寒偏热，均可使用，而尤宜于上肢痹痛。

防己与防风均能祛风湿、止痹痛，皆可用治风湿痹证，肢节疼痛。不同之处在于防己辛散苦泄性寒，重在祛湿止痛，并能祛风清热，以风湿热痹用之为好。防风辛散甘缓性微温，重在辛散，以祛风为主，并能祛寒胜湿，以风寒湿痹用之为好，且本品为治风之通用药，又能发表散风寒、止痉，用治风寒表证、风寒夹湿的表证。

三、祛湿药的使用要点

1. 重视健脾益气

脾胃运化水谷，化生人体所需的气血津液，还能运化水液，使全身各组织器官得到滋养，并将多余的水液化为汗和尿排出体外。"脾胃之气既伤，而元气亦不能充，而诸病之所由生也"，脾胃运化功能失常，不仅水谷不能运化，水液也不能正常输布，产生湿、痰、饮等病理产物。同时，脾喜燥恶湿，湿邪侵犯人体，常先困脾，无论感受外界水湿之邪，还是水湿内停，均会影响脾胃的功能。因此黄教授强调，只有健脾，增强脾的运化功能，脾旺才能胜湿。健脾可治疗内湿之根源，防御外湿之内侵。脾胃为土脏，脾为阴土（湿土），胃为阳土（燥土），因此，在健脾时过用温燥药物会伤及胃阴。清代唐宗海《六经方证中西通解》："补脾之药不得过燥。"黄教授临床常用药性平和、益气温阳之品，常用药物有党参、五指毛桃、白术等。

2. 祛湿不忘理气

正如明代方隅《医林绳墨·湿》所述："治湿不理脾胃，非其治也。"理脾的重点在于调理脾胃之气机，脾主升，胃主降，同居中州，通上连下，为一身气机升降之枢纽。脾宜升则健，胃宜降则和，清升降，合乎自然。若脾胃升降反作，即为病态。且湿为阴邪，易阻滞气机，故黄教授祛湿常配伍理气药，如陈皮、枳实、枳壳、木香等，气行则水湿行而不停聚，湿邪自消。

3.搭配温阳药物

湿为阴邪，易伤阳气，则更易使水湿泛滥，《湿热病篇》就有"湿盛则阳微"之说，又如《素问·逆调论》云"肾者水脏，主津液"，肾居下焦，属水，内寄真火。湿邪深入下焦，在腑宜化热，耗阴血；在脏易化寒，伤阳气。无论化寒化热，病程日久均会损伤肾之阳气。肾阳虚衰，阳不化水，当温肾助阳，命门火旺，犹如日照当空，则阴霾自散，其湿可除。本法适用于湿从寒化，水停下焦的证候。常用的温肾化湿药有附子、肉桂、干姜、吴茱萸、补骨脂、益智仁等。

第四节　补阴药

导致阴虚的原因很多，或为素体阴虚，禀赋不足，或由妊娠失养，后天未能及时调治，或为大病重病失于调治。阴虚证的临床表现常以心、肝、肾三脏为主。肾主藏精，肾气充则受五脏六腑之精而藏之，肝能藏血调血，肝血充则血能化阴化精；心主血脉，又为营血化生之脏，营血充沛，血脉畅利，能养肝肾，而使营血化阴精充。故阴虚证多侧重于心肝肾三脏，当然也可见肺阴虚、脾阴虚、胃阴虚等。黄穗平教授临床诊治阴虚证，常以脏腑进行辨证选药，现分述如下。

一、补阴药的特点

凡具有以滋养阴液功能为主、能治疗阴虚诸症并有生津润燥作用的药物，称为补阴药。补阴药大都性味甘、寒凉或咸寒，质润多液，入肝、肾经为多。因为阴不足，必先责之肝肾，或久病使肝肾阴虚，而肝藏血、肾主水，故补阴药要经过肝、肾把营养供给全身。

二、常用的补阴药

1. 心阴虚

症见心悸，心烦，失眠，健忘，低热，盗汗，五心烦热，口干咽燥，舌红少津，脉象细数，治以滋阴清热、养心安神，药用生地、麦冬、天冬、玉竹、百合、酸枣仁、阿胶、柏子仁等。

2. 肝阴虚

症见眩晕目涩，颧红盗汗，咽干口燥，心烦不寐，胸胁胀满疼痛，舌红少津，脉象弦细而数，治以滋养肝阴，药用沙参、麦冬、白芍、当归、生地黄、首乌、枸杞子等。

3. 肾阴虚

症见眩晕耳鸣，低热颧红，五心烦热，口燥咽干，健忘失眠，腰膝酸软，便秘尿赤，舌红苔少，脉象细数。治以滋补肾阴，药用地黄、山茱萸、枸杞子、女贞子、天冬、知母、龟甲、鳖甲等。

4. 肺阴虚

症见干咳痰少或者痰少而黏，痰中带血，声音嘶哑，潮热盗汗，舌红而干，脉象细数。治以滋阴润肺，药用沙参、麦冬、天冬、石斛、天花粉、百合、生地黄、川贝、鳖甲、地骨皮等。

5. 脾阴虚

症见饥不欲食，肌瘦肤热，唇干少饮，脘腹痞胀，夜剧昼静，大便偏干、排出无力，手足烦热，嘈杂不适，舌质嫩偏润、苔少，脉细弱偏数。治以滋养脾阴，药用山药、莲子、芡实、大枣、饴糖、石斛、玉竹等。

6. 胃阴虚

症见口干唇燥，不思饮食，干呕呃逆，大便干燥，舌干少津，脉象细数。治以滋养胃阴，药用沙参、麦冬、石斛、天花粉、玉竹、芦根等。

三、补阴药的使用要点

1. 补脾阴善用山药、白芍

脾体阴用阳，脾之阴即为脾之形质，相对而言脾之阳即为脾之功能。脾阴不足初期为脾之阴液的不足，而后脾脏不得濡养，虚极致损，则导致脾基本解剖结构的损伤，积为虚劳。补脾阴方剂并不在少数，如吴澄的中和理阴汤，张锡纯的资生汤和五阴煎，胡慎柔的慎柔养真汤，杨西山的甲乙化土汤。从药物组成来看，理脾阴剂早期组方诸方多以四君子汤为基本方进行化裁，取补气生血之意，如周之干提倡的参苓白术散。《素问·刺法论》言："欲令脾实……宜甘宜淡。"甘淡实脾为补脾的大法，补脾阴剂所用之药亦可体现此特点，故黄教授喜用山药、白芍以补脾阴，取其微甘之味。《慎柔五书》云："微甘养脾阴"，又因阴分亏虚，故甘淡平和质润之品最为适宜。另外，白芍与甘草的配伍亦是补阴的常用配伍，取其酸甘化阴之意。如《本草正义》言白芍"一以益脾阴而摄纳至阴耗散之气，一以养肝阴而柔刚木桀骜之威"。

2. 治胃阴不足喜甘凉濡润

胃阴虚则内火生，治疗则宜甘宜凉，然滋阴药物大多寒凉碍胃，故黄教授喜用甘凉濡润之物，嘱"阴药勿以过腻，甘凉养胃为稳"，常以"薄味调养胃阴"，选用《金匮要略》麦门冬汤化裁，药选沙参、麦冬、石斛、玉竹、法半夏、陈皮、白扁豆等，所用药物皆性味平和，益胃而不呆滞，清热而不损胃气，确为佳品。在甘凉濡润药中，寓法半夏、陈皮等辛开苦降之品，使之滋而不腻，寓补于通，也有助于脾胃升降，这充分体现了黄教授养胃阴法不忽视通补及顺应脾胃生理特性的原则。

3. 注意剂量

黄教授嘱补阴药之使用要点除脏腑辨证外，药物剂量亦需注意。如沙参、玉竹、百合、女贞子、旱莲草一般取 10～15g；而麦冬、天冬、石斛、枸杞子一般以15g为宜；山药一般取20～30g；由于龟甲、鳖甲质重，常用至 20～30g。

第五节　泻下药

泻下法是根据《素问·阴阳应象大论》"其下者引而竭之""中满者泻之于内"的理论立法，属于中医学八法中的下法，在现代治疗内、外、妇、儿科中的各种疾病已经较为普遍，有时甚至成为一个重要的治疗方法。凡能促进排便、引起腹泻、解除里实证为主要的药物称为泻下药。现将黄教授运用泻下药物的个人经验整理如下。

一、泻下药的特点

泻下药药性沉降，主归大肠经，具有泻下通便作用，以排出肠胃积滞和燥屎等，或可清热泻火，使实热壅滞之邪通过泻下而清解，起到上病下治、釜底抽薪的作用，或可逐水退肿，使水湿停饮随大小便排出，达到祛除停饮、消肿的目的，部分药物还兼有解毒、活血化瘀等作用。泻下药主要用于大便秘结，肠胃积滞，实热内结及水肿停饮等里实证，部分药物还可用于疮痈及瘀血证。泻下药根据作用的不同分为攻下药、润下药和峻下药三种。

二、常用的泻下药

1. 攻下药

主要有大黄、芒硝、番泻叶、芦荟等。目前，中西药结合治疗多种急腹症，根据"六腑以通为用""不通则痛"的原理，以此药为主适当配伍清热解毒、活血化瘀药物，取得较好的效果。其中大黄味苦寒无毒，又名将军、锦纹、川军。《药品化义》曰："大黄气味重浊，直降下行，走而不守，有斩关夺门之力，故号为将军。"大黄归脾、胃、大肠、肝、心经，专攻肠胃积滞，心腹胀满，胸胃积热，积聚痰实，瘀热成痈，清热去湿治黄疸，而最常用于泻下，"荡涤肠胃，推陈致新，调中化食，安和五脏"。

大黄生用泻下力猛，制熟以酒，性味具减，泻下力较弱，活血作用较好。大黄炭则多用于出血证。大黄有多种用法。可单味用，如生大黄开水泡服、大黄粉冲服、大黄注射液静脉滴注等。最常用的是配伍在复方中煎服，还可以煎汁保留灌肠。

2. 润下药

主要有火麻仁、郁李仁、柏子仁、瓜蒌仁、杏仁、桃仁、蜂蜜、当归、何首乌等。润下药多为植物种子或种仁，富含油脂，能润滑大肠而奏通便之效。适用于年老、体弱、久病，产后所致津枯、阴虚、血虚便秘者。其中火麻仁体润多汁，其性平，味甘，入脾、胃、大肠经，功能润燥滑肠，兼有滋养补虚作用，临床上常用于体质较为虚弱、津血枯少的肠燥便秘，黄教授常配合柏子仁、瓜蒌仁、郁李仁等同用。郁李仁性平，味辛、苦、甘，入大肠、小肠、脾经。郁李仁体润滑降，具缓泻之功，善导大肠燥秘，常配合火麻仁、瓜蒌仁同用。郁李仁又能利小便而退水肿，对水肿腹满、二便不利者，常配薏苡仁、冬瓜皮等同用。郁李仁、火麻仁都能润肠通便，但火麻仁滋养润燥，作用缓和，适用于病后体虚及胎前产后的肠燥便秘；郁李仁则滑肠通便作用较强，且能利尿。

3. 峻下药

主要有甘遂、大戟、芫花、巴豆、牵牛子、商陆等，皆为通便泄水药，只限于治疗水肿，一般通调大便多不应用。其中甘遂性寒，味苦，有毒，入肺、脾、肾、大肠经，具有攻水逐饮之功，故可用于胸水腹水、面浮水肿等症，常配合牵牛子、大戟、芫花等药同用。甘遂研末水调外敷，能消肿破结，故还可用于因湿热壅滞而结成的肿毒，但主要宜用于初起之时，并须配合清热解毒药内服。巴豆性热，味辛，有大毒，入胃、大肠经，其药性猛烈，为温通峻下药，能祛寒积而通便秘，泻积水而消水肿，适用于身体实壮的水肿、腹水，以及寒积便秘等症。治寒积便秘，常配干姜、大黄等同用；治腹水水肿，可与杏仁等同用。

三、泻下药的使用要点

1. 注意因证选药

使用泻下药，应区分里实证的类型、患者体质的强弱，选用适宜的泻下药。如积滞便秘者宜选用攻下药，肠燥便秘者宜选用润下药，水饮内停而形证俱实者宜选用峻下药。此外，里实证兼表邪，当先解表后攻里，必要时与解表药同用，表里双解；里实而正虚者，应与补益药同用，攻补兼施。本类药物亦常配伍行气药，以加强泻下导滞作用，若属热积者还应配伍清热药，属寒积者应与温里药同用。

2. 注意证候禁忌

攻下药与峻下药作用较强，易伤正气和脾胃，故小儿、老人、体虚或脾胃虚弱者慎用，妇女妊娠期忌用，月经期、哺乳期慎用。正如《景岳全书・秘结》曰："凡属老人、虚人……多有病为燥结者。盖此非气血之亏，即津液之耗。凡此类者，皆须详察虚实，不可轻用芒硝、大黄、巴豆……虽今日暂得通快，而重虚甚虚，以致根本日竭，则明日之结必将更甚，愈无可用之药矣。"

3. 注意中病即止

使用泻下药，尤其是攻下导滞药与峻下逐水药，以"得泻"为原则，切忌过剂，徒伤正气，甚则造成虚脱。

第六节　温里药

凡以温散里寒为主要作用，用于治疗里寒证的药物，称为温里药。"温"指的是这类药物的药性和作用，即这类药物的药性是温热的，有"温煦""温散"的作用；"里"指的是"里寒证"，它表明了这类药物的主治范围。寒邪是导致疾病的重要邪气之一，寒邪所导致的病证，我们称为寒证，有表寒证和里寒证之分。表寒证由外感寒邪所致，可用辛温解表药进行治疗，如麻黄、桂枝、紫苏、羌活等；若外寒不解而入里，或寒邪直中于里，或素体阳虚而致寒从中生，即可形成里寒证。里寒证包括实寒与虚寒，前者表现为脘腹冷痛拒按、呕吐泄利等症，后者则多见畏寒肢冷、脘腹冷痛而喜按、小便清长等症，虚寒之甚者，或可见肢冷汗出、脉微欲绝之亡阳证。现代人由于对空调、冷饮、水果等依赖过多，里寒者临床多见，"寒者热之""疗寒以热药"，黄教授善用温里药治疗里寒证，现将经验总结如下。

一、温里药的特点

本类药物多具辛味及温热之性。归经多样化，但以归心、脾、肾经为主。辛则能散，温能祛寒通经，故本类药物以其辛散温通、偏走脏腑而有温里散寒、温经止痛之功，可用治里寒证；

个别药物还有助阳、回阳之效，而可用治亡阳证。其中里寒证主要包括以下几种：脾胃虚寒或受寒，症见脘腹冷痛、呕吐、泄泻等；肺寒痰饮，症见痰鸣咳喘、痰白清稀等；肝经受寒，症见少腹冷痛、经行腹痛等；肾阳不足，症见腰膝冷痛、夜尿频多等；心肾阳虚，症见心悸怔忡、畏寒肢冷等。亡阳证的主要表现为四肢厥逆、畏寒嗜卧、汗出神疲、脉微欲绝。

二、常用的温里药

1. 附子

性大热，味大辛，有毒，入心、脾、肾经，主要作用为回阳救逆，散寒止痛，温脾暖肾。用于亡阳危证，以四肢厥逆、脉微欲绝为主时，配干姜、人参、甘草；以冷汗淋漓为主时，配人参、龙骨、牡蛎；以失血后见手足厥冷、脉微欲绝为主时，配人参、龙骨、牡蛎、麦冬、五味子；用于阳痿、尿频等，配熟地、肉桂、山萸肉、巴戟肉、菟丝子；用于腹痛下利等，配干姜、党参、白术、甘草；用于风寒湿痹、周身骨节疼痛，配桂枝、羌活、独活。

2. 肉桂

性大热，味辛、甘，入肝、肾、脾经，主要作用为温中补阳，散寒止痛。用于命火衰微之早泄、阳痿、尿频等，配熟地黄、山萸肉、锁阳、枸杞；用于脾阳虚弱之下利、腹痛等，配白术、补骨脂、山药、胡芦巴；用于脘腹冷痛，配附子、干姜、丁香、吴茱萸；用于寒痹腰痛，配杜仲、川断、狗脊、桑寄生、独活；用于妇人冲任虚寒、经行腹痛，配当归、川芎、白芍、艾叶；用于久病体虚、气血不足之症，配党参、当归、白术、熟地黄；用于阴疽内陷，配炮姜、熟地黄、麻黄、白芥子、鹿角胶、生甘草。此外，肉桂配黄柏、知母，以助气化而治下焦湿热，口不渴、小便不通等症。

3. 吴茱萸

性大热，味辛苦，有小毒，入肝、胃、脾、肾经，主要作用为温中止痛，降逆止呕，杀虫。用于脘腹冷痛，配干姜、木香；用于寒疝少腹痛，配乌药、小茴香、川椒；用于脚气疼痛，配木瓜；用于腹痛、五更泄泻，配补骨脂、五味子、肉豆蔻；用于妇女少腹冷痛，经行后期，配桂枝、当归、川芎。此外，吴茱萸助黄连以治肝火胁痛、呕吐吞酸，助黄连、白芍以治下利腹痛。

4. 川椒

性大热，味辛，有毒，入脾、胃、肺、肾经，主要作用为温中、止痛、杀虫。用于心痛彻背，配附子、半夏；用于脘腹冷痛，配党参、干姜、饴糖；用于寒湿泄泻，配苍术、厚朴、陈皮、甘草；如以本品炒热布裹温熨痛处，可用于脘腹冷痛，即奏止痛之效；用于虫积腹痛，配使君子；用于吐蛔，配乌梅、黄连。

5. 干姜

性温，味辛，入心、肺、脾、胃、肾经，主要作用为温肺化痰，温中回阳。用于肺寒咳嗽，痰稀如白沫，配细辛、五味子、茯苓、炙甘草；用于脾胃虚寒之腹痛下利、肢厥、脉弱，配党参、白术、甘草；且辅助附子以回阳救逆。如干姜炒至外黑内呈老黄色为炮姜，性大热，味辛苦，有温中、止泻、止血作用。用于虚寒之便血、崩漏，配艾叶、地榆炭、茜草炭；用于腹泻，配防风、砂仁。生姜性温味辛，温中止呕，用于外感风寒助荆芥、防风，以奏解表散寒之功；用于胃中寒饮，以起散寒止痛作用。但是干姜、炮姜、生姜，其作用各有专主，故古人称："生姜走而不守，炮姜守而不走，干姜能走能守。"

6. 丁香

性温，味辛，入肺、胃、脾、肾经，主要作用为温中降逆，温肾助阳。用于胃寒呃逆配柿蒂；用于胃寒呕吐配半夏；用于阳痿带下配附子、肉桂、炒小茴香、巴戟肉、仙灵脾。此外，丁香配肉桂等分为末，名丁桂散，外用有温经通络、活血止痛作用，用于阴疽、跌打损伤等。

7. 小茴香

性温，味辛，入肝、肾、脾、胃经，主要作用为散寒止痛，理气温中。用于脘腹冷痛配吴茱萸；用于寒疝腹痛、睾丸偏坠配橘核、荔枝核；用于胃寒呕吐食少配木香、法半夏、陈皮。此外，在临床上，小茴香常同柴胡、青皮、乌药一起治疗少腹气滞腹胀而痛等。

三、温里药的使用要点

1. 补阳药与温里药的区别与联系

补阳药是指补助肾阳为主，主要用以治疗肾阳不足各种病证的一类药物，此类药物性味大多甘、辛、咸，温热，主入肾经。而温里药则指温补阳气，温里散寒，主要用于治疗里寒证为主的一类药物，其大多味辛，而性温热，主入脾胃经，又可入心肝肾诸经，其功用以辛散温通为主，偏走各个脏腑而能温里散寒、温经止痛，个别药物还能回阳助阳，以治疗里寒证。此二者虽有区别，但又都有温补阳气之功，临证时脾肾阳虚常多并存或相互转化，治疗上多两类药物相互配伍，协同作用，以取得较好的临床效验，故二者的关系又十分密切。

2. 注意剂量

温里药的剂量大多数在 1.5 ～ 5g，但也有不少药物有时用量较大，炮制也较为特殊。如前所述，附子、川乌、草乌均应炮制，且先煎 20 分钟。用量则随年龄、病情、体质、地区不同而变，用于回阳救逆和散寒止痛时，剂量可以用至 10 ～ 20g，甚至 30g，而用于温脾肾、助命火时，用量则应在 10g 以内。肉桂有两种服法，即焗服、研粉吞服。焗服不超过 3g，且须后下；研粉吞服不超过 1.5g。干姜、高良姜、小茴香在治疗寒湿疼痛较剧的病证时，可以用至 10g。

3. 使用禁忌

本类药物多辛热偏燥，容易伤津耗液，故应用时要根据具体情况而有所避忌。对热证、阴虚证患者应忌用；假寒真热之证，忌用；气候炎热时或高温环境工作者应慎用；部分药物有一定的毒性，孕妇应慎用。

第七节　安神药

凡以安神定志、治疗心神不宁病证为主要功效的药物，称为安神药。心藏神，肝藏魂，人的精神、意识等思维活动与心肝的功能状态密切相关，安神药主入心、肝经，具有养心安神之效。不寐，现代医学称为失眠，临床上多数抑郁症、焦虑症等患者常伴失眠。失眠者因脏腑功能紊乱，气血亏虚，阴阳失调，导致睡眠时间、深度不足，症情轻重不一，轻者入睡困难，或寐而不寐，时寐时醒，或醒后不能再寐，重者可彻夜不寐。

一、安神药的特点

安神药从药物来源及性能特点上分为两类，一类是重镇安神药，多用质地较重的矿石和贝壳介类药，取其"重则能镇""重可去怯"的作用来安定神志，故这类药镇静安神作用强，其中部分药还能平肝潜阳，故主用于心肝火盛，阳气躁动所致烦躁不安、惊悸失眠及癫痫惊风等实证。另一类是养心安神药，主用种子类的植物药，取其"质润性补""养心滋肝"作用来安神定志，故主用于心肝血虚所致的心悸怔忡、虚烦失眠、健忘多梦等虚证。

二、常用的安神药

1. 重镇安神药

朱砂、磁石、龙骨为常用的重镇安神药，皆质重而能镇惊安神，同可用治实火内盛或阳气躁动、上扰神明所致的心烦躁扰、失眠多梦、惊痫癫狂等心神不安的实证。

不同之处在于：朱砂甘寒有毒，专入心经，既能镇心安神，又能清心火，凡心神不安，无论虚实皆可配伍选用，而尤宜于心火亢盛之心神不宁、烦躁失眠、惊悸等症，并能清热解毒，又常用于疮痈肿毒，咽喉肿痛，口舌生疮等。此外，配伍磁石、神曲等药，也可用治肝肾亏虚，目暗不明。本品内服宜入丸散或研末冲服，每次 0.3 ～ 1g。朱砂有毒，内服不可过量或持续服用，以防汞中毒；并忌火煅，火煅则析出水银，有剧毒。

磁石咸寒，又能平肝潜阳，聪耳明目，纳气平喘，也可用治肝阳上亢，头晕目眩、急躁易怒；肾虚耳鸣、耳聋；肝肾亏虚，目暗不明；肾不纳气的虚喘等。本品入汤剂宜打碎先煎；镇惊安神、平肝潜阳宜生用，聪耳明目、纳气平喘宜醋淬后用。因吞服后不易消化，如入丸散，不可多用。

龙骨甘涩性平，又善于平肝潜阳，收敛固涩，又常用治肝阳上亢，头晕目眩，烦躁易怒；遗精滑精、遗尿尿频、崩漏带下、自汗盗汗等正虚不固、滑脱不禁的证候。煅龙骨外用有收湿敛疮生肌之效，可用于湿疮痒疹、疮疡久溃不敛等证。本品入汤剂宜打碎先煎；收敛固涩宜煅用，其余宜生用。此外，龙骨为古代多种大型哺乳动物的骨骼化石或象类门齿的化石，而龙齿则为古代多种大型哺乳动物的牙齿化石，龙齿较龙骨更长于镇惊安神，主治惊痫癫狂、心悸失眠等证。

2. 养心安神药

酸枣仁、柏子仁、夜交藤、远志、合欢皮均为常用的养心安神药，皆能养心安神，同可用治心气虚、心血虚所致的惊悸怔忡、失眠多梦、健忘等心神不宁的虚证。

不同之处在于：酸枣仁善于养心阴、益心肝之血而宁心安神，系滋养性安神药，养心安神的力量强，主治心肝血虚所致的心悸怔忡、失眠多梦、健忘等症，并能敛汗、生津，又可用治体虚自汗、盗汗，以及津亏口渴等。

柏子仁质润多脂，又能润肠通便，也常用治肠燥便秘。

夜交藤尚能祛风通络，又可用治血虚身痛、风湿痹痛及皮肤痒疹等。

远志善于交通心肾而宁心安神，主治心肾不交所致的心神不宁、惊悸不安、失眠健忘等症，并能益智祛痰开窍，消散痈肿，又可用治痰迷心窍、精神错乱、神志恍惚、癫痫发狂，寒痰咳嗽，痈疽肿毒、乳痈肿痛等证。

合欢皮则善于解郁安神，主治情志不遂，忿怒忧郁所致的烦躁不宁、失眠多梦等症，并能活血消肿，又可用治跌打骨折、瘀滞肿痛，以及痈肿疮毒等证。此外，合欢花功似合欢皮而尤长于安神解郁。

三、安神药的使用要点

使用安神药时，首先应分辨心神不安是属实还是属虚。如属实则投以重镇安神药，属虚则投以养心安神药。其次在具体病证上，宜从病理和证候方面进行辨析。

1. 邪热扰乱心神，心神不安

如高热等病证。症见心中烦躁，谵语，甚则神昏，舌红绛，脉弦数。治以清热开窍。药用朱砂、牛黄、麝香等。

2. 心阴不足，心失所养

如心悸等证。症见心悸易惊，心烦失眠，口干微渴，五心烦热，盗汗，舌红少津，脉象细数。治以滋养阴血，宁心安神。药用朱砂、柏子仁、酸枣仁、五味子、远志、茯苓、人参、当归、生地、玄参、麦冬、竹叶心。

3. 血虚不能养心，心神不安

如怔忡等病证。症见心惊怔忡，头晕目眩，面色不华，神疲乏力，舌淡脉细。治以养血安神。药用柏子仁、酸枣仁、远志、五味子、当归、川芎、人参、茯苓、黄芪、肉桂、甘草。

4. 心、胆气虚，惊恐伤神

心气虚易惊，胆气虚易恐，惊恐伤神，心神不安，如不寐等病证症见虚烦不寐，寐则易醒，心慌意乱，胆怯惶恐，遇事易惊，并有心惊、白汗、气短、神疲等表现，舌质淡，脉弦细。治以镇惊益气，安神定志。药用龙齿、远志、人参、茯神、牡蛎、夜交藤、炒枣仁。

5. 痰火扰心，心神不安

如癫痫等病证。症见眩晕、善欠伸等先兆症状，旋即昏仆，不省人事，面色潮红，渐转青紫，口唇青暗，两目上视，牙关紧闭，颈项侧扭，手足搐搦，抽掣，或喉中痰鸣，或口吐涎沫，或发时有类似猪羊的叫声，甚则二便自遗，不久即见苏醒，疲乏无力，饮食如常，舌红苔腻，脉多弦滑。治以清化痰热，息风定痛。药用石决明、远志、龙胆草、木通、山栀子、琥珀、茯神、朱砂。

6. 心气耗伤，心神惑乱

如脏躁等病证。症见精神恍惚，心神不宁，善疑易惊，悲伤欲哭，喜怒无常，或时欠伸，或手舞足蹈，舌淡脉弦。治以甘润缓急，养心安神。药用淮小麦、甘草、枣仁、柏子仁、茯神、大枣、白芍、生地黄。

矿石类的重镇安神药应见效即止，不可过服，此类药物多为寒凉之品，过服易损伤脾胃，弊大于利，用于虚证慢性胃病时应尤为慎重；治疗时不可拘泥于安神药，肝郁所致失眠者，疏肝即可安神，痰热扰心者，清热化痰即是安神，正所谓"邪去正自安"；在运用安神药的同时，应加强患者的心理疏导，消除其紧张焦虑的不良情绪，树立战胜疾病的信心，既减轻心理负担，又可增加治疗效果。

第六章
医案举隅

第一节　脾胃病医案

案例一　胃痞——塞因塞用，和胃消痞

罗某，男，69 岁。2019 年 1 月 15 日初诊。

主诉：上腹胀满反复 2 年。

现病史：患者有慢性非萎缩性胃炎病史，近 2 年来上腹胀满反复，饮食生冷及劳累后尤甚，常嗳气，无反酸烧心，无恶心欲吐，口黏口甜，胃纳一般；小便正常，大便 1 天 2 次，条状通畅，无便前腹痛；疲倦乏力，畏寒肢冷；睡眠安；舌淡胖，边有齿印，苔白腻，脉濡。查体见全腹软，无压痛反跳痛。2018 年 10 月胃镜：慢性非萎缩性胃炎。^{13}C 呼气试验：Hp（−）。

中医诊断：胃痞。

中医证型：脾胃虚寒，湿滞中焦。

西医诊断：慢性非萎缩性胃炎。

治法：温中健脾，化湿消滞。

中药处方：黄芪 20g，党参 20g，白术 15g，茯苓 15g，炙甘草 10g，法半夏 15g，陈皮 10g，枳实 15g，厚朴 15g，木香 10g

（后下），砂仁 5g（后下）。水煎服，日 1 剂，共 7 剂。

2019 年 1 月 22 日二诊。

刻下症：上腹胀满减轻，仍嗳气，大便 1 天 2～3 次，质溏软，无黏液脓血。舌淡胖，边有齿印，苔白腻，脉弱。

中药处方：黄芪 20g，党参 20g，炒白术 15g，茯苓 15g，炙甘草 10g，法半夏 15g，陈皮 10g，枳实 15g，厚朴 15g，干姜10g，桂枝 10g，砂仁 5g（后下）。水煎服，日 1 剂，共 7 剂。

患者经治疗后持续好转，续观。

按语：《景岳全书·痞满》将痞满一证分为实痞、虚痞，认为"实痞实满者，可散可消，虚痞虚满者，非大加温补不可，此而错用，多致误人"。世人皆知痞满乃气之不运也，临证每多主以行气破气、辛散通利之剂，然虚痞之人，此治每多不效，或愈治愈重。

患者原有慢性非萎缩性胃炎病史，从症状及舌脉可辨为中阳不足，湿浊内滞。患者素体劳累，食饮寒冷，损伤脾胃，运化失职，脾气虚弱，中阳虚损，湿邪内生，阻于中焦，脾胃气机升降失常，故当胃脘部痞胀，嗳气不适，口黏口甜，舌淡胖，边有齿印，苔白腻，脉濡。诸症每在受寒后，阳气更虚而加重。黄穗平教授予香砂六君子汤与理中汤加减之意，益气同时温运脾阳，化湿消滞，气机得以运转如故。方中黄芪四君子益气健脾，砂仁、陈皮化湿和中，枳实、厚朴消痞除满，半夏消痞散结，木香健脾消食且行肠胃气滞。初诊后患者诸症皆减，仍有嗳气、大便溏烂等虚寒之象，故加桂枝、干姜以通阳化气。虚痞病机关键在于脾胃气虚，中气不足则斡旋无力，气失运转，中焦升降失调，清气不升，浊阴不降，水谷精微难以上输下达，气机壅滞成痞。痞满虽为痞塞不通之证，亦可用补益之品治疗，即"塞因塞用"，以补开塞，此法在李东垣、叶天士、张介宾、张璐等古代名家治疗痞满时多有体现。

案例二 胃脘痛——金铃子散，疏肝泻热

商某，男，45岁。2020年5月8日初诊。

主诉：上腹痛反复1年余，加重2周。

现病史：反复上腹部疼痛，伴有灼热感，伴嗳气、泛酸、时痛及两胁，情绪暴怒时尤甚，口干口苦，食纳欠佳，小便黄赤，大便干结不通，舌红，苔黄，脉弦数。2019年12月胃镜：慢性非萎缩性胃炎伴胆汁反流。

中医诊断：胃脘痛。

中医证型：肝胃郁热。

西医诊断：慢性胃炎。

治法：疏肝泄热，活血止痛。

中药处方：川楝子15g、延胡索15g、郁金15g、香附15g、法半夏15g、枳实15g、黄芩15g、黄连15g、吴茱萸3g、白芍15g、炙甘草10g。水煎服，日1剂，共7剂。

2020年5月15日二诊。

刻下症：上症已减，舌红、苔薄黄，脉同前。

中药处方：川楝子15g、延胡索15g、郁金15g、半夏15g、枳实15g、黄芩10g、黄连15g、吴茱萸3g、白芍15g、炙甘草10g、柴胡10g。水煎服，日1剂，共7剂。

患者经治疗后持续好转，续观。

按语：肝主疏泄而藏血，性喜条达。若肝气郁结，气有余则为火，日久化火犯胃，故胃脘灼热；气机不利，血行不畅，不通则痛，亦可见胃脘疼痛。正如《沈氏尊生书·胃痛》载："胃痛，邪干胃脘病也……唯肝气相乘为尤甚，以木性暴，且正克也。"肝胃郁热，逆而上冲，故烦躁易怒，泛酸嘈杂；肝胆互为表里，肝热夹胆火上乘，故见口干、口苦；肝胆经脉循行循胸布胁，故胸闷胁胀；二便秘涩、舌红苔黄为火热之象，脉见弦数，乃肝胃郁热之征。病乃肝气郁结，疏泄不利，横逆犯胃，胃失和降所致。治宜疏肝泄热，活血止痛。方选金铃子散加味。方中川楝子味苦性寒，疏肝行气，清泻肝火而止痛。延胡索行气活血，擅长止痛，《本草纲目》谓之"能行血之气滞，气中血滞，故专主一身上下诸痛"。两药合用，正如《绛雪园古方选注》所载，"金铃子散，一泄气分之热，一行血分之滞"，既能疏肝泄热，又可行气活血止痛。香附，为血中之气药，合郁金以增活血行气止痛之功；法半夏、枳实和胃降逆止呕。黄芩、黄连清热，胃以通降为和顺，对于肝郁化火所生之热，泄热即所谓通。吴茱萸辛热，以制约黄连、黄芩之寒，防其攻伐太过。吴茱萸、黄连配伍，寒热并用，辛开苦降，正可以治因肝气犯胃所致之泛酸。白芍柔肝缓急止痛，使疏肝活血而不劫肝；炙甘草和中缓急，调和诸药。全方合而共奏疏肝泄热，活血止痛之功。

案例三 呕吐——妊娠恶阻，和胃降逆

董某，女，26岁。2019年3月21日初诊。

主诉：恶心呕吐2周，加重3天。

现病史：患者妊娠8周，诉头晕厌食，恶心呕吐，恶闻食气，食入即吐，体倦懈怠，近3天恶心呕吐频繁，不能进食，精神欠佳，疲倦乏力，舌质淡红，苔白腻，脉滑。

中医诊断：妊娠恶阻。

中医证型：肝胃不和。

西医诊断：早孕反应。

治法：疏肝理气，和胃降逆。

中药处方：柴胡10g、黄芩15g、法半夏15g、党参15g、炙甘草10g、大枣10g、白术15g、陈皮10g、茯苓15g、紫苏梗10g。水煎服，日1剂，共7剂。嘱患者自将生姜片加入方药中同煎，并将煎好药液分多次少少服之。

2019年3月30日二诊。

刻下症：呕吐稍减轻，食入基本不吐，仍精神欠佳，疲倦乏力，舌脉同前。

中药处方：柴胡10g、黄芩15g、法半夏15g、党参15g、炙甘草10g、大枣10g、白术15g、陈皮10g、茯苓15g、苏梗10g、黄芪20g。水煎服，日1剂，共7剂。

患者复诊，呕吐明显减少，食欲增加，精神明显好转，仍有乏力，继续上方再投剂巩固治疗。电话随访孕妇妊娠恶阻症状基本消失，精神好，食欲佳，1个月内无复发。

按语：孕妇在妊娠早期出现恶心择食，头晕，或晨起偶有呕吐等症状，一般称之为早孕反应，不属病态，一般3个月后逐渐消失，但是少数孕妇早孕反应严重，恶心、呕吐频繁，不能进食，影响健康，严重时甚至危及生命，这时称其为"妊娠剧吐"。

妊娠剧吐中医称之为"妊娠恶阻"。中医认为恶阻的主要病机是冲气上逆，胃失和降，由脾胃虚弱和肝胃不和所致。脾胃虚弱者，受孕后经血不泻，冲气日盛而冲脉来自阳明，其气上逆则可犯胃，发生呕吐，且脾虚不运则痰湿内生，痰浊中阻又可引起恶心呕吐。脾胃不和者每因孕妇素性烦躁易怒或抑郁不快，或兼胃气虚弱，受孕后阴血聚于下焦以养胎，以致肝血不足，肝气偏旺，肝居右主升，而肝胆归属少阳，肝气升动夹冲气上逆犯胃而发生呕吐。

黄穗平教授立足于胃虚肝旺之病因病机，以疏肝理气，和胃降逆为基本治则，结合临床表现，故用小柴胡汤，一方面能"引清气而行阳道，引胃气上行而行春令"，另一方面能补太阴之脾气，以杜绝少阳之邪内传，即"木郁达之"之义。方用柴胡平肝散郁。法半夏醒脾和胃，降逆止呕；生姜素有"呕家圣药"之称，温胃散寒，和中降逆，且能解半夏之毒性；党参、白术、茯苓、大枣健脾养胃，益气和中，使脾健而湿得以化；紫苏梗以宽胸理气。二诊时困倦及头晕犹在，考虑阳气未得升发，故加黄芪益气升阳。黄穗平教授认为妊娠恶阻的患者常因频繁呕吐、不能进食而出现恐惧、烦躁的心理反应，加之担心营养不良和用药影响胎儿的发育等导致焦虑心理，而这些心理负担会加重或延长妊娠呕吐反应，因此要主动关心体贴患者，做好解释工作，讲清情绪对疾病的影响及饮食、用药的意义，鼓励其树立信心，配合治疗。

案例四 呃逆——温中散寒，降逆止呃

李某，女，28岁。2020年7月23日初诊。

主诉：呃逆1周。

现病史：患者述1周前盛夏大汗后贪食冷饮后出现呃逆，呃声响亮，不能自止，在外院诊断为"膈肌痉挛"，经静脉给予抑酸药物，肌注胃复安等药物，未见效果。自觉胃脘发凉，饮温水后症状稍缓，稍后又作，伴腹胀、嗳气，时有呕吐，大便溏薄，舌质淡，苔白，脉沉数。

中医诊断：呃逆。

中医证型：寒邪客胃，胃气上逆。

西医诊断：膈肌痉挛。

治法：温中散寒，降逆止呃。

中药处方：白术15g、茯苓15g、陈皮10g、法半夏15g、厚朴15g、枳实15g、佛手15g、藿香10g、丁香10g、柿蒂10g、炙甘草10g、生姜10g、木香10g（后下）、砂仁5g（后下）。水煎服，日1剂，共7剂。

2020年7月30日二诊。

刻下症：呃逆大减，呕吐，腹胀减轻，大便烂，舌质淡，苔白，脉沉。

中药处方：党参15g、炒白术15g、茯苓15g、陈皮10g、法半夏15g、厚朴15g、佛手15g、丁香10g、柿蒂10g、炙甘草10g、干姜10g、木香10g（后下）、砂仁5g（后下）。水煎服，日1剂，共7剂。

服药后呃逆停止，脉象较前有力，药以中病继宗前法，续进7剂，未再复。

按语：呃逆，在西医认为是膈肌痉挛所致，而在中医多责之于胃。究其病因，又有寒热虚实之分。正如张景岳《景岳全书·呃逆》所述："呃逆之大要，亦为三者而已：一曰寒呃，二曰热呃，三曰虚脱之呃。寒呃可温可散，寒去则气自舒也；热呃可降可清，火静而气自平也；唯虚脱之呃则诚危殆之证。"目前临床上呃逆病机多分为胃中虚寒、胃火上逆、气滞痰阻、脾肾阳虚、胃阴不足数种，治疗则以温中祛寒、清火降逆、理气化痰、温补脾肾、益气养阴、和胃降逆诸法为主。患者盛夏季节运动后，大汗淋漓，阳气外泄明显，此时过食寒凉，寒邪袭胃，胃阳被寒邪所遏，胃失和降，胃气上逆，故出现呃逆。黄穗平教授紧扣病机，立温中散寒，降逆止呃之法。方中白术、枳实健脾行气，消补兼施；陈皮、半夏、茯苓取二陈汤意燥湿化痰，且半夏、生姜为名方小半夏汤，配砂仁专以和胃止呕；木香、厚朴温中理气；藿香醒脾和中；佛手苦温通降；丁香、柿蒂配伍出自《济生方》柿蒂汤，二者一散一敛、一升一降，相互制约，相互为用，故温中散寒、和胃降逆、止呃逆甚妙。二诊患者呃逆大减，呕吐，大便仍烂，去藿香、枳实，改生姜为干姜，并加党参，取理中汤之意以增强温中散寒之力。三诊药后病豁然而愈。

案例五　吞酸——诸呕吐酸，非皆属热

林某，女，32岁。2020年11月11日初诊。

主诉：反酸反复1年，加重1个月。

现病史：患者述反酸反复1年，近1个月天气转凉后加重，夜间平躺后明显，时口反清水，伴胸骨及背后疼痛，嗳气，无恶心呕吐，无口干口苦，胃纳一般；大便1天1次，质时溏烂夹未消化食物；睡眠一般，眠浅易醒；疲倦乏力，四肢欠温；四肢欠温；舌淡红，苔薄白，脉沉迟。2020年8月胃镜：慢性非萎缩性胃炎伴糜烂，Hp（－）。

中医诊断：吞酸。

中医证型：脾胃虚寒，寒邪客胃。

西医诊断：慢性胃炎。

治法：温阳散寒，和中制酸。

中药处方：高良姜10g、香附15g、党参20g、炒白术10g、茯苓15g、炙甘草10g、陈皮10g、法半夏15g、海螵蛸20g、浙贝母10g、延胡索15g、木香10g（后下）、砂仁5g（后下）。水煎服，日1剂，共7剂。

2020年11月18日二诊。

刻下症：患者服药期间反酸频率减少，近1周发作3次，伴少许胸骨及背后疼痛，热敷后可减轻，疲倦乏力，睡眠一般，舌淡红，苔薄白，脉沉迟。

中药处方：干姜10g、党参20g、炒白术10g、茯神15g、炙甘草10g、陈皮10g、法半夏15g、海螵蛸20g、延胡索15g、木香10g（后下）、砂仁5g（后下）。水煎服，日1剂，共7剂。

2020年11月25日三诊。

刻下症：吞酸明显减轻，夜寐安宁，气短乏力，舌淡红，苔薄白，脉沉。

中药处方：黄芪 20g、党参 20g、炒白术 10g、茯神 15g、炙甘草 10g、陈皮 10g、法半夏 15g、海螵蛸 20g、延胡索 15g、木香 10g（后下）、砂仁 5g（后下）。

患者再次复诊，反酸持续好转，精神转佳，嘱患者避风寒，忌生冷，免其复发。

按语： 吞酸是指胃内容物反流进入食管、咽喉或口腔，患者自觉酸水上泛的病证。现代临床常见于胃食管反流病、反流性食管炎、消化性溃疡和慢性胃炎等患者，是临床上常见的一种病证。关于本病的成因，《黄帝内经》病机十九条云："诸呕吐酸，暴注下迫，皆属于热。"郭霭春著《黄帝内经素问校注语释》云："凡是呕吐酸水，或者突然急泄而有窘迫的感觉都属于热。"然黄穗平教授以为其作热性病机定论不确，黄教授素宗"治病莫因俗说误，读书不受古人欺"之明训，几十年潜心于临床，认为呕吐病有寒有热，吐酸病亦有寒有热。

本案患者因脾胃虚弱，中运失常，复因风寒，致中阳受损，胃失和降，故症见吐酸吞酸，脘腹隐痛，倦怠乏力，四肢不温，大便溏薄，舌淡，苔薄白，脉沉迟。治宜温中祛寒，健脾和胃降逆，首诊寒重虚轻，故运用良附丸（高良姜、香附）加减，复诊寒少虚多，故予香砂六君子汤（党参、白术、茯苓、法半夏、陈皮、砂仁、木香、炙甘草）合理中汤（党参、干姜、炙甘草、白术）进退。三诊症状改善后，去干姜，加黄芪以重新建立中气，寒去阳复，脾升胃降则吞酸自愈。本证病程时间以较长，脾胃气虚为本，更应中病即止，注意顾护胃气。

案例六　便血——清热化湿去近血

林某，男，32岁。2020年5月2日初诊。

主诉：便血5天。

现病史：患者述5天前喝酒后发现大便次数增多，1天6～7次，便后发现鲜血点滴而下，时有血丝混杂于粪便当中，遂至外院行肠镜检查，诊断为痔。现大便1天4～5次，黏滞不畅，便后点滴出血，色鲜红，便前腹痛，口干口苦，胃纳可，舌质红，苔黄腻，脉濡数。肛门截石位11点内痔静脉曲张脱于肛缘，充血明显。直肠指诊：直肠下段未见明显新生物，指套少量鲜血染指。肛门镜：3、5、7、11点内痔黏膜曲张隆起，7、11点内痔少量渗血。

中医诊断：便血。

中医证型：湿热下注。

西医诊断：痔。

治法：清热化湿，凉血止血。

中药处方：地榆15g、茜草15g、槐花15g、栀子10g、黄芩15g、黄连15g、茯苓15g、防风10g、赤芍15g、枳壳15g。水煎服，日1剂，共7剂。

2020年5月9日二诊。

刻下症：便血已止或偶有手纸染血，大便烂，便后不净感，大便1天3～4次，便前腹痛，口干口苦减轻，舌质红，苔微黄腻，脉濡数。

中药处方：地榆15g、槐花15g、黄连15g、茯苓15g、防风

10g、白芍 15g、柴胡 10g、白术 15g、枳实 15g、木香 10g（后下）。水煎服，日 1 剂，共 7 剂。

3 个月后随访，便血未再复。

按语：痔的病理因素虽有"痔疮形名亦多般，不外风热燥湿源"的认识，但就临床来看，最常见的仍是热邪致病。常见的热邪有风热、湿热、燥热、热毒等，尚有肠燥血热、阴虚火旺等致病者。朱丹溪谓："痔疮专以凉血为主"，因而黄穗平教授在治疗肛门疾病中，在辨证施治的同时，专重于清热凉血。临床常以黄芩、黄柏、生地黄、大黄等宜清热凉血，辅以地榆、槐花、大小蓟等清热凉血止血，佐以当归、赤芍、枳壳调血散瘀顺气，荆芥、防风以疏风，玄参、火麻仁以润燥，车前子、茯苓以利湿。经过长期临床应用和观察，证明其对痔疮出血、疼痛总有效率高达 90% 以上。本案患者，因嗜食酒辣之品，脾胃受损，运化失司，湿热内生，下注魄门，血热妄行，而以便血为主症，血色鲜红，点滴而下；舌质红，苔黄腻，脉濡数，直肠黏膜充血，均乃下焦湿热之象。黄教授予地榆散合槐角丸加减，方中地榆、茜草、槐花凉血止血，栀子、黄芩、黄连清热燥湿、泻火解毒，茯苓淡渗利湿，防风、赤芍、枳壳疏风理气活血，全方共奏清热化湿、凉血止血之效。二诊患者便血已止，大便仍黏滞不畅，去茜草、栀子、黄芩等寒凉之品，改赤芍为白芍缓急止痛，加木香、枳实以行气止痛，加柴胡、白术合柴芍六君子汤之意。黄教授嘱，大肠湿热下注，集结肛门，治宜清利湿热为主，忌用温补，慎用滋补，在清利湿热的基础上佐以凉血止血，往往能收到较好的疗效。如单纯为止血而止血，疗效往往不甚满意。

案例七 便秘——久秘难下，寓通于补

刘某，女，63岁。2020年8月26日初诊。

主诉：大便习惯改变反复10年。

现病史：患者既往便秘反复10年，2018年7月因"先天性长结肠"于外院行部分结肠切除术，术后症状反复，长期服用蒽醌类通便药。2020年5月因"结肠黑变病"于外院再次行部分结肠切除术，现大便干结难解，日4～6次，排便费力欠通畅，少许口干口苦，胃纳一般，疲倦乏力，手足欠温，易汗出，睡眠差，难入睡，梦多。舌淡嫩，苔薄黄，脉沉。

中医诊断：便秘。

中医证型：气血不足。

西医诊断：便秘。

治法：益气养血，润肠通便。

中药处方：黄芪20g、白术20g、陈皮10g、升麻10g、柴胡10g、当归10g、炙甘草10g、党参15g、生地20g、麦冬15g、玄参20g、枳实15g、火麻仁30g、柏子仁20g。水煎服，日1剂，共14剂。

2020年9月9日二诊。

刻下症：患者排便困难明显减轻，大便较前通畅，1天2～3次，质软，睡眠较前好转，畏寒怕冷，腹中冷痛，自汗出，舌淡嫩，苔薄白，脉沉。

中药处方：黄芪20g、白术20g、陈皮10g、升麻10g、柴胡10g、当归10g、炙甘草10g、党参15g、生地20g、麦冬15g、玄

参 20g、枳实 15g、乌药 15g。水煎服，日 1 剂，共 14 剂。

2020 年 9 月 30 日三诊。

刻下症：服药期间症状明显减轻，大便 1 日 2 次，条状，通畅，药停后大便即稍干，自汗症状减轻，乏力感较前减轻，偶有腹中冷痛，睡眠质量较前有所提高。舌淡嫩，苔薄白，脉沉。

中药处方：黄芪 20g、白术 15g、陈皮 10g、升麻 10g、柴胡 10g、当归 10g、炙甘草 10g、党参 20g、生地 20g、麦冬 15g、玄参 20g、枳实 15g、肉苁蓉 15g。水煎服，日 1 剂，共 7 剂。

患者再次复诊，无排便困难，大便日一行，腹中冷痛明显改善。后继服 14 剂，自觉排便通畅，乏力症状明显减轻，腹中冷痛消失。

按语：乙状结肠是储存粪便的器官，冗长会导致慢性便秘。本案患者因结肠冗长而习惯性便秘，患者病程长、治疗周期长，屡次手术治疗效果仍欠佳，严重影响患者的正常生活。便秘在中医历代文献中有诸多不同称谓，《黄帝内经素问》称"后不利"和"大便难"。汉代张仲景《伤寒论》称"不大便"，《金匮要略》有"脾约"之名。宋代朱肱《活人书》载有"大便秘"。纵观历代医家对便秘病因病机的认识是十分丰富的，综合看来，便秘病位总在肠道，治疗多从热，郁，滞，虚四个方面入手。

本案患者久秘渐成，气血阴阳俱损，加之手术损伤正气，且年过半百，气阴不足，肠道通降失司，无力推动糟粕，大便努挣难出而成便秘。黄穗平教授依据其病理特点，谨守病机，确立其寓通于补的治疗原则。首诊方中黄芪、白术为君药。黄芪补脾益气，有布散肺津之效白术气香醒脾，味厚补中，有"益津液"之功，此二味药为君药，本不是便秘常用之药，但患者便秘日久，纳差食少，脾失健运，气阴两虚，先以此二味药扶助气血生化之源，布散水津，五经并行。臣药火麻仁、枳实，取脾约丸之方义，润肠泄热，行气通便。患者津液匮乏，大便干硬，佐以增液汤，滋阴润燥，软坚润下，增液行舟。患者情绪焦躁不安，佐以柴胡疏肝解郁，与升麻、黄芪同用合补中益气汤之意思；睡眠欠佳加柏子仁宁心安神、润肠通便。同时加上治老年便秘常用之专药，当归，补血润肠，养血润燥，寓通于补。全方补泻结合，扶助脾肺正气之时，通调全身水道，辅以行气润下之法，使全身气机升降协调，为下一步的治疗进行准备。二诊服药后脏腑渐通，阳虚之症状始现，腹部冷痛，改火麻仁、柏子仁为乌药以行气止痛、温肾散寒。三诊病情较初诊已明显缓解，在首方基础上减少白术用量，患者肠腑津枯失润，药停后大便即干，去乌药加肉苁蓉以加强补肾通便之力。

案例八　泄泻——暴注下迫，通因通用

翟某，男，34岁。2019年4月11日初诊。

主诉：腹泻4天。

现病史：患者4天前暴饮暴食后出现呕吐、腹泻，每日腹泻5次以上，发病后到当地社区医院诊断为急性肠炎，予以黄连素口服后稍有改善。症见：腹泻仍未缓解，每日约5次，大便溏烂臭秽、便后肛门灼热感，肠鸣，腹胀、嗳腐吞酸、纳食差。舌体胖大有齿痕、苔黄厚腻，脉滑数。

中医诊断：泄泻。

中医证型：食滞肠胃。

西医诊断：腹泻。

治法：消食导滞，和中止泻。

中药处方：枳实 15g、黄芩 15g、泽泻 15g、法半夏 15g、莱菔子 15g、陈皮 10g、麦芽 20g、谷芽 20g、神曲 15g、茯苓 15g、黄连 15g、大黄 10g（后下）、木香 10g（后下）。

水煎服，日 1 剂，共 7 剂。

2019 年 4 月 18 日二诊。

刻下症：服药 1 周后腹泻明显好转，大便 1 天 2～3 次，质稍烂，无黏液脓血，腹胀减轻，胃纳一般，舌体胖大有齿痕、苔白微腻，脉滑。

中药处方：党参 15g、白术 15g、枳实 15g、法半夏 15g、莱菔子 15g、陈皮 10g、麦芽 20g、谷芽 20g、神曲 15g、茯苓 15g、炒薏苡仁 20g、炒扁豆 20g、木香 10g（后下）。水煎服，日 1 剂，共 7 剂。

服用 7 剂后电话随访痊愈。

按语：通因通用出自《素问·至真要大论》，"通因通用"属于中医治法中的反治法，即以通利之药治疗具有实性通泄症状的病证。适用于食积腹痛泻下及热结旁流之证。从整个病例分析来看，患者起初呕吐腹泻即由实热邪滞互结阳明（胃、大肠）所致。食滞肠胃，传化失常，则腹泻肠鸣。胃失和降，则呕吐厌食、嗳腐吞酸。宿食湿热下注，则泻下臭秽。

积滞内停型泄泻治疗应重在祛邪，着重通利。正如张子和所谓："陈莝去而肠胃洁。"徐灵胎也指出："若滥加人参、五味子，对正虽虚而尚有留邪者，则此证永无愈期。"但辨证需注意泄泻的发病原因是否为肠胃食积等实证，否则不可轻易投以泻药。黄教授予枳实导滞丸加减，方中大黄拥将军之称，《景岳全书》药物四维中列为二良将（大黄、附子）之一，具有悍利之性，有推陈致新之能，虽属苦寒之性，而无阴凝之弊，体现出了"通因通用"的原则。复诊时需注意腹泻减轻后停用大黄、黄连等泻下苦寒药物，防治攻伐太过。加党参、白术、薏苡仁、白扁豆等药物继续加强健脾利湿作用，以达到止泻之功。

案例九　久痢——调气则厚重自除，行血则便脓自愈

江某，男，38 岁。2020 年 9 月 19 日初诊。

主诉：腹痛伴间断黏液脓血便反复 1 年，加重 1 个月余。

现病史：患者有溃疡性结肠炎病史，近 1 个月余来腹痛伴间断黏液脓血便，大便日约 10 次，里急后重，肛门灼热，舌红，苔黄腻，脉濡数。

中医诊断：久痢。

中医证型：大肠湿热。

西医诊断：溃疡性结肠炎（发作期）。

治法：清热解毒，燥湿止痢。

中药处方：黄芩 15g、黄连 15g、白芍 15g、木香 10g（后下）、槟榔 15g、大黄 10g、当归炭 15g、肉桂 3g（焗服）、地榆 15g、生甘草 10g。水煎服，日 1 剂，共 7 剂。

2020 年 9 月 26 日二诊。

刻下症：症状好转，腹痛缓解，大便日行 4～5 次，少许黏

液脓血，舌红，苔腻微黄，脉濡数。

中药处方：黄连 15g、白芍 15g、木香 10g（后下）、槟榔 15g、大黄 10g、肉桂 3g（焗服）、槐花 15g、地榆 15g、生甘草 10g、茯苓 15g、白术 15g。水煎服，日 1 剂，共 7 剂。

服药后症状明显减轻，守方再服 14 剂，后大便日行 1 次，未见黏液血便，随访半年未见复发。

按语： 本案患者为湿热之邪侵犯肠道，阻碍气机，气滞不通，则腹痛；湿热内蕴，损伤肠络，则下痢脓血；火性急迫而湿性黏滞，肛门滞重，呈里急后重之象。黄穗平教授以芍药汤为基础方，其中，芍药汤出自《素问病机气宜保命集》，是由金元四大家之一刘河间所创经典古方。方中黄芩、黄连为君药，入大肠经，取其苦寒之性，清大肠之热，行清热解毒、燥湿止痢之功，除致病之因。白芍用其苦酸微寒之性，取其善缓拘急、祛瘀止血之功，柔肝理脾、养血合营，而止泻痢腹痛；当归养血活血；木香、槟榔行气导滞。四药为臣，取"调气则厚重自除，行血则便脓自愈"之义。佐以大黄，其性苦寒，泻热燥湿兼以凉血，得"通因通用"之妙，配芩、连则清热燥湿之功显著，合归、芍则活血行气力彰。佐少量肉桂，配大黄行血之力更著，合槟榔导滞之功益嘉，既助归芍养血和营，又制芩连苦寒之性。甘草为使，调和诸药，又成白芍甘草以缓急止痛。诸药合用，共成清热燥湿、调和气血之剂。方中黄连与木香、白芍与甘草、黄芩与黄连及大黄都是中医学经典药对。二诊患者症状好转，热症稍减，湿邪仍盛，予去黄芩、当归炭，加白术、茯苓健脾益气、燥湿；地榆、槐花凉血止血。诸药合用，可以起到清热利湿、凉血止血之功，从而药到病除。

案例十　胁痛——疏肝健脾，理气止痛

黎某，女，39岁。2020年8月30日初诊。

主诉：右侧胁肋部胀痛反复半年，加重1个月。

现病史：患者有自身免疫性肝炎病史，近1个月自觉右胁肋部胀痛不适，胸闷腹胀，嗳气频繁，嗳气后胁痛稍减，善太息，纳少，夜寐欠佳，二便调，患者否认饮酒史及长期服药史，舌淡红，舌体稍胖，边有齿痕，苔白，脉弦滑。

中医诊断：胁痛。

中医证型：肝郁脾虚。

西医诊断：自身免疫性肝炎。

治法：疏肝健脾，理气止痛。

中药处方：柴胡10g、白芍15g、白术15g、茯苓15g、陈皮10g、香附15g、佛手15g、生地20g、川楝子15g、郁金15g、酸枣仁15g、合欢皮20g、炙甘草10g。水煎服，日1剂，共7剂。

2020年9月6日二诊。

刻下症：患者自述夜寐差症状明显缓解，胁痛症状减轻，时胀闷，仍纳少，食后腹胀，肠鸣，大便偏烂，舌淡红，舌体较初诊时略小，边有齿痕，脉弦稍滑。

中药处方：柴胡10g、白芍15g、炒白术15g、茯苓15g、陈皮10g、枳壳15g、党参15g、川楝子15g、郁金15g、合欢皮20g、炙甘草10g、炒谷芽20g、炒麦芽20g。水煎服，日1剂，共7剂。

患者自述食欲明显增加，腹胀胸闷减轻，胁痛好转，效不更方，续服7剂。嘱患者规律生活，调畅情志，适量活动，如有病情变化随诊。

按语： 胁痛指由于肝络失和所致胁肋部疼痛为主要表现的病证，是一种自觉症状。临床中发现，在急慢性肝炎、肝硬化、急慢性胆囊炎、胆结石、脂肪肝等疾病中，胁痛较为常见。自身免疫性肝炎为常见肝炎的一种，黄穗平教授认为此病除好发于中老年女性、与遗传因素有关外，与情绪的变化也有较大关系。《济生方·胁痛评治》载："夫胁痛之病……多因疲极嗔怒，悲哀烦恼，谋虑惊扰，致伤肝脏，肝脏既伤，积气攻注，攻于左，则左胁痛；攻于右，则右胁痛；移逆两胁，则两胁俱痛。"肝乃将军之官，喜条达而恶抑郁，主调畅气机。若情志所伤，可使肝失条达，疏泄不利，气阻络痹，可发为肝郁胁痛。

患者初诊时见胁下胀痛，伴见嗳气、胃纳不香等症，此系肝气郁滞，横逆犯脾（胃），中焦气机升降失常，运化腐熟功能减弱所致。故治宜疏肝健脾，理气止痛。方拟柴胡舒肝散加减。方中白芍养肝敛阴，和胃止痛，与柴胡相伍一散一收，助柴胡疏肝，相反相成共为主药；白芍、甘草配伍缓急止痛，疏理肝气以和脾胃，且具有保护胃黏膜屏障和修复黏膜之作用；治疗胁痛应疏肝柔肝并举，以防辛燥劫阴之弊，方中即体现在柴胡与白芍、生地的配伍；另配伍白术、茯苓健脾祛湿；川楝子、郁金行气而止胁痛；酸枣仁、合欢皮疏肝以安神。二诊时因患者胁痛症状减轻，唯脘腹胀闷，肠鸣便溏，胃纳不佳，故以理气健脾、消食导滞为主，意在助脾胃之气恢复，方拟柴芍六君子汤加减。以柴芍六君汤补益建立中焦之气，理气疏通中焦之壅塞；佐以枳壳加重理气之功；炒谷芽、炒麦芽消食导滞。《素问·阴阳应象大论》曰："谷气通于脾……六经为川，肠胃为海，九窍为水注之气。"故黄教授在临床上常用理气消导药物以行中焦，利五脏之气，特别是利肝气之郁滞。本例患者治疗上用药辛以散结，苦以降通，酸以补肝，甘以补中，则气滞郁结可解，肝郁脾虚可调，效验。正如《金匮要略》云："夫肝之病，补用酸，助用焦苦，益用甘味之药调之。"

案例十一 黄疸——茵陈附子干姜汤，温阳化湿治阴黄

郝某，女，46岁。2020年5月16日初诊。

主诉：身、目、尿黄2个月。

现病史：患者因身、目、尿黄先后在我市某医院住院治疗，黄疸持续不退，即来我院要求中药治疗。入院时症见：精神尚可，头晕乏力，身目俱黄，面色晦暗，口不渴，纳食少，稍食即胀甚，小便黄而自利，大便溏，舌质淡，苔薄润，脉缓。实验室检查：肝功能：TBil 760μmol/L，DBil 494μmol/L，TP 59.33g/L，Alb 30.85g/L，ALT 58U/L，AST 87U/L。

中医诊断：黄疸（阴黄）。

中医证型：脾阳不振，寒湿阻滞。

西医诊断：慢性重型病毒性肝炎。

治法：温阳化湿，利胆退黄。

中药处方：茵陈20g、黄芪15g、泽泻15g、白术15g、茯苓

15g、干姜 10g、桂枝 10g、陈皮 10g、草豆蔻 10g、法半夏 10g。水煎服，日 1 剂，共 7 剂。

2020 年 5 月 23 日二诊。

刻下症：黄疸开始消退，疲倦乏力甚，二便调，舌脉同前。复查肝功能：TBil 670μmol/L，DBil 387μmol/L，TP 59.0g/L，Alb 30.85g/L，ALT 17U/L，AST 79U/L。

中药处方：茵陈 20g、黄芪 25g、党参 20g、泽泻 15g、白术 15g、茯苓 15g、干姜 10g、桂枝 10g、陈皮 10g、草豆蔻 10g、法半夏 10g。水煎服，日 1 剂，共 7 剂。

半个月后随访，黄疸渐退，回访半年病情未见反复。

按语： 西医黄疸成因很多，常常见于各种病毒引起的肝炎、药物性肝损伤、胆道结石、肿瘤等。诸如急性黄疸型肝炎，慢性中、重度肝炎，肝功能衰竭患者都会出现黄疸。各种病理因素导致患者体内胆红素的摄取、结合、排泄障碍，从而引起血清内胆红素浓度升高，而出现皮肤巩膜的黄染。病因不同特点不同，西医将黄疸分为肝细胞性黄疸、溶血性黄疸、淤胆性黄疸和先天性非溶血性黄疸。其病情复杂多变，病程长，不易恢复，目前临床上运用中医药治疗黄疸较为普遍，且往往会取得意想不到的疗效。

此例黄疸日久不退，乃脾阳不振，寒湿阻滞，胆汁浸渍肌肤所致之阴黄。《伤寒论》曰："所以然者，以寒湿在里不解故也，以为不可下也，于寒湿中求之。"此处未出方治。但据《伤寒论》277 条所论，太阴"以其脏有寒故也，当温之，宜服四逆辈"，治宜温化寒湿，振运中阳，以祛寒湿阴毒之邪。可用《卫生宝鉴》茵陈附子干姜汤（附子、茵陈、草豆蔻、茯苓、枳实、干姜、泽泻、法半夏、陈皮、生姜，水煎服）治阴黄，皆据仲景大法立方。方中附子、干姜辛甘大热，散其中寒；黄芪、白术、陈皮、草豆蔻、法半夏健脾燥湿；泽泻、茯苓渗湿；茵陈利湿退黄。诸药合用温化寒湿，振运中阳，以退黄。

案例十二　鼓胀——脾肾双补，益火暖土

蔡某，男，67岁。2019年12月16日初诊。

主诉：腹膨隆反复1个月。

现病史：腹胀如鼓，下肢肿，喘息少卧，胸部微隆起，小便短赤，舌苔薄白而滑，脉浮而濡。体格检查：神志欠清，慢性肝病面容，对答切题，查体合作。肝掌（+）、蜘蛛痣（-）。全身皮肤、黏膜、巩膜无明显黄染，心肺正常，腹膨隆，全腹无压痛、反跳痛及肌紧张，肝肋下未及，脾肋下3指，质硬，移动性浊音（+），双下肢无水肿。2019年12月13日上腹部CT增强：肝硬化，脾大，腹腔积液。既往患者有饮酒史10余年，平均每天饮白酒约750mL，3年前外院诊断为"酒精性肝硬化"，患者未重视及正规治疗，未戒酒。否认内科其他慢性病史。否认乙肝、结核等传染病史。否认家族性遗传病史。

中医诊断：鼓胀。

中医证型：脾肾阳虚。

西医诊断：肝硬化合并胸腔积液。

治法：脾肾双补，益火暖土。

中药处方：麻黄10g、熟附子10g（先煎）、细辛3g、茯苓20g、猪苓20g、泽泻15g、赤小豆20g、炙甘草10g。水煎服，

日1剂，共7剂。

2019年12月23日二诊。

刻下症：患者胸腹水减轻，舌脉同前。

中药处方：麻黄10g、熟附子10g（先煎）、细辛3g、茯苓20g、猪苓20g、泽泻15g、赤小豆20g、炙甘草10g、白术15g、干姜10g、大枣10g。水煎服，日1剂，共7剂。

患者腹胀大减消，二便通调，但腰酸便溏，脉虚缓，给服理中汤合肾气丸以补命火之不足。

按语·鼓胀中医学早有很多记载。《灵枢·水胀》曰："鼓胀何如？岐伯曰：腹胀身皆大，大与肤胀等也。色苍黄，腹筋起，此其候也。"《巢氏病源》曰："水症者，经络痞涩，大停聚于腹内，大小便不利者所为也。"清代陈士铎又将本病分为水、气、血、食、虫等类型，对本病辨证论治也逐渐详细。叶天士认为饮酒聚湿可使太阴脾阳受伤，浊阴之气锢结不宣通，阴邪过盛而阳气虚弱可成鼓胀。黄元御《四圣心源》认为鼓胀根源为"土湿阳败""总因土湿而阳败，湿土不运，则金木郁而升降窒故也""中气一败，则气不化水，而抑郁于下，是谓气鼓，水不化气，而泛滥于上，是为水胀"。本案患者年近七旬，肾气已虚，加之长期嗜酒无度，酒毒之邪日久，肝脾所伤，内生积聚，水液内停，腹胀如鼓，发为鼓胀，临床可表现为脾肾阳虚的重证鼓胀，黄教授予新加麻黄附子细辛汤以大热通阳，随诊胸腹水减轻，以脾肾阳虚为主，故予理中汤合肾气丸加减，理中汤以温补脾阳为主，肾气丸则温补肾阳，二方合用脾肾双补，补火暖土。正如王旭高于《医学刍言》中言"理中汤、肾气丸，善于调理，亦有收工。"

第二节 杂病医案

案例一 汗证——桂枝龙骨牡蛎汤，调和阴阳加敛汗

李某，男，61岁。2020年7月22日初诊。

主诉：易汗出反复5年，加重6个月。

现病史：患者自诉5年前曾夜间盗汗，晨起床褥印有人形之湿迹，平素易冒汗，10年来一直未作。近6个月因退休工作交接繁忙，致旧恙又作，汗出甚多，每于早晨三四点钟即汗出如洗，醒后遍身冰冷，白天稍有劳作，则大汗出，时寒时热，周身酸楚，不能安眠；精神倦怠，苦恼异常，舌质淡红，舌体胖大，边有齿印，苔薄白，脉细缓。

中医诊断：汗证。

中医证型：阴阳失调，营卫失和。

西医诊断：植物神经功能紊乱。

治法：调和营卫，固涩敛汗。

中药处方：桂枝10g、白芍15g、生姜10g、大枣10g、炙甘草10g、煅龙骨30g（先煎）、煅牡蛎30g（先煎）、黄芪20g、防风10g、白术15g。水煎服，日1剂，共7剂。

2020年7月29日二诊。

刻下症：患者汗出明显减少，时见头项部汗出，每天更衣1～2次，大便溏烂，心情烦躁，夜寐一般，舌质淡红，舌体胖大，边有齿印，苔薄白，脉细。

中药处方：桂枝 10g、白芍 15g、干姜 10g、大枣 10g、炙甘草 10g、煅龙骨 30g（先煎）、煅牡蛎 30g（先煎）、黄芪 20g、防风 10g、炒白术 15g、茯神 15g、合欢皮 20g。水煎服，日 1 剂，共 7 剂。

患者经治疗后持续好转，续观。

按语：汗证临床十分常见，现有自汗、盗汗之分，《丹溪心法》有"自汗属气虚、血虚、湿、阳虚、痰""盗汗属血虚、阴虚"的观点。后世多认为盗汗多属阴虚，自汗多为阳虚，然《伤寒杂病论》中却无白天、醒则为自汗，夜间、睡则为盗汗之区别。《景岳全书·杂证谟》亦云："此其大法，固亦不可不知也，然余观之，则自汗亦有阴虚，盗汗亦多阳虚也。"黄穗平教授认为汗证之病机总属营卫不和、阴阳失调，导致腠理不固、津液外泄。因此，总的治疗原则为调和营卫阴阳。患者年已六旬，加之过劳，耗伤心肾，汗为心液，心肾两亏，阴阳失调，封藏无本，则汗液流失。"桂枝加龙骨牡蛎汤"源于《金匮要略·血痹虚劳病脉证并治》："夫失精家少腹弦急，阴头寒，目眩，发落，脉极虚芤迟，为清谷、亡血、失精，脉得诸芤动微紧，男子失精，女子梦交，桂枝龙骨牡蛎汤主之"，本条文指出桂枝加龙骨牡蛎汤用于心肾不足，阴阳两虚，心肾不交，水火不交的虚劳、失精；组方原则体现了调补阴阳，调和营卫，交通心肾，固涩精液的治法。黄教授治疗汗证喜以桂枝龙骨牡蛎汤加减，桂枝以温经解肌，白芍以和营敛阴，二药合用，一散一收，调和营卫；配以生姜、大枣、甘草益阳和阴；煅龙骨、煅牡蛎以固涩敛汗；黄芪、白术、防风取玉屏风散之意以益气固表。综观全方，阴阳气血交补，补而不滞，气固血充，阴阳平衡，阴平阳秘，五脏安和，精气内守，汗出自愈。

案例二　梅核气——半夏厚朴痰气疏

陈某，男，45岁。2020年8月19日初诊。

主诉：咽喉异物感反复2年，加重3个月。

现病史：患者于法院工作，3个月前因夫妇争吵后闷闷不乐，相继感到咽喉中如有物阻，时轻时重，自疑患肿瘤，经喉镜检查提示慢性咽炎，予对症治疗，效果不显；后完善24小时食管pH监测，未见病理性反酸。现症：咽喉不利，如有物阻，咯之不出，咽之不下，用力咳后吐痰色黄，口苦咽干，但进食吞咽无碍，胸闷不舒，善太息，餐后上腹饱胀，二便调，心烦多梦，舌红，苔黄，脉弦滑数。

中医诊断：梅核气。

中医证型：痰气阻滞，郁久化热。

西医诊断：癔球症。

治法：理气化痰，清热利咽。

中药处方：法半夏15g、厚朴15g、苏梗15g、茯苓15g、浙贝母10g、桔梗10g、生姜3片、柴胡10g、黄芩15g、枳壳15g、薄荷10g（后下）。水煎服，日1剂，共7剂。

2020年8月26日二诊。

刻下症：自述异物感减轻，胸闷减轻，时有胁肋部刺痛，仍有食后胃胀不舒，大便干结，2天1次，排便欠通畅，舌红，苔薄黄，脉弦数。

中药处方：法半夏 15g、厚朴 15g、苏梗 15g、茯苓 15g、浙贝母 10g、桔梗 10g、生姜 3 片、柴胡 10g、黄芩 15g、玄参 20g、枳实 15g、延胡索 15g、川楝子 15g。水煎服，日 1 剂，共 7 剂。

2020 年 9 月 2 日三诊。

刻下症：自述异物感明显改善，胸痛缓解，时有胸闷、上腹胀满，无口干口苦，胃纳可，大便调，舌淡红，苔薄白，脉弦细。

中药处方：法半夏 15g、厚朴 15g、苏梗 15g、茯苓 15g、浙贝母 10g、桔梗 10g、生姜 3 片、柴胡 10g、白芍 15g、枳实 15g、党参 15g、白术 15g。水煎服，日 1 剂，共 7 剂。

患者再次复诊，持续好转，嘱患者注意精神调摄，怡情悦志，免其复发。

按语：梅核气是中医临床常见病证之一，是指咽喉部自觉有异物梗阻感，吐之不出，咽之不下，但不妨碍进食的一类疾病，现代医学检查未发现器质性病变，故多将本病称为咽部神经官能症、咽部异感症、癔球症等。古代医家对梅核气的病因病机认识大致归纳为痰气互结、脏腑不和、肺脾壅滞、风热搏结、湿热内蕴等学说，其中以痰气互结学说在各代医家中论述者居多。

本案为情志不畅，气机郁滞，痰气互结，郁久化热而成本病。用半夏厚朴汤行气化痰散结，加浙贝母清热化痰散结；柴胡、黄芩清解郁热；枳壳理气宽中，与柴胡搭配取四逆散之意；薄荷清热利咽，本品辛散宣导，走而不守，可改善咽部不适症状。诸药合用有理气化痰、清热利咽之功效。二诊患者咽喉异物感减轻，但胁痛、胃胀、大便干，苔薄黄，恐法夏、厚朴燥湿伤阴，故改薄荷为玄参以滋阴凉血、解毒利咽，改枳壳为枳实以化痰消痞，并加金铃子散以疏肝泻热、活血止痛。三诊患者异物感、胸痛、胸脘胀闷、口干口苦均减轻，大便调，舌淡红，苔薄白，黄教授考虑患者热证改善，予去黄芩、玄参、川楝子等寒凉之品，加白芍、党参、白术以取半夏厚朴汤合柴芍六君子汤之意。黄教授嘱应用苦寒之品治疗梅核气虽可临时起效，但久之必使胃更虚，当热证减应顾护脾胃，调畅脾胃气机之升降，导患者移情悦性，方可免于复发。

案例三　口甜——清热祛湿，化浊消瘅

吴某，女，57岁。2020年8月3日初诊。

主诉：口甜黏腻反复3个月。

现病史：患者述口甜反复3个月，吃咸菜时，口中也感如吃糖之甜，曾在他处就诊，疗效不显，食纳逐日减少，刻下症见患者面色萎黄，倦怠嗜睡，胸脘满闷，小便黄，大便黏滞不爽，便后肛门灼热，失眠多梦，舌红，苔黄腻腐，脉滑数。2020年6月胃镜：慢性非萎缩性胃炎。

中医诊断：脾瘅。

中医证型：脾胃湿热。

西医诊断：慢性胃炎。

治法：清热祛湿，化浊消瘅。

中药处方：藿香15g、佩兰10g、白术15g、苍术10g、黄连15g、黄芩15g、陈皮10g、枳实15g、厚朴15g、法半夏15g、生甘草10g。水煎服，日1剂，共7剂。

2020 年 8 月 26 日二诊。

刻下症：7 剂后，口甜已止，胸脘亦无满闷之象。逾十日，因食寒饮冷，口甜口黏复起。再用原方 7 剂，并嘱严禁生冷、肥腻。

半年后随访已愈。

按语：此患者治疗颇为曲折，反复调治多方治愈。辨证用药是根本。口甜，《黄帝内经》称为"脾瘅"，指口中有甜味的感觉，多责于脾之湿热。《黄帝内经》云："夫五味入口，藏于胃，脾为之行其精气，津液在脾故令人口甘也……肥者令人内热，甘者令人中满，故其气上溢，转为消渴。"叶天士在其《外感温热论》中亦有关于口甘证的论述，其中有："舌上白苔黏腻，吐出厚浊涎沫，口必甜味也，为脾瘅病。乃湿热气聚，与谷气相搏，土有余也（即《黄帝内经》'五气之溢也'之意），盈满则上泛，当用省头草，芳香辛散以逐之则退，若舌上苔如碱者，胃中宿滞夹浊秽郁伏，当急急开泄，否则闭结中焦，不能从膜原达出矣。"中医认为，口中味觉正常，主要依赖于脾气充盛，运化健旺。若湿邪内侵中焦，久郁化热，或湿热外邪侵袭于脾，或嗜食辛辣、肥甘厚味损伤脾胃，均可造成脾胃运化失常，湿热内蕴中焦。湿与热交蒸，浊气上泛于口而出现口甜之证；邪阻中焦，气机失于调和，故胸膈痞满；脾胃受伤，运化不健则少思饮食；湿热留滞肠腑则肛门灼热；舌苔腻腐、脉滑数为湿热内阻征象。药用佩兰、藿香悦脾醒胃，芳香辟浊；白术、苍术合用补气健脾燥湿；黄连、黄芩清热燥湿；陈皮理气和中健脾，气行湿自化；厚朴、枳实、法半夏下气除满；生甘草既能清热又调和药性。诸药合用则脾胃康健，湿热浊气得到清化，故口甜得治。

案例四　虚劳——甘温除热，益气解表

吴某，女，26 岁。2020 年 3 月 9 日初诊。

主诉：发热半个月。

现病史：患者平素体虚消瘦，半个月前受凉后发热，鼻塞流涕，头痛，咳嗽，经西医院应用抗生素输液治疗 7 天后，症状有所缓解，但体温仍未恢复正常，昼夜无差别，在 37.5 ~ 38.5℃，继续应用抗生素治疗，热势不退。除血常规白细胞低于 2.5×10^9/L 外，血培养、痰培养、CT、髂骨穿刺等检查，均无阳性发现，遂来就诊。现发热不退，汗出怕冷，乏力，形体消瘦，睡眠不安，食欲减退，大便溏泄。舌尖红，苔薄白，脉浮弱。

中医诊断：虚劳外感。

中医证型：肺气虚。

西医诊断：发热。

治法：甘温除热，益气解表。

中药处方：黄芪 30g、桂枝 10g、白芍 15g、防风 10g、白术 15g、当归 10g、党参 20g、茯苓 15g、连翘 15g、炙甘草 10g。水煎服，日 1 剂，共 7 剂。

2020 年 3 月 16 日二诊。

刻下症：乏力较前明显改善，发热未有复发。餐后腹胀，胃纳欠佳，睡眠不安，易汗出。舌淡红，苔薄白，脉浮弱。血常规白细胞 4.1×10^9/L。

中药处方：黄芪 30g、桂枝 10g、白芍 15g、防风 10g、白术

15g、当归 10g、党参 20g、茯苓 15g、炙甘草 10g、陈皮 10g、煅龙骨 20g(先煎)、煅牡蛎 20g(先煎)。水煎服，日 1 剂，共 7 剂。

服后体温恢复正常，食欲渐复。半个月后随访，痊愈未复。

按语：虚劳病的起源"虚""劳"初见于《黄帝内经》，至汉代张仲景在《金匮要略》中将虚劳作为病名首次提出，并在虚劳病的辨证论治方面进行了系统论述。虚劳病是以脏腑之气亏损、精血不足为主要病机的一类慢性衰弱性疾病，既有体质薄弱的因素，更有积劳内伤、形神过耗，渐至精血虚少，脏腑功能衰退，气血生化不足的外因。此乃中虚之人外感，妄用抗生素后变证丛生而热势不退。患者平素中虚，外邪侵袭，虚阳与之相争，故发热不退；脾胃虚弱，外感后又过用抗生素而致邪气侵入，清气不升，浊气不降，清浊相干，谷气不行，遂食欲减退，大便溏泄。黄教授重用黄芪 30g，合当归 10g 为当归补血汤，合建中汤名为归芪建中汤，重在补益气血，使其化源旺盛，以建立中气。黄芪又能固表益气，与防风、连翘配伍可祛邪，使之走表疏风解毒，补中寓散，散中有补，益气固表而不留邪，疏风邪而不伤气；与参、苓、术、草同用，恰合四君子汤补脾土以生肺金，亦寓有"甘温除热"之妙意。二诊患者发热未有复发，餐后腹胀，胃纳欠佳，睡眠不安，易汗出，前方去连翘，加陈皮以理气消胀，健中和胃，并加煅龙骨、煅牡蛎以镇惊安神、敛汗固精。

案例五 不寐——归脾汤，睡眠安

蔡某，女，52 岁。2020 年 3 月 24 日初诊。

主诉：失眠 2 个月，加重 5 天。

现病史：患者 2 个月前因担心国外儿子感染新型冠状病毒而失眠，睡眠质量严重下降，每晚多则能睡 4 小时，少则 2 小时，睡后乱梦纷扰，醒后再难入眠，痛苦异常。近 5 天受到惊吓后症状加重，不能入眠，醒后疲倦乏力甚，心情低落；自觉胸胁两侧胀满疼痛，无嗳气反酸，无恶心欲吐，胃纳一般；二便调；月经周期规律，量少，色淡；舌淡红，苔薄少，脉细数。

中医诊断：不寐。

中医证型：心脾两虚。

西医诊断：睡眠障碍。

治法：健脾养心，安神助眠。

中药处方：党参 15g，白术 15g，黄芪 20g，酸枣仁 15g，远志 10g，茯神 15g，当归 10g，熟地 20g，龙眼肉 15g，佛手 15g，郁金 15g，合欢皮 20g，炙甘草 10g，广木香 10g（后下）。水煎服，日 1 剂，共 7 剂。

2020 年 3 月 31 日二诊。

刻下症：患者诉每晚能睡 5 小时左右，多梦减少，胸胁两侧胀满疼痛缓解，少许反酸烧心，大便 1 天 2～3 次，质溏烂，无黏液脓血。舌淡红，苔薄白，脉细弱。

中药处方：党参 20g，炒白术 15g，黄芪 30g，茯苓 15g，当归 10g，龙眼肉 10g，合欢皮 20g，炙甘草 10g，广木香 10g（后下），龙骨 30g（先煎），牡蛎 30g（先煎）。水煎服，日 1 剂，共 7 剂。

患者经治疗后持续好转，续观。

按语：经云："思出于心，而脾应之""思伤脾""脾藏意"。

本例患者因情志不畅，忧思过度，耗伤心脾气血，脾气亏虚，运化失司，饮食不馨，化血不足，心失所养，故见心境低落、倦怠、心烦、多梦、月经量少舌质淡、脉细数等症。方选归脾汤加减，方中党参、黄芪、白术以补气健脾，脾为营卫气血生化之源，脾胃强，则气血自生；当归、龙眼肉补血养心；枣仁、远志、茯神安神定志；佛手、合欢皮增加解郁之力。全方共奏益气补血、健脾养心之功，为治疗思虑过度，劳伤心脾，气血两虚之良方。患者药后睡眠好转，心情畅快，胁痛缓解，但出现少许反酸烧心及大便溏烂等脾失健运之表现，故二诊以健脾益气为主，增加党参、黄芪之益气之力，去熟地、减龙眼肉以防滋腻碍胃，改酸枣仁、远志为龙骨、牡蛎以增强镇静安神、抑酸和胃之效，胁痛缓解，去佛手、郁金等疏肝之品，改茯神为茯苓以强化脾运之力。诸药合用，心血足，脾气旺，子母俱健，劳伤心脾之疾自除。

案例六　经行腹痛——调理脾胃是治疗之本

罗某，女，28岁。2019年7月16日初诊。

主诉：痛经反复15年，加重1年。

现病史：患者自小寄宿于学校，饮食无节，13岁初潮即经行腹痛，近1年加重伴有经行吐泻。平素月经周期23～28天，行经4天，月经量少，有少量血块，经血色淡质稀，经行腹痛较重伴有吐泻，肛门坠胀，需口服止痛药方能缓解。平素疲倦乏力，畏寒，带下量多、色白、质稀。末次行经日期2019年6月20日，现经前。舌淡红，苔白微腻，脉沉细。

中医诊断：经行腹痛，经行泄泻。

中医证型：脾虚湿盛，冲任不调。

西医诊断：痛经、经期综合征。

治法：健脾祛湿，调经止痛。

中药处方：党参15g、茯苓15g、炒白术15g、白扁豆20g、莲子15g、山药30g、砂仁10g（后下）、法半夏15g、陈皮10g、干姜10g、延胡索15g、炙甘草10g。水煎服，日1剂，共7剂。

2020年7月23日二诊。

刻下症：患者服上药3剂后月经至，痛经明显缓解，无吐泻，月经量较前稍增，经色转红，血块减少，现月经干净1天，大便天2次，质稍烂，无黏液脓血，带下量多，质稀白，疲倦乏力，腰膝酸软，舌淡，苔薄白，脉沉细无力。

中药处方：党参20g、茯神15g、炒白术15g、白扁豆20g、莲子15g、山药30g、茯苓15g、砂仁10g（后下）、芡实15g、补骨脂15g、干姜10g、炙甘草10g。水煎服，日1剂，共7剂。

患者经治疗后持续好转，随访3个月，痛经愈，无经行吐泻，带下、大便正常。

按语： 痛经病位主在下腹，重者连及腰骶、股内前侧，皆为足太阴脾经所属所循行之处。如《素问·缪刺论》曰："邪客于足太阴之络，令人腰痛，引少腹控䏚，不可以仰息。"黄穗平教授认为，脾胃失常是痛经之根，患者饮食不节，素体脾虚，脾虚不能运化水湿，遂致湿从内生，湿邪黏滞重浊，主下趋，流注于胞络脏腑之间，阻遏气机运行以致不通则痛；因湿为阴邪，易耗伤阳气，虚寒内生不能温煦胞宫，虚寒滞血，经血运行迟滞以致小腹冷痛；湿渗大肠故大便泄泻；脾胃虚弱，气机失常，脾气不升、胃气不降故见恶心呕吐；脾主四肢，脾虚中阳不振则神疲肢倦乏力；脾虚化生不足，血海亏虚，经期无血以下故月经量少；脾气虚不能奉心化赤，故月经色淡质稀；脾虚生湿，湿注下焦，损伤带脉，带脉失约，津液滑脱而下，故带下量多。

黄教授借鉴陈良甫调经"大补脾胃为主"以及武淑卿"必审脾气生化之源，而健脾为调经之要也"的法则，初诊予以参苓白术散健脾益气，和胃渗湿之功，加法半夏、陈皮以和逆降胃，干姜、延胡索以温中散寒、活血止痛，全方合用健脾以固中州，吐泻自止，益气则气血通畅，痛可止矣。患者复诊时月经至，痛经较前明显好转，吐泻愈，但仍有大便溏烂、带下量多、腰膝酸软之症，此为脾肾不足证，水湿不化之象，予党参加量，去法半夏、陈皮、延胡索，加芡实、补骨脂以增加温肾助阳、补脾祛湿之效，全方合用则脾气健，湿邪去，故带下愈、大便调。

第七章
医论医话

第一节　临证心悟

一、中医古籍论痞满证治

痞满是指心下胃脘部满闷不适，外无胀急之形，触之濡软不痛的证候，是中医脾胃病常见病证。根据其症状特点，近年认为其大致包括西医学中的功能性消化不良、慢性浅表性胃炎和萎缩性胃炎等疾病。明代张介宾在《景岳全书》中将痞满分为虚痞和实痞论治，颇为明断，后世医家一直沿用效法。虚实痞中分脾胃气虚、肝郁气滞等，这些不同中医证型的差异除了个体体质不同外，是否与食管、胃肠动力学改变及其神经体液调节因素的异常有关，中医辨证施治取效的现代病理生理及药理作用机制如何，这都需要在传统中医药理论和临床经验的指导下，结合现代科学的方法进行研究。为此，本文就有关古医籍对痞满的论述进行归纳并谈谈笔者的一些看法。

（一）病名证候

古医籍对本病病名之述最早见于《黄帝内经》，称之为"否""否塞"和"否膈"等，如《素问·五常政大论》说："备化之纪，……其病否""卑监之纪……其病留满否塞"。但此典对痞满的证候及类证远未阐明。真正能把本病名概念确切地提出的是东汉末年的张仲景，他在我国第一部临床中医学巨著《伤寒杂病论》中明晰："满而不痛者，此为痞"，而且还进行了"若心下满而硬痛者，此为结胸也……但满而不痛者，此为痞"的类证鉴别。隋代巢元方《诸病源候论·诸痞候》则结合病位病机对病名要领做出定义："诸痞者，营卫不和，阴阳隔绝，脏腑痞塞而不宣，故谓之痞""其病之候，但腹内气结胀满，闭塞不通"。金元时代，朱震亨《丹溪心法·痞》则简明之："痞者与否同，不通泰也"且进行了与胀满的鉴别"胀满内胀而外亦有形；痞者内觉痞闷，而外无胀急之形"。至明清时期，张介宾在《景岳全·痞满》中更明确地指出："痞者，痞塞不开之谓；满者，胀满不行之谓。盖满则近胀，而痞则不必胀也。"王肯堂在《证治准绳·痞》中也提出："胀在腹中，其病有形；痞在心下，其病无形。"从上可见，前人对痞满证候的认识随着年代的发展，日趋完善，为后人对本病的进一步认识奠定了必要的基础。

（二）病因病机

论述痞满之病因病机也始见于《黄帝内经》。例如《素问·太阴阳明论》说："食饮不节，起居不时者，阴受之……阴受之则入五脏……入五脏则䐜满闭塞。"《素问·异法方宜论》说："脏寒生满病。"《素问·至真要大论》说："太阳之复，厥气上行……心胃生寒，胸膈不利，心痛否满。"当时对痞满病因病机已有初步的认识，主要涉及饮食不节，起居不适和寒气为患等。张仲景对痞满的病因病机认识进一步深化、具体。如《伤寒论》中说:"伤寒中风,医反下之,其人下利,日数十行,谷不化,腹中雷鸣,心下痞硬而满""太阳病医发汗,遂发热恶寒,因复下之,心下痞""脉浮而紧,而复下之,紧反入里,则作痞,按之自濡,但气痞耳"。《金匮要略·腹满寒疝宿食病脉证》也说:"夫瘦人绕脐痛必有风冷,谷气不行,而反下之,其气必冲,心下则痞也。"这些论述都认为痞满多因外感表证未愈,误下伤中,损伤脾胃,正虚邪陷,结于心下,阻碍中州气机升降运行而发病。隋代巢元方《诸病源候论·诸痞候》则认为痞满的病因非止一端,且强调引起痞满的内在因素,如论中说:"诸否者,营卫不和,阴阳隔绝,脏腑否塞而不宣通,故谓之否。但方有八否,五否或六否,以其名状非一,故云诸否。"至金元时代,李东垣大倡脾胃重要之说,提出"内伤脾胃,百病由生"的观点。他在《脾胃论·脾胃虚实传变论》中说:"脾胃之气既伤,而元气亦不能充,而诸病之所由生也。"对痞满证的发病,李东垣在《兰室秘藏·中满腹胀论》中说:"脾湿有余,腹满食不化……亦有膏粱之人,湿热郁于内而成胀满者……或多食寒,及脾胃久虚之人,胃中寒则生胀满。"这也是主要从脾胃内伤的角度阐述本病的病因病机。明清时期,医家在汇集前贤论述的基础上进行了必要补充,如李中梓在《证治汇补·痞满》中说:"有湿热太甚,土来心下为痞者,分消上下,与湿同治。"这就增提了以感受湿热之邪,阻滞中焦为发病机理的观点。林珮琴在《类证治裁·痞满》中说:"暴怒伤肝,气逆而痞""膈痞塞,乃痰与气搏,不得宣通"。这也补充了痞满发病与情志失和、痰气搏结有关。综上所述,古代医家所论痞满的病因病机有饮食不节,起居不时,寒气侵犯，表邪内陷，湿热所侵，情志不和，痰气搏结及脾胃内伤等方面，所涉及的脏腑有肝、脾、胃等。

（三）辨治特点

历代古医籍记载痞满证治的内容丰富，通过分析归纳，主要有以下特点：

1. 辨治痞满，首分虚实痞而治

明代张介宾《景岳全书·痞满》对痞满的辨治颇为明晰，他认为要分虚与实两大证型论治，如该书中论："凡有邪有滞而痞者，实痞也；无邪无滞而痞者，虚痞也。实痞者可散可消，虚者非大加温补不可。此若错用，多致误人。"在具体遣方用药方面，其论中云："饮食偶伤致痞满，宜大和中饮或和胃饮加减治之，或枳术丸亦可。若食滞既消，脾气受伤不能运行而虚痞不开者，当专扶脾气微者，异功散、养中煎，甚者五福饮、温胃饮、圣术煎。"至清代，张璐认为可根据患者之体质形体辨其虚实。如《张氏医通·诸气门上》谓："肥人心下痞闷，内有湿痰也""瘦人心下痞，乃郁热在中焦""老人、虚人则多脾胃虚弱，转运不及"。可见，辨虚实痞的方法是多种多样的。

2. 治虚之痞，补益脾胃兼疏导

虚痞者多病程较长，反复发作。病机特点是脾胃虚，正如《素问病机气宜保命集》云："脾不能行气于脾胃，结而不散，则为痞。"因此，治疗虚痞当补益脾胃为先。《景岳全书·痞满》云："虚寒之痞，治宜温补，使脾胃气强，则痞开而饮食自进，元气自复矣。"《医学正传》云："故胸中之气，因虚而下陷于心之分野，故心下痞闷，宜升胃气。"然《证治汇补》云："大抵心下痞闷，必是脾胃受亏……久之固中气，参、术、苓、草之类，佐以他药。有痰治痰，有火清火……庶可疏导。"这就说明了虚痞虽以脾胃气虚为病变基础，但满闷不舒，闭塞不通为直接病机特点，治疗在健脾益气时要适当疏导，气机通则痞满除。《脾胃论·痞满》中说的："治老幼元气虚弱，饮食不消，心下痞闷，枳实、橘皮各一两，白术二两。"其中所采用的枳实就是用以疏导。《增补百病回春》所出的"香砂养胃丸"治疗胃气虚之痞满甚效，其方中也不乏疏导之品，健胃之中兼以行气。

3. 治实之痞，重在疏理兼扶脾

实痞有痰气壅塞、饮食阻滞、七情失和等之分，其病机虽以邪实为主，但临床所见实痞者除实证之一方面外，还有不同程度的脾胃受损现象，只是虚损较轻，尚未达到脾胃虚弱的程度。所以古代医家治疗实痞除以疏理气机，化痰消积，疏肝除痞为主外，还适当加用护扶脾胃之品。在唐宋时期，虽然有关痞满理论不多，但方药甚为丰富，组方选药平和恰当。如《备急千金要方·脾脏方》之槟榔散用槟榔、厚朴、吴茱萸、陈皮、神曲、麦芽等以理气化积散寒为主，但少加党参、白术、茯苓以顾护脾胃。《普济本事方》的枳壳散用槟榔、香附、枳壳，配以白术。《太平惠民和剂局方》的和胃散用三棱、槟榔、厚朴、枳壳配人参、白术、茯苓。《丹溪心法》的保和丸。《内外伤辨惑论》的枳术丸。这些用方都以治疗实痞祛实为主，辅以一二味健益胃之品，以防克伐太过，反伤中土，用药祛实而不伤正。

4. 虚实夹杂，推崇仲景伤寒方

痞满虽有虚实之分，寒热之别。但在病变过程中，因寒热虚实可相互转化，故可出现虚实相兼，寒热错杂等复杂证型。对于这种证型治疗用方的记载，最早见于《伤寒论》。如："伤寒五六日，呕而发热者，柴胡汤证具，而以他药下之……满而不痛者，此为痞，柴胡不中与之，宜半夏泻心汤"，这就是指寒热互结，脾胃不和，气机壅滞之痞满。用方之中既有清热祛实的黄连、黄芩，还有温补脾胃的干姜、党参、大枣、炙甘草等，以寒热并用，消补互用为特点。《伤寒论》又云："伤寒汗出解之后，胃中不和，心下痞硬，干噫食臭，胁下有水气，腹中雷鸣下利者，生姜泻心汤主之。"这就指对脾胃虚弱，寒热互结，以致水饮内停，食不化而气机壅滞的痞满，用寒热互用方半夏泻心汤减干姜用量，加生姜以加强宣散水饮。甘草泻心汤也是以半夏泻心汤加重炙甘草用量以治中气虚弱，因虚而滞，寒热互结之痞满。由于诸泻心汤立法精要，一直为后世医家所效法。正如《类证治裁·痞满》："伤寒之痞，从外之内，故宜苦泄。杂病之痞，从内之外，故宜辛散。痞虽虚邪，然表气入里，郁热于心胸之分，必用苦寒为泄，辛甘为散，诸泻心汤所以寒热互用也。"《临证指南医案·痞满》也重视使用仲景泻心汤，谓此"即遵古贤治痞之以苦为泄，辛甘为散二法"。细研《兰室秘藏》的消痞丸、枳实消痞丸及《内外伤辨惑论》所引用张洁古的枳术丸，均是效法仲景，以消补兼施，苦降辛开合用以治疗痞满的良方。

5. 用药之外，须加强摄生调理

前人治疗痞满证除辨证施治遣方用药外，还非常重视平时的摄生调理。其中尤以脾胃为主。因脾胃为"后天之本"（《医家必读》），故要忌寒冷有损脾胃之饮食，否则可因"饮食寒凉，伤胃致痞"（《类证治裁》），"寒凉之物伤中，腹满而胀"（《病机沙篆》）。再则，注意饥饱劳逸，调节七情六欲也显得重要，因为"饥饱劳逸，损伤脾胃或专因饮食不调，或专因劳力过度，或饥饿之后，加之劳力，或劳力之后加之饥饱，皆为内伤脾胃""饥饱劳逸，皆能致病"（《潜斋医话》），"皆先由喜、怒、悲、忧、恐为五贼所伤，而后胃气不行"（《脾胃论》）。此外，有条件的还可结合饮食疗法，《食疗本草》《食医心鉴》和《饮膳正要》等都介绍了不少有关药粥、药食及药酒等疗法。

（四）结语

综上所述，可知对痞满证治的认识源于《黄帝内经》，辨证论治奠基于仲景，隋唐时期有所充实，金元时代逐渐深入，明清期间日趋完善。前人有关痞满证候、病因、病机和辨治的理论或实践资料都为我们后世中医进一步研究本病证奠定了坚实的基础。然而由于当时历史条件和社会环境的影响，以致古人的认识不乏缺陷之处。如前人一直受《伤寒论》的影响较深，在脾胃虚弱方面多认为阳气不足，而忽视了阴津不足，在补益脾胃治痞满时基本上没提到养脾胃之阴的治法。这显然有悖于中医阴阳学说。即使至清代，温病学说的代表人物之一叶天士创立了胃阴学说，其后的唐容川在《血证论》中也重视养脾阴，张锡纯在《医学衷中参西录》中也认为"阴虚专责于脾"，还有费伯雄在《医醇賸义》中论及脾、胃、大小肠各有燥证，然而他们都很少论及用养脾胃阴法治疗痞满。其实从当今的临床实践中可发现有相当部分痞满是属于胃阴不足，或兼有郁热，用养胃阴或兼清郁热法治之常常奏效，这就是对前人重于温补而略于清滋这种缺陷的补充。此外，综观前人所著，可发现他们从血瘀证去论治痞满证的论述很少。从现代微观辨证的方法去分析慢性胃炎，尤其萎缩性胃炎合并胃黏膜非典型增生和肠上皮化生等癌前病变，当属于中医的血瘀证，用活血祛瘀法治疗既可改善痞满证候，以逆转胃癌前病变。随着科学的进步和发展，中医学现代化的进程需要我们新一辈的中医工作者，尤其是从事中医脾胃病研究的人员在新的历史条件和环境因素下紧密结合临床，不断探索和总结，为丰富和完善痞满的辨证论治内容和提高痞满的临床疗效而努力工作。

二、谈慢性胃炎的中医辨治

慢性胃炎是胃黏膜在各种致病因素作用下所发生的慢性炎症性病变或萎缩性病变。一般分为慢性浅表性胃炎，即非萎缩性胃炎、慢性萎缩性胃炎和特殊类型的慢性胃炎。其中萎缩性胃炎又分为多灶萎缩性胃炎（相当于以往的胃窦病变为主的 B 型胃炎）和自身免疫性胃炎（相当于以往的胃体病变为主的 A 型胃炎）。本病以上腹部胀满或疼痛为主症，属于中医学"胃痞""胃痛"。以下谈谈慢性胃炎的中医辨治特色与优势。

（一）关于诊断

可参考 2000 年中华医学会消化病分会慢性胃炎协作组井冈山会议及 2006 年中华医学会消化病分会慢性胃炎协作组上海会议内容，制定诊断要点如下：

1.以反复或持续性上腹不适、饱胀、钝痛、烧灼痛，进食后加重，伴嗳气、泛酸、恶心、纳差等为临床表现；上腹压痛不明显。

2. 胃镜检查及胃黏膜活检提示慢性炎症征象。

3. B超及其他检查（如CT）排除胆囊病、肝病及胰腺疾病等。

慢性胃炎的诊断应包括病因、病变部位、组织学形态（包括炎症、活动性、萎缩、肠上皮化生或异型增生及有无幽门螺杆菌），并对病变程度进行分级（无、轻、中、重），与组织学平行，对内镜所见也进行分类诊断及分级。

关于Hp相关性胃炎的诊断，已有充分证据表明，幽门螺杆菌（Hp）是慢性胃炎的主要病因，在慢性胃炎的诊断时必须检查Hp存在与否。对Hp相关性胃炎的诊断已达成了下列共识意见：证实有Hp现症感染（组织学、快速尿素酶、细菌培养、^{13}C或^{14}C尿素呼吸试验中一项阳性），病理切片检查有慢性胃炎组织学改变者，可诊断为Hp相关性胃炎。但从严格意义上讲，诊断Hp相关性慢性胃炎时，现症感染应以病理组织学检查发现Hp为依据。

（二）辨治要点

中医学认为：本病发生主要与以下病因有关：①饮食不节。②情志因素。③感受邪气。④脾胃素虚。

慢性胃炎的基本病机是胃膜受伤，胃气失和。饮食不节、烈酒、辛辣之品等损伤脾胃，运化失职，湿浊内生、阻滞气机，或郁久化热、热伤胃膜，胃失和降致痞满或胃痛；恼怒伤肝、肝木横逆、胃气受扰，或忧思伤脾、脾失健运、胃失和降，乃作胃痞胃痛；饮食不节，邪（主要是湿邪、热邪）随口入，侵犯脾胃，运化失职，纳降受碍，气机不畅，胃失和降致痞满胃痛；脾胃禀赋不足，或长期饮食不节，或年高体衰，脾胃虚弱，运化失司，无以运转气机、水湿，致气滞、湿阻、血瘀，胃失和降，故作痞满胃痛。初起以湿热阻滞、气郁不畅为主，久则脾胃气阴受损，或脾气虚弱或胃阴损伤，进一步发展可因气不行血，或阴不荣络致胃络血瘀，可见吐血、黑便，亦可产生积聚等变证。

慢性胃炎临床常见证候、治法、代表方剂如下：

1. 肝胃不和

治宜疏肝和胃，理气止痛。方选柴胡疏肝散加减。

2. 脾胃湿热

治宜清热化湿，和中醒脾。方选三仁汤合连朴饮加减。

3. 脾胃虚弱

治宜健脾益气，行气止痛。方选香砂六君子汤合补中益气汤加减。

4. 胃阴不足

治宜养阴益胃，荣络止痛。方选沙参麦冬汤合益胃汤加减。

5. 胃络瘀阻

治宜活血化瘀，行气止痛。方选失笑散加减。

（三）慢性胃炎的中医治疗

关于慢性胃炎的中医治疗，需要注意以下几点：

1. 慢性胃炎的胃痛多为久病，脾胃受损，中气不足。所以若无确凿的热证热脉，不可轻投寒凉之剂，以防伤伐中焦脾胃之气，倘用寒药也切忌过剂，要中病即止。

2. 治痛急需温通，则理气药为必用之品，临床不论食滞、寒滞、气滞等。滞的产生皆因不通，不通则痛。推动气血运行的主要是气，故治胃脘痛的方剂中多伍理气药。

3.胃脘痛有服药痛止，停药后又作，再服原方无效者，此多有积滞，可在前方加消导药，大便不通者宜通便。

4.气郁化热者，可在行气导滞药中加炒山栀、炒黄芩、金铃子之类，不可妄用大寒凝滞之药。

5.饥饿时胃痛，或嘈杂不安时，多为胃酸所致，宜用乌贝散等中和胃酸。

（四）治疗思路

1. 以下情况可以用中医治疗

（1）对于以上腹饱胀疼痛而胃镜提示黏膜炎症不严重的患者，中医辨证用药治疗，不主张用西药。只要能坚持3个月至半年的正确辨治是可以临床治愈的。

（2）对于慢性萎缩性胃炎易伴肠上皮化生与非典型增生等胃癌癌前病变西医药疗效不佳者，主张中医药治疗，并定期复查胃镜，行黏膜活组织检查。萎缩性胃炎3年复查1次，不完全性结肠型肠上皮化生伴轻度不典型增生者半年1次，伴中度不典型增生者3个月1次。

2. 以下情况可以用中西医结合治疗

对于伴有胃黏膜糜烂的胃炎，其溃疡样疼痛症状明显，或伴出血者，可短期选用西药抑制胃酸药，后用中医辨证论治。对于活动性的Hp相关性胃炎，可选用西医抗Hp的联合用药，同时加用中医辨证论治。若慢性胃炎出现重度非典型增生者应视为癌变，建议手术治疗或内镜下黏膜切除、剥离。

（五）中医药治疗特色与优势

1. 慢性胃炎伴胃动力障碍症状的中医治疗

（1）慢性胃炎伴胃动力障碍的概念。慢性胃炎患者临床症状轻重与内镜、病理组织学炎症程度表现往往不一致，这说明此类患者除胃黏膜炎症之外，还常伴有胃动力障碍等因素。患者表现为上腹饱胀，进食后加重，痞闷等症状。具有标本兼治、多靶点作用的中医药在治疗胃动力障碍方面较西药更有优势。

（2）治疗目标是缓解临床症状，改善胃动力。

（3）推荐方案为中医药治疗。

（4）中医治疗方案

1）辨证治疗：治虚之痞，补益脾胃兼疏导虚痞者多病程较长，反复发作，病机特点是脾胃虚弱，表现为脘腹满闷，时轻时重，纳呆，便溏，少气懒言，语声低微，舌淡，苔薄白，脉细弱。治疗当补益脾胃为先。方宜香砂养胃丸加减。治实之痞，重在疏理兼扶脾，实痞有痰气壅塞，饮食阻滞，七情失和等之分，其病机虽以邪实为主，但临床所见实痞者除实证之一方面外，还有不同程度的脾胃受损现象，只是虚损较轻，尚未达到脾胃虚弱的程度，所以治疗实痞除以疏理气机，化痰消积，疏肝除痞为主外，还适当加用护扶脾胃之品。宜用槟榔散或枳壳散或保和丸加减治疗。虚实夹杂，推崇仲景伤寒方。痞满虽有虚实之分，寒热之别，但在病变过程中，因寒热虚实可相互转化，故可出现虚实相兼，寒热错杂等复杂证型。治疗以寒热并用，消补互用为特点。按病机分别选用诸泻心汤为宜。

2）化脓灸：适应证为慢性胃炎胃动力障碍者。

操作方法：取足三里、中脘。脾胃虚寒加胃俞（双）或脾俞（双）、第12胸椎棘突下夹脊；胃阴不足加三阴交（双）、太溪（双）；肝胃气滞加期门（双）、间使（双）；肝胃郁热加内庭（双）；瘀血凝滞加膈俞（双）。用自制三角形艾炷置于穴位上点燃，灸至自灭去艾灰，再换1炷，反复至起疱止。每年三伏天施灸，每一伏灸1炷，共3次为1疗程；如不愈，第二年伏天再灸。最多3年。

（5）临床中应注意的问题

1）中医学中的痞证、嗳气、呕吐、呃逆、反胃等所表现的症状与胃动力障碍的临床表现相似，而且治疗方法多、效果好、副作用少。治疗胃动力障碍应以脾胃升降理论为基础，从升降入手；和胃降气要配合宣肺降气、疏肝理气，肝升肺降，调节全身气机升降。

2）对胃动力功能有影响的中药可分为三类，促进胃肠运动、抑制胃肠运动、双向调节胃肠动力。具有促胃动力作用的中药主要包括理气药、健脾药；而促肠运动的中药主要集中在润肠通便类或健脾消食类中药。

2. 慢性胃炎胃癌前病变的中医治疗

（1）慢性胃炎胃癌前病变的概念。慢性胃炎特别是慢性萎缩性胃炎易伴肠上皮化生与非典型增生，这称为胃黏膜的癌前病变。肠上皮化生系指胃黏膜及腺管出现肠腺上皮，根据肠化生上皮分泌黏液所含酶的不同，采用生物化学和组织化学染色，可将其分成小肠型化生和大肠型化生。小肠型化生的上皮分化好，而大肠型化生上皮分化差，因此大肠型化生上皮与癌的关系更密切，可视为癌前病变。非典型性增生系指胃黏膜上皮细胞及腺管结构偏离了正常状态，其增生的细胞向不成熟的方向发展，介于癌前状态，尤其是重度非典型增生，有人认为已近胃癌，宜手术治疗。国内资料报道，萎缩性胃炎的胃癌发生率为 2% ～ 7%。患者常有上腹饱胀、嗳气、食欲下降、食后有不消化感，重症可出现消瘦、贫血、腹泻、舌炎等症状。

（2）治疗目标是缓解症状、逆转病变、阻断癌变。

（3）推荐方案为中医药治疗为主，西医治疗为辅。

（4）中医治疗方案

1）辨证治疗：萎缩性胃炎及胃癌前病变，中医治疗具有明显优势，从中医辨证论治整体观念的原则出发，结合辨病及胃镜下微观辨证进行治疗。中医学认为，慢性萎缩性胃炎多由情志不遂、饮食不节，致脾胃功能运化失常、升降失和、气机不畅。经过长期临床研究和实验研究，专家发现慢性萎缩性胃炎病因、病机关键在于"因滞致虚、因虚夹邪"。应用具有益气、养阴、行消作用的中药制剂治疗慢性萎缩性胃炎，能有效降低萎缩性胃炎的萎缩程度，并能阻断胃癌前病变，可取得良好的疗效。临床根据患者的症状、体征、胃镜、舌质、舌苔、脉象，一般可分为以下 4 个证型进行中医的辨证选方用药：

脾胃气虚证：表现胃脘痞闷，似胀非胀，食少纳呆、乏力，舌淡胖，苔薄白，脉沉弱。治以补中益气。方选香砂六君子汤或补中益气汤加减。

中阳不足证：表现胃脘隐痛、遇冷加重，食少便溏，乏力，舌质淡、有齿痕，脉沉细或迟。治以温中散寒健脾，方选理中汤、黄芪建中汤加减。

胃阴亏虚证：表现为胃脘隐痛或灼痛，饥不欲食、口干舌燥，舌红少苔或剥苔，脉细数。治以养阴益胃生津。方选沙参麦冬汤或益胃汤加味。

胃络瘀血证：表现胃脘刺痛或刀割样痛，部位固定、拒按，或时见吐血黑便、面色晦暗，舌质紫暗或有瘀斑、脉涩。治以活血化瘀、通络止痛。方选丹参饮或失笑散加减。

2）外敷疗法：适应证为脾胃虚寒型萎缩性胃炎。

药物组成：干姜15g，荜茇15g，甘松10g，山柰10g，细辛10g，肉桂10g，吴茱萸10g，白芷10g，大茴香9g，艾叶30g。

操作方法：研为细末，用棉布做成20cm见方的布兜，内铺一层棉花，将药均匀撒上，外层加一块塑料薄膜，然后用线缝好，防止药末堆积或漏出，日夜兜在胃脘部。1个月换药1次。

（5）临床中应注意的问题

1）加强针对病因治疗。对于上述两种胃癌癌前病变，目前虽无能明确阻断其进展的西药，但仍应尽量明确导致个体慢性胃炎的原因并进行针对性治疗，如针对幽门螺杆菌行杀菌治疗，或针对胆汁反流用促胃动力药物以缓解临床症状。

2）中医药治疗胃癌前病变时，在辨证论治的基础上，常需加用解毒药如半枝莲、半边莲、白花蛇舌草等；祛瘀药如莪术、三棱等。只有不脱离中医辨证论治，在辨证施治的基础上，适当选用上述中药，临床与实验研究证明可以预防、阻断和逆转胃癌前病变。但疗程要长，贵在坚持。

3）治疗过程中，应定期复查胃镜，萎缩性胃炎和肠腺化生并不是手术指征，因为手术后残胃很容易并发残胃炎，甚至癌变。对伴重度异型增生者可考虑手术切除。

现代医学的研究认为慢性胃炎的发生与幽门螺杆菌（Hp）感染、胃动力障碍、碱性液体反流等有关，然而，事实上采用抑杀 Hp、促胃动力和胃黏膜保护等治疗，也不能完全解除症状和根治本病，这是因为慢性胃炎的病因非常复杂。西医药不但缺乏特效的疗法，而且抑杀 Hp 的抗生素或铋剂（较长期使用）会产生副作用和耐药性，患者接受此治疗的依从性低。中医药在治疗本病方面积累了丰富的经验，不仅方法有效，临床症状改善较快，而且治疗手段多样，易被患者接受，依从性较好，中医药在改善慢性上腹饱胀疼痛及防止慢性胃炎的复发和防止胃癌癌前病变方面尤其显示出优势。

三、内镜下气囊扩张术结合中药治疗贲门失弛缓症

贲门失弛缓症是食管神经肌肉运动功能障碍，下段食管括约肌（LES）松弛障碍，导致食管功能性梗阻的一种疾病。临床上以吞咽困难，食物反流，胸骨后疼痛为主要表现，可伴有体重减轻。近来我们在内镜下行气囊扩张术结合中药治疗本病，取得较满意的疗效，兹介绍如下。

（一）内镜下气囊扩张术简便、安全、经济、效显

食管狭窄有动力性狭窄与非动力性狭窄之分。贲门失弛缓症属于动力性狭窄，宜选用气囊或水囊扩张法。气囊扩张法又有多种导入途径，如经导丝导入，或经内镜活检孔道导入或套在内镜镜身前部导入。我们体会以经内镜活检孔道导入的方法最好。因

为经导丝导入既要应用内镜又要在 X 线透视下进行，扩张术完成后又要重新插镜观察术后情况，手续繁多，增加患者痛苦；套在内镜镜身前部法导入，在操作中内镜要翻转观察，操作不熟练者不易定位。我们用进口聚乙烯气囊，可根据不同病情选用不同型号规格。这种气囊可直接经大孔道的内镜活检孔插入，操作简便，定位准确，直视观察，一次插镜即可完成，患者痛苦少。经治疗患者均能即时解除吞咽困难等症状，且无出现大出血、穿孔等并发症。此法与手术治疗比较，扩张法可在门诊完成，花费低。与服西药比较，服西药需坚持饭前用药，疗效暂时，停药后易复发，并有头痛、便秘等副作用。

（二）结合中药治疗可巩固疗效，防治并发症

贲门失弛缓症以吞咽不顺或饮食不下为主症，属于中医"噎膈"范畴。早期以噎证为多，后期则发展为膈证。病多因忧思伤脾，脾失布津，凝聚成痰；或郁怒伤肝，肝气横逆犯胃，气机郁滞，气与痰结，痰气交阻于食管。本病病位在食管，病机为痰气交阻，胃气失降。治疗以行气化痰，降逆顺膈为主。我们以自拟畅膈汤为主方治疗。组成：法半夏、厚朴、枳壳、瓜蒌皮、郁金各 15g，白芍 30g，石菖蒲 10g，木香 9g（后下）。若为痰气交阻，郁而化热，舌红、苔黄腻者，加黄连、竹茹，或加大黄。经中药药理实验证明，行气降气药能促进胃排空，促进胃动力作用，这可防止扩张后的胃食管反流，以免反流物刺激裂伤的黏膜引起炎症及感染。清热药中的大黄还有凉血止血作用，防止扩张后食物摩擦伤口所致的出血。

（三）病案举例

例1：李某，女，63岁，退休工人。以吞咽困难、胸骨后疼痛反复2年，加重5天为主症而入院。既往在外院行钡餐及胃镜诊断为"贲门失弛缓症"。住院期间行胃镜检查未发现食管新生物或炎症改变，但食管下端扩张，钡餐X线检查示钡剂通过贲门缓慢，食道下端扩张，黏膜表面光滑，确诊为"贲门失弛缓症"。予以内镜下气囊扩张术治疗。操作过程：在咽部表面麻醉后插入胃镜，经活检孔导入TTS气囊至贲门口，用球囊扩张压力注射器（QID-1）连续扩张3次，压力分别为30、40、60PIS，每次维持1分钟，之间休息3分钟。术后镜下观察食管、贲门无明显出血，拔出气囊，见少许血丝黏附。嘱术后禁食2小时，2天内半流饮食。据患者舌红、苔微黄，脉滑，辨证为痰气交阻化热，并给予口服中药汤剂，以清热化痰、行气畅膈为法。处方：法半夏、厚朴、枳壳、郁金、瓜蒌皮、竹茹各15g，黄连、石菖蒲、木香各10g，白芍20g，甘草6g。经上述治疗，患者吞咽困难，胸骨后疼痛解除，能进食饭菜等普通食物，好转出院。嘱定期复查必要时再次扩张。

例2：陈某，男，55岁，个体医生。以吞咽不顺3个月就诊。患者近3个月来经常吞咽不顺，进食困难，不能吃饭，先后在多间医院就医，经钡餐、胃镜等检查诊断为"贲门失弛缓症"，疗效不佳。来我科就诊时即行胃镜检查，未发现食道新生物及炎症，予以内镜下气囊扩张术，操作方法如例1，但3次扩张的压力均为60PIS。术中过程顺利。根据患者大便秘结，舌红、苔黄厚腻，脉滑，辨证为痰热交阻，行清热化痰通腑法。处方：竹茹、法半夏、枳实、厚朴、郁金、瓜蒌皮、虎杖、威灵仙各 15g，黄连、大黄、木香、石菖蒲、布渣叶各 10g。经治疗后吞咽不顺症状缓解。

四、急性胰腺炎的中医药治疗

急性胰腺炎依据其急性上腹部疼痛的临床表现，属中医学的"胃心痛""腹痛""结胸""胰瘅"等病证范畴。

（一）中医病因病机

中医一般认为本病病位在肝、胆、脾、胃。常见的因素大致有以下几方面：

1. 饮食不节

暴食暴饮，特别是饱进甘肥膏粱之餐，损伤脾胃，积滞于中，化湿生热，邪热湿食互结，导致阳明腑实；热湿相结，形成实热结胸；出现腹痛，重则可蕴蒸肝胆，身目悉黄。

2. 饮酒

酒精性辛热走窜，《本草纲目》谓："痛饮则伤神耗血，损胃亡津，生痰动火。"

3. 蛔虫内扰

蛔虫窜入肝胆之道，肝气胆液蕴结，胰腑中焦之气液不得宣泄，故气机失畅，清津变浊，流通者滞，顺行者逆。

4. 六淫之邪

感受外邪，日久内传，中焦气机紊乱，胰腑功能失调。

5. 七情

情志不遂，恼怒发作，可伤肝脾，肝气郁结，横逆犯脾克胃，升降失常，浊液上犯。

以上诸因可致肝郁气滞、湿热蕴结、腑气升降失常而出现腹痛、呕吐，甚则发热，黄疸；部分患者可演变成气血暴脱，或热深厥深，或血热结块，或热迫胃络等重证危及生命。

（二）中医药治疗

1. 辨证论治

本病辨治，主要分清病期、病因及虚实。本病早期多为气滞，正盛邪轻；中期湿、热、瘀兼夹，正盛邪实；晚期瘀热或痰热之邪内陷，又耗阴伤阳，正虚邪实，证多虚实夹杂。少数可见脾虚寒凝证。本病一般以里、实、热证多见，虚、寒证少见。治疗总以理气通滞，清里攻下为主，兼以调理脏腑功能为原则。气郁者理气通滞，湿热者清热燥湿，实热者清里攻下，瘀热者清热活血，虫扰者攻下驱虫。对于虚实夹杂证，当根据虚实偏重，扶正祛邪，标本兼顾。

（1）肝郁气滞

证候特点：上腹胀痛，痛及两胁，时发时止，恶心，呕吐苦黄水，口苦，嗳气，大便秘结，或低热，舌红苔薄黄，脉弦数。

治法：疏肝理气。

代表方剂：小柴胡汤。

常用药物：柴胡、白芍、郁金、木香、延胡疏肝理气止痛，枳实、厚朴、苏梗行气，半夏降逆止呕，甘草和中。

基本处方：柴胡10g，枳实15g，延胡索15g，郁金15g，白芍15g，厚朴15g，半夏10g，木香（后下）10g。水煎服，日1剂。

加减法：大便不通者用大黄 10g 通里攻下；腹胀满者加大腹皮 15g 以行气消胀；呕吐者加姜竹茹 10g、代赭石 15g 以降逆止呕；食积者加莱菔子 15g、焦山楂 15g、神曲 20g。

（2）肝胆湿热

证候特点：脘腹胀痛痞满，身热不扬，午后热甚，纳呆呕恶，口干而黏，肢体沉重，或发黄疸，大便不爽或干结，舌红苔黄厚腻，脉滑数。

治法：清肝利胆，通腑泻下。

代表方剂：茵陈蒿汤合龙胆泻肝汤。

常用药物：茵陈蒿、栀子、黄芩、黄连、柴胡、木香、延胡索疏肝理气止痛，大黄、枳实清热攻下，木通利湿。

基本处方：茵陈蒿 20g，黄连 10g，龙胆草 10g，枳实 15g，木通 10g，延胡索 15g，大黄 10g（后下），柴胡 12g，木香 10g（后下），山栀子 10g，黄芩 15g。水煎服，日 1 剂。

加减法：食积者加焦三仙各 12g、莱菔子 10g 消食导滞；便秘重者加芒硝 12g 泄热通腑；血瘀者加失笑散活血止痛；热重者加蒲公英 20g、败酱草 20g、地丁 15g 清热解毒。

（3）脾胃实热

证候特点：腹胀痞满，疼痛剧烈，发热，口苦咽干，小便短赤，大便燥结不通，舌红苔黄燥，脉滑数或弦数。

治法：清热攻下，行气开结。

代表方剂：大承气汤合大柴胡汤。

常用药物：虎杖、黄芩、黄连清热解毒，大黄、枳实、芒硝导滞攻下，柴胡、白芍疏肝缓急止痛，木香、厚朴理气，延胡索活血止痛。

基本处方：柴胡 10g，黄芩 15g，延胡索 15g，大黄（后下）15g，黄连 10g，枳实 15g，厚朴 15g，芒硝（分冲）10g，白芍 15g。水煎服，日 1 剂。

加减法：呕吐者加竹茹 15g、代赭石 20g 降逆止呕；发热重者加蒲公英 20g、地丁 15g、金银花 15g、败酱草 30g 清热解毒；腹中有结块者加红藤 15g、穿山甲（先用代用品，下同）15g 或三棱 10g、莪术 10g 祛瘀散结。

（4）瘀热互结

证候特点：腹部刺痛拒按，痛有定处，或有包块，或皮肤青紫有瘀斑，发热夜甚，口干不渴，便短赤，大便燥结，舌质红或有瘀斑，脉弦数或涩。

治法：清热祛瘀通腑。

代表方剂：桃仁红花煎合大承气汤。

常用药物：当归、赤芍、丹参、桃仁、红花活血祛瘀，大黄、厚朴、芒硝清热通腑，黄芩、清气血之热。

基本处方：丹皮 15g，赤芍 15g，黄芩 15g，大黄 10g，当归 10g，川芎 10g，延胡索 15g，厚朴 15g，芒硝 10g，桃仁 10g，红花 6g，丹参 15g。水煎服，日 1 剂。

加减法：腹部有包块者加穿山甲 15g、皂角刺 12g 或三棱 15g、莪术 15g 祛瘀散结；热重者加银花 15g、蒲公英 15g、连翘 15g 清热解毒。

（5）蛔虫上扰

证候特点：持续性上腹部疼痛，伴阵发性钻顶样疼痛，痛时汗出肢冷，伴呕吐、低热，舌淡红苔薄白，脉弦紧。

治法：寒温兼施，安蛔驱虫。

代表方剂：柴胡驱蛔汤。

常用药物：槟榔、乌梅、使君子、苦楝根皮安蛔祛虫，大黄、芒硝通腑，柴胡、木香理气止痛，黄芩、黄连清上焦之热，细辛去下焦之寒。

基本处方：柴胡 10g，黄芩 15g，木香 10g（后下），槟榔 10g，乌梅 20g，黄连 10g，大黄 10g，使君子 15g，苦楝根皮 15g，芒硝 10g（分冲），细辛 3g。水煎服，日 1 剂。

加减法：痛甚者加延胡索 15g、白芍 15g 活血止痛；呕吐重者加法半夏 15g、苏梗 10g、竹茹 15g 理气降逆止呕。

2. 变证治疗

在辨证论治过程中，重症急性胰腺炎可出现如下变证，必须及时发现并给予相应处理。

（1）腑闭血瘀

证候特点：脘腹疼痛如锥如割，呕吐剧烈，高热不退，或兼黄疸，腹水，小便如茶，大便秘结，舌质绛或紫，苔黄燥或灰黑，脉弦数而微涩。

治法：清热通腑，活血导滞。

代表方剂：大陷胸汤合失笑散。

常用药物：大黄、甘遂、芒硝、枳实、厚朴清热导滞泻下，茵陈、黄芩、山栀清热燥湿，五灵脂、蒲黄、赤茯苓、红花、川牛膝、赤芍活血凉血。

基本处方：生大黄 12g（后下）、芒硝 15g（冲服）、甘遂 3g，茵陈 30g，赤芍 30g，五灵脂 12g，生蒲黄 12g，赤茯苓 15g，红花 9g，山栀 10g，黄芩 15g，厚朴 12g，枳实 15g，川牛膝 12g。水煎，胃管注入，日 1 剂。

加减法：痛甚加延胡索 15g，台乌药 12g；湿热互结，致腹水明显者另加大黄 0.6g，芒硝 0.3g，甘遂 0.9g，研成粉，开水 20mL 冲，胃管注入，2～3 次/日；病初即热甚者加蒲公英 30g，金银花 15g，连翘 15g，生石膏 30g，有黄疸者加茵陈 20g，栀子 20g。

（2）内闭外脱

证候特点：脐周剧痛，呕恶身热、烦渴多汗，面色苍白，肢冷撅搦，舌质干绛，苔灰黑而燥，脉沉细而弱。

治法：通腑逐瘀，回阳救逆。

代表方剂：小承气汤合四逆汤。

常用药物：大黄、枳实、厚朴泻下通腑，葛根清热解渴，附子、干姜、人参益气回阳，赤芍、红花凉血活血，代赭石、牡蛎重镇潜阳，甘草调和诸药。

基本处方：生大黄 12g（后下），厚朴 12g，枳实 12g，葛根 15g，赤芍 12g，红花 6g，熟附子 12g（先煎），干姜 12g，生晒参 10g（另炖），甘草 6g，代赭石 30g，生牡蛎 30g。水煎，胃管注入，日 1 剂。加减法：病久热甚、气促者加大青叶 15g，玄参 20g、鱼腥草 30g。

（3）气阴两竭

证候特点：面色苍白，神情淡漠或焦虑不安，冷汗淋漓，四肢逆冷撅搦，舌干红多裂纹、少苔或苔薄而燥，脉微细欲绝。

治法：益气回阳，养阴固脱。

代表方剂：参附龙牡汤合生脉散。

常用药物：人参、麦冬、五味子、生地益气生津，附子回阳救逆，龙骨、牡蛎重镇收敛固脱，甘草调和诸药。

基本处方：人参12g（另炖），熟附子12g，炙甘草15g，生地30g，麦冬15g，五味子9g，龙骨30g（先煎）、牡蛎30g（先煎），昼夜频频胃管注入服。加减法：伴黑便者加白及15g，茜草根12g，侧柏炭15g，大小蓟各18g；神志淡漠甚者配用参附注射液或参麦注射液等静脉给药。

3. 单方验方

（1）清胰汤 I 号（天津市南开医院方）：柴胡15g，黄芩10g，胡黄连10g，白芍15g，木香10g，延胡索10g，大黄15g（后下），芒硝10g（冲服）。水煎服，每日1剂，分2次服。适用于本病肝郁气滞、脾胃湿热及便结腑实者。

（2）清胰汤 II 号（天津市南开医院方）：柴胡15g，黄芩10g，胡黄连10g，木香10g，槟榔30g，使君子30g，苦楝根皮30g，细辛3g，芒硝10g（冲服）。水煎服，每日1剂，分2次服。适用于蛔虫上扰型急性胰腺炎。

（3）清胰 II 号（遵义医学院方）：栀子15g，丹皮15g，赤芍24g，木香15g，厚朴15g，延胡索15g，大黄24g（后下），芒硝10g（冲服）。水煎服，每日1剂，分2次服。适用于本病火毒内盛者。

4. 其他治疗

（1）中成药

1）茵栀黄注射液：用茵栀黄注射液50～100 mL加5%糖

盐水或生理盐水或 10% 葡萄糖注射液或林格液 500mL 静滴，每日 1～2 次，功能清热解毒，利湿退黄，适用于黄疸者。

2）清开灵注射液，用 5% 葡萄糖氯化钠注射液、10% 葡萄糖注射液各 500mL，以清开灵 30～60 滴 / 分静脉滴注，功能清热解毒，醒神开窍，适用于发热者。

3）（复方）丹参注射液 10～20 mL 加入 5%～10% 葡萄糖 500mL 静脉滴注，每日 1 次，功能活血化瘀，改善循环。

（2）针灸

1）体针：取以下几组穴位：足三里、下巨虚、内关；中脘、梁门、阳陵泉、地机；脾俞、胃俞、中脘。呕吐重者加天突；腹胀明显者加上巨虚。强刺激，得气后留针 1 小时，急性期每日 2～3 次。针刺后接通电针。

2）耳针：取胆区、胰区、交感、神门，用强刺激手法，留针 30 分钟。每日 3 次，或埋针。

（3）灌肠疗法适用于各期急性胰腺炎患者，不能经胃管或空肠营养管给药者，中药保留灌肠可促进毒素通过肠道排出体外，防治细菌移位。方用：柴胡 15g，黄芩 15g，延胡索 15g，大黄（后下）15g，枳实 15g，厚朴 15g，芒硝 10g（分冲），木香 15g。每日 1～2 次。

（4）皮肤透析适用于有急性液体积聚的局部并发症者，予芒硝 500g 腹部大面积外敷，每日 2 次，有助于积液加速吸收。

（三）经验与体会

急性胰腺炎（AP）的发病迅速，在起病初期 12 小时内的诊断困难较大，往往容易误诊而错过药物干预最佳期，而对于 AP

患者无疑是需分秒必争的；此期尽快行 CT 能较早发现 AP 的炎症程度及并发症并进行分级，提高早期诊断率，而血清淀粉酶、B 超等在 12 小时内的诊断阳性率较低。增强 CT 初次检查最好在发病 72 小时后进行，除非病情极其危重或需要急诊手术。尽快行 X 线检查（了解胸腹部情况）和心电图检查（了解心脏功能及排除心肌梗死等）亦都是重要的。原因不明的急性腹痛要高度怀疑 AP 的可能性，部分腹痛不显著，但出现休克或昏迷者亦要注意排除本病。

本病的中医病机皆在中焦气机阻滞不通，不通则痛；气滞于中焦，腑气不通，使胃气不降，一则上逆致呕吐，一则浊阴糟粕无力推动而内停，变生内热等杂证；水谷空虚不得下，精微无从化生，致营养不济，使气血两虚；气滞则可血行不畅，瘀血内生，阻滞血脉，久则血通不畅，血不循常道而致出血，继生厥脱之危象。本病早期以气滞为始，进而致瘀血内生，实证为主；中期兼见以气血亏虚，甚则内伤发热、厥脱丛见，以虚实夹杂为主；后期或因大量苦寒药物应用而致脾阳不足，或热灼津亏，阴液不足，或气血两虚等，总之可累及气血阴阳以虚为主。

中西医结合治疗急性胰腺炎具有很好的临床疗效，受到国内中西医界及内外科医生的一致推崇和重视。近年来现代科技的发展提供了新的中药给药途径，积累了新的临床经验。针对血瘀者予（复方）丹参针、川芎嗪针等活血化瘀药经静脉给药早期干预（有出血者或出血倾向者慎用）；对中后期兼气血亏虚者，予黄芪针、参麦针等；伴黄疸者予茵栀黄注射液静滴；伴急性呼吸窘迫综合征者可予鱼腥草注射液静滴；对条件较好的建议予空肠营养管增强营养的同时给予中药汤剂，不具备的可予中药保留灌肠进行干预；对于后期仍见胰腺积液并发症者可予芒硝外敷，加快其吸收。西药方面在早期积极大量补充液体、进行液体复苏、抑制胰腺分泌、缓解疼痛、防治感染、营养支持都是极其重要的。需要注意的是抑制胰腺分泌在中后期应适时撤药，因为过度抑制胰腺分泌，胰液分泌不畅在中后期会影响本病的恢复。抑制胰腺分泌和抗胰酶疗法目前国内外存在较大争议，尚无公认和成熟的临床经验。

以通下法为主的中药治疗本病有着不可忽视的临床作用，其中大黄的重要作用，已为大量临床实践与实验研究所证实。不论是以大黄为君药的复方抑或大黄单方，均可发挥强力的通导泄下、清热解毒、活血化瘀等作用。药理研究表明，大黄可增强胃肠道推进功能，促成药物性胃肠减压，扩张 Oddi 括约肌，促进胆汁分泌而利胆。可全面抑制胰腺内多种消化酶分泌，抗菌解毒，抗凝血且又可止血，提高机体免疫功能等，本品使用安全，无明显毒副作用。使用大黄时，须考虑患者的证情及体质状况。由于不同人的体质及不同证情的相对特殊性，对大黄药力的反应不尽相同，这就决定了用药剂量的个体差异。尽量使剂量用得合理是提高疗效、减轻副反应的关键。具体药量通常在 6 ～ 30g，有报道甚至用至每日 100g 者；并非剂量越大越好，过量易导致呕吐、过度腹泻、脱水及有效循环血量不足等副作用，一切应以切中病情为准。重要的在于视患者用药后的反应，通常以大便通泄 2 ～ 3 次为度。具体通便次数，需视证情及体质状况而定。有一泻而症减，二三泻而症失者，有经更多次通泻而症始减者，均与患者当时的病理状态及对药物的敏感性有关，不可一概而论。正如有人指出的：大黄的作用是基于微环境的改变，过量大黄使机体正常微环境失去稳态而致虚；而适量大黄则使这种不利环境逆转而恢复正常，使机体稳态得到平衡。大黄使用宜后下，入沸水中煎沸 6 ～ 8 分钟即可。

（四）中西医结合思路

急性胰腺炎多属中医"腹痛""胃心痛"等范畴，在病因上中西医的认识是相同的。中医药治疗本病的临床实践提供了宝贵的经验。目前临床需采用中西结合治疗，近 20 年来中西医结合受到了普遍的重视，开创了治疗本病的全新境界。

中医理论认为"不通则痛"，强调"六腑以通降为用"；"腑气不通"是本病的基本病机；故治疗上历来重视宜通宜降为治疗原则，"通"法是本病各期总的治疗原则。中焦气机阻滞，腑气不通，致湿浊内生，一则可化生内热，一则致清阳不升；在急性反应期，可以通里攻下法为治疗原则。以通里攻下法为治疗原则，以承气汤类方为代表的中药在治疗急性胰腺炎中有独特的疗效。关键是尽早足量使用，起到釜底抽薪之效，往往能逆转、控制病情。现代研究证明，该类方药能改善胰腺微循环，抑制或清除炎症介质，提高机体免疫功能，排泄内毒素，增强肠黏膜屏障，及时疏通肠道，起到减少肠壁黏膜水肿和肠道菌群移位，防治肠道衰竭等作用，与西药合用能起到很好的协同治疗效果，对减少并发症的发生等具有重要意义。这是我国治疗急性胰腺炎的优势所在。西医学认为本病是胰腺外分泌通道不畅，胰酶不能正常排泄，发生自身消化而致病。故解除胰管阻塞是本病的根本目标。临床上患者经确诊系结石等胰胆管阻塞的宜急行经内镜逆行性胰胆管造影、内镜下十二指肠乳头括约肌切开术等现代手段，可迅速舒解病情，这亦是采用现代方法进行"通"法治疗的手段。

大部分轻症急性胰腺炎患者经积极中药辨证施治和西医液体支持等措施后，多可很快好转，控制病情；中西医结合能够减少并发症，降低住院天数和患者费用等。

重症急性胰腺炎患者由多因素诱发，累及多环节病变，病情危重，变化迅猛凶险。此类病者需实施及时的重症监护治疗。及时的西医现代检查手段如 CT、B 超、血清酶学等检查对诊断和评价病情有不可替代的作用；在严密监测患者生命体征、电解质、血气分析等的同时，积极对症处理，防治各种并发症，是改善患者预后的关键。此期中医药的积极应用是必要的。经鼻空肠营养管可提供中药给药的有效途径，条件不具备的可实行直肠保留灌肠予以解决；现代新的中药制剂如丹参注射液、当归注射液、清开灵注射液等提供了新的给药和治疗手段，可因证而积极实施。此期患者以全身反应为主，病情变化迅速，中医药辨证施治既要突出整体，随症加减，防治各种气血阴阳闭脱之变证；又要抓住重点，以"通"为则，总领全局；而通法有促进毒素排泄、利胆、松弛 Oddi 括约肌的作用，对减少继发感染、二重感染等并发症具有明确疗效和优势，这也是西药所缺乏的。西药方面，抑酸剂的应用已成常规；新的各种抑酶制剂疗效缺乏循证医学的支持，且过量应用有加重胰液排出不畅之嫌，故临床应用存在较大争议，但目前仍多在临床一线使用。经多年临床证实，外科治疗的效果不尽人意，应慎重使用，严格掌握适应证；内科保守治疗是国内外之内外科医家的共识。中西医结合能够起到协同和加强作用，从而阻断重症急性胰腺炎的多个重要环节，改善病变局部和全身反应，防止坏死区域扩大。和现代检查手段的密切结合，有助于客观评价中医药疗效和正确使用中药及各种新型中成药。

五、慢性腹泻的中医药干预策略与思考

腹泻是指排便次数明显超过平日习惯的频率，粪质稀薄，水分增加，每日排便量超过200g，或含未消化食物或脓血、黏液。慢性腹泻是指病程在2个月以上或间歇期在2～4周内的复发性腹泻，属于中医学"泄泻""久泻""鹜溏"等范畴。

（一）中医病因病机认识

脾胃虚弱，水湿不运是导致慢性腹泻发生的关键病机。但成因非独脾胃大小肠的病变。

中医学认为，泄泻之主要病变部位在脾胃、大小肠。因胃主受纳，脾主运化，小肠分清化浊，大肠主传导。但其他脏器的传变、生克关系失调亦可导致泄泻。如肝主疏泄，肺通调水道，肾司二便，对大便的形成和排泄都有一定的协调作用，所以泄泻的形成非独脾胃大小肠的病变。其致病原因有：

1. 感受外邪

六淫伤人导致脾胃失调都可发生泄泻，但以"湿"邪最为重要，湿侵于脾，脾失健运，不能渗化及分清泌浊，水谷并入大肠而成泄泻；湿邪致病多兼夹其他病邪，如长夏兼暑（热），壅遏

中焦，则湿热下注大肠。风、寒、暑、火都可引起泄泻，但仍多
与湿邪有关。

2. 饮食所伤

饮食过量，宿食内停；进食不洁，损伤脾胃；肥甘厚味，呆
胃滞脾；脾胃受伐，水谷不化精微，反成痰浊。凡此均使脾胃
运化失健，水谷停滞，阻碍中州，升降失调，传导失职而发生
泄泻。

3. 情志失调

凡忧思恼怒，木郁不达，肝气横逆乘脾，脾胃受制，运化失
常，而成泄泻；或忧思伤脾，致土虚木贼亦可致泄；或素有脾虚
湿胜，或逢怒时进食，更易成泄。

4. 脾胃虚弱

胃主受纳，脾主运化，一降一升，主宰消化吸收，若先天禀
赋不足或后天饮食失调，劳倦内伤，久病缠绵均可导致脾胃虚
弱，或中阳不健，或中气下陷，不能受纳水谷和运化精微，水谷
停滞，清浊不分，混杂而下，遂成泄泻。

5. 肾阳虚衰

久病及肾，或年老体衰，肾之阳气不足，肾阳虚衰，命火不
足，不能助脾胃以腐熟水谷，则水谷不化而为泄泻。

虽泄泻病因与诸多因素有关，但慢性腹泻病程日久，其最关
键的病因乃脾胃虚弱。《景岳全书·泄泻》有云："泄泻之本，无
不由于脾胃。"脾胃虚弱，湿浊停滞，影响中气斡旋，清阳不升，
浊阴不降，脾胃受纳失职，肠腑运化无权，水湿精微夹杂而下，
发为泄泻，而后天之本不足，致病程日久，迁延难愈，故脾胃虚

弱，水湿不运是导致慢性腹泻发生的关键病机。

（二）治疗策略

1.不离辨证论治，随症加减

（1）脾胃虚弱治以健脾止泻：久泻之人，脾胃虚弱，运化失常是根本，健脾助运为基本治法。正如《杂病源流犀烛·泄泻源流》云："脾强无湿，何自成泄？"

辨证要点：大便时溏时泻，完谷不化，反复发作，或稍有饮食不慎即为泄泻，食少腹胀，神疲乏力，舌淡苔白，脉细弱，治宜健脾益气。

代表方剂：参苓白术散加减。基本处方：党参、白术、茯苓、炙甘草、砂仁（后下）、陈皮、桔梗、扁豆、怀山药、莲子、薏苡仁、黄芪。加减法：若气短少力，大便滑脱不禁，甚则肛门下坠或脱者，加升麻、羌活、石榴皮益气涩肠止泻；胃脘痞闷，舌苔白腻者，加白蔻仁理气宽胸化湿。

（2）脾虚湿困治以运脾化湿：脾虚不运，易生湿浊，湿邪为患，最易困脾，二者相互影响，致水谷湿浊混杂而下，形成泄泻，此当燥湿运脾；甚者湿聚成饮，留于肠间，便泻泛吐清水，此当利湿健脾。

辨证要点：食已即泻，大便稀溏，脘痞呕恶，纳呆，口淡，四肢困倦，舌淡苔白腻，脉濡细；或素盛今瘦，肠鸣辘辘有声，便泻清水样，或呈泡沫状，泛吐清水，腹胀尿少，舌淡，苔白润滑，脉濡滑。代表方剂：

1）湿邪困脾者：胃苓汤加减。基本处方：茯苓、苍术、陈皮、白术、官桂、泽泻、猪苓、厚朴、甘草。加减法：湿重者加蔻仁、川（厚）朴、藿香等芳香燥湿。湿化热者加黄连、黄芩、薏米等清热利湿。

2）水饮留肠者：苓桂术甘汤合己椒苈黄丸加减。基本处方：桂枝、白术、茯苓、甘草、防己、椒目、葶苈子、大黄。加减法：脘腹胀痛、嗳气者去炙甘草，加乌药、木香以理气温中止痛；湿蕴化热，舌苔黄腻者加连翘、厚朴、马齿苋以清热化湿；形寒肢冷，脉沉迟，腹部冷痛者，加炮姜、草豆蔻温中散寒。

（3）肝脾不和治以调和肝脾：肝主疏泄，脾主运化，两者在生理上休戚相关，病理上互为影响。肝脾不和，脾运失健，水谷不化而成湿浊，清浊相杂而下致慢性腹泻。

辨证要点：每遇情绪紧张或精神刺激而诱发，排便稀烂，少黏液，一般腹痛轻微，每日排便可10多次，每于餐后（特别是早餐后）腹痛即泻，泻后痛减，腹泻常随精神情绪的改变而呈周期性发作，兼见胸脘腹满、肠鸣、头晕、纳呆、四肢倦怠、大便稀烂，舌苔腻，脉濡滑或缓。

代表方剂：痛泻要方合藿朴夏苓汤加减。基本处方：白术、白芍、陈皮、防风、藿香、半夏、赤苓、杏仁、薏苡仁、白蔻仁、猪苓、泽泻、厚朴。加减法：胃中吞酸嘈杂，加黄连、吴茱萸以泄肝和胃；平素脾虚者，加党参、茯苓、山药以健脾止泻；胸胁胀满加柴胡疏肝行气；不思饮食加谷、麦芽开胃消食；泄泻日久，见腹胀痛，便下不爽，口干，心烦，疲乏少力，易感冒，舌体胖，苔白或黄者为寒热错杂，可改用乌梅丸攻补兼施，调和肝脾；肝郁痰结，下腹触及条索状包块者，可用四逆散合二陈汤以疏肝理气，导痰化浊。

（4）脾肾阳虚治以温肾固脾：脾胃为后天之本，脾虚日久，气伤及阳，必致脾肾阳气俱虚。肾中阳气不足，则命门火衰；阴气极盛之时，则令人洞泄不止。

辨证要点：泄泻每于黎明前脐腹作痛后，肠鸣即泻，泻后即安，腰膝酸软，形寒，肢冷，舌淡，苔白，脉沉细。

代表方剂：四神丸合附桂理中丸加减。基本处方：补骨脂、吴茱萸、肉豆蔻、五味子、熟附子（先煎）、肉桂（焗服）、党参、白术（土炒）、干姜、炙甘草、赤石脂、石榴皮。加减法：久泄不止，滑脱不禁加禹余粮、诃子肉以涩肠固泻；伴有心烦口干，减附子、干姜、吴茱萸等温药剂量，加黄连、黄柏调和寒热；肾阳不振者，加仙茅温补肾阳。

（5）寒热互结治以寒热并用。

辨证要点：泻下迁延日久，大便黏滞或杂黏液，或脓血，腹痛，肛门重坠，舌淡红，苔黄厚腻，脉濡数。

治法：扶正祛邪，寒热并用。

代表方剂：乌梅丸加减。常用药物：温中补脾用熟附子、桂枝、党参、苍术、干姜、黄芪、炙甘草，清湿热用黄连、黄柏。基本处方：熟附子（先煎）、桂枝、党参、苍术、干姜、炙甘草、黄柏、黄连、当归、乌梅。加减法：腹痛重者，加白芍15～30g，配甘草9～15g缓急止痛；大便见脓血者，加槟榔10g、仙鹤草20g清热止血；泄泻日久，见体虚气弱，而腹胀不显著者，加炙升麻4.5g、党参12g、炙黄芪15g补中益气。

（6）脾阴不足治以健脾养阴：久泻之人，脾之气阳不足固多，但久泻不止，或过用香燥之品，或分利太过，耗伤脾阴，脾阴不足，脾之传输功能失司，而泄泻难愈。

辨证要点：泻下稀水，量不多，口渴引饮，愈饮愈渴，神疲倦怠，小便赤热，舌红少苔，脉细数。

代表方剂：以参苓白术散加乌梅、川木瓜、石斛、白芍、山楂、诃子。基本处方：党参、白术、茯苓、炙甘草、砂仁（后下）、陈皮、桔梗、扁豆、怀山药、莲子、薏苡仁、黄芪、乌梅、川木瓜、石斛、白芍、山楂、诃子。

除了以上还可以辨证使用中成药。

2. 可结合中医外治法

可以配合针灸、气功、灌肠、敷贴等综合性疗法，大大提高了治愈率。

（三）临证思考

1. 如何灵活应用"健脾"与"运脾"之法

久泻之人，无论泄泻缘起何因，在历经反复或持续过程后，总以脾虚为本，湿邪为标。故治疗慢性腹泻关键在治脾，而治脾包括健脾、运脾两方面，健脾则强脾胃之本以制湿，多选用四君子、香砂六君子汤、参苓白术散加减；运脾则燥湿、化湿为主，酌加健脾益气之品，使湿无以困，脾胃自强，多选用芳香化湿或辛温燥湿之品，如苍术、川朴、藿香、白蔻仁等。然何时健脾运脾，临床则需根据证候权衡而行。若脾虚为主，则健脾为先，若湿盛为主，则运脾为先。

2. 久泻施治可否利、补、涩

分利小便常为治暴泻之法，盖因暴泻来势急迫，水湿聚于肠道，洞泄而下，唯有分流水湿，利小便而实大便而止泻，久泻多为脾虚失运或脏腑生克所致，虽有水湿，非一朝一夕而成，此等湿，轻者宜芳香化之，重者宜苦温燥之，若利小便则极易伤及正气，加重病情。

久泻可补但慎纯补，因久泻往往虚中夹实，纯虚之泄泻毕竟为少数。可用能助脾运、性味平和之品进行补益，需慎用滋腻难化之品。

暴泻不可骤涩尽人皆知，恐闭门留寇，而久泻虽缠绵时日，但只要湿邪未尽，或夹寒、热、痰、瘀、郁、食等病变，万万不可误以为久泻必虚，忙于一味收涩，易致病势生变。

3. 如何辨明标本虚实

久泻多虚乃常理也，然久泻之因复杂，在病程中又常常发生寒热夹错，虚实互见之象，故医者当擅于在复杂多变的症状中把握病证关键，辨明标本虚实，如此方能在治疗上掌握先后缓急，攻补时机。特别是对于一些寒热错杂、虚实互见之证候，需灵活处方，平调寒热，补虚泻实，随症而治。可采用前述之"五辨"法察明病情之标本虚实。

4. 处方宜取何种性质之药

用药宜取"通""化"之品，"通者"是指通导之药，如槟榔、川朴、枳实等，使积去滞通，胃肠安和，因胃肠以通为用，以降为和，若壅阻痞塞，则不"通降"，罹患疾病。"化"者，指助运化之品，因脾气以运化为正常，若呆滞板涩，则不"化"，另外治疗中，还需慎用苦寒或滋腻之品，盖太苦伤脾，太甘生湿，有碍通化。

5. 久泻与食疗、心理治疗有何联系

久泻乃脾胃功能障碍所致，治疗是以恢复脾胃功能为要旨，尤其要注重胃气的存亡，盖久泻能食，形体不致日渐消瘦者易治；泻而不能食，日渐消瘦者难治。摄以清淡、易消化、富含营养之食品，避免生冷水果，油甘厚味，黏滑甜品或不洁食物，可助脾胃功能逐渐恢复。

在慢性腹泻中，肠易激综合征是较典型的与精神因素有关的泄泻，又称情绪性腹泻，常随精神情绪变化而呈周期性慢性经过，属中医辨证的肝木克脾证型，对于这类病者，西药常用抗抑郁药，但往往效果不理想，而从患者具体情况出发，通过医生与患者的谈心以消除精神应激，消除顾虑，鼓励病者自我解脱，往往是较有力的治疗措施。久泻可通过食疗、心理治疗加强和巩固疗效。

6. 如何中西医结合

慢性腹泻涉及多种疾病，也可能是多个系统疾病的临床表现，并不一定局限在消化系统，所以，对于慢性腹泻的病因及诊断是一个关键性的问题。

（1）诊断问题：在疾病的病因及诊断方面，由于中医病名的确定多根据临床主证，所以对鉴别腹泻的类型帮助不大。在这一方面，西医有其固有的优势，可以通过大便常规检查、大便培养、血常规、肠镜、钡餐、B超、CT、胃肠功能检查等方法，找到80%以上的慢性腹泻的病因，确定其诊断。但笔者并不主张所有慢性腹泻的患者都需进行全部检查，检查的针对性十分必要，大便方面的检查是必备的，如果大便检查异常，则可根据病

势、症状、体征等情况，初步判断其可能性，然后在小范围内确诊。如黏液脓血便可行肠镜协诊，伴有腹部包块的可行 CT 检查，以脂肪泻为主的行胰腺方面的检查等。

（2）治疗问题：待诊断明确后，就是治疗问题。慢性腹泻从病理上来讲可以分为功能性慢性腹泻和器质性慢性腹泻两类，从治疗的特点来讲又分为有明确治疗方案的和没有明确治疗方案的两种，从治疗的效果来看又分为可以治愈的和目前尚无法治愈的两类。所以我们在治疗时应该分别对待。

1）西医可以确诊，而且有明确有效的治疗方案并且可以痊愈的。如：肠结核、慢性阿米巴痢疾、慢性细菌性痢疾等疾病，通过现有诊疗手段完全可以确诊。西医有整套的治疗方案，而且按照该治疗方案治疗可以痊愈的疾病，仍然建议以西医治疗为主，中药可给予辅助，如增强体质、促进恢复等。

2）西医可以确诊，有明确有效的治疗方案，但无法保证疗效的。如：肠道晚期肿瘤、炎症性肠病、慢性胰腺炎等疾病，通过现有诊疗手段完全可以确诊，西医也有一定的治疗方案，但疗效并不确切，建议在维持西医治疗的情况下，辅助中药治疗。其作用有三：①可以辅助缓解症状。②可以适当减缓所用西药的副作用。③可以改善患者的生活质量。

3）西医无法确诊或无明确有效的治疗方案的。本类型最常见的就是肠易激综合征，由于缺乏特异性的指标，所以本病的确诊仍以排除其他疾病和量表法为主，有一定的不确定性；而且即使确诊，西医方面也仅能使用止泻药物来缓解症状，停药后症状很快反复（2～4 周），无法彻底消除症状，所以建议以中医治疗为主，仅在症状明显或特殊需要时（如开重要会议或司机开车等）临时使用止泻药物。

4）中医诊治方面：①充分发挥中医辨证论治的优势，根据患者的个体差异，进行个性化的治疗，同时采用异病同治的方法，则可以找到慢性腹泻患者的共通性，避免因病因复杂而导致治疗的困惑，最终达到缓解患者腹泻症状及提高生活质量的目的。②慢性泄泻在诊治中主要抓住虚与湿这两个关键点，给予健脾、补肾、燥湿等方法，使脾胃得健，运化功能正常，则正气内存，邪不可干，从而使病程缩短，也可以避免病情反复或复发。③根据中医的证型，指导患者平时的饮食调理、情志调摄，减少疾病的诱发因素，巩固药物的疗效。

六、微生态学与中医学关系及肠道菌群对中药药效影响作用

微生态学是近年才崛起的一门新兴的边缘学科，是在微生物学的基础上吸收了生态学思想而发展起来的，而生态学是研究生命系统与环境系统之间相互作用规律及其机制的科学，生态学与微生物学结合或要素的相互渗透诞生了微生态学。微生态学（microecology）一词首先由德国微生物学家 Verboz Rusch 博士于 1977 年从正常微生物生态环境出发提出，是指微生物与微生物之间，微生物与宿主之间的相互依赖，相互制约的现象。关于微生态学的研究领域，我国微生态学创始人魏曦教授 1988 提出"微生态学是研究人类、动物、植物与其正常微生物群关系的科学"。我国另一微生物学家，也是微生态学创始人之一的康白

教授，1988年在他的《微生态学》专著中明确将其定义为"研究正常微生物群与其宿主相互关系的生命科学分支"。1994年，在第六届全国微生态学学术研讨会报告中，康白教授充实和发展了他原来的定义，指出：微生态学是研究一切生物体（人类、动物、植物、微生物）与其内环境（微生态系）的微生态平衡，微生态失调及微生态调整的理论与实践的新学科。现代研究认为，微生态学更为确切的定义是在细胞水平研究细胞的生物学活性同其所在的环境条件相互作用进行其生命活动的规律性的科学。其最终目的在于促进微生态平衡，防止与治疗微生态病理失调。其为现代医学进一步认识人体的生理、病理提供了新的理论，为治疗临床疾病开辟了一条新途径，促进了预防和保健医学的发展，呈现出良好的发展前景。

微生态平衡与失调理论是微生态学的核心。微生态学认为，微生态失调是微生物致病的本质。

（一）微生态学与中医学的关系

1. 中医学的整体观念与微生态学的统一性

整体观念是中医学的核心之一。中医学认为，人体是一个有机的整体，构成人体的各个组织器官，在结构上是相互联系、相互沟通、不可分割的；在生理上是相互协调、相互为用的；在病理上是相互影响的。人与自然环境也是有密切联系的，在能动地适应自然界的过程中，维持着自身稳定的功能活动。这种天人合一的思想在中医学中表现为"人与天地相应"的指导思想，用这种指导思想来研究和认识人体的结构、功能，疾病的发生发展与防治，而生物与环境的统一论也是微生态学的基本观点。

2. 中医学的阴阳平衡理论与微生态平衡理论

阴阳学说贯穿于中医学的各个领域，用来说明人体的组织结构、生理功能、病理变化及指导养生和临床的诊断与治疗。其认为，人体是由阴阳结合而成的有机整体，而各个组织结构，又都可以根据其所在的部位、功能特点来划分其阴阳属性。人体的正常生命活动，是阴阳保持协调平衡的结果。而阴阳失调，则是一切疾病发生的基本原理之一。调理阴阳，使之恢复相对平衡，达到阴平阳秘，是防治疾病的基本原则，也是阴阳学说用于疾病防治的主要内容。

微生态学研究表明：在人体的体表及与外界相通的腔道黏膜表面存在着大量的正常微生物群，这些正常菌参与了宿主的代谢、免疫、生理生化、生物拮抗等方面的作用，以维持人体的健康。人体在受到某些异常因素的影响（如环境的突然变化，某些药物、手术、外伤及情绪变化等）时，可使微生态的平衡受到干扰和破坏，出现微生态失调。此时微生态发生定性的、定量的或定位的改变，微生态系统的生物屏障作用被削弱，外籍菌或环境菌因而入侵、定植、繁殖，微生物的一些作用由生理性转变为病理性，形成微生物致病的机制，临床微生物学研究发现，口腔、呼吸道、消化道、泌尿道的炎症与感染都存在着不同程度生态系的生态失调或菌群失调。

3. "邪正"相争发病学说与微生态平衡

中医理论认为人体具有对外界环境的适应能力，抗御能力及康复能力，这些统称为正气，致病因素统称为邪气。"正气存内，邪不可干""邪之所凑，其气必虚"即是说，疾病的发生不仅仅取决于正气或邪气一方，而是正邪双方相抗争，正气不足或正不胜邪的结果。从免疫学看来，病原微生物和外来抗原物质等与由于免疫功能失调而产生的自身抗体、免疫复合物等均归属于邪气。微生态系统由类似中医的正气（平衡）向邪（失平衡）转化，其所产生的病理作用可有如下表现。一是菌群失调，即微生态系统中各种微生物在数量上的比例失调，特别是原籍菌的数量和密度下降，外籍菌和环境菌的数量和密度升高。二是菌群易位，即菌群从固有的生态区或生态位向别的生态区或生态位的转移，引起微生物种群之间的斗争，改变了微生态区和微生态位的微生物作用性质。三是外籍菌入侵，在微生态失调的情况下，机体的定植抗力下降，使外袭菌能够入侵定植并引起感染。从医学微生态学角度看来，人体的感染是病原微生物引起的人体异常反应。其是否发病不仅取决于病原微生物自身的属性，更取决于人体的微生态平衡及这种平衡状态对人体免疫系统的激活及其应答。可见，中医学与微生态学在方法论原理上具有一致性和统一性。经过文献理论研究，系统地收集、整理、总结等，得出认识：中医的整体观微生态平衡、免疫平衡具有统一性；"邪正"相争发病学说与微生态平衡和免疫功能稳定平衡原理具有一致性。从理论原理的逻辑关系看，中医"邪正发病学说"与医学微生态平衡、免疫功能稳定平衡方面存在着一致性和统一性。它们都是把各自体系内的各种构成要素之间动态变化的平衡与非平衡关系及其状态作为判断其是否正常的主要依据和标准。

维持系统的平衡是微生态学的治疗原则，这和中医的治疗观是相同的，并不主张"杀灭"。传统西医对病因极其重视，认为外来的微生物就是对人体有害无益的，是应该杀灭的，从而造成了抗菌药物的滥用。这种观念将人类与病原体的关系看成是对立的，而忽略了大多数和人类共生存的微生物。而从微生态的治疗观点来看，建议尽量少用抗菌药物，用窄谱抗菌药物，补充有益活菌体，运用益生菌、益生元、合生元等制剂，从而达到"以菌治菌"，最终使人体与微生物之间达到有机的平衡，即处于健康状态。

（二）肠道菌群对中药药效影响作用

大多数的给药途径仍是通过口服经过消化道在局部起作用，或通过吸收在全身起作用。由于通过消化道（尤其是肠道）就必然与肠道微生态系统发生密切关系，而且肠道生态系统在其药效发挥中也起着一定的作用。

胃肠道内包括多种正常菌群：正常微生物群在消化道的不同部位，细菌的数量和菌落结构是不同的。整个胃内的菌落计数低于 10e3/g（内容物），这是由胃内较高的酸度决定的。而小肠的菌量则从每毫升内容物的 10e4 个到回盲部的 10e6 ～ 10e7 个，限制小肠内细菌生长的主要因素是肠内容物的排空速度及胆汁和胰腺的分泌。大肠是一个密集的微生态系统。结肠内多数为非芽孢厌氧菌，包括类杆菌、双歧杆菌、优杆菌等。从数量上来说，人类和动物肠道中最重要的细菌是类杆菌和双歧杆菌，分别占肠道厌氧菌的 30% 和 25%。其中革兰氏阴性类杆菌在数量上占绝对优势。大肠微生物在出生时获得。最初，兼性厌氧菌占优势，随后，受饮食习惯的影响，形成不同的菌群结构。母乳喂养的婴儿粪便中的优势菌为双歧杆菌，配方奶喂养的婴儿肠道微生物则较复杂，以双歧杆菌、类杆菌、芽孢杆菌和链球菌为主。断奶后，成人的菌群模式正式建立起来。

胃肠道菌群的作用：肠道微生物群的重要作用是通过发酵将上消化道未消化的糖转化为能量。其次，肠道微生物的繁殖构成了防止肠道致病菌入侵的肠道防御屏障的基础，与免疫系统一起执行肠道的防御功能。此外，肠道菌还可合成维生素（主要为维生素 B 族和维生素 K）。

小桥恭一研究发现，具有泻下作用的大黄、番泻叶成分番泻苷、芦荟成分芦荟苷，都是经过肠道细菌的酶的作用而成为有效成分的。番泻苷、芦荟苷经口投药后，几乎不被吸收，而在消化道下部受肠道细菌有选择性地分解，产生出真正的泻下活性成分。可见，中药与西药不同，西药一般都是单体化合物，在肠道内吸收一般与肠道细菌并没有多大关系。中药则不然，成分复杂，有机物多，有许多成分会在肠道内受到微生物的作用。例如苷类物质，常为中药所含的活性成分，如人参中的人参皂苷、黄芪中的黄芪甲苷、大黄的有效泻下成分大黄蒽苷、龙胆或秦艽中所含龙胆苦苷等，但这些苷类化合物由于分子量大，亲水性高，是不易被肠道吸收的，它们必须在肠道内被微生物水解成苷元，苷元才是被肠道吸收起药效作用的物质。为什么中药对于有些人有效，对有些人疗效不好，往往有较大的差异，除体质因素之外，每个人肠道微生态菌群的差异也是重要因素，笼统而言就是与脾胃功能有关。故善补者，必先调理脾胃。试想，如果吃了人参、黄芪，而人参皂苷不能转化为苷元，黄芪分解不出黄芪甲苷元，则起不到滋补作用。不仅滋补药如此，其他药也有类似情况，服用大黄，常发现有耐受现象。开始很有效，以后必须增多剂量，否则逐渐失去泻下作用，为什么？近年来的研究认为，主要是因为大黄抑制了肠道菌群的生长繁殖，因而没有足够的细胞把蒽苷分解为苷元了，而直接起泻下作用的是苷元大黄酸而不是蒽苷，所以泻下作用就减弱了。龙胆苦苷，过去认为是秦艽、龙胆抗炎、保肝作用的主要有效成分。但近年来研究发现，其抗炎作用的强度与血中龙胆碱、龙胆醛的含量呈正相关，而不是同苦苷本身呈正相关，而龙胆碱、龙胆醛是龙胆苦苷分解出的苷元的代谢物。以上种种事实说明，中药中的成分并不一定就是中药中真正起作用的成分，这是近年发展起来的中药血清药理学的主要理论基础，也说明了肠道中微生态与用药作用的密切关系。

综上所述，微生态学与中医学有着某些共同的规律，随着微生态学研究的逐步发展，当运用微生态学理论及方法，把微生态学与中医药研究结合起来，开辟一个崭新的研究领域，促进中医基础理论与现代多学科研究的结合与发展。

第二节　补脾之我见

《难经》中说："不能治其虚，何问其余。"这说明治虚证用补法是临床上的一个重要措施。前人在如何抓虚的主要矛盾，从而更好地进行用补法，有过许多论点和争执。归纳一下，主要有两大派。一个是以先天说为基础的补脾不如补肾说；一个是以后天说为基础的补肾不如补脾说。认为补肾重要的代表人物为明代的赵养葵；认为补脾重要的代表人物为金元四大家之一的李东垣。其后还有折中派认为脾肾都重要，而在临床上主张要脾肾双调。此外还有个别人认为肺、脾、肾都重要，如汪绮石在《理虚元鉴》中治疗虚损证，主张不仅要脾肾双调，而且要兼补肺气。这些学派，争论不休，后来以后天说为基础的补肾不如补脾说争了上风，理由是肾虽然是人的根本，但先天还是要依赖后天的水谷来滋养的。至于脾肾双调，实际还是以脾为主的。主张还要补肺的论点，其中重要之处还是在脾。因为不管是补肾或补肺的药物，首先都必须经过脾胃的运化，如果脾气虚弱则虽有峻补之剂，也不能吸收生效。因此，补脾是补法中的一个重点。脾虚又是多种虚证发生的根源。因为"脾为后天之本""气血生化之源"，脾与五脏的关系最为密切，脏腑百脉的滋养运行，都依赖脾胃运化水谷，提出精微来支持，如果脾肾不足，则不仅不能益气生血，从而本脏自病，而且可以影响他脏发病。如果脾气不足，可以影响肺而肺气亦虚，少气懒言；脾阴不足，可影响肾，或肾水泛滥而为水肿，或肾气失养而梦遗、失精；脾虚不能益气生血，能影响心，心失血养而失眠，怔忡等。在脾的本脏来说，则能生湿，生痰或停瘀、痞积。此外，补养脾胃，不仅能益气、生血、祛湿、化痰，而且能治疗因脾虚而影响到其他脏腑发生的病证。

关于补脾，有几个比较重要的问题，分别讨论如下。

一、补脾必先开胃——开胃五法

"胃主纳""脾主化"，饮食乃至药物要求吸收运化，取得营养或治疗效果，首先必须通过胃纳，假使胃不能纳，那么脾就不能化，不能化则饮食不能运化成精微而营养脏腑百脉，药物也不能吸收发生治疗作用。

胃之所以能纳，是依靠胃气，"人以胃气为本"，如胃气衰败，也就是说人的纳食功能没有了，那是无法挽救的，这种情况多出现在某些重病的晚期，其表现主要是食欲全无（但在外感病则例外），其他则有随之而发生的一系列胃气衰败症状，如大肉尽脱，舌光如镜，六脉无神（神即指胃气）。这种胃气衰败在中医理论中认为预后不良。

我们现在要谈的胃不能纳，当然不是指这种胃气衰败而是指胃气不开，胃气闭塞故不能纳，胃气之所以闭塞，有多种原因，如果不能消除这种原因，难么胃气就不能开而纳食。在这种情况下，饮食亦不能进，自然补剂更难接受，如勉强服之，则不仅不能补益，相反使胃气更加闭塞。因此，凡用补剂，必先开胃。

由于致令胃气闭塞的原因有多种，因此开胃的方法也不是一成不就的，总的来说，开胃除了某些外感病引起的胃气闭塞，只要治疗外感病，外感之邪一除，胃气自开之外。开胃法有五大类。

下面介绍一下这五种开胃法在临床上的具体应用：

（一）益气开胃法

胃主受纳，脾主运化，如果脾胃虚弱，纳化无力，则食少身倦，脘部时胀时退，劳则胀甚，按之稍减，面色萎黄，舌淡苔薄，脉细弱。喻嘉言曾说："中气不足者，非甘温不可。"中气一强，饮食自倍，则洒陈于六腑而气至，和调于五脏而血生。故应通过甘温益气开胃法取效，方如四君子汤；气虚夹滞用异功散、六君子汤、香砂六君子汤；滞甚者用香砂和中汤；气虚夹湿用参苓白术散；气虚下陷，症见便泻脱肛或胃下垂则用补中益气汤。

（二）养阴开胃法

胃阴不足，症见不思饮食，胃中嘈杂，口干而不欲饮，大便干结，舌质偏红苔少，或舌中有裂纹，或舌边有苔而舌中无苔等，方用益胃汤、沙参麦冬汤、芍药甘草汤。气可生津，津可载气，故又可加入西洋参、太子参、黄精之类。久病多见气阴两亏，症见神倦食少，消瘦气短，便溏不实，脉细弱。治当扶中益胃生津，用药宜平，益阴而不凉滞，益气而不温热，取吴鞠通"治中焦如衡，非平不安"之意，药用太子参、沙参、玉竹、山药、莲肉、红枣之类。

（三）芳香开胃法

脾虚生湿，湿从阴化，湿浊之邪阻碍胃气而不纳，或外湿内侵，困脾不运，症见舌苔腻而白，或白而滑润，口淡不渴，食欲不振，脘闷腹胀，或恶油腻等。如偏三焦气机不畅者用三仁汤加减。如偏肝气犯胃者，用四逆散加蔻仁、砂仁、鸡内金等芳香开胃，健脾助运。如兼袭寒，则用藿香正气散加减，开胃之效亦佳。热病之后胃气不复，湿浊余留而见不饥少纳，口淡微苦，口干饮不多等，宜芳香甘平开胃，味薄而清养，芳香而悦脾。可选用石斛、香豉、半夏曲、蔻仁、陈皮、荷叶、扁豆等。

（四）消食开胃法

消化不良，饮食停滞，其特征为食思不振，嗳腐吞酸，便如败卵，气味奇臭，或脘腹痞胀，夜寐不宁，腹痛肠鸣等，方用保和丸、山楂丸、枳实导滞丸之类，以消食开胃为主。山楂丸又名焦三仙，乃焦山楂、焦神曲、焦麦芽三味，功同于保和丸而力较平和，多用于小儿。枳实导滞丸多用于食积重症，消导之中兼以攻下，故凡食积而兼有便秘燥粪者均可用之。所积之食不同，用药亦异。例如，米谷之积，神曲、麦芽善消；油肉之积，则焦山楂尤灵；如为酒积，则用葛花煎水饮服。

（五）化瘀开胃法

瘀阻胃气，纳化失司，症见纳差，消瘦，面暗，脘腹疼痛，或按之则痛，痛处固定，或扪之块硬等，用黄芪、白术、生熟薏仁合莪术、三棱、丹参、八月札、山楂等药治之，以化瘀消痛，开胃进食。《医学衷中参西录》云："三棱气味俱淡，微有辛意，莪术味微苦，气微香，亦微有辛意，性皆微温，为化瘀血之要药……若与参、术、芪诸药并用，大能开胃进食，调血和血。"又云："山楂，若以甘药佐之，化瘀血而不伤新血，开郁气而不伤正气，其性尤和平也。"证之临床，久病及血入络之胃纳差者，用之确能获效。其指征为舌有紫气而又有齿印，或贫血而指甲暗，或久痛不愈，部位较固定，或痛呈刺、绞痛样，均可用之。

二、补脾胃必分阴阳

胃和脾，相对来说，胃属阳而脾属阴，但是根据阴阳学说来看，脾和胃这两个脏腑之中，还各有其阴阳。应用补脾胃的方法，如果不分清阴阳，则不能取得恰到好处的疗效。

（一）怎样分辨胃阴虚与胃阳虚

胃阴与胃阳，都具有纳的作用，胃阳即胃气，胃阴即胃津。前人曾有"胃主磨食"之说，磨者动也，食物入胃，必须经过胃中的磨动，才初步消化，胃之能磨，即是胃阳的作用。在磨的过程中，又必须加以水分，才能使食物磨成粥状而供进一步运化，这个水分，大致就是胃津，也就是胃阴。如一个胃痛证，有阳虚胃寒和阴虚胃热两大类型，在临床上常用的香砂六君子汤，即是助胃之阳气，祛胃之寒邪；益胃汤，即是滋胃之阴液，清胃之热邪，说明"胃喜润而恶燥"一说，仅是和脾相对而言，在临床上决不能忽略阴阳的辨证。

1. 胃阴虚

（1）胃阴虚的临床证候：胃阴虚主要表现为口燥咽干、知饥少纳或不饥不纳，大便难解甚至便秘，舌红少苔或苔燥少津，脉弦数或濡，部分也见于急性热病耗夺津液。叶氏医案中也多有描述，如《种福堂公选医案》中记载风温劫损胃汁案：风温本伤胃阴，"再伤于药，气郁不行，壅塞喘咳，不饥不饱"。又如《临证指南医案》记载："陆二一，时病后，脉弦而劲，知饥不纳。"

（2）胃阴虚的治疗：从治则治法上来看，胃阴虚当养胃阴，脾阴虚当滋脾阴，这点毋庸置疑。如叶天士提出"胃为阳土，宜凉宜润"的治疗原则。张锡纯提出："脾为太阴，乃三阴之长，故脾阴虚者，当以滋脾阴为主，脾阴足自能灌溉诸脏腑也。"然而，很多药物既有养胃阴的作用，又有养脾阴的作用，许多患者既有胃阴不足，又有脾阴不足现象，故方药往往混杂而用，这也是临床上脾阴虚和胃阴虚难以明辨的原因。

胃阴虚的治疗又分实证伤阴和久病伤阴。若是实证伤阴，当用甘寒法治疗，方用竹叶石膏汤、白虎加人参汤、玉女煎等。这与脾阴虚的用药大相径庭，一般不会误辨。久病内伤导致的胃阴不足,当用甘凉濡润法。经典方剂为麦门冬汤,后世亦有沙参麦冬汤、益胃汤。叶天士常用的滋养胃阴的药物有:麦冬、北沙参、石斛、蔗浆、玉竹、桑叶等。其中麦冬一味,在《临证指南医案》中几乎是胃阴虚的必用之药。麦冬甘、苦,微寒,归肺、胃经,有养肺清肺、益胃生津的作用,也是麦门冬汤、益胃汤等滋养胃阴方剂的君药。《岳美中论医集》言:"山药、石斛偏养脾阴,麦冬则偏养胃阴。"王邦才教授对此提出不同的观点,认为石斛应是治疗胃阴不足的要药,一方面从药性归经上来看,石斛归胃、肾经,并无归脾经,有益胃生津、滋阴清热的功效;另一方面从用药经验上来看,王邦才教授自拟石斛竹茹汤治疗胃阴不足型慢性胃病,在临床应用多年,往往一到两剂药就能缓解症状,其中君药石斛为必用之药。故石斛应以偏治胃阴为主。

2. 胃阳虚

(1)胃阳虚的临床证候:①阳虚证表现:面色㿠白,畏寒肢冷,喜静卧,小便清长,下利清谷,舌淡脉沉迟等。②胃中阳气不足,运化无力,纳降失职的特有征象:呕吐清液,食入不化,胃脘冷痛,轻则绵绵,重则拘急,得温则减,按压则舒等。

(2)胃阳虚的治疗:《金匮要略》《伤寒论》治疗胃阳虚证的方剂很多,有大半夏汤、大建中汤、小建中汤、半夏干姜散、小半夏加茯苓汤、理中汤、黄芪建中汤、十全大补汤等。其中主要药物是干姜、半夏、人参、茯苓。医家林珮琴《类证治裁》中总结了叶天士从脾胃论治的经验,提出叶氏脾胃分治、胃分阴阳的具体论治法则,指出:"治胃阳虚,食谷不化,用通补,如人参、益智、陈皮、厚朴、乌药、茯苓、生术、半夏、生姜"。

治疗胃反证的大半夏汤，由半夏、人参、白蜜组成。半夏性辛、温，辛能散能行，温能通阳散寒，功善除湿化痰、降逆止呕、消痞散结。《本草纲目》言："人参：治男妇一切虚证，发热自汗，眩晕头痛，反胃吐食。"白蜜性平味甘，归脾、肺、大肠经，功效补中、润燥、止痛、解毒。半夏人参为主药，善补胃中阳气虚。大建中汤方中以蜀椒、干姜为主药，以暖胃祛寒，主治寒邪偏盛而胃阳受伤者。小半夏加茯苓汤主治饮困胃阳，浊阴上逆，对水湿偏盛而伤胃阳者最为合适。《备急千金要方》治疗胃反呕吐证，由人参、泽泻、甘草、桂心、橘皮、干姜、茯苓、竹茹组方，主治胃阳亏虚之胃失通降。吴鞠通在《温病条辨》中治疗中焦和下焦寒湿之胃阳式微，用附子理中汤去甘草加广皮厚朴汤。叶天士在《临证指南医案》中治疗胃阳虚的大多数医案应用半夏，而且半夏的用量往往为全方之冠。他认为胃阳虚病机有三：一为"胃阳无有，失司纳物""食谷不化，胃无火也"；二为"胃阳不旺，浊阴易聚"；三为"胃阳式微，升降失司"。故治疗胃阳虚证必温胃阳、降胃逆、祛湿浊。而半夏性温味辛，辛能散能行，温能通阳散寒，功擅除湿痰、降逆止呕、消痞散结，与其他药相比尤为切合胃阳虚的病机，所以叶氏将之作为通补胃阳的主药。总之，胃阳宜温通，六腑以通为补，以通为用，若仅守中，必致壅逆。

（二）怎样分辨脾阴虚与脾阳虚

1. 脾阴虚

（1）脾阴虚的临床证候：常见低热，不思食或食入难化，腹胀，四肢无力，肌肉萎缩，口渴心烦，身时烘热，面色㿠白，但两颧潮红，大便溏薄，小便频数，唇舌红赤，脉象虚细无力等。脾阴不足，运化失常，故不思食，食入难化。腹部胀满。脾阴不足，用阳失健，中气不足以升，故大便溏薄，小便频数。气血不能上荣于面，故面色白。

（2）脾阴虚与脾阳虚之不同：①脾阳虚：阳虚生外寒，故形寒肢冷，腹中冷痛，食入运迟，大便溏薄，口不渴，舌淡苔白，脉沉迟。②脾阴虚：阴虚生内热，津伤则化燥，故颧红、口渴、心烦，脉细数，唇舌红。

（3）脾阴虚与胃阴虚之不同：脾阴虚与胃阴虚均为阴虚津伤，津伤则化燥，故均有心烦口渴，舌红，脉细数，甚至低热等症。但它们还是同中有异的。主要表现在升降，运化功能失调的不同。胃主纳谷主降，凡胃不纳谷，胃气不和，而见呕吐、恶心、呃逆、胃痛、不饥不纳或知饥纳少，又见上述阴虚之症者，为胃阴虚；脾主运化，主升，凡脾不运化，脾气不升，而见泄泻，腹胀满，食入脘痞难化，又见上述阴虚之症者，为脾阴虚。

（4）脾阴虚的治疗：脾阴虚治疗可用补脾滋阴法。用吴澄《不居集》中和理阴汤：人参、山药、扁豆、莲肉、老米、燕窝，共起补气健脾、滋阴养肺之功效。其中人参大补五脏之阳而不燥；燕窝大补脾胃之阴而不腻。亦可用《慎柔五书·虚损门》中《慎柔养真汤》人参、白术、甘草、山药、莲肉、白芍、五味子、麦冬。

2. 脾阳虚

（1）脾阳虚的临床证候：腹胀纳少，腹痛，喜温喜按，大便溏薄清稀，四肢不温或肢体困重或周身浮肿，小便不利或白带量多质稀，舌淡胖，苔白滑，脉沉迟无力。

（2）脾阳虚治尊东垣，注重升脾阳：东垣创立《脾胃论》，认为脾胃是心肺肝肾四脏生理活动的中心。心肺肝肾"升降浮沉"等运动多是以脾胃为枢纽。脾胃一虚五脏受病，就会产生"阳气下陷，阴气上升"的病理状态。"火与元气不两立，一胜则一负"，这是东垣理论的要点。在治则上，指出要解决"升阳"与"泻火"的矛盾，阳气升而阴火降，故创造"甘温除热法"这个贯穿《脾胃论》全书内容的主要精神。如："大抵脾胃虚弱，阳气不能生长，是春夏之令不行，五脏之气不生，脾病则下流乘胃……则骨乏无力，是为骨痿……若用辛甘之药滋胃，当升当浮，使生长之气旺。"大法指出应当用辛甘如人参、黄芪、山药、肉桂等味，滋益胃气，生发脾阳，助长脾胃功能，使下行入肾之阴寒散解；脾阳上升，肌肉得养，骨髓充实，痿证自除。

（3）升脾阳药物：多用柴胡、羌活、防风、升麻等风药，如补脾胃泻肝火之升阳汤，柴胡独重一两五钱，犹恐升阳之力不足，加羌活、升麻以为助。升阳益胃汤用柴胡、防风、羌活、独活升阳，辅以云苓、白术、半夏、橘皮益胃以化湿，湿去而阳气得以升发。

（4）重脾阳而不唯脾阳论：如"肺胀膨膨而喘咳，胸高气满，壅盛而上奔者，多加五味子，人参次之，麦门冬又次之，黄连少许"，即言胸高喘满，呼吸困难，不能平卧，多发于支气管肺炎、支气管哮喘、肺气肿患者，表现脉数苔黄，烦渴郁闷，是肺火上逆，清肃不降。羌活胜湿汤中羌独活、藁本、防风，一派辛升，恐助上逆，可用五味子之敛，少量人参补肺气，又少量麦冬清平火逆之势，最少量黄连清心火。临床遇此情况可酌加杏仁、桑皮、知母、酒芩之类。如因肺气阴虚，可加沙参滋肺，肺气清肃，喘满自平。

（5）以脾胃为中心旁及四脏：东垣在《脾胃论·脾胃盛衰论》中概括了脾胃与心肺肝肾四脏相关的发病机理，如脉兼洪大心热而烦、肌肤灼热而如火燎，是心之脾胃病；脉兼浮涩，精神少，短气或气高而喘，咳嗽气短，皮肤不任风寒，是肺之脾胃病；兼见弦脉，往来寒热，四肢满闭，胸胁痛，口苦口干，足下痛不能立地，骨乏无力，睾丸冷，多尿，腰脊痛是肾之脾胃病。故临床辨证定要以脾胃为重，兼顾余脏而施治。

三、补脾胃必用甘味

胃燥、脾湿，相反相成，燥湿得宜，乃正常生理现象，如燥不能得宜，燥或湿有了偏盛，则疾病发生，脾胃的阴阳失去了平衡，就不能正常运化精微。喻嘉言说："脾胃者土也，土虽喜燥，然太燥则草木枯槁，土虽喜润，然太湿则草木湿烂，以补滋润之剂，使燥湿得宜，随症加减焉耳"，其义在此。

至于如何调补脾胃，使其燥湿相得，则全在于选方用药的权衡。首先应该注意一点，用药必须以甘味为主，因为《黄帝内经》中一再指出"五味入胃……甘先入脾"又"脾欲甘"等，说明甘是补脾药物的主味。

甘有甘温和甘凉之别，阳不足者治宜甘温，阴不足者治宜甘凉，相对来说脾为阴土，喜燥而恶润，故多宜甘温以助其升，胃为阳土，喜润而恶燥，故治胃病，多宜甘凉以助其降，但由于脾胃之中，又各有其阴阳，因此又不能机械地认为补脾必用甘温。

（一）脾喜甘温

在李东垣的《脾胃论》中曾提到"甘温以补其中而升共阳"。他认为甘温药能助脾阳之升，因此他治脾阳不足、元气下陷的补中益气汤，治胃阳不足的升阳益胃汤等方之中，都用了甘温药，此外，我们在临床上常用的补脾方药，如四君子汤等，也是以甘温药为主。但是脾有脾阴与脾阳之分，脾喜甘温仅指脾阳不足而言。如果是脾阴不足则不宜甘温，而宜甘淡。在《素问·刺法论》说："欲令脾实，气无滞饱，无久坐，食无太酸，无食一切生物。宜甘宜淡。"这正指出了甘淡是补脾阴之药味，我们在临床上常用的怀山药、扁豆、芡实、莲子肉等，其味都属甘淡，它们的作用可说都是脾补阴的。如果固执地认为脾喜甘温，凡脾虚之证都用甘温，那就错了。

一般都知道脾虚有阳虚与气虚之别，虽然有"气即阳"之说，但在具体使用方药时，温阳和助气是有严格区别的。如理中汤是温脾阳而四君汤是助脾气的，假使是一个四君子汤证，决不能用理中汤更不能用附子理中汤，否则就会出现燥象。相反如果是一个理中汤证，而用了四君子汤，虽然不会有大害，但一定不能生效。其理由是"气虚为阳虚之渐，阳虚为气虚之甚"。在症状表现方面，阳虚者必生寒，而气虚者没有寒象，相反气虚者可能兼有阴虚，从而出现"气阴两虚"之证，这个阴虚，就是脾阴虚，如参苓白术散，方中用了甘温的党参等药，同时又用了甘淡的茯苓等药，其义在此。在临床上参苓白术散、四君子汤应用更广，功效更好，就是因气虚者多兼阴虚的缘故。

（二）胃喜甘凉

叶天士一再说"胃为阳土，宜凉润"，因为甘凉润之品，能益胃阴而助其降，胃气才不至上逆。在临床上，不但治疗胃液不足者，宜用甘凉以增其液，就是胃阴不足，阴虚内热者，也宜用甘凉以养其阴。增液如增液汤，养阴如益胃汤、沙参麦冬汤。但是胃也有胃阴胃阳之别，甘凉药物只能益胃阴而不能补胃阳。喻嘉言在《医门法律》中说："胃属土而喜甘，故中气不足者，非甘温不可。"他说的非"甘温"不可，正是指胃阳虚者而言。我们在临床上治疗许多"阳虚胃寒"的中脘疼痛，都必须运用温阳祛寒药物，正说明了这个问题。因此，固执"胃喜甘凉"之说，是不符合实际的。

总之，脾胃都是喜甘味的，调补脾或胃，都应该以甘味为主，再视其寒热而兼他味，以调其温凉，则不伤胃。朱丹溪说："夫胃气者，中和元气也，唯以谷、肉、菜、果相宜，盖药石皆偏胜之气也，虽参芪草为性亦偏，况攻击之药乎"是有道理的。

在临床上治疗脾胃之病，选方用药，虽然不尽是甘味，有时也用苦、酸等味，但总不多用久用，否则必致伤胃，尤其是苦寒之药，更易损害胃阳，苦寒伤之说就是指伤胃阳，胃阳一伤，脏腑皆无气，于是身体日渐衰弱而百病丛生了。吴崑说得好，"脾喜甘恶苦，喜洁而恶秽，喜燥而恶湿，喜利而恶滞"，这在临床上有指导意义。

四、从他脏补脾胃

张景岳说："安五脏即所以调脾胃"，说明脾胃不足是可以从其他脏腑来取得补益效果的，理由是脾胃和五脏的关系非常密切，脾胃为后天之本，能益气生血，滋养五脏，而五脏对脾胃也有一定的帮助。如肺气能助脾的运化水湿，肝能帮助脾的疏泄，心肾对脾胃的运化，也具有很大的帮助（心火生胃土，命火生脾土）。因此，脾胃不足，如果是他脏影响而来的，固然要从他脏治疗；即使不是从他脏影响的而是脾胃本脏自病引起的虚弱病证，也可从他脏治疗来取得强壮的效果。从他脏补脾胃的方法，在原则上可分为两类，一类是补他脏以补脾胃；一类是抑他脏以补脾胃。

（一）补他脏以补脾胃

"虚则补其母"，脾胃虚者可从心肾两脏去补，这就是从补他脏来补脾胃的区别之一。如脾胃之阳不足者可用理中汤，不效可加附子、肉桂，即是补心火以生土（一说附桂补命火，其义亦是补火生土）。此外，由于脾虽益气，而肺气之宣发，可助脾之运化，如治中气不足用小建中汤不效者，不仅可加黄芪为黄芪建中汤，更可加党参以助肺脾之气。又如胃阴不足者，但滋胃不效时，可用滋肾法，如一贯煎治疗胃阴虚（胃痛，方中配伍了补肾的枸杞）。

如以下案例：

蔡某，男，52岁，事业单位干部。2019年9月6日初诊。胃脘隐痛多年，先后在外院行胃镜和肠胃钡剂造影检查，均诊为"慢性非萎缩性胃窦炎"，但服药半年余，效果欠佳。诊时患者形容憔悴，面色黧黑，唇面㿠白无华，头昏畏寒，心慌少眠，精神困顿，四肢乏力，上腹喜温喜按，纳差，二便尚可，舌质淡红苔少，口干不欲饮，气短懒言。按其脉浮弱沉迟，证属心脾血虚，予十全大补汤加枣仁。熟地 30g、当归 10g、白芍 15g、川芎 10g、党参 30g、白术 15g、茯苓 15g、炙甘草 10g、黄芪 20g、肉桂 3g（焗服）、大枣 10g。14 剂，日 1 剂，水煎服。药后效果满意，痛止食增，精神渐旺，仍遵原方进退 30 余剂，复查病灶消失。胃窦炎乃胃窦部黏膜充血水肿。中医认为本病属心脾血虚、胃失濡养所致，今拟大补气血，气血得充，胃体得养，不治胃而胃病愈。

（二）抑他脏以补脾胃

有些脾胃之虚，并非本脏自病，而是由于他脏之邪实而影响者，则治疗必须消除他脏之实，脾胃之虚才能恢复。最常见的例子，莫如肝气横逆，每每可致令脾胃虚弱，在这种情况下，如不消除肝气横逆则脾气不能伸、胃气不能复，在临床上常用的抑木扶土法，即针对此证之治法，如痛泻要方，即是抑木为主，佐以扶，柴芍六君汤亦是抑木扶土。还有许多例子，但也有用四逆散、逍遥散等方，抑木疏肝，肝气得平，不须扶土，而脾胃之气自复者。如临床治疗肝炎，常见肝气横逆，脾胃虚弱的症状，胁痛，易怒，脉弦，饮食少思，肌肤消瘦，神疲力乏。其治疗应该抑肝为主，以四逆散等方加减，肝气得平，脾气自复而能食。如仅以饮食或药物以补其脾，则其气愈滞，其肝愈逆，病难速已。

又如以下案例：

何某，男，44 岁，公务员。2018 年 3 月 2 日初诊。消瘦纳呆半年余，在当地治疗无效，后到广东省中医院检查为"慢性萎缩性胃炎伴胃窦轻度异型增生"，服药效果不佳。患者时觉心胸烦闷，心慌饥不欲食，渴不欲饮，嗜卧少气，口苦无味，大便少，数日一行，按其左脉微弦。患者曾先后服过一贯煎、归芍六味丸、资生丸之类方药无效。余苦思良久，忆及《徐氏医书十六种》所载加减思食丸，姑予一试。神曲 10g、麦芽 20g、乌梅 10g、木瓜 10g、茯苓 15g、炙甘草 10g、白芍 15g。7 剂，日 1 剂，水煎服。患者药后食欲渐增，饭量增加。后仍用此方为基础，加石斛、麦冬、玉竹等滋养胃阴之药，调理数次，一月后身体渐复如初。徐灵胎甚赞此方用乌梅、木瓜之妙。盖本证之不食是肝胆疏泄太过使然，非补脾健胃所能济事。今用味酸的木瓜、乌梅泻肝敛胆是"治病求其属也"。兼之二药与甘草为伍，寓有酸甘化阴之意，胃阴布展，贲门自宽。麦芽不仅是胃药且能舒肝解郁，肝胆疏泄正常，胃气自复。白芍乃土中泻木之要药，故加入本方共奏舒肝敛胆、健脾强胃之效。

五、药补不如食补

清代《蠢子医》中说："日食二合米，胜似参一大包"，说明"药补不如食补"。以食品为"补剂"，《黄帝内经》中早就指出："毒药攻邪，五谷为养，五果为助，五畜为益，五菜为充，气味合而服之，以补益精气。"从这个记载中，可以看到中国古代就已认为毒药是攻邪的；而无毒的食物谷、果、畜、菜等，能补精益气，在脾胃不足之证，更是这样。前人用食补的例子很多，在《食疗本草》《随息居饮食谱》等书中，记载了许多具有补益作用的食物。如赵学敏在《本草拾遗》中讲的："米油滋阴，功胜于熟地"，米油者，即是平日煮饭中的米汤。在某些书籍中，还有许多以食物为主的补药方剂，如《十药神书》中的白凤膏，方中以白鸭为主，为补土生金治疗的名方。《寿世保元》中的阳春白雪糕，方中采取的药物，几乎全部是食物。用作补剂的食物，大都是甘味，五脏之虚，都有食补之法，而其中主要的关键，都在补脾胃。

（一）食补的好处

脾胃虚弱之证可出现纳少腹胀、二便不调、面目浮肿、少气微言、肢体瘦弱、抗病力差，甚则百病由生。其轻则食补即可，重则治以方药。唐代医家孙思邈说："食能排邪而安脏腑，悦神爽志以资气血""而药性刚烈，犹若御兵""药势有所偏助，令人脏腑不平，易受外患"。一日三餐的正常饮食可资助胃气的增长，气血津液的生化，从而维持人体生理健康之需求。

（二）食补的分类

1. 平补类食物

平补类食物，其性味清平，不寒不热，无论常人或患者均可食用，是维持生命与健康的必需食物。如谷类、豆类、水果和蔬菜类等。因其性能平和，或稍偏温，或稍偏凉，长期食用对人体一般无不良影响，阴虚、阳虚、气虚、血虚的患者均可食用。

2. 温补类食物

温补类食物，其性味温热，具有补助人体的阳气，用以调治阳虚证的食物。如牛、羊肉类，红糖等。适用于畏寒肢冷、腰膝酸软、口淡不渴、精神不振等阳虚之证。因其温燥，易助火伤阴，故阴虚之体不宜多食，多则内热益盛，出现咽干口燥、眼肿出血、便秘尿赤等症。

3. 清补类食物

清补类食物，其性味凉润，具有滋阴养液、生津润燥之功，用以调治阴虚火旺证的食物。如生梨、生藕、百合、甲鱼等，多用于热性病后期及若干慢性病。适用于干咳少痰、头晕目花、五心烦热、潮热盗汗等阴虚之证。因其滋腻，易助温留邪，故阳虚之体不宜多食，多则湿邪留滞而出现腹胀便溏、痰多流涎、少气懒言诸症。

4. 温散类食物

温散类食物，其性味辛热，指具有温里散寒，健运脾胃，祛除湿邪类的食物。如辣椒、胡椒、生姜、大蒜等，多用于居住与工作在寒冷潮湿环境中的人们。适用于由寒湿之邪所致的胃脘冷痛、口吐清涎、肢体疼痛、麻木不仁等症。此类一般不作为营养性食品，而常用作调味品或克服某些食物的寒性。阴虚火旺之体不宜食用，正常人亦不宜常食或多食。但某些地区（如四川）的人们习惯于常食辛辣之物，则另当别论。

对于大病、重病或疾病晚期患者，其元气大耗，胃气受损，纳食较差，除进行综合治疗之外，食补尤显重要（特殊禁忌除外，如急腹症禁饮食，糖尿病慎用甜食等），可予以清淡可口、易于消化之物，如小米粥、薏米粥、莲心汤、瘦肉末、鸡蛋等。切忌肥甘厚腻、生冷粗硬之食，因其壅塞肠胃，损伤胃气。所谓"纳谷者生，绝谷者亡""有胃气则生，无胃气则死"。

综上所述，食补既为养身之道，又为医病之则。其理符合中医"寒者热之，热者寒之，虚则补之，实则泻之"的辨证论治原则。

六、以"通"为"补"

从五脏主藏精气而不泻，六腑主传化物而不藏的总的生理功能看问题，补五腑宜守补，补六腑宜通补。六腑以通为补，乃人所共知，而五脏气血阴阳不足时，也不是纯用守补之药堆砌。

（一）保持大便通畅，以通为补

《抱朴子》中说："若要长生，肠中常清，若要不死，肠中无屎。"有人根据此说创"以通为补"之说，所谓的补，主要是补脾胃。

"以通为补"，是有理论根据的，前面提到的吴崑所说，"脾胃宜利而恶滞"，所谓的"利"就是讲胃肠通畅，才能健康。换句话说"利"就是大便通畅，大便通畅则说明胃肠之中没有留滞之物，因此，消化功能盛，新陈代谢正常，脾胃能很好地益气生血，灌溉输布脏腑百脉，身体自然就会健康了。

用现代医学看法来分析，大便通畅也是保健的一个重要因素。大便不畅者，每每可在肠中导致细菌繁殖，产生毒素，而影响健康，日本汉医学者东洞吉益创食毒之语，他认为大便不通畅者，饮食留滞肠间，可产生食毒从而引起许多胃肠道疾病。

通本来是属于攻法的范畴，根据上述理论，在某些情况下，如使用恰当，相反可取得补的效果。在治疗法则中探讨，以通为补，大约是属于反治法一类。

（二）补而不滞，以通为补

所谓通补，还有一种说法就是应用补虚药时配伍少量流通的药物，使其补而不滞。所谓守补，就是虚证患者完全用补虚药物滋补。由于补虚药大多味甘质腻，虽能滋补，但易碍胃。所以治疗虚证应用补虚药时，一定要照顾到脾胃功能，否则不仅起不到补的作用，反而导致脾胃疾病，病上加病。故叶天士云："通补为宜，守补则谬""补药必佐宣通"，这是对应用补虚药必须配伍流通药物重要性的概括，若脾胃不健者更应注意及此。

如补气药易壅滞气机，尤其是大甘的药物如甘草之辈能助湿满中，在应用时需配伍小量木香、陈皮等行气药。补中益气汤及异功散中用陈皮，参苓白术散中用砂仁，归脾汤中用木香等，意均增强脾胃运化功能，防止甘温壅滞气机，并可提高治疗虚胀的疗效。又如补血药质多黏腻，应用时兼用少量砂仁、蔻仁等芳香宣通、行气醒胃之品，以防滋腻呆胃；或者配伍少量活血药物，如四物汤中用川芎活血行滞，动静结合，使其补而不滞，滋而不腻，成为养血调经的代表方。再如补阴药大多甘寒滋腻，除可配伍补阳药以制阴药凝滞，使之补而不滞以外，尚可配伍"泻"的药物。六味地黄丸的配伍，补中有泻，泻中有补，三补三泻，相辅相成，构成通补开合之剂，为滋阴补肾的名方，可谓是应用补阴药的典范。

七、补法不可滥用

补表面上看来是件好事，补药一般被认为是个好东西，但也不可滥用。前人曾有"误补益疾"之说，这是针对某些疾病，外邪未尽，如误用补剂，则不仅不能补正相反而能助邪，从而使病情加重。其实，不仅在外邪未净情况下，不能滥用补剂，即使是非外邪之病，也不能滥补，否则就会出问题的。汉代张仲景的

《金匮要略》中就提出了实实之戒。因此再进一步讲就是使用补法也和使用其他方法一样，必须对症下药。补剂有多种，虚证有多样，必须针对不同的虚证从而选用不同的补剂。不仅补脾胃之虚应该如此，对其他脏腑之虚，也应该如此。

（一）病邪未清不可用补

如痢疾，三五天即出现虚象，肌肉消瘦，少气懒言，但其虚乃由湿热之邪引起，应按祛邪即可以补正的原则去处理，邪去正自复，若乱用补脾或收涩，则下痢愈甚，或痢虽暂止而腹胀痛难忍，或痢虽暂止而后反复发作，形成休息痢。此即所谓误补益疾。

此外，对于外邪尚未完全清楚的患者，补养药不宜过早应用，以免"留邪"。非用不可时，也应该以祛邪药为主，酌加补养药协助，以增强抵抗力，扶正祛邪。现代医学研究认为，许多补养药由于具有收敛、抗利尿、止泻、止汗等作用，所以不利于病邪（毒素）从小便、大便或汗出而解，所以说会"留寇"。

（二）病情非虚不可滥补

在辨证施补过程中，还必须注意辨别虚实真伪，以防犯虚虚实实之弊。因为"大实之病，反有羸状；至虚之病，反有盛势"（《景岳全书·传忠录》）。病有邪实而正未虚，当祛邪而不可补者。如大实之证，邪热内郁，不能外达，仅见脉细、肢冷等假象，内有实热是真，外似虚寒是假，所谓"大实有羸状"，有些疾病，表现很像虚证而其实是实证，治病求本，必须泻实清热祛邪，邪去则阴阳表里通达，虚寒之假象自然消失，如不明辨，而误进补剂，则会犯实实之戒，甚至"一逆尚引日，再逆促命期"。

（三）补阴补阳不可倒置

所谓辨证施补，就是根据虚弱证候，按照四诊八纲确定病证性质，选用相应的补虚药物。虚证，概括起来不外气虚、血虚、阴虚、阳虚四类。而补虚药根据其作用不同，相应地分为补气药、补血药、补阴药、补阳药四类。临床应用时，应根据虚证不同类型予以相应的补虚药，这是用药的常规，无须赘述。但是，若不辨证施补，缺乏针对性，该补不补，不该补而补，结果不是"雪上加霜"，就是"火上加油"。临床见到许多阴虚体质的患者，自服人参、黄芪等及其制剂品后，出现头痛、耳鸣、目赤等生火现象，就是当补阴而益气造成的。这正如徐灵胎所说："虽甘草、人参，误用之害，皆毒药之类也。"

（四）补药不可过峻

金元时代，危亦林曾据虚证的程度、病势的缓急，将补法分为三种：峻补、润补、清补；张子和则分为六种：平补、峻补、温补、寒补、筋力之补、房室之补。实质上都是为了借不同的药性而改善不同的虚损症状。

峻补法，适用于产后、大失血后、误治大汗出、重病虚极等所导致阴、阳、气、血大量消耗，而垂危极虚者。临床表现为汗出如珠如油，四肢厥冷，口开目合，手撒尿遗，脉微细欲绝等。方用独参汤、参附汤、生脉散。

对于脾胃虚弱者之补脾，黄穗平教授推崇润补法与平补法。润补法，适用于热性病或某些慢性、消耗性疾病过程中，阴液和气血均受耗伤，导致气阴虚而不任重补者。临床表现为口干舌燥，心悸汗出，少气懒言，自汗盗汗，热潮，舌红无苔，脉细虚数等。方用麦门冬汤、养胃汤、复脉汤等。平补法，适用于素体虚弱，受邪不重，病势较缓，病程较长的虚损证。临床表现为疲乏无力，面黄体瘦，饮食减少，大便溏薄，脉濡软无力，苔薄白等。方用四君子汤等。

此外，补阴补阳，均当恰到好处，适可而止。如过剂则有危害，甚至使阴阳转化，如过服滋阴之剂可使阴虚者变为阳虚，过服温补可使阳虚者变为阴虚。这种情况，在临床上并不少见。

（五）食补也不可滥用

《黄帝内经》中说："膏粱之变，足生大疔。"这是古人认为食物虽然可营养，但过食膏粱厚味，不仅不能补益，相反可使发生大疔，大疔者，痈疡之类的疾患，说明非虚之人不宜多食膏粱厚味（膏粱厚味大致即高蛋白与高脂肪类食物）。前人有"膏粱厚味，为腐肠之物"之说，腐肠大约谓其危害性也。

补脾是临床上的一个重要措施，也在许多慢性疾病的过程中应用更广，在具体选方用药时，非常复杂，以上所述仅是有关补脾的几个比较重要的问题而已。

第三节　关于现代中医脾胃病学科建设的思考

一、以脾胃学说为基石

中医对消化系统疾病认识很早。《黄帝内经》中就对胃、肠、肝、胆的脏腑功能和其生理、病理进行了论述，并指出"胃者，水谷之海，五脏六腑之大源也""有胃气则生，无胃气则死"，将消化系统"脾胃"表现出的综合功能提升到十分重要的高度加以认识。汉代张仲景提出了"见肝之病,知肝传脾,当先实脾"具体治疗法则。金元时期的李东垣撰写了对脾胃病学说发展有突出的贡献《脾胃论》,对脾胃疾病进行了系统的论述,对"有胃则生,无胃则死"的脾胃消化功能在人体中的重要性进行了深刻阐述,其理论为后世对消化系统的防御、免疫功能的研究认识提供了可贵的经验。其中著名的方药如"补中益气汤""升阳益胃汤"等,在消化系统疾病治疗方面为后世留下宝贵的遗产。清代中叶,叶天士又提出"滋阴益胃"治疗理论,弥补了前人对脾胃消化系统疾病治疗认识的不足,使中医脾胃病学说更加完善。近代医学家张锡纯进一步提出"调肝降胃"方法,使中医对脾胃疾病的治疗更注重脏腑的整体调整。可以说,清以前中医对脾胃病理论及实践的认识,为现代中医在脾胃病学科的构建和发展积淀了宝贵的财富。

而脾胃学说是中医理论中的一个重要部分。调治脾胃是中医临床上的一个重要措施。"脾胃"一门,在宋代即设有专科,当时,虽然没有脾胃的专著,但已可见脾胃这个脏腑的病和治疗,早已被人所重视。金元时代的李东垣《黄帝内经》"胃气为本""得谷者昌,失谷者亡""五脏六腑皆禀气于胃"等理论基础上,又师承了张洁古"养胃气"的方法,还接受了他"师古方,裁新方"的革新思想,创作了著名的"脾胃论",奠定了"脾胃学说"的基础。他认为内在的元气是人身最重要的健康因素,元气的产生则全在脾胃。同时,他又肯定地说,如果没有脾胃虚弱的内在因素,则虽有外邪,也不能侵入人体而发病。他根据这些论点，创立了许多调治脾胃疾病的方法与方药，如补中益气法和补中益气汤、升阳益胃法和升阳益胃汤等。李氏这些论点和方药，得到了后世许多人的赞同，并不断发展，如明代张景岳、在脾胃病的治疗方法方面有了新的见解。李东垣只强调五脏有病，当治脾胃，而张景岳认为"安五脏即所以治脾胃"，扩大了脾胃病治疗方法方面的境界。到了清代，脾胃学说又有了新的进展，如叶天士创立了滋养胃阴法，他认为李东垣的脾胃论，只重视了脾而忽略了胃，重视了温补而忽略了滋补。脾为脏而属阴，胃为腑而属阳。脾喜燥而恶润（湿），胃喜润（湿）而恶燥。李东垣的补中益气、升阳益胃等法，只可用之于脾的阳虚气弱、寒湿犯中等证，而不可用之于胃，否则不仅无益，而且有害。叶氏的滋养胃阴法，为脾胃学说增添了一个新的篇章。

　　脾胃在临床上被人重视，以及脾胃学说的形成，不是没有经过斗争的。在李东垣的"脾胃论"创立之后，虽然得到不少人的赞同，但也有些人反对，由于前人有"肾为先天""脾为后天"之说，因此有人主张先天的肾更重于后天的脾，他们认为"补脾不如补肾"，赵献可在他著的《医贯》中说："饮食入胃，犹水谷在釜中，非火不熟，脾能化食，全借相火之无形者，在下焦蒸腐，始能运化也"。其说也曾取得某些人的同意，形成了以"先天说"为基础的"补脾不如补肾"的学派。但在不断实践中，许多事实批判了"先天说"，张景岳对此曾有精辟的论断。他说："水谷之海，本赖先天为之主，而精血之海，又必赖后天为之资。凡先天有不足者，但得后天培养之功，亦可居其强半。"清人石寿棠更具体阐述了这个论点："胎为薄弱，先天不足者，人不得而主之，又恃调摄后天，以补先天之不足，若是者胃气不尤重哉。重胃气非即所以重肾气哉。"这些话充实了脾胃在人身重要性的理论，为"脾胃学说"又进一步巩固了基础。

近年来，大家对脾胃学说更为重视。脾胃病（西医称为消化系统疾病）是临床上的常见病与多发病，严重危害人类健康，耗费了大量的医疗资源，影响了人们的生活和工作。中医药治疗脾胃病有独特的优势，积累了丰富的经验，并形成了相关脾胃学说。脾胃学说是中医理论的一个重要组成部分，对阐明机体的生理功能、病理机制和临床辨证论治规律提供了重要的理论和实践依据。中西医亦几乎一致认为调治脾胃是中医体系中的一个独特的重要环节。故现代中医消化病学科的构建应以脾胃病学说为基础。

二、对中西医结合的理解

"中西医结合"这一概念，是1956年毛泽东"把中医中药的知识和西医西药的知识结合起来，创造中国统一的新医学新药学"的讲话之后而提出的。至今在对这一概念的理解上还存在着分歧，甚至出现简单化和庸俗化的理解。"有的把懂一点中医又懂一点西医的人称为中西医结合；有的把临床上中西药并用或杂投称为中西医结合；有的把中西医课程混合安排称为中西医结合；有的把用西医还原性研究方法研究中医知识体系的做法称为中西医结合；有的把管理西医的方法套搬到中医管理上称为中西医结合；有的把用西医实验研究方法对中医的验证、解释、改造称为中西医结合。"

关于中西医结合概念存在着多种理解，归纳起来，无外乎两种，一种是狭义上的理解，也是其本义，即毛泽东的"把中医中药的知识和西医西药的知识结合起来，创造中国统一的新医学新药学"指示的原初含义。另一种是广义的理解，即"中西医工作者相互合作，中西医学术互相配合，以提高临床疗效为目的的实践过程，谓之中西医结合""根据当前实际情况，中西医结合应当正名为中西医联合或配合为妥"。狭义上的中西医结合，即以创立一种统一的新的医药学为目标的结合，由于这种目标对于当前的中西医结合实际来说还比较遥远，目前中西医在这层意义上尚处于"结而未合"的状态，于是有人便怀疑这一目标能否实现，从而提出了第二种广义的理解，即将中西医两种理论、两种方法相互配合或联合，以提高临床疗效为目的的结合。实际上，这两种提法是从不同的层次上来界定中西医结合的，两者都有合理的一面，但我们不能人为地把二者割裂开来。如果将中西医结合目标划分为最低目标与最高目标，那么最高目标就是将中西医学融合为一体，创造一个新的统一的医药学；最低目标则是目前中西医结合工作正在进行的运用中西医两种知识和方法，以提高临床疗效为目的的中西医联合或配合。对中西医结合的理解如果局限于最高目标而忽视其最低目标，实际上是无视中西医结合的长期性和艰巨性；相反，如果仅局限于最低目标，而忽视甚至否认了最高目标，容易导致将中西医结合简单化，将中西医结合仅看成了临床诊断上"辨证"与"辨病"的"互参"，治疗上中西两法"互补"、中西两药"并用"。实际上，最低目标和最高目标之间并不是对立的，而是同一过程中的两个不同发展阶段，人为将两个阶段分离开来容易导致认识上的偏差和实践中的盲目。

"结合是指在承认不同事物之间的矛盾、差异的前提下，把彼此不同的事物统一于一个相互依存的和合体中，并在不同事物的和合体过程中吸取各个事物的长处，克服其不足，取长补短，把不同然而相关事物有机地合为一体，使之达到最佳组合、融会贯通，由此促使新事物的产生，推动事物的不断发展。"正因为我国同时存在着两种不同理论体系和方法的中、西医学，才出现了中西医结合研究。中西医结合首先应承认中西医之间的差异，没有差异就没有结合的必要；同时也应承认中西医之间存在着共性，没有共性就没有结合的基础。中西医结合正是建立在中西医之不相同，但彼此又有密切联系的不可分离关系及互补关系基础上的"和而不同"或"不同而和"。中西医结合过程，也就是两种医学之间从差异、互补逐步走向渗透、融合的过程。当然，中西医结合如同任何新生事物的产生和发展一样，不可能一蹴而就，而有一个由点到面，由简单到复杂，由表及里，由临床实践到系统理论，由中西医互相合作到中西医学的有机结合，由初级到高级等循序渐进、不断深入、逐步发展的过程。

三、现代中医脾胃病学科建设的几点认识

在医学领域发生重大转变的新的历史条件下，中医学如何顺应时代，主动结合现代科学技术方法在理论和实践上变革创新，这对中医而言既是历史机遇，同时也面临严峻挑战。黄穗平教授认为，现代中医在整体观和动态观的医学思想及辨证论治原则指导下，按照中医自身规律，在保持和发扬中医基础理论特色的基

础上，利用现代科学技术手段实现对于疾病在学科分化认识的深入化和标准化，是中医现代发展的重要趋势和方法。只有这样，才能使中医学从理论到实践产生新的变革与升华，成为紧密结合现代科学技术的医学理论体系。在我们的研究中也深切感到，现代中医脾胃病的研究和治疗，必须借助现代的医学科技方法来不断地发展和完善，才能得以快速发展和创新，而成为适应现代社会和科技发展需求的中医医学新学科。

（一）加强在学科构建中的传统继承与发展

中医学作为系统的生命科学理论，有浩瀚的古典医学文献信息系统、数千年中医学实践积累的文献资料，这本身就是一个大样本。中医学具有个体化诊疗体系、综合的诊疗措施、系统的养生保健理论和方法，根据脾胃病研究范畴和方法，在学科构建方向引导下，系统汇集在消化系统疾病中的文献研究和诊治方法资料，通过综合分析，必要的统计学处理方法，筛选符合现代中医思路方法与切合临床实用的理论和技术资料，根据现代中医系统疾病的内容要求进行规范化的研究。这些是学科整体构建的核心内容。

（二）加快现代理论及实践研究成果在学科构建中的整合

现代中医消化疾病的理论研究和治疗方法是整个学科构建中的重要组成。根据已取得的研究认识表明，在国内中医在脾胃病领域中的现代研究和应用，形成了以下几个方面学科基础：第一表现在自身学科研究方法深入和规范。第二逐渐形成了对现代疾病的系统理论认识。第三表现在现代疾病辨证诊断标准的确立。

第四是对疾病认识的现代中医理念的形成和治疗方法的丰富趋于成熟。应当通过研究目前国内和国外有关脾胃病的成熟理论和方法，根据疾病的分别类属进行系统筛选归纳，将研究领域中成熟、最新和前沿的内容在现代中医观念中有机融入，探索应用，实现学科的快速发展。

（三）实现临床方法的系统梳理整合，推动治疗方法的现代发展

现代中医脾胃病的治疗，应当是建立在中医学整体观念和对现代疾病的病理生理机制认识基础上，根据脾胃病在病因、病机的整体表现特点，在治疗原则和方法上实现传统中医方法与现代的医学方法有机结合而形成的特色治疗。只有加强对临床方法的系统梳理整合，不断对现代治疗方法在理论和实践上的运用探索，才能实现在治疗技术观念和临床实践上的现代中医特色治疗的创新。

四、用学科的理念探索现代中医脾胃病的发展——以广东省中医院为例

广东省中医院（广州中医药大学第二附属医院）脾胃病科创建于1983年。1993年被评为医院的重点学科。1995年成为广东省中医药学会消化病专业委员会挂靠单位。1999年被评为广州中医药大学脾胃病重点专病专科。2003年被评为广东省中医重点专科建设单位。2006年成为中华中医药学会脾胃病分会副主任委员单位。2007年被评为"十一五"国家中医药管理局重点专科建设单位。2009年被评为广东省"十一五"重点专科。

2011年通过国家中医药管理局"十一五"重点专科建设验收。同年成为广东省中医药学会脾胃病分会主任委员单位。2013年成为广东省临床重点专科。

（一）创新学科理论

中医脾胃病是临床常见病和多发病，中医脾胃病学科是中医重点的优势学科之一。40年前，脾胃病专业首先独立于大内科，顺应了专科发展的需要，体现了中医优势学科的特色。我们从建科之初就把做学问、做学术的学科理念贯穿整个工作之中。

老中医是活的学术经验，是继承的重要内容。而当代著名老中医，是一代中医的精粹，他们不仅精熟经典，深研理论；且勇于实践，经验丰富；还通晓文史，能诗善艺，接受过辩证唯物主义教育；有的还系统学过西医学。所以对脾胃学说的研究，庶有创见，各具特点。他们结合医疗实践，对脾胃理论进行了深入研究，提出了新的见解，创立了新说。

如梁乃津教授认为慢性胃炎的主要病机是脾胃虚弱，气滞血瘀，热瘀湿困。辨证论治主张从肝脾胃入手，遣方用药往往通补并用，标本兼顾。他认为，调肝理气是遣方的通用之法，活血化瘀是遣方的要着之法，清热祛湿是遣方的变通之法，健脾和胃是遣方的固本之法，其他治法是遣方的辅助之法。他结合数十年的临床经验，精选药物组方，研制而成的胃病专药——胃乃安胶囊、金佛止痛丸，两项科研成果获得1985年度广东省科学技术进步奖，并由广州中药一厂（现为广州中一药业有限公司）生产为中成药，取得了巨大的社会效益和经济效益。又如罗云坚教授首次提出"伏毒致病"学说在溃疡性结肠炎、大肠息肉中的致病作用，故无论何证型的患者，都需加用祛除伏毒的药物。伏毒的施治乃解毒、化毒或攻毒，针对其主要为湿热瘀毒的病理基础，当清热、祛湿、化湿与活血解毒等。如白花蛇舌草、三棱、莪术、丹参、地榆、半枝莲、赤芍、丹皮、桃仁等。余绍源教授则提倡中西医结合，在临床辨治上主张"崇土说"，提出"中焦如衡，调气为要"，并创立胃癌病的"调气十法"。在肝纤维化及肝硬化腹水的治疗方面提出攻（攻逐）补（健脾）兼施等重要思想，对消化系统疑难杂症的治疗有重要指导意义，对脾胃肝胆病的中西医临床治疗做出了重要贡献。

40年来，脾胃病科基础理论得到了不断继承、创新、发展，有效地指导了脾胃疾病的诊疗，提高了临床疗效。

（二）专注学术传承

广东省中医院脾胃病科是中医传承工作做得较好的科室。黄穗平跟师名老中医梁乃津、吉良辰，张北平跟师名老中医吉良辰，陈延、张学斌、尚文璠、李建华跟师名老中医余绍源，黄绍刚跟师名老中医周福生，邝宇香、黄俊敏跟师名中医黄穗平。每位徒弟均以优异成绩出师，黄穗平获全国首届中医药传承高徒奖。

专科也是拥有名老中医传承工作室最多的科室之一。专科有"余绍源全国名老中医药专家传承工作室""广东省中医院岭南梁氏脾胃病科学术流派传承工作室""广东省中医院补土流派传承工作室"，新成立"广东省中医院杨春波国医大师传承工作室"及"广东省中医院黄穗平名中医传承工作室""广东省中医院王庆国名中医传承工作室"。名老中医工作室均以优良成绩通过验收。

（三）重视人才培养

做好专科建设需要有一支战斗力强的队伍，专科建设的成败取决于团队的实力。人才成长过程中，智力因素固然重要，但往往非智力因素对成才的影响更大，勤奋、毅力、奉献精神、人格魅力等。

在人才队伍建设中，脾胃病科形成了以学术带头人余绍源教授、罗云坚教授，学科带头人黄穗平教授，大科行政主任张北平教授，科室负责人陈延、王静、刘添文、赵小青、张海燕主任为主干的人才队伍体系。其中学术带头人余绍源教授、罗云坚教授、黄穗平教授均为广东省名中医。脾胃病专科共有医生63人，其中62人为中医药类别执业医师，占全科执业医师比例的98.4%。专科技术骨干研究生或以上学历占95.2%。专科技术骨干高级职称26人，占41.3%；中级职称14人，占22.2%；中级以下职称23人。省级学会主委或副主委6人，占9.5%，国家级学会主委或副主委3人，占4.8%。

专科是广东省拥有学术继承指导老师及名中医数量最多的专科之一，是培养出中医名医、人才最多的专科之一。脾胃病科有全国第三批、第五批老中医药专家学术经验继承工作指导老师2名，享受国务院政府特殊津贴专家2人，广东省首批师承指导老师1名，广东省名中医3人，广东省中医院名中医1人，广东省中医院青年名中医2人，拥有学术继承指导老师及名中医数量在广东省处于领先水平。拥有岭南名医3人，羊城好医生3人，广东省杰出青年医学人才2人，胡润平安中国好医生2人，广东省高校"千百十人才"，医院中医优才、拔尖、朝阳人才共10人，广东省中医优秀临床人才2人，获医院邓铁涛人才基金奖项8人。

（四）精湛的现代技术

广东省中医院脾胃病科是我国最早开展中西医结合诊治疑难危重疾病的专科。专科以中医药治疗消化系统疾病优势特色为切入点，充分发挥中医药传统特色技术与疗法在临床诊治消化系统疾病中的独特作用，并不断进行改进及完善，广泛应用于疑难危重疾病的诊治中，临床疗效显著，深受患者的青睐。同时结合西医药物、消化内镜、分子生物基因检测等手段对消化系统疾病进行诊治。目前年消化内镜诊治量近7万人次，是全国中医同行服务量最大的消化内镜中心，是年开展三四级手术最多的专科（超4000人次／年），是中医届第一个开展内镜下综合诊治消化道出血的专科，是中医界急诊内镜量最大的专科。2018年入选全国第一批次"危险性上消化道出血急诊救治快速通道项目"。2020年脾胃病科完成急诊胃镜1349人次，行内镜下止血治疗术1331人次，止血成功1314人次，止血成功率约98.5%。广东省中医院是最早开展胃肠动力检测、呼气试验幽门螺杆菌检测的专科；是中医界最早开展ERCP和食管静脉曲张套扎术（1996年）的专科；是第一个在中医界开展小肠镜诊治技术的专科；是第一个在中医界开展消化道早癌内镜下诊治的专科；是第一个在中医界开展结直肠癌急性肠梗阻支架置入术的专科；是中医界开展内镜下支架置入术治疗肠梗阻数量最多的专科；是最早开展超声内镜下治疗技术的专科；是中医界第一个开展超声内镜循环培训项目（EUS-TTT）的专科；是中医界第一个在全国性超声内镜比赛获奖且获奖项最多的专科；是开展内镜下诊治技术最全的专科；其还是岭南地区最早开展 Hp 耐药基因检测诊治难治性 Hp 的专科。

（五）开展科研项目

随着学科建设的日益成熟，脾胃病研究逐渐形成了以中医药诊治功能性脾胃病和重大疑难脾胃病两个稳定的发展方向，目前专科获课题 40 多项，其中主持国家自然科学基金课题 7 项，参与国家"973"课题 2 项、国家支撑课题 2 项，主持省部级课题 20 余项，厅局级课题 20 余项。获得国家级学会科技成果奖励 7 项，广东省科技进步奖 1 项目，广州中医药大学科技进步奖 1 项。

功能性消化不良（FD）是临床最常见的疾病之一，也是中医治疗的优势病种。我们脾胃病大科胡学军等人也积极开展中医证候的研究，通过研究 326 例广州地区 FD 患者的中医证型，发现 FD 广州地区证型分布分别为脾虚气滞证占 41.71%、肝胃不和证占 26.07%、脾胃湿热证占 11.96%、脾胃虚寒证占 11.04%、寒热错杂证占 9.20%。钟子劭等人运用健脾理气中药干预后，治疗组主要症状积分、餐后不适程度积分、近端胃排空率及半排空时间较安慰剂组明显改善，认为 FD 的发病及健脾理气中药干预机制与近端胃排空有关。功能性消化不良与精神因素密切相关，与脑肠轴的调控有着密切联系，胡学军等人通过观察 22 例伴有不良心理状态的 FD 患者，发现升阳益胃汤治疗后，焦虑自评量表（SAS）、抑郁自评量表（SDS）评分较治疗前均有明显差异。此外，穴位按摩联合莱菔子封包胃脘部热熨治疗、穴位埋线配合口服中药对功能性消化不良症状均有缓解。

慢性萎缩性胃炎（CAG）癌前病变是脾胃病的疑难病，西医药物对于慢性萎缩性胃炎与胃癌前病变尚未有有效的干预手段，中西医结合治疗显现出独特的优势。近年来，在对慢性萎缩性胃炎癌前病变病机、临床疗效、药效学及逆转机理等一系列探讨的基础上，脾胃病工作者不断深入研究胃癌前病变中医防治。我们通过研究发现，胃痞消对脾胃虚弱型慢性萎缩性胃炎有良好疗效，能改善慢性萎缩性胃炎的症状和胃黏膜萎缩、肠上皮化生的病理改变，并且，通过动物实验结果证实，胃痞消可能通过促进胃液分泌，提高胃液酸度，增加胃蛋白酶的活性，减轻腺体萎缩。观察 108 例 CAG 伴肠上皮化生（IM）和（或）异型增生（Dys）的患者，养正散结汤治疗组和胃复春对照组总有效率分别为 94.5%、79.2%，养正散结汤治疗后胃黏膜 EGF（表皮细胞生长因子）、EGFR（表皮细胞生长因子受体）蛋白表达显著下降，认为降低胃黏膜 EGF、EGFR 的蛋白表达可能是养正散结汤发挥作用的机制之一。通过 32 例余氏调补活血法治疗 CAG 的病例，发现余氏调补活血法能明显改善慢性萎缩性胃炎临床症状，有效逆转轻、中度腺体萎缩，控制黏膜异型增生，同时对幽门螺杆菌有一定的清除作用。健脾化瘀解毒法治疗慢性萎缩性胃炎（CAG）伴胃癌前病变（GPL）的疗效及安全性肯定。

Hp 发现已有 30 余年历史，虽然传统中医药治疗胃脘痛已有数千年的历史，但是在我国近 10 余年才对 Hp 感染广泛重视。在中医药抗幽门螺杆菌治疗方面，我科曾承担国家卫生部（现国家卫生健康委员会）资助项目"胃炎清治疗幽门螺杆菌（Hp）相关性胃炎及其抗复发作用——临床与实验研究"，证实中医药在提高 Hp 根除率和预防复发方面疗效显著，获 1999 年度广东省中医药科学技术进步奖和 1998 年度广州中医药大学科学技术进步奖。

（六）制定行业标准

中医现代化是目前中医发展的方向，而中医标准化则是中医现代化的重要组成部分，是其发展的重要基础。大力开展中医消化病学科诊疗指南、临床路径、技术规范、质量控制等规范化建设，是中医脾胃病学科的重要任务。作为"十一五"国家中医重点专科脾胃病协作组成员，我们先后参与胃痞病（慢性胃炎）、久痢（溃疡性结肠炎）、吐血（急性上消化道出血）、内科瘤病（大肠息肉）等病种梳理工作，形成了具有中医特色的诊疗方案，制定和实施了临床路径。优势病种疗效明显提高，诊治优势病种的患者大幅增加。

诊疗指南的制定是学科成熟的标志，也是近年来脾胃学领域临床研究的重要方向之一。近年来，专科在学术带头人黄穗平教授带领下，先后执笔制定《结直肠腺瘤及早期结直肠癌中西医结合诊治专家共识（2021）》《世界中医药学会联合会消化病专业委员会——腹胀中医临床实践指南（2018）》《中华中医药学会——功能性腹胀（基层医生版）（2019）》《中华中医药学会——功能性腹胀（患者科普版）（2019）》《慢性胃炎中医诊疗专家共识意见（2017）》《中药新药用于功能性消化不良临床研究技术指导原则》（2017）》《慢性胃炎中医诊疗专家共识意见（2009）》。专科也是在中医界最先建立溃疡性结肠炎、克罗恩病慢病管理模式的专科，最先执笔中医克罗恩病共识和专著的专科。

（七）促进学术交流

脾胃病专业学会的建设体现了学科成长的脉络。广东省中医院脾胃病科是中医界最早牵头成立省中医药学会消化病专业委员会的专科（1995年），是最早在省级中西医结合学会成立消化内镜专业委员会及消化道肿瘤防治专业委员会的专科；是成立中国中西医结合学会消化内镜专业委员会主要牵头单位之一。目前专科拥有国家级学术组织候任主委1人、副主委（副会长）3人，省级学术组织主委3人、副主委4人，科室专家在中医界学术影响力大。

凝心聚力坚持学科统领，砥砺前行打造高地突峰。回顾广东省中医院脾胃病科发展之路，我们衷心感谢吕玉波院长等医院领导为学科发展所做的一切，感谢为脾胃病科发展默默付出了心血、贡献了青春的同道们。作为新一代的脾胃病科工作者，我们应该有决心和信心将脾胃病科事业发扬光大，以不辜负前人的一片苦心。

第八章
薪火相传

第一节 黄穗平教授师承链下主要弟子成就列举

一、张北平

张北平，女，医学博士，主任医师，博士研究生导师。

广东省中医院（广州中医药大学第二附属医院）脾胃病大科暨消化内镜中心行政主任，国家中医重点专科脾胃病科学科带头人，第三批全国老中医药专家学术继承人，师从多位中医前贤。日本北里大学病院研修医。

广东省首批杰出青年医学人才，广东省第二批优秀中医人才，国家自然科学基金评审专家。兼任中国中西医结合学会消化内镜学专业委员会大肠早癌专家委员会主任委员；广东省中医药学会消化道肿瘤防治专业委员会主任委员；广东省保健协会脾胃健康分会主任委员；广东省卫生健康管理委员会消化内镜质控委员会副主任委员；微系统医疗器械国家地方联合工程研究中心国家胶囊内镜研究中心副主任委员；中华中医药学会脾胃病专业委员会常务委员；中国中医药研究促进会消化整合分会常务理事；世界中医药学会联合会消化分会常务委员；广东省中医药学会脾胃消化分会副主任委员；广东省肝脏病学会内镜诊疗专业委员会副主任委员；广东省抗癌协会肿瘤内镜分会副主任委员；广东省医师协会消化内镜分会副主任委员；广东省药学会消化病专业委员会副主任委员；广东省医学会肠外肠内营养学分会常务委员。

主持或参与国家级课题 11 项、省部级课题 17 项。主编及参编专著 5 部，发表核心期刊及 SCI 论文 90 篇，获得专利 2 项。率先在国内同行中倡导医镜融合的中西医结合消化病诊疗模式，用伏毒理论指导胃、结直肠癌前病变，炎症性肠病等重大疑难疾病防治，取得了良好临床疗效，研究成果《常见肠道复发性疾病的"伏毒"理论构建及推广应用》荣获 2021 年中国中西医结合科学技术奖二等奖。牵头或参与制定《结直肠腺瘤及早期结直肠癌中西医结合诊治专家共识（2021）》等多项国家行业共识意见及标准。

二、陈延

陈延，男，主任中医师，硕士研究生导师，广东省中医院芳村医院消化科主任，全国老中医药专家学术经验继承人，广东省中医院青年名中医。

广东省中医院补土学术流派研究团队负责人。中华中医药学会科普骨干，广东省医师协会消化科医师分会委员，世界中医药学会联合会消化病专业委员会常务理事，中华中医药学会中医药文化分会委员，广东省中医药学会消化病专业委员会副主任委员，吴阶平医学基金会中国炎症性肠病联盟中西医结合专业委员会委员，中华中医药学会脾胃病分会委员。

目前负责中医补土学术流派理论研究工作，在中医理论方面有一定优势；作为炎症性肠病慢病管理团队负责人，擅长使用中医药治疗炎症性肠病（克罗恩病、溃疡性结肠炎），跟师广东省名中医余绍源教授，擅长使用中医药治疗痞满、泄泻、便秘等慢性消化系统疾病。

主编中医专著9部，撰写相关论文60余篇。

三、胡学军

胡学军，男，主任中医师、研究员、医学博士，硕士研究生导师。

广东省中医院珠海医院副院长。广东省中医院芳村医院医务处原处长。

岭南名医梁乃津再传弟子，师从广东省名中医余绍源教授、黄穗平教授；师从"扶阳派"大家吕英教授；师从"象脉学"创始人许跃远老师；师从脐针发明人齐永老师。

广东省保健协会脾胃健康分会副主任委员，广东省中医药学会膏方专业委员会副主任委员，广东省医院协会医院权益维护与自律工作委员会副主任委员，广东省针灸学会脐针专业委员会常委，广东省中医药学会亚健康专业委员会常委，广东省中医药学会消化病专业委员会常委，广东省医院协会医院医疗保险管理专业委员会常委，广东省医药企业管理协会医药成果转化分会常务理事。

主持省部级课题3项，厅局级课题4项，校级课题1项。参与国家级、省部级等各级课题10余项。发表论文30余篇，出版专著 1 部，参编专著 10 余部。

四、张海燕

张海燕，女，广东省中医院大德路总院脾胃病科主任，副主任医师，医学博士，硕士研究生导师。

师从广东省名中医黄穗平教授，国医大师杨春波学术经验传承工作室成员、广东省中医院朝阳人才、广东省高校"千百十"人才。同时兼任中国中西医结合学会消化内镜专业委员会炎症性肠病专家委员会青年委员；中国民族医药学会脾胃病分会理事；广东省精准医学应用学会胃肠肿瘤分会中西结合专业委员会副主任委员；广东省医师协会消化内镜学医师分会第四届委员会青年医师专业组成员；广东省中西医结合学会消化内镜专业委员会委员；广东省肝脏病学会中医药专业委员会委员；广东省中医药学会消化病专业委员会委员；广东省中医药学会个体化证治专业委员会委员。

2009 年 7 月于广州中医药大学博士毕业，至广东省中医院工作至今。2016 ～ 2017 年至日本国立癌研究中心中央病院内镜中心进修学习消化道早癌的诊治。主持国家级、省级及厅局级课题，参与其他各级课题 20 余项，发表论文 10 余篇，参编著作 3 部。

临床擅长中医、中西医结合诊治消化道早癌及癌前病变、溃疡性结肠炎、克罗恩病、消化性溃疡病、慢性胃炎、胃食管反流病、功能性消化不良、肠道易激综合征等消化系统疾病，以及消化内镜的诊断及镜下治疗。尤其擅长运用染色、放大内镜诊断消化道早期肿瘤及消化道早期肿瘤的内镜下微创治疗。

五、李建华

李建华，女，医学博士，副主任医师，硕士研究生导师。

全国第五批老中医药专家学术继承人。

任中国民族医药学会脾胃病分会理事，广东省中西医结合学会消化内镜专业委员会常委兼秘书长，广东省中医药学会脾胃病专业委员会常委，广东省中医药学会个体化证治专业委员会常委，广东省肝脏病学会中医药专业委员会常委。

主持省部级课题 1 项，主要参与国家级、省部级等课题多项，发表论文 10 余篇。

六、邝宇香

邝宇香，女，副主任医师，医学硕士。

首届广东省名中医师承项目黄穗平教授师承弟子，中国医疗保健国际交流促进会中西医结合消化病学分会青年委员，广东省中西医结合学会消化内镜专业第二届委员会常务委员，广东省中医药学会消化病专业委员会秘书，广东省健康管理学会胃肠病学专业委员会委员。

主持厅局级课题 2 项，参与国家级、厅局级课题 10 余项，发表学术论文 10 余篇，参编学术专著 3 部。

临床擅长常见脾胃病的中西医结合诊治，如慢性胃炎、功能性消化不良、慢性便秘、肠易激综合征、胃食管反流病等，以及常见消化内镜诊治技术。

七、叶振昊

叶振昊，男，医学博士，广东省中医院副主任医师。

师承广东省名中医黄穗平教授，任广东省中医药学会消化病专业委员会委员、广东省中医药学会消化道肿瘤防治专业委员会委员、广东省中医药学会脾胃肝胆整合康复专业委员会委员、广东省肝脏病学会胶囊内镜专业委员会委员、中国民族医药学会脾胃病分会理事。研究方向为中西医结合诊治慢性胃病、胃癌前病变/胃早癌、功能性胃肠病的疗效与机制及中医经典理论。发表SCI论文及核心期刊论文10余篇，主持省部级课题1项。

八、张望

张望，男，医学博士，中山大学博士后，副主任医师。

2011年起师从黄穗平教授，现在广东省中医院工作。梁氏流派学术继承人，广东省中医药学会脾胃病分会青年委员，广东省中医药学会消化内镜分会委员。临床主要从事消化系统疾病的防治及内镜下消化道肿瘤早期的诊治，主持国家自然科学基金1项，广东省自然科学基金1项，发表论文10余篇。

九、钟子劭

钟子劭，男，医学博士、博士后，广东省中医院副主任医师。

师承广东省名中医黄穗平教授，任《Precision Medicine Research》杂志青年编委，研究方向为中西医结合诊治慢性胃炎、胃癌前病变、幽门螺杆菌感染的疗效与机制，以及幽门螺杆菌感染耐药机制和个性化诊疗。发表 SCI 论文及核心期刊论文 29 篇，主持国家自然科学基金 1 项、中国博士后科学基金面上项目 1 项、其他省部级课题 1 项。

第二节　黄穗平教授培养的博士、硕士研究生及临床跟师人员名录

具体名录见表 17。

表 17　黄穗平教授培养的博士、硕士研究生及临床跟师人员名录

序号	姓名	跟师开始时间	跟师结束时间	跟师培养阶段
1	翟恒毅	2002 年 9 月	2005 年 6 月	硕士
2	刘小琼	2002 年 9 月	2005 年 6 月	硕士
3	邝宇香	2002 年 9 月	2005 年 6 月	硕士
4	梁自平	2002 年 9 月	2005 年 6 月	硕士
5	许杰	2003 年 9 月	2006 年 6 月	硕士
6	金亮亮	2003 年 9 月	2006 年 6 月	硕士
7	安晓霞	2003 年 9 月	2006 年 6 月	硕士
8	张海燕	2003 年 9 月	2009 年 6 月	硕士 + 博士
9	许杰	2003 年 9 月	2006 年 6 月	硕士
10	童宁宁	2003 年 9 月	2006 年 6 月	硕士
11	张北平	2004 年 9 月	2007 年 9 月	博士
12	郑丽红	2004 年 9 月	2007 年 6 月	硕士
13	李晓琳	2004 年 9 月	2007 年 6 月	硕士
14	陈延	2004 年 7 月	2008 年 6 月	硕士
15	李晓琳	2005 年 3 月	2007 年 6 月	硕士

续表

序号	姓名	跟师开始时间	跟师结束时间	跟师培养阶段
16	赵鹏	2005 年 9 月	2008 年 6 月	博士
17	尚文璠	2005 年 9 月	2008 年 6 月	博士
18	樊兰燕	2005 年 9 月	2008 年 6 月	硕士
19	黄俊敏	2005 年 9 月	2009 年 6 月	硕士
20	吴庆和	2006 年 9 月	2014 年 6 月	硕士 + 博士
21	邓金凤	2006 年 9 月	2010 年 6 月	硕士
22	徐蕾	2006 年 9 月	2011 年 6 月	硕士 + 博士
23	李小燕	2006 年 9 月	2009 年 6 月	硕士
24	邝丽华	2007 年 9 月	2009 年 6 月	博士
25	刘丽	2007 年 9 月	2009 年 6 月	硕士
26	赵铭峰	2007 年 9 月	2009 年 8 月	硕士
27	胡学军	2007 年 9 月	2010 年 8 月	博士
28	张向飞	2007 年 9 月	2010 年 6 月	硕士
29	任甘雨	2007 年 9 月	2010 年 6 月	硕士
30	黎英贤	2009 年 3 月	2011 年 6 月	硕士
31	林铁强	2009 年 3 月	2011 年 6 月	硕士
32	叶振昊	2009 年 9 月	2020 年 12 月	博士
33	罗裕兴	2009 年 9 月	2020 年 12 月	博士
34	谢子琪	2009 年 9 月	2020 年 12 月	博士
35	李建华	2009 年 9 月	2013 年 6 月	博士
36	武志娟	2009 年 9 月	2013 年 6 月	博士
37	郑苹	2010 年 7 月	2012 年 6 月	硕士
38	赵炜	2010 年 9 月	2013 年 6 月	博士
39	林蕙凝	2010 年 9 月	2012 年 6 月	硕士
40	肖留军	2010 年 9 月	2013 年 6 月	硕士

续表

序号	姓名	跟师开始时间	跟师结束时间	跟师培养阶段
41	王恺屹	2010 年 9 月	2013 年 6 月	硕士
42	肖留军	2010 年 9 月	2013 年 6 月	硕士
43	李玉玲	2010 年 9 月	2015 年 6 月	硕士 + 博士
44	吕林	2011 年 7 月	2014 年 6 月	博士
45	张望	2011 年 7 月	2014 年 6 月	博士
46	谢建军	2011 年 9 月	2014 年 6 月	硕士
47	崔莹	2012 年 2 月	2014 年 6 月	硕士
48	杨素娥	2013 年 9 月	2015 年 6 月	博士
49	钟子劭	2012 年 3 月	2018 年 6 月	硕士 + 博士
50	梁丹	2012 年 3 月	2018 年 6 月	硕士
51	林晓丰	2014 年 10 月	2016 年 6 月	硕士
52	李小燕	2014 年 10 月	2016 年 6 月	硕士
53	钟日明	2014 年 1 月	2016 年 6 月	硕士
54	柯俊业	2014 年 1 月	2016 年 6 月	硕士
55	王晓林	2014 年 9 月	2017 年 6 月	硕士
56	林洁民	2015 年 5 月	2018 年 6 月	硕士
57	何桂花	2015 年 6 月	2018 年 6 月	硕士
58	葛玉红	2015 年 9 月	2017 年 6 月	博士
59	周湘云	2015 年 9 月	2018 年 6 月	硕士
60	张智	2016 年 10 月	2020 年 6 月	硕士
61	李紫昕	2016 年 8 月	2017 年 6 月	博士
62	毛文昕	2016 年 9 月	2019 年 6 月	硕士
63	黄文炯	2017 年 10 月	2023 年 6 月	临床跟师
64	陈远方	2017 年 12 月	2020 年 6 月	硕士
65	郑一沣	2017 年 4 月	2021 年 6 月	硕士

续表

序号	姓名	跟师开始时间	跟师结束时间	跟师培养阶段
66	姚林	2017 年 6 月	2017 年 12 月	临床跟师
67	蔡晓欣	2017 年 6 月	2017 年 12 月	临床跟师
68	黄诗咏	2017 年 9 月	2020 年 9 月	博士
69	余卫锋	2017 年 9 月	2023 年 6 月	硕士 + 博士
70	骆子荣	2018 年 10 月	2023 年 6 月	硕士
71	杨鑫龙	2018 年 5 月	2022 年 6 月	硕士
72	吴宇瑶	2018 年 9 月	2021 年 6 月	博士
73	陈克芳	2018 年 9 月	2021 年 12 月	博士
74	练咏娴	2018 年 9 月	2021 年 12 月	博士
75	梁依敏	2019 年 3 月	2022 年 6 月	硕士
76	林朗华	2019 年 7 月	2023 年 6 月	硕士
77	梁文心	2019 年 9 月	2022 年 6 月	硕士
78	牟晋珠	2020 年 4 月	2023 年 10 月	临床跟师
79	李浩	2020 年 9 月	2023 年 6 月	硕士
80	叶泰毅	2020 年 9 月	2024 年 6 月	硕士
81	陆树清	2020 年 3 月	2023 年 6 月	临床跟师
82	冯祥兴	2021 年 9 月	2024 年 6 月	博士
83	陈淑妮	2021 年 9 月	2024 年 6 月	博士
84	周柏舒	2021 年 9 月	2024 年 6 月	博士
85	简燕婷	2021 年 9 月	2024 年 6 月	临床跟师
86	李艳桃	2021 年 9 月	2024 年 6 月	临床跟师
87	黄嘉欣	2021 年 9 月	2024 年 6 月	临床跟师（优才项目）
88	樊春华	2021 年 9 月	2024 年 6 月	临床跟师（优才项目）
89	李雯雯	2021 年 9 月	2024 年 6 月	硕士
90	刘雍裕	2021 年 9 月	2024 年 6 月	硕士

序号	姓名	跟师开始时间	跟师结束时间	跟师培养阶段
91	梁善怡	2021 年 9 月	2024 年 6 月	硕士
92	杨咏琪	2021 年 9 月	2024 年 6 月	硕士
93	陈李佑	2021 年 9 月	2024 年 6 月	硕士
94	吴晓媛	2021 年 9 月	2024 年 6 月	硕士

第三节 跟师体会

一、从《脾胃论》思想浅谈黄穗平教授治疗脾胃病经验

黄穗平教授为广东省中医院消化科主任，师从名老中医梁乃津、吉良辰，从事中西医结合诊治脾胃病工作近 30 年，积累了丰富的临床经验，并取得了较好的临床疗效。笔者有幸跟师学习，获益颇多。黄教授推崇东垣之《脾胃论》，认为其对脾胃病的感悟深刻精妙，其中所蕴含之思想对指导临床辨治脾胃疾病具有较大作用，值得深入研究学习。黄教授临证许多辨治方法、经验都根源于《脾胃论》的思想，可谓是《脾胃论》思想理论在临床实践中的具体体现，现浅述如下。

（一）治病当先溯本逐源

黄教授认为，在诊治脾胃病的过程中，首先溯本逐源对疾病的诊断、治疗具有重要意义。所谓"溯本"，在于判断患者本身体质；所谓"逐源"，在于寻找致病病因。其意义何在？其一有助于辨证，其二有益于治疗。《脾胃论》有云："故夫饮食失节，

寒温不适，脾胃乃伤。此因喜、怒、忧、恐，损耗元气，资助心火。火与元气不两立，火胜则乘土位，此所以病也。"这是对脾胃病病因病机的一个概括，说明了脾胃病常常由饮食失调及情志异常，导致元气损耗、脾胃受伤而得。这一思想与临床实际极为相符。在现代社会，人们不健康的饮食方式及不健康的心理情绪被公认为是导致疾病的两大因素。所以，如《脾胃论》所言的这些致病因素，患者往往都有脾胃损伤的情形发生，而有的患者素体脾胃本虚，再有上述致病因素侵害，脾胃损伤更甚。故而对疾病辨证中，要善于通过"溯本逐源"，针对性地把握患者脾胃受损的原因和程度。在治疗上，亦要精于通过"溯本逐源"而进行有的放矢地治疗，即根据不同病因，予以对因治疗。如平素饮食失调的脾胃病患者，就需进行饮食调节。对饮食物的选择当如《脾胃论》所言，要"热无灼灼，寒无凄凄，寒温中适"，尽量少食生冷寒凉或过于辛辣酸甜之品，且进食要规律、食量要适中。另外，还可以应用健脾和胃的中药适当地进行食疗，使得"气将持，乃不致邪僻"。而对于精神压力较大、心理情绪不稳定的患者，要注意疏导患者心理、树立治疗信心。在处方遣药中，可在柴胡剂之基础上加入安神定志之品以调脾疏肝安神，往往可有较好的疗效。正应《脾胃论》所言："善治斯疾（七情不安之疾）者，唯在调和脾胃。使心无凝滞，或生欢欣……则慧然如无病矣。盖胃中元气得舒伸故也。"

（二）调气当与补气并重

《脾胃论》有云："损伤脾胃，真气下溜，或下泄而久不能升，是有秋冬而无春夏，乃生长之用陷于殒杀之气，而百病皆起，或久升而不降亦病焉。"故而黄教授认为，脾胃为一身气机升降出入之枢纽，生理地位极为重要。正所谓：天地生杀之理，在乎升降浮沉之间。脾胃一病，不但可能出现元气损耗，更重要的是可能导致气机的紊乱，使得病情复杂多变，增加治疗难度。正如此，对于脾胃病的治疗，不但要重视补益元气，也要重视调节紊乱之气机。气机之紊乱主要表现在气滞、气逆、气陷、气闭、气脱等几个方面，对于脾胃病而言，最常见的气机紊乱莫过于气滞、气逆和气陷。在治疗中，要首先明确气机紊乱的表现，再有针对性地加入调节气机之品，方能一举奏效。

1. 气陷的治疗

对气陷的治疗，《脾胃论》认为："今日客邪寒湿之淫，从外而入里，以暴加之，若从以上法度用淡渗之剂以除之，病虽即已，是降之又降，复益其阴而重竭其阳气矣……故必用升阳风药即瘥。"黄教授认为，此文虽仅论述了对邪已入里，脾虚湿蕴泄泻的治疗不可渗利太过，否则可导致气机下陷，阳气不升，阴气偏盛的思想，但实际上其中蕴含的道理对病延日久，脾虚气陷的各种脾胃病的治疗皆有指导作用。如对于一个脾虚湿蕴型的痞满，如患者除了有长期胃脘痞胀不舒等主症外，还兼有面色萎黄、腹部坠胀、头晕耳鸣、形体倦怠、大便溏泄、脏器下垂等症状或体征表现，说明已经存在气机下陷的病理状况。在治疗中，单纯用茯苓、薏苡仁等健脾淡渗利湿之品，或厚朴、半夏、白豆蔻等行气燥湿之品是不够的，正所谓"清阳不升，浊阴不降"，须重用黄芪、升麻、柴胡等升腾阳气之品，待阳气一升，阴翳驱散，湿浊降化，方可除却诸症。

2. 气滞的治疗

黄教授喜在健脾和胃方药的基础上，加入木香、砂仁、陈皮、延胡索、郁金等行气之品，使气机通畅而消痞。《脾胃论》有云："如胸中满闷郁郁然，加橘红、青皮、木香"，又云："如胸中窒塞，或气闭闷乱者……宜破滞气，少加木香、槟榔"。这说明对于气滞的调节，需要应用类于陈皮、木香、青皮等行气破气之品。特别要提及的是延胡索、郁金二味药物，黄教授曾提及：气为血之帅，气滞日久，恐殃及血行，延胡索、郁金二味既善行气，又可活血，从双方面消除阻滞气机之因，用之疗效常较为显著。

3. 气逆的治疗

黄教授喜重用半夏顺降逆气。《脾胃论》曰："足太阴痰厥头痛，非半夏不能疗"，说明半夏对于脾经痰气上逆之证具有很好的治疗作用。所以，对于有诸如嗳气反酸、恶心呕吐等气机上逆表现的脾胃病，黄教授往往重用半夏以降逆化痰——气机降则逆症可除，痰湿化则脾气可运。另外，对于脾阳不振、阴浊上逆的病证，还喜用干姜入方，因干姜既可温阳散寒，又可降逆，实为对证之良药。

（三）清胃当知护胃安中

黄教授认为，脾胃病涵盖"脾胃"二字，表明病证的发生与脾脏及胃腑的病变息息相关。脾脏与胃腑互为表里，互因互用。脾为脏，易犯虚证，而胃为腑，易得实疾，故而清胃泻实是临床常用之治疗方法。但清胃泻实也需慎重，因胃腑虽易罹患实证，然胃虚之证亦时有发生，且此证一得，往往病证更加复杂，从而导致疾病加重或变生他病。《脾胃论》云:"脾不及,令人九窍不通,谓脾为死阴,受胃之阳气能上升水谷予肺,上充皮毛予四脏,今脾无所禀,不能行气于脏腑,故有此证";又云:"大肠小肠五脏皆属于胃,胃虚则俱病"。这都说明《脾胃论》将胃之功能放在极为重要的地位,特别是胃气的功能,直接关系到脾之升清运化,胃气一旦衰败,则脾为"死阴",九窍之气机皆可能出现不通的情况。故黄教授认为,对于清胃泻实之法应当合理适度应用,切不可滥用、妄用、过用此法,以免损伤胃腑,败坏脾胃之气。对于一些脾胃病患者,胃腑有实热之表现,首先要明确是否有存在如脾胃气虚等虚实夹杂的情况;其次要明确在当前疾病中,实邪为主要矛盾还是正虚为主要矛盾。如存在虚实夹杂之情况,在治疗中就当考虑清补兼施,清胃与护胃安中并行;如存在以邪实为主要矛盾者,当以清胃泻实为主,辅以些许护胃安中之品;如存在以正虚为主要矛盾者,则当以补虚为主,辅以少许清胃泻实之品。切忌一见有胃实之证,就一味用寒凉攻伐药物猛清猛泻,清泻到底,毫不顾及胃之虚实变化。另外,有些医生受现代医学炎症学说的影响,将胃肠炎症与胃之实证、热证等同起来,一见到胃肠炎症,不分虚实寒热,就予以寒凉清泻,这也是不可取的。

(四)病案举例

李某,女,37岁。2011年2月8日初诊。主诉:反复胃脘胀痛10余年。病史:患慢性胃炎病史10余年,曾间断在当地医院诊治,服用抑酸护胃药及促胃动力药物,但疗效欠佳。近期胃镜:慢性浅表性胃窦炎伴胆汁反流,Hp(-)。诊见:形体消瘦,平素容易疲劳，时有困倦感，睡眠欠佳，入睡困难，胃脘胀痛以餐后为主，胃纳尚可，然食稍多即易胃脘胀痛，并伴有嗳气、反酸，大便欠畅，排便乏力，便后时有不尽感，便质偏溏，舌淡嫩有齿印、苔白微腻，脉弱。诊断：胃痞病（脾胃虚弱型）。治以健脾益气，行气消痞。处方：黄芪30g，党参20g，茯苓、白术、半夏、厚朴、枳实、延胡索、合欢皮各15g，陈皮、木香（后下）、砂仁（后下）各10g，炙甘草5g。每天1剂，水煎服。因患者在家中有煲食凉瓜汤、吃水果代饭的习惯，故交代患者勿再煲凉瓜汤食用，代之以党参、黄芪煲汤食用调理；另可少食寒凉水果，不可以水果代饭。经治疗1周后，患者即感胃脘胀痛有明显好转，嗳气反酸亦有所减少，大便较前顺畅，排便不尽明显减少。守上方理法连续治疗4周后患者胃脘胀痛、嗳气、反酸、大便不畅等症基本消失，睡眠及易疲劳感亦明显改善。半年后随访患者，言平素常以此方服用调理，如今病证未再发，体重亦增数千克。

　　按：本例患者患病日久，饮食失调，脾胃之气已虚。脾胃虚则运化失司，气机失调，诸症遂起。气滞故而胃脘痞满；气逆故而嗳气、反酸；气陷湿浊不降故而疲劳乏力、便溏、便不尽感；气虚故而排便费力、形体消瘦。是以用香砂六君子汤为基础方益气健脾，行气化湿。方中加入大量黄芪既可加强补中之力，又可升清以降浊，改善大便无力、不畅的症状；厚朴、枳实二味既善行气化湿消痞，又可通腑，且与黄芪一升一降，共同调节气机的升降紊乱；延胡索可加强行气止痛之力，又可畅通血脉以防气机久滞影响血行之弊；合欢皮安神宁心，促进睡眠。另外，嘱咐患者在饮食上进行调节治疗，从而可达到对因治疗之目的。

（本文作者：叶振昊、黄穗平，发表于《新中医》2012年4月第44卷第4期）

二、黄穗平教授辨治脾胃病

黄穗平教授为广东省中医院消化科主任，广州中医药大学博士研究生导师，从事中西医结合诊治脾胃病近30载，学验俱丰，屡克痼疾。笔者有幸侍诊于侧，获益良多，现将黄师辨治脾胃病的经验加以整理，总结如下。

（一）精研各家学说，治脾尤崇《脾胃论》

黄师谙熟中医经典和各家学说，治疗脾胃病尤为推崇李东垣的《脾胃论》。其认为该著作乃东垣老人在师承张元素学术思想的基础上，精研《内经》《难经》《伤寒论》，并结合自己的临床实践而著成，创造性地提出了"内伤脾胃，百病由生"的论点。《脾胃论》对后世医家具有深远的影响，使脾胃及其相关疾病的治疗上，从治法治则乃至用药都取得了较大突破。

1. 脾胃之病，气伤气乱

脾胃为元气之本，亦为周身气机升降出入之枢纽。《脾胃论》曰："真气又名元气，乃先身生之精气也，非胃气不能滋之""脾胃之气既伤，而元气亦不能充，而诸病之所由生也"。可见脾胃是元气之源，元气又是人身之本，脾胃伤则元气衰，元气衰则疾病由生。《脾胃论》亦云："或下泄而久不能升，是有秋冬而无春夏，乃生长之用陷于殒杀之气，而百病皆起。或久升而不降，亦病焉。"黄教授指出，脾胃诸疾，不但可能出现元气损耗，更重要的是可能导致气的升降出入异常而引起气滞、气逆、气陷、气闭、气脱等病理变化，使得病情复杂，变证丛生。由此可见，脾胃一病，其终虽异，其始则同，千因百结，不离气伤气乱。

2. 脾胃之治，溯本逐源

黄教授认为，在治疗脾胃病时，当以溯本逐源为先。所谓"溯本"，在于判断患者本身体质；所谓"逐源"，在于寻找致病病因。《脾胃论》有云："胃气本弱，饮食自倍，则脾胃之气既伤，而元气也不能充，而诸病之所由生也""故夫饮食失节，寒温不适，脾胃乃伤。此因喜、怒、忧、恐，损耗元气，资助心火。火与元气不两立，火胜则乘土位，此所以病也"。黄教授由此结合多年临床经验指出，脾胃病的病因主要与饮食所伤、情志失调及劳役失度有关。因此，其强调在治疗脾胃病时除了把握气伤气乱之病机外，更要注重溯本追源，去除病因、诱因，以促进脾胃病的康复、预防复发。

（二）倡导中医为主，重视中西医结合

黄穗平教授临证之时不仅重视中医辨证论治，同时也积极学习和借助现代医学的先进理论和技术手段，一贯主张中医为主，中西医结合。

1. 辨病与辨证相结合

黄穗平教授认为中西医结合的根本在于两种医学的取长补短，互补性运用。在治疗脾胃病时，辨病与辨证的结合显得尤为重要。西医辨病，实际上是重视对疾病的诊断和鉴别诊断，辨病丰富了辨证手段，可以为辨证提供更多客观的临床依据；中医辨证，即是强调辨证论治，辨证是论治的前提，是处方用药的依据。黄教授在临床中，便擅于取西医明确疾病诊断之长，补中医辨病局限性、模糊性之短，再在此基础上进行恰当而细致的辨证论治。此外，在某些特殊时候，辨病与辨证的结合还能弥补中医无证可辨、西医无病可辨的不足。

2. 整体与阶段相配合

中西医各有所长，在脾胃病的诊治上，它们或在不同疾病的治疗上各具优势，或在某个疾病整体发展过程中的不同阶段起到不同的治疗作用。黄教授认为，针对某些中医治疗效果不佳，而西医确诊之后可以根治之疾，可直接采用西医治疗，如肠结核引起的慢性腹泻；对于一些西医无法明确病因而不能确诊的疾患或确诊后无法根治或有效处理的疾患，则需考虑采用中医辨证施治，以缓解患者症状，提高患者生活质量，如功能性便秘、功能性消化不良、肠易激综合征等功能性消化系统疾病。此外，尚有一些消化系原因导致的急腹症，在急性期可考虑利用西药治标，待病情稳定后再用中药调理善后，达到阶段性配合治疗以增强整体疗效的目的。

3. 中药传统药性与现代药理研究相结合

黄教授认为，治疗脾胃病时将中药传统药性与现代药理研究相结合，一方面可以坚持中医特色，可以把握中医的精华——辨证论治，另一方面又可以汲取现代科学技术的最新研究成果，从而极大地提高临床疗效。例如，现代药理学研究表明，郁金、延胡索、丹参等活血化瘀药物能够通过促进血清中表皮生长因子的生成，或者通过抑制胃酸和胃蛋白酶的分泌、增加胃黏膜血流量，抑或通过改善黏膜微循环，增加黏膜血氧供给，促进胃黏膜上皮细胞增生，从而达到治疗溃疡的目的。黄教授在治疗消化性溃疡所致的胃痛时，除了辨证处方遣药外，往往还会根据相关药理学研究成果酌加上述活血化瘀之品。此外，黄穗平教授等在系统整理消化性溃疡病因病机及相关文献的基础上，结合自身临证经验，提出胃络瘀阻在胃黏膜糜烂、溃疡形成上起着关键作用，从而完善了中医理论对现代病证的病因病机认识。

（三）治重调补并施，从肝论治取奇功

黄老认为，脾胃居于中土，为全身气机之枢纽，其病虽起于一脏一腑，但往往可累及多脏多腑，甚至久则波及全身。治疗上应兼顾周全，多法联用，涉及他脏时则应分清主次，多脏同治。观临床上尤以肝脾同病多见，尤应引起重视。

1. 调补并施起沉疴

黄穗平教授深谙"脾胃为元气之本""脾胃为人体气机升降出入之枢纽"的基本思想，认为脾胃病的发生大多存在脾胃虚弱、气机失调等基本因素。故在临证中多以"补益脾胃，调畅气机"为特色。黄教授认为大凡脾胃虚损之证，单用补药则易引起脘腹胀满、纳呆便溏等症，故每以健运中州之品中加入陈皮、砂仁、木香、郁金、延胡索、柴胡、升麻之类以补行兼施，使补而不滞。而对于由脾胃气机紊乱致病者，但调气机则易耗气伤正，故又每于调气之品中加入黄芪、党参、白术、甘草之属以保调气而不伤正。因此，其在遣方之时，尤喜用香砂六君子汤、补中益气汤、参苓白术散等调补并施之剂。黄师谨以此为则，治疗脾胃痼疾，屡奏良效。临床上，对于脾虚气滞之胃痛、腹痛、痞满等症，黄老每每同施健脾与理气之品，喜用四君子汤合用柴胡疏肝散加减；对于脾虚气陷之久泻不愈，多用黄芪、党参、白术、陈皮、当归、甘草等甘温药，配合升麻、柴胡、葛根等升提药，取东垣补中益气汤之意以益气升阳；对于气虚便秘者，亦同用此法治而常能获效；对于脾胃虚弱，气机上逆而见嗳气反酸、呕吐痰涎者，常拟香砂六君子汤，重用半夏，加用干姜、生姜、代赭石之类，旨在补气降气。诸如此类，屡试屡验。

2. 从肝论治取奇功

中医学理论认为，肝属木，脾胃属土，肝和脾胃之间存在五行相克关系。若肝疏泄太过，肝强凌弱，横逆犯土，或疏泄不及，木不疏土，土壅失运，均可致脾胃功能失常，出现脾胃病。现代医学研究表明，由于消化系统的运动和分泌功能主要受植物神经系统和内分泌系统的调节，而这两个系统的中枢与情感中枢的皮层下整合中心处于同一解剖部位，故其易受内外环境刺激及情绪因素的影响。黄教授认为，由于现代社会工作和生活压力不断增大，许多人长期处于精神紧张、心情抑郁的状态，以致肝气不得舒展，日久必致肝郁克木，土气既弱，便出现胃痛、痞满、腹泻、便秘、嗳气、反酸、脘胀纳差等病证。此类疾病可分属于西医学的消化性溃疡、慢性胃炎、肠易激综合征、功能性便秘、胃食管反流病、功能性消化不良等病。若确由情志因素引起，则病程日久又可反过来加重患者原有的不良情绪，导致患者出现失眠、抑郁、焦虑等更为严重的心理疾患，两者互为因果，相互影响，使此类疾病症状反复，缠绵难愈。黄师在临证中治疗此类疾患时，喜从肝而治，或重于疏肝理气解郁，或偏于疏肝健脾和胃，常用柴胡疏肝散、逍遥散、四逆散等方剂，喜用柴胡、郁金、香附、延胡索、合欢皮等药物，其收效如桴击鼓，捷验每现。黄教授总结，临床中有很多患者因脾胃疾病就诊，观患者有失眠、焦虑或抑郁等症者，每于辨证之外，或主从而肝治，或辅以治肝之法，皆可收到良好的效果。

另外，在临床试验中，邝宇香等曾采用随机对照法，以柴芍六君子汤治疗肝郁脾虚型慢性胃炎 45 例，结果显示经过 14 天的治疗后，中药组患者上腹部疼痛的频率、时间，伴随症状及复查胃镜的改善程度均优于西药组；亦曾以调肝法的代表方四逆散为基础，组成调肝方，治疗肠易激综合征 30 例，也取得满意疗效。王晞星等认为，反流性食管炎多系肝气犯胃、胃气上逆所致，其采用随机双盲对照试验法，运用具有疏肝和胃，制酸止痛功效的胃逆康胶囊治疗反流性食管炎 32 例，其疗效均显著优于对照组。以上这些临床研究也从不同方面验证了从肝论治脾胃病的可行性和有效性。

（四）强调防治一体，调食养性适寒温

黄穗平教授治疗脾胃病不仅重视辨治，同时根据脾胃病的病因及发展特点，提出了"寓治于防，防治一体"的思想，此亦是中医学"治未病"在治疗脾胃病中的具体体现。这其中包括了调食、养性及寒温适度等方面，现简单介绍如下。

1. 调食

调食即调理饮食。黄教授在临证中十分重视调食，强调脾胃为后天之本，水谷之海。若水谷不和，或饮食不节，过食肥甘厚味，或饥饱失常，或偏食嗜食某些食物，均易损及脾胃，这也是部分患者胃疾迁延不愈，或愈而复发的缘由。故治疗脾胃病，调食是重要环节。对于某些脾胃疾病尚轻者，通过调食往往能直接缓解甚至消除病证。例如曾遇一女性腹泻患者求治，黄老追问病史，得知其有煲凉瓜汤，以瓜果代饭的习惯，嘱其勿再煲凉瓜汤食用，代之以党参、黄芪、生姜、大枣等甘温之品煲汤食用调理，另嘱其少食寒凉水果，不可以再水果代饭，坚持1月，身遂如常；而对于一些脾胃病较重者，即使调食难以使之痊愈，但"食助药力"，通过调食往往能使药物更好地发挥疗效。黄教授指出，调食，首先要纠正"养胃必须少食多餐"之误区，叮嘱患者养成一天三餐，定时定量规律饮食的良好习惯；其次，食物宜质软易消化，同时营养要丰富，避免进食坚硬、粗糙、生冷、过热或辛辣熏烤、肥甘厚味等食物。此外，黄教授还尤为重视体质调食和辨证调食。针对体质调食，他指出，属于火热体质的人，平常应避免过食性热之品，即使到了冬天，也应尽量少用温热的狗肉、羊肉；而广东人喜饮凉茶，但若属虚寒体质者，则需谨慎，以免"寒上加寒"，损害脾胃功能。至于辨证调食，黄老会根据不同的证型，为患者推荐各自适宜的食疗方法。例如胃痛之胃阴不足者常嘱用酸甘之饮食，如酸牛奶、乌梅、山楂等，以酸甘化阴、养胃止痛；而因食滞所致胃痛者，又劝用鸡内金炖汤或内金末冲服，取其以形补形、消食导滞之功。

2. 养性

养性即调养心理情绪。心理情绪的变化，中医概括为七情。黄教授认为，脾胃一病，与情志因素密不可分，因此，在治疗脾胃病时要时时刻刻关注情志。他强调，养性防治脾胃病，尤应注意两点：一是医生要耐心向患者宣传脾胃病的有关知识，使患者正确认识脾胃病的发生与不良情绪的关系，使之消除紧张、恐惧、焦虑、抑郁等不良心理活动，保持良好的心态；二是医者仁心，要尊重患者，耐心听取患者的陈诉，详细了解患者的病情，认真诊察疾病，使患者对医者有安全、信任、亲切的感觉，积极配合治疗，这样才能有利脾胃病的康复与预防再发。

3. 适寒温

适寒温是指人们保持身体健康或进行疾病的调治活动时都应注意与天地相应，顺应自然的客观变化，使自然界的寒温气候对人体适度。黄教授认为，寒温失调是脾胃病发生的常见诱因。《脾胃论》云："肠胃为市，无物不受，无物不入，若风、寒、暑、湿、燥，一气偏胜，亦能伤脾损胃。"因此，脾胃病患者要注意四季气候的变化、工作地域的改变及生活环境的变迁，适时调摄起居，增减衣被，以防病邪入侵致病或诱发脾胃诸疾。

（本文作者：李小燕、蒋璐、黄穗平。发表于《新中医》2015年8月第47卷第8期）

三、黄穗平治疗慢性萎缩性胃炎经验

慢性萎缩性胃炎（chronic atrophic gastritis，CAG）在我国正常人群中的检出率为 25% ～ 50%。又因其常伴有肠化生和异型增生，而被视为最常见的癌前疾病，随着年龄的增长，胃癌发病率呈上升趋势。目前，胃黏膜发生癌肿的慢性胃炎 - 胃黏膜萎缩 - 肠上皮化生 - 异型增生 - 胃癌的发展模式已为国内外大多数研究者所认同。国外报道 CAG 是导致胃癌发生的可能危险因素之一。CAG 每年的癌变率为 0.5% ～ 1%，伴有异型增生时癌变率更高。抑制、阻断甚至逆转其癌变成为目前中西医研究的重点课题。西医对 CAG 尚缺乏理想的治疗方法，而中医药对 CAG 的治疗积累了较为丰富的经验。黄穗平教授是广东省中医院主任医师，博士研究生导师，从事中医临床 30 余年，擅于治疗脾胃病，临床疗效满意，现介绍其治疗慢性萎缩性胃炎之经验如下。

（一）黄穗平对慢性萎缩性胃炎病因病机的认识

1. 饮食不节

暴饮暴食，饥饱无常，或恣食生冷，寒积胃脘，皆可损伤脾胃之气，使脾胃气机升降失常。黄穗平教授指出，虽然目前社会生活水平较以往高出数倍，食物品种丰富，但对于较多从事脑力工作的患者而言，平时锻炼减少，甚至因工作常不能按时吃饭，长久必然导致脾胃饥饱失常，功能失调。正如《素问·痹论》云："饮食自倍，肠胃乃伤"，最终出现器质性疾病。

2. 情志致病

境遇不遂，忧思恼怒，情怀不畅，肝郁气滞，疏泄失职，横犯脾胃，脾胃失和则可致胃脘胀满嘈杂等症。胃病日久，迁延不愈，气血阻滞胃腑；肝气郁结，气滞血瘀，可致胃痛发作、嗳气痞满等症产生。黄教授指出，由于现代社会工作和生活压力不断增大，许多患者长期处于精神紧张、心情抑郁的状态，日久必致肝郁脾虚。正如《沈氏尊生书·胃痛》曰："胃痛，邪干胃脘病也，唯肝气相乘为尤甚，以木性暴且正克也。"情志致病是众多病因之首。情志致病初病在经，久病入络，以经主气、络主血，痰瘀毒交结胃络，蕴而生毒，渐变生肠上皮化生、异型增生等有形之疾而成癌前病变。

3. 禀赋不足

身体脾胃虚弱，或劳倦内伤，中伤脾胃；或久病不愈，延及脾胃，脾胃虚弱，而发为胃脘痞满、疼痛。黄教授指出，若因父母体质虚弱，受孕怀胎之时未静心养胎，或摄生不慎，或者营养不足，导致胎儿先天禀赋不足，加之后天缺乏调养，不懂养生，饮食失调，进一步加重脾胃负担，终将导致脾胃虚弱。正如《兰室秘藏·中满腹胀论》中谓"脾胃久虚之人，胃中寒则生胀满，或脏寒生满病"，因此"虚"应包括先天之虚。

4. 外感内伤

外感暑湿、寒湿，内侵脾胃，水湿内停；恣食肥甘辛辣或饮酒过度，酿湿生热，日久不愈，灼伤胃络；或气滞血瘀，病邪留滞，瘀久化热；损及胃腑，而致痞满、嘈杂、胃脘灼痛等症。黄教授指出，虽然现代科技为人类提供了便利的生活，但同时也带来诸多弊端。既往外感多是由于避雨不慎，或者保暖不及等。现在主要是由于贪凉所致，大多数人工作环境是在空调房里，长此以往易感受寒湿。广州地区以湿邪为多见，寒湿蕴久化热，湿邪与热胶着，脾胃疾病之难愈可见矣。此外，由于现代人多生活方式不良，如熬夜是很多青年人的家常便饭，日久必然耗伤阴血，出现虚火上炎之势，从而产生上述诸多症状。

（二）黄穗平对慢性萎缩性胃炎的方药证治

黄穗平指出慢性胃炎中的萎缩性胃炎最为难治，因其胃中腺体难以新生，逆转机会较少，有可能被异常组织细胞代替，出现肠上皮化生或异型增生（不典型增生），产生癌变，故预后欠佳。西医对此无特效药物，通常对于发生肠化生或（和）不典型增生的患者采取对症治疗以减轻症状，并加强胃镜随访。慢性萎缩性胃炎伴有肠上皮化生预后尚可，需要重视的是出现不典型增生。中医对慢性萎缩性胃炎的治疗方法较多。中医认为本病的病位在胃，与肝、脾、肾有关，致病因素不外气、湿、血、痰、瘀，基本病机为脾胃虚弱，虚实夹杂。慢性萎缩性胃炎的症状表现首先为"嘈杂"，其次是"痞满"，之后可表现为"胃痛"。胃痛阶段为慢性萎缩性胃炎出现了不典型增生后的关键阶段，若不接受治疗就易发展为胃恶性肿瘤。

胃为谷海，胃纳而脾运，从而产生宗气、营气、卫气及五脏之气。气源于脾肾，升降出入治节于肺，升发疏泄于肝，统血贯脉而周行于心。血源于水谷之精气，通过脾胃的生化输布，注之于脉，化而为血。水谷之精气得脾之健运、肺之调节、肾之煦蒸及三焦之气化，或化为血，或化为津液，以营养全身。诸多原因导致脾胃虚弱后，气机升降失调。气为血之帅，气虚不能行血，气虚亦不能化血，初则出现腹中空空、若无一物、似饥非饥、似辣非辣、似痛非痛之嘈杂。气血生化不足导致胃中腺体濡养不充，出现黏膜腺体萎缩。若仍恣食生冷肥甘厚腻，或饥饱失常，进一步损伤脾胃，则出现五脏膜满闭塞之痞满，中焦运化失职，水谷精气敷布失常，可聚而成饮成痰，湿聚为痰，血停成瘀，造成脾虚湿聚化痰成瘀，瘀血不去，新血不生，痰、瘀等病理产物出现后进一步损伤胃中腺体。瘀血为患故见痛处固定不移，状若针刺，进而出现不典型增生或肠上皮化生，发展为以胃痛为主的癌前病变最终阶段。

总之，慢性萎缩性胃炎以中焦脾胃虚弱为主要病机，以补虚固本、标本同治为治则，以健脾益气、理气消胀、活血祛瘀、和胃止痛为基本治法。黄教授注重突出李东垣的甘温健脾益胃法，健脾理气方就是这一治则治法的体现。具体方药组成：党参 15g，白术 15g，茯苓 15g，炙甘草 5g，砂仁 5g（后下），木香 10g（后下），法半夏 15g，陈皮 10g，延胡索 15g，郁金 15g，海螵蛸 15g，合欢皮 15g。随症加减：口干者加白芍；口苦者加黄芩、柴胡；舌苔黄厚腻者加黄连、苍术；眠差者加合欢皮、夜交藤；大便排出不畅者加枳实、黄芪；大便硬如羊屎样者加火麻仁、郁李仁、枳实，去砂仁；四肢发凉伴有大便偏稀烂者加干姜，砂仁增至 10g；怕冻甚者加熟附片、干姜；胀满甚者加厚朴、枳实；纳差者加炒麦芽、炒谷芽；反酸者加浙贝母；咽喉气顶感伴有乏力者加黄芪；舌红苔少者加麦冬、生地黄；胃镜结果显示有糜烂者加三七。

（三）病案举例

李某，女，57 岁。2013 年 3 月 29 日因"胃脘部胀满隐痛半年"就诊。疼痛呈隐痛、无饮食规律，餐后胀满，嗳气无反酸，口干，无明显口苦，胃纳可，二便正常，眠欠佳，舌淡红，苔薄白，脉弱。于广东省人民医院行胃镜检查，结果示慢性萎缩性胃炎伴糜烂，轻度不典型增生，幽门螺杆菌（－）。西医诊断：慢性萎缩性胃炎（伴轻度不典型增生）；中医诊断：胃痞病，脾胃虚弱。治宜健脾益胃，理气消胀。首诊处方：砂仁 5g（后下），木香 10g（后下），党参 15g，白术 15g，茯苓 15g，炙甘草 5g，法半夏 10g，陈皮 10g，黄芪 20g，三七 5g，合欢皮 15g，白芍 15g。每日 1 剂，水煎服，分早晚 2 次服用，共 7 剂。二诊

（2013年4月10日）因患者腹部疼痛改善不明显，于原方加延胡索。三诊（2013年4月24日）因患者嗳气频繁故于原方加川厚朴。四诊（2013年5月1日）患者睡眠较前好转，于原方去合欢皮。五诊（2013年5月8日）因患者腹部疼痛消失，于原方去延胡索。六诊（2013年5月17日）症状与五诊相仿，故用药同五诊。七诊（2013年5月31日）因患者出现反酸，于六诊方加海螵蛸。八诊（2013年7月3日）患者胃脘隐痛不适消失，胸骨后气顶感，仍有嗳气无反酸，口干口苦，纳眠可，大便日1次，质可，小便调，舌淡红边有齿痕，苔薄白，脉弱。广东省人民医院胃镜检查结果示慢性浅表性胃炎伴糜烂（胃窦为主）幽门螺杆菌（－）。于七诊方中黄芪用至30g。九诊（2013年7月17日）患者整体状况良好，于八诊方去黄芪、厚朴。

按：患者因胃脘胀痛就诊，考虑胀满程度多于隐痛，诊断为胃痞病，结合舌苔脉象，辨证为脾胃虚弱，以健脾理气方为基础方，口干加白芍，眠差加合欢皮，胃镜结果提示有糜烂者加三七，胀满为主暂未用郁金、延胡索，未见反酸者不用海螵蛸。二诊诉服用前方后腹部疼痛症状改善不明显，加用延胡索，增理气、止痛之功效。三诊患者嗳气频，因胃气以降为顺，目前虽无胀满之苦，但增嗳气频之困，究其原因，乃因胃气留滞胃脘则胀，上逆则嗳气，患者胃脘胀满虽较前减轻，实因胃气逆于上之故，徒增嗳气之表现，需因势利导，促进胃气下降方为万全之策，故原方加用厚朴，加强行气降逆之力。四诊症状较前诊相仿，基本沿用原方，因睡眠较前好转，原方去合欢皮。五诊患者胃脘部胀痛症状消失，原方中可减行气止痛之延胡索。六诊患者症状较前诊相仿，仍用原方。七诊患者无胃脘部胀痛症状，但有反酸，加用海螵蛸增制酸功效。八诊患者复查胃镜提示胃黏膜萎缩消失，未见肠化、不典型增生。经过近4个月中药调理治疗，出现萎缩、肠化、不典型增生消失之原因实乃李东垣所提及"脾胃为后天之本"思想之体现。目前症见胸骨后气顶感，因中气亏虚，不能上下流通壅滞咽喉所致，应以补气为法，气足则通行自能便利，故原方黄芪用至30g。九诊患者整体状况良好，上方去黄芪、厚朴，继续培本固元。此处及时减黄芪、厚朴之原因，乃是由于厚朴虽为行气之药，但久用必然耗气伤阴，故患者无胀满不适症状时应去之。黄芪具有补脾益肺之功，但亦不能久用之。人体自身依赖后天脾胃之濡养，久用黄芪必然导致中气过盛。中医云"亢乃害，承乃治"，亦有"气有余便是火"之说，久用黄芪患者易出现上火之征，故应及时去黄芪。

黄穗平教授指出，慢性萎缩性胃炎首先表现为胃脘部不适，症状莫可名状，辨病为"嘈杂"，逐渐出现胀满症状后，辨病属于"胃痞满"，最后发展为以疼痛为主要症状的"胃痛"。慢性萎缩性胃炎发展虽变化多端，但是万变不离其宗，坚守脾胃虚弱这一病机，辨证准确后，守健脾理气方培本固元。健脾理气方是在香砂六君子汤的基础上加延胡索、郁金、海螵蛸和合欢皮而成。方中党参、白术补气健脾，茯苓健脾渗湿，三药合用，行益气健脾渗湿之功，共为君药。陈皮理气运脾调中，法半夏和胃降逆，木香调中宣滞，共同除胀消痞止痛；砂仁化湿行气。四味药共行散结除痞之功，共为臣药。延胡索、郁金行气止痛，可缓解气滞引起的胃痛，且郁金性偏寒可制约诸温药之燥性，海螵蛸制酸护胃止痛，合欢皮解郁安神，共为佐药。炙甘草调和诸药，为使药。诸药配伍既能健运脾胃又可调理气机，虚可补，滞可行，瘀可去，湿可化，痰可消，气能补亦能通，共奏健脾益气和胃之功，调理中焦气机使脾气得升、胃气得降，脾胃气机升降如常，脾胃健壮，气、湿、血、痰、瘀之致病因素无处伏留，中焦嘈杂、痞满、胃痛之证尽消，慢性萎缩性胃炎自然痊愈于无形之中。

（本文作者：吕林、王静、罗仕娟、黄俊敏、叶振昊、张望、黄穗平，发表于《广州中医药大学学报》2014年11月第31卷第6期）

四、黄穗平教授补土论治慢性萎缩性胃炎经验

慢性萎缩性胃炎（chronic atrophic gastritis，CAG）是指胃黏膜上皮遭受反复损害导致固有腺体的减少，伴或不伴肠腺化生和（或）假幽门腺化生的一种慢性消化系统常见性疾病，临床主要以上腹部不适、饱胀、疼痛等非特异性消化不良症状为主要表现，可伴有食欲不振、嘈杂、嗳气、反酸、恶心、口苦等消化道症状。CAG因其主要症状表现存在差异性及非特异性，中医诊断常不尽相同，大致可归属于"胃脘痛""痞满""嘈杂""吐酸"等范畴。

黄穗平教授师从于全国名老中医余绍源教授，为其学术流派传承人，现任广州中医药大学第二附属医院消化科大主任，为广东省名中医，主攻中医药治疗消化系统疾病的临床研究，在治疗CAG上积累了良好的经验。笔者跟师于黄穗平教授，并有幸将

其治疗 CAG 的临床经验进行总结和归纳。

（一）CAG 的中西医发病机制

现代医学认为 CAG 发病与幽门螺杆菌（helicobacter pylori，Hp）感染、不良的饮食习惯（口味偏重）、生活习惯（饮酒、吸烟）、精神心理因素和家族遗传病史等因素有关，病变处胃黏膜屏障遭到破坏、细胞供能不足和黏膜下血管走行异常，进而发生胃黏膜萎缩、肠化生及不典型增生等病理学改变，且萎缩性改变会导致胃蛋白酶等物质分泌异常，引起胃消化功能降低。CAG 常合并肠化生，并参与慢性非萎缩性胃炎 – 多灶萎缩性胃炎 – 胃黏膜肠化生 – 异型增生 – 浸润性癌这一病理演变过程。

中医认为，脾胃为后天之本、气血生化之源，其在五行合木，为仓廪之官，主运化水谷和水液；戊己之土位于中州，以达升降合和之理；饮食不节、劳役过度、忧思恼怒及外邪侵袭等因素，致使脾胃功能受损，气血生化乏源、气血亏虚；气机升降失调，郁滞中焦；运化功能失调，水湿内生，痰湿内聚，血脉郁滞。因此，其标在于气滞痰凝血瘀，根本在于中焦土虚，升降功能失调，脾胃运化功能减弱，进而表现出上腹胀、腹痛、嗳气等症状。

据调查，我国胃癌发病率居全国恶性肿瘤发病的第 2 位，而 CAG 为重要的癌前疾病，因此，逆转 CAG 对于预防胃癌发生具有重要作用。

（二）黄穗平教授治疗 CAG 经验

补土理论为中医学术流派重要思想之一，《黄帝内经》和《脾胃论》中的思想，为补土理论的提出及补土学术流派的发展奠定了基础。黄穗平教授认为消化系统疾病多从脾胃论治，治疗上多推崇金元李东垣《脾胃论》中的理论思想，《脾胃论·脾胃盛衰论》言："脾胃不足之源……当从六气不足、升降浮沉法，随证用药治之"，重视补土扶正，调理气机，恢复中土运化功能，使脾胃得以发挥正常功能，驱逐痰瘀，最终达到逆转病变目的。

1. 补土扶正，培本固元

《黄帝内经》提出，"脾胃为气血生化之源"，李东垣在《兰室秘藏》中也指出，"脾为血气阴阳之根蒂"，饮食不节、劳役过度、情志因素及外邪侵袭等均可损伤脾胃，使气血生化乏源。《黄帝内经素问》云："饮入于胃，游溢精气，上输于脾，脾气散精……"脾胃既伤，则精津无以化，五脏六腑不能得其濡养。治疗上以"形不足者，温之以气；精不足者，补之以味"为则。吾师多用党参、白术、黄芪、炙甘草等药物温补中气，方剂多采用四君子汤、六君子类、补中益气汤等加减；气血俱虚者或与四物汤合用或使用黄芪桂枝五物汤、归脾汤等加减治疗，共奏气血双补之功；津血同源，津亏则血虚，胃阴不足者，吾师常以沙参、生地、白芍、麦冬、竹茹等滋阴益胃，方剂多采用增液汤、益胃汤、沙参麦门冬汤等加减治疗；中阳受损，阳气亏虚者，常用干姜、附子、肉桂等药温中散寒，温通经脉，遣方上常用理中汤、建中汤类方温阳健脾。现代药理学研究也显示健脾益气类方药可增强胃动力，提高机体免疫力，增强胃黏膜保护屏障功能。

2. 斡旋中州，调畅气机

张子和在《儒门事亲》中指出人体"气血流通为贵"，若气血循经正常流通，则全身正常功能得以施展。《素问·六微旨大论》言:"出入废则神机化灭,升降息则气立孤危。故非出入,则无以生长壮老已;非升降,则无以生长化收藏。"气机升降运动存在于正常的生理活动中,虽然和各脏腑皆有关系,但升降之枢纽在于脾胃。叶天士《临证指南医案》提出"脾宜升则健,胃宜降则和",李东垣在《脾胃论》中也指出"天地阴阳生杀之理在升降浮沉之间"的观点,因此在治疗上应顺应脾胃气机升降规律,使气血调畅,吾师常喜用枳壳、厚朴、木香、陈皮、砂仁、枳实等理气行气之品,使气机调和。若因情志因素所致气机郁滞,则加入香附、郁金、合欢皮、紫苏叶、柴胡等药物,疏肝解郁,调畅气机。现代研究发现,理气药物具有调整胃肠道运动及分泌功能,消除胃肠道症状及改善胃肠道消化作用。

3. 健运中土,驱邪逐瘀

岭南气候潮湿,地卑土薄,长居于岭南之地的居民脾胃多虚,易感湿邪为患;或由于天气炎热,患者贪凉饮冷,导致寒湿中阻,内、外湿邪为患,湿聚生痰,痰湿久留为"瘀",瘀久成毒,因此吾师用砂仁、薏苡仁、半夏、陈皮、茯苓等祛湿化痰,助脾运化痰浊;"瘀血不去,新血不生",可在健运中土基础上佐加少量三七(粉或片)、延胡索等活血化瘀之品,扶正不留瘀。现代研究发现三七具有抗炎作用,且对 Hp 有较强的抑制作用,还能改善微循环,加快血液流速,改善组织营养,减少炎症渗出,促进炎症吸收等,临床症状改善,逆转胃腺体萎缩、肠上皮化生及不典型增生,益气健脾同时兼有活血化瘀,攻补兼施,也是众多医家治疗 CAG 的核心之法。《金匮要略心典》言:"无邪不有毒,热从毒化,变从毒起,瘀从毒结也",邪气郁久留而为瘀、为毒，毒郁日久易化热。若见夹有热象者，如舌苔黄或黄腻，口干苦，脉滑，常辨证加入少量柴胡、黄连、黄芩、蒲公英、半枝莲、白花蛇舌草等清热之品，但量益小，且要在温补脾胃基础上使用清热药物，以防过于寒凉伤胃。

（三）临床验案举隅

患者李某，男，34岁。2017年6月8日因"反复上腹胀满1年余"就诊于我院消化科门诊。就诊时症见：上腹胀满，餐后明显，无嗳气反酸，无恶心欲呕，无口干口苦，胃纳可，大便通畅，条状，每日1次，睡眠安，疲倦乏力，舌淡红，苔薄白，脉弱。辅助检查：2017年2月22日查胃镜：慢性萎缩性胃炎。病理：（胃窦）轻度慢性炎症，中度萎缩，中度肠化，Hp（－），活动性（－）。西医诊断：慢性萎缩性胃炎（中度萎缩、中度肠化）。中医诊断：胃痞病（脾胃虚弱证）。处方：党参15g，炒白术15g，茯苓15g，炙甘草5g，木香10g（后下），砂仁5g（后下），陈皮10g，法半夏15g，姜厚朴15g，黄芪20g，三七5g。共7剂，日1剂，水煎服。

二诊（2017年6月15日）：上腹胀满缓解，疲倦乏力减轻，前方基础上改炙甘草10g，黄芪30g以加强补益中气之功。

三诊（2017年9月21日）：患者肠鸣，大便偏烂，1～2次/日，考虑由于患者贪凉饮冷和久坐空调之地，脾胃、大肠内外受寒所致肠鸣、泄泻。中焦属土，得火则化，干姜性大热而辛散，能散邪补正，既驱皮肤之寒邪，又温中散寒，健脾温阳，予加干姜5g。

四诊（2017年10月11日）：患者饮食无规律时上腹痛偶

发，时反酸，前方基础加延胡索15g，海螵蛸20g。延胡索辛温无毒，可升可降，阴中阳也，通经络止痛效果甚佳；海螵蛸，味咸，微温，为制酸药，对胃酸过多、胃溃疡有效。

五诊（2017年11月16日）：患者上腹痛较前改善，反酸好转，前方去鱼骨，余药同前，续服。

六诊（2018年3月28日）：患者于2018年3月16日在我院复查胃镜：慢性胃炎伴糜烂。病理：（胃窦）黏膜慢性炎（中度炎症，轻度活动度，无萎缩，无肠上皮化生，无异型增生），Hp（-）。患者胃镜及病理提示萎缩和肠化生已经逆转，症状上考虑腹痛和腹胀缓解，予法半夏减量，去姜厚朴、延胡索，黄芪改为20g维持治疗，并嘱其饮食作息规律，注意劳逸结合，则病不再复矣。

按语：患者因"反复上腹胀闷1年余"为主诉就诊，结合患者辅助检查结果，患者西医诊断"慢性萎缩性胃炎"明确，中医诊断为"胃痞病"，脾胃虚弱证。《四圣心源》曰："脾为己土，以太阴而主升；胃为戊土，以阳明而主降。"中气不足，脾胃升降功能失常，中焦气机郁滞，发为痞满，治疗应以甘温之药补益脾胃气血，兼顾调畅气机；脾胃虚弱，运化失常，水湿不运，痰凝血瘀，治以运土化湿，祛痰逐瘀。吾师善用香砂六君子汤加减治疗脾胃虚弱之中焦脾胃病证，方中木香辛温，健脾行气止痛；砂仁可苏其脾胃之气，助脾胃生精生气，并能辅诸补药，行气血于不滞也，与木香合用通治中焦气机不顺也；方中黄芪甘温，善补五脏虚损，与党参、白术、茯苓、炙甘草合用共奏健脾益气，补血生肌之功；加半夏、陈皮行气燥湿化痰，湿邪黏腻重浊，阻碍气机，损伤阳气，湿邪得去，则清阳得升，气机得以运化；厚朴味苦、辛，微温，入足阳明胃经，降冲逆而止嗽，最消胀满，厚朴与半夏合用，降气逆，化浊痰。南海名医何梦瑶在《医碥·卷六》中所谓："岭南地卑土薄，土薄则阳气易泄，人居其地，腠理汗出，气多上壅。地卑则潮湿特盛，晨夕昏雾，春夏淫雨，人多中湿……"若湿邪较盛，痞气不除，可加入枳实，合枳术丸之意；脏腑功能紊乱、气血运行失常，湿浊瘀毒病理产物郁滞，导致肠化生或不典型增生发生，在行气同时要注意活血化瘀，吾师喜用三七（粉或片），味苦微甘，性平和，善化瘀血又不伤新血；如有热象存在可酌加蒲公英、白花蛇舌草、半枝莲等清热解毒之品，但如无明显热象，则不宜多用此类寒凉药物，以防戕伤中州脾胃。如伴有腹痛者，乃气血运行不畅，局部气血瘀滞，"不荣则痛，不通亦痛"，在补益脾胃气血同时应兼顾行气活血，慢性疾病人群，最易多思忧虑，应同时兼顾调心、调节情绪，可加入郁金、香附之品，既疏肝解郁又理气活血；亦可加入柴胡，其可去心下痞闷，解痰结，散诸经血凝气聚；兼有胃纳差、饮食不消者可加入麦芽、谷芽、神曲消食化滞，和运脾胃；脾虚湿盛所致大便烂者，加入白扁豆、薏苡仁化湿止泻；若大便干结者，则加入火麻仁、郁李仁润肠通便，或合小承气汤加减治疗；胃阴不足者，见口干，大便干结者，苔少，加入生地、麦冬、玄参，合增液汤之意；心神不宁、夜不能寐者，吾师喜用茯神、合欢皮、远志、夜交藤调养心神，和心志，安养五脏。

对于 CAG 的治疗，现代医学以对症治疗和预防治疗为主，只能暂时减缓疾病的进展，而大量临床研究发现中医中药在改善

CAG 临床症状和逆转胃黏膜腺体萎缩、肠化及不典型增生上发挥了自身的优势，起到了重要的治疗作用，应当予以重视。CAG的治疗因人、因时、因地制宜，不同医师方剂用药不尽相同，但治疗 CAG 上要重视补土论治，注意调理脾胃功能，切不可杀伐太过，使虚者更虚，实者更盛。临床灵活加减用药治疗，令胃气得复，气血充盈调和，气机升降协调，中土复其健运之功，痰浊瘀血得消，则萎缩、肠化生等病理改变得以逆转。

（本文作者：毛阿芳、叶振昊、黄俊敏、黄穗平，发表于《中国中西医结合消化杂志》2019 年 27 卷 2 期）

五、黄穗平教授治疗胃痛经验浅析

胃脘痛是由外感邪气、内伤饮食情志、脏腑功能失调等导致气机郁滞，胃失所养，以上腹胃脘部近歧骨处疼痛为主症，兼有泛恶、脘闷、嗳气、大便不调等，相当于现代医学的急慢性胃炎、胃十二指肠溃疡、胃神经官能症、非溃疡性消化不良、胃癌等。黄穗平教授是广东省中医院消化内科主任、博士研究生导师，从事消化临床工作 20 余年，在治疗胃脘痛方面积累了丰富的临床经验。现介绍如下：

（一）病因

胃痛在消化科门诊属常见多发病，究其病因，主要分为以下几种：

1. 寒邪犯胃

素体虚寒或外感寒邪，或恣食生冷，使寒邪内客于胃，塞凝气滞，升降不利，致胃气不和而疼痛。

2. 饮食伤胃

饮食不节，暴饮暴食，饥饱无度，冷热不忌，均可损伤脾胃，令其食满不化，气机不畅而疼痛。如过食辛辣炙煿、酒醴之品，至中焦积热，耗伤胃阴，胃失濡养而发生疼痛。

3. 肝气犯胃

肝为刚脏，性喜条达而恶抑郁，忧思郁怒皆能伤肝，肝失疏泄，横逆犯胃，气机阻滞，而致胃痛。若气滞日久，必至瘀血内结，胃络受阻，"不通则痛"。若气郁化火，耗伤胃阴，使胃络失养，而致胃痛。

4. 脾胃虚弱

素体脾胃不足，中阳不振，寒自内生；或久病伤及脾胃，致使胃阴不足，胃失濡养，胃气不和，均可引起胃痛。引起胃痛的病因虽然不同，但总的皆因胃气失于和降，"不通则痛"。其不通的原因有寒、热、食滞、血瘀等不同的临床表现。

（二）治法

黄穗平主任在临床根据不同辨证思路采用不同治疗方法，治法多以"理气和胃止痛"为原则，并需审证求因，认为与肝脾关系最为密切，分不同情况，配合疏肝、清化、益气等诸法，各举几例：

1. 气滞胃痛证候

胃脘胀痛，痛连胸胁，遇情志不遂而诱发或加重，嗳气频繁，伴呕吐吞酸，大便不畅，舌苔薄白，脉弦。

治法：疏肝理气，和胃止痛。

主方：柴胡疏肝散。

组成：柴胡 10g，枳壳 15g，白芍 15g，郁金 15g，广木香 10g（后下），玄胡 15g，枳壳 15g，陈皮 6g，鱼骨 15g，浙贝 15g，甘草 6g。

（1）典型病例：患者，女，32 岁，门诊求治。患者 3 个月前因家事不和，忧郁成疾，治疗效果欠佳，经常反复发作。近日因病情加重，遂来诊治。症见：胃脘胀闷疼痛牵引胸胁，作止无常，嗳气喜太息。不思饮食，大便不爽，苔薄白，脉沉。在本院胃镜检查为慢性浅表性胃炎，证属肝气犯胃。治以疏肝解郁，理气和胃，方用柴胡疏肝散。连服 20 剂后，诸症告安，后随访病情未复发。

（2）按：肝喜条达，胃喜通降，因患者情志不畅，致肝郁气滞，横逆犯胃，使胃气不降，故而出现胃脘胀闷疼痛牵引两胁。方中柴胡、枳壳、广木香行气和胃不伤正；白芍柔肝止痛，郁金、玄胡行气止痛；陈皮行气和胃，鱼骨、浙贝抑酸护胃。

2.湿热型胃痛证候

胃脘痞闷疼痛，胸腹胀满不适，口苦口黏不欲饮，头身重着，纳呆厌食，大便不畅，肛门灼热，小便短少黄赤，苔腻微黄，脉弦滑。治以清热化湿，醒脾开胃。方用清中汤加减。组成：黄连 10g，黄芩 10g，炒山栀 6g，白术 15g，云苓 12g，半夏 10g，厚朴 15g，苍术 10g，甘草 6g。

（1）典型病例：患者，男，40 岁，门诊求治。胃脘痞满胀痛半年余，头晕倦四肢疲乏，纳呆厌食，口苦口黏不欲饮，大便溏而不畅，小便短少发黄，苔腻微黄，脉滑数。胃镜检查：胆汁反流性胃炎。证属湿热中阻，气机不畅，治以清利湿热，醒脾开胃。方用清中汤加减。诊治 4 次，连服 16 剂后，诸症消失，病情痊愈，2 个月后胃镜复查，未见异常。

（2）按：湿为阴邪，有黏滞不易驱散特性。今湿困中州，湿滞化热，阻碍气机。故用苍术芳香化湿；白术、半夏、白豆蔻化湿醒脾开胃；黄芩、黄连、山栀清热燥湿；厚朴行气祛湿；茯苓淡渗利湿。

3. 虚寒型胃痛证候

胃脘隐隐作痛，喜按喜温，遇寒或劳累加重，得食稍安，伴有食欲不振，全身乏力，畏寒肢冷，泛吐清水，大便溏薄，舌淡苔白，脉沉弱无力。治以补气健脾，温中止痛，方用六君子汤合黄芪健中汤加减。组方：党参 12g，砂仁 10g（后下），白术 15g，茯苓 15g，黄芪 20g，广木香 10g（后下），半夏 10g，法夏 10g，炒麦芽 10g，炙甘草 6g，干姜 6g，白芍 15g。

（1）典型病例：患者，男，46 岁。患者因长期饮食不节，饥饱失常，而致胃脘疼痛经常反复发作 1 年余，近日病情加重，遂来我科住院治疗。症见：胃脘绵绵作痛，空腹和劳累遇冷及饮食不当均可使病情加重，喜按喜温，食少便溏，舌淡苔薄白而滑，脉沉重。查胃镜为胃溃疡。治以补气健脾，温中止痛。方用上方，口服 30 剂后，病情痊愈，为了巩固疗效，口服黄芪健中丸 10 天，每次一丸，口服 3 次。5 个月后复查，胃黏膜未见异常。

（2）按：脾阳不足，中州腐谷运化无力，中气亏损，阳气未能振奋而阴寒内盛。故需健脾补气，温中助阳，使阳复脾健，病情痊愈。方中党参、白术、黄芪、茯苓、半夏，补气健脾；白芍、甘草，缓急止痛；砂仁、广木香、麦芽、干姜温中和胃。

（本文作者：胡丽娟、黄绍刚、黄穗平，发表于《中国民族民间医药》2012年21卷10期）

六、黄穗平治疗胃痞病临床经验

黄穗平教授为广东省中医院名中医，广东省中医药脾胃病科学术带头人，博士研究生导师，全国著名中医脾胃病专家梁乃津的学术经验继承人。他经验丰富，临床用药基本是寻常之药，但疗效显著。吾辈有幸可侍诊于旁，获益良多。现将黄教授治胃痞病经验介绍如下。

胃痞病是指心下痞塞，胸膈满闷，触之无形，按之不痛，望无胀大为主要症状的病证；且常伴有胸膈满闷，食后胀甚，嗳气得舒。病程呈慢性迁延的过程，轻重交替、反复发作，与七情失和、饮食不节、起居无度、寒温无常等因素有关。以中焦气机不利，升降失职为基本病机。根据其临床表现，现代医学的慢性胃炎（包括浅表性胃炎和萎缩性胃炎）、胃神经官能症、胃下垂、功能性消化不良等疾病，若出现上腹部满闷为主要表现时，可按胃痞辨证治疗。随着现今社会生活和工作节奏加快、压力倍增等因素，本病已趋年轻化。

（一）辨治胃痞，首分虚实

《景岳全书·痞满》指出"痞满一证，大有疑辨，则在虚实二字，凡有邪有滞而痞者，实痞也；无物无滞而痞者，虚痞也。有胀有痛而满者，实满也；无胀无痛而满者，虚满也。"脾胃均属土同居中焦，乃全身气机升降的枢纽，实邪之所以内阻，多因脾胃虚弱，升降乏力有关；相反，中焦运化乏力，容易招受实邪内侵，从而加重脾胃损伤，最终导致虚实夹杂。黄教授强调临床必须细心审察病因病机，抓准主症，分清虚实，辨证论治。

1. 辨治虚痞：补益脾胃，调畅气机

虚痞者脾胃虚弱，病情反复发作，病程长。《素问病机气宜保命集》云："脾不能行气于脾胃，结而不散，则为痞。"《景岳全书·痞满》云："虚痞、虚满者，非大加温补不可。"治疗首当补益脾胃，黄教授常用党参、北芪、云苓、白术等药。西医治疗胃痞，不管虚实，常用多潘立酮、莫沙必利等胃肠动力药，但不良反应较大，选择性低，往往疗效欠佳。黄教授认为只要辨证准确，很多中药均有良好的促胃肠动力作用，而且疗效显著。同时黄教授认为虚痞虽以脾胃虚弱为病因，但表现为胀满痞闷，堵塞不通，单用补益药物易阻滞气机，宜在补益脾胃之品适当加入理气药疏导气机，使痞满消。现代药理研究亦表明，大部分理气药具有促进胃肠动力的作用，因此临床常加砂仁、木香、厚朴、枳实、延胡索、香附之类，温通健运消胀，并以防用药呆滞，影响气机。因此，黄教授遣方常善用香砂六君子汤、柴芍六君汤、补中益气汤、枳术丸等，补益脾胃，调畅气机，屡试屡验。

2. 辨治实痞：当先溯本逐源，积极寻找病因，辨证治疗

治疗当先追溯根本，判断患者本身体质；探索源头，积极寻找致病病因。《素问·太阴阳明论》云："食饮不节，起居不时者，阴受之……阴受之则入五脏……入五脏则䐜满闭塞。"《类证治裁·痞满》中说："暴怒伤肝，气逆而痞""噎膈痞塞，乃痰与气搏，不得宣通"。黄教授结合数十年临床经验总结出实痞的病因主要与七情失调、饮食阻滞、痰气壅塞有关，治疗以疏肝除痞，疏理气机，理气化积，化痰消积为主。黄教授同时认为，清胃当知护胃安中。由于当今社会不良的生活习惯和体质等因素影响，临床上实痞患者不单纯只有实证表现，往往兼夹轻度的脾胃受损现象，只是未至脾胃虚弱的严重程度，所以治疗时，在上述原则基础上，适当加入顾护脾胃的药物，如党参、白术、茯苓等，以防克伐太过，反伤中土。

（二）注重调肝

《景岳全书·痞满》有"怒气暴伤，肝气未平而痞"，说明七情失和可导致胃痞病的发病。现代医学研究表明，由于消化系统的运动和分泌功能主要受植物神经系统和内分泌系统的调节，而这两个系统的中枢与情感中枢的皮层下整合中心处于同一解剖部位，故其易受内外环境刺激及情绪因素的影响。一方面患者自身性格内向、焦虑抑郁；另一方面胃痞病病情缠绵，反复日久容易导致抑郁情绪；另外现代工作和生活压力不断增大，均会形成肝气郁结，阻滞气机升降，脾失升清，胃不和降，导致胃痞病的致病或加重。黄教授认为"治肝可以安胃"，故临证治疗胃痞时常加疏肝理气，和胃降逆的药物，如合欢皮、木香、法半夏、香附、柴胡、郁金、佛手等。黄教授同时注重对患者进行心理疏导工作，耐心聆听患者诉求，使其放下思想包袱，释放压抑的情绪，令患者觉得在治病过程中并不孤单，医生是会与他共同战胜疾病的，更好地使药到病除，事半功倍。

（三）辨证和辨病结合

黄教授治疗胃痞，不拘泥于死守辨证论治的教条，在中医辨证论治的基础上，常结合西医生理病理变化的先进理论和技术手段，加减用药，取长补短。如合并幽门螺杆菌感染者，临床上加具有抗炎、杀幽门螺杆菌作用的中药，如蒲公英、黄连、黄芩等。现代研究表明，蒲公英既能抑制幽门螺杆菌，又能修补胃黏膜的损伤。黄连的主要成分盐酸小檗碱能抑制幽门螺杆菌的生长与呼吸，可通过抑制葡萄糖和糖代谢中间产物的氧化过程（特别是脱氧反应）来杀灭幽门螺杆菌。研究表明，黄芩及其有效成分具有抗炎、抗氧化、抗肿瘤和免疫调节等药理作用，能代替抗生素根除幽门螺杆菌。

黄教授从现代微观辨证的方法去分析慢性胃炎，尤其是萎缩性胃炎合并胃黏膜非典型增生和肠上皮化生等癌前病变，当属于中医学的血瘀证，用活血祛瘀法治疗既可改善痞满证候，也可逆转癌前病变。故临床上常加田七活血化瘀，研究表明三七粉不仅杀菌作用较强，且通过改善胃黏膜微循环而加速萎缩、肠化生或增生组织病理逆转。随着科学的发展进步，黄教授对胃痞病的辨治也不断创新探索，以期不断提高其临床疗效，解决日益剧增的胃痞病患者之痛楚。

（四）重视饮食调护

胃痞病患者单纯药物治疗得当，但患者自身饥饱失常、寒温失当、五味过偏等，均会影响药效，导致病情迁延不愈，或容易复发，故治疗胃痞病，饮食调护是重要环节。早在《黄帝内经》中就有关于食复、劳复的记载。黄教授经常教导患者"三分治，七分养"，强调患者需形成良好的饮食习惯，三餐定时定量，饥饱适中，食物软且容易消化，忌食粥、粉、酸、过甜、生冷、辛辣、坚硬粗糙或肥甘厚腻等食物，另外建议患者不宜进食过多水果，尤其是偏寒凉、偏酸的水果，忌饮酒。

（五）病案举例

冯某，女，61岁，于2017年1月24初诊。因反复上腹部胀满3年就诊。患者反复上腹脘部胀，嗳气，时有烧心，咽喉灼热感，纳眠可，二便调，舌淡红，苔薄白，脉弱。查体：全腹软，无压痛及反跳痛。腹部B超示肝胆脾胰未见异常。2016年11月25日胃镜：慢性浅表性胃炎并糜烂伴萎缩，胃息肉，胃黏膜异位。病理轻度慢性炎，轻度肠化，轻度萎缩。肠镜检查未见异常。曾Hp阳性，经抗菌治疗复查阴性。黄教授诊断为慢性萎缩性胃炎。中医诊断：胃痞病（脾胃虚弱）。治则：健脾和胃，行气止痛。拟方：香砂六君汤加减。药用：砂仁5g（后下），木香10g（后下），党参15g，白术15g，茯苓15g，陈皮10g，法半夏15g，炙甘草10g，桔梗10g，延胡索15g，北芪20g，三七粉3g（冲服）。14剂，1剂/日。2017年2月21日复诊：患者治疗后无上腹部胀，嗳气明显减轻，无烧心，咽喉不适减轻，纳可，多梦，大便偏硬，1次/日，舌淡红苔薄白，脉细弱。上方去延胡索、桔梗，茯苓改茯神15g，加合欢皮20g，以安神，再服1个月。患者诉已无明显不适。

按：黄教授认为患者素体脾胃虚弱，运化失司，气机升降失调，故上腹部胀满，嗳气，烧心；舌淡红，苔薄白，脉弱为脾胃虚弱之症。治以香砂六君汤加减，重在健脾益气和胃。在此基础上，考虑为萎缩性胃炎，久病必夹瘀，加三七粉活血化瘀生新。伴咽喉灼热感，加桔梗利咽。

（本文作者：赵铭峰、邝宇香、黄穗平、陈秀华，发表于《辽宁中医杂志》2019年第46卷7期）

七、基于数据挖掘技术对黄穗平教授治疗痞满（FD）证治规律的研究

痞满是以自觉胃脘痞塞、满闷不舒为主要临床表现，按之柔软，压之不痛，视之无胀大之形的一种病证，常伴嗳气、纳差、大便不调等，西医多属于慢性浅表性胃炎、慢性萎缩性胃炎、功能性消化不良等病。黄穗平教授是广东省名中医，广东省中医院脾胃病科学科带头人，师从岭南梁氏脾胃病科学术流派著名脾胃病专家梁乃津教授。黄穗平教授在30余载的从医生涯中，将梁老辨治脾胃病系疾病的经验发扬光大，并在此基础上进一步发展创新，治疗慢性胃病，尤其是痞满、胃痛等屡见奇效。本研究运用数据挖掘技术对黄教授诊治痞满的经验总结如下。

（一）研究方法

1. 研究对象

本研究选取2016年6月至2017年12月在广东省中医院黄穗平教授门诊就诊，中医符合痞满（胃痞病）诊断，西医符合功能性消化不良（FD）餐后不适综合征（PDS型）或重叠型诊断的门诊病历进行回顾性研究。

2. 诊断标准

（1）FD诊断标准：参考罗马Ⅳ标准，包括以下1项或多项：

①餐后饱胀不适。②早饱不适感。③中上腹痛。④中上腹烧灼不适。无可以解释上述症状的结构性疾病的证据（包括胃镜检查），诊断前症状出现至少6个月，近3个月符合以上诊断标准。

（2）PDS型诊断标准：必须包括以下1项或2项，且至少每周3日。①餐后饱胀不适（以致影响日常活动）。②早饱不适感（以致不能完成平常餐量的进食）。常规检查（包括胃镜检查）未发现可解释上述症状的器质性、系统性或代谢性疾病的证据，诊断前症状出现至少6个月，近3个月符合以上诊断标准。

（3）中医痞满（胃痞病）诊断标准：参照《中药新药临床研究指导原则（2002年）》中"痞满"病、《中医消化病诊疗指南（200年）》及《中医内科学》教材中痞满诊断内容：主要临床表现为自觉胃脘痞塞满闷不舒，触之无形，按之柔软，压之不痛，可诊断为痞满。

3. 纳入标准

①符合中医痞满（胃痞病）诊断标准。②符合西医FD诊断标准及PDS型诊断标准，或同时符合PDS型和上腹痛综合征（EPS型）诊断标准，但以PDS型表现为主。③年龄在18～80岁。

4. 排除标准

①合并明显胃器质性病变，如慢性胃炎伴糜烂、萎缩或不典型型增生、消化性溃疡、胃恶性肿瘤、胃息肉术后等。②合并肝、胆、脾、胰等消化系统脏器的严重器质性病变者。③合并其他系统严重器质性病变者。④病历资料重要部分（如主要症状、诊断、处方等）欠完整。

5. 数据处理与分析方法

从门诊系统导出病例后对病例进行数据预处理，使用微软公司 Office 2016 版的宏程序，对初筛获得的病历进行预处理，拆分为就姓名、性别、年龄、现病史、中西医诊断、处方等字段，按预设关键字剔除不符合纳入、排除标准的病例，再以人工方式进行校检。初筛后按照 2015 年版《中国药典》中药规范名称对中药处方进行拆分，将所得数据按照二分类法，将症状、证型、中药等按出现或不出现，分别赋值为数字"1/0"或字母"T/F"。所有数据在计算机处理的基础上，均进行人工校检，确保数据尽可能准确。

对病例性别、年龄、证型、中药出现的频次进行统计，按照用药频数排序，筛选出高频药物用于后续的关联规则和因子分析；运用 Apriori 关联规则算法研究证型与药物关系和药物间配伍关系；运用因子分析（主成分分析法）分析黄穗平教授用药中起支配作用的潜在数据，为总结黄穗平教授用药特点提供数据支持。

本研究使用 IBM 公司 SPSS Statistics 24 和 SPSS Modeler 18 进行数据挖掘。

（二）结果

1. 一般情况

研究共导出病历资料 2672 份，经过计算机和人工筛选，最终纳入病历 1342 份。其中男性 447 例，占比 33.3%，女性 895 例，占比 66.7%。纳入患者平均年龄（48.79±12.89）岁。

2. 频数分析

（1）证型分布频数分析：对纳入病例的证型进行频数统计，

结果显示，在黄穗平教授门诊就诊的患者以脾胃虚弱证最多，占总病例数的 68.11%，紧随其后的依次是脾虚湿阻化热、脾胃虚寒、脾虚湿困、肝郁脾虚等。具体见表 18。

表 18　黄穗平教授治疗痞满（FD）病例证型分布

证型	频数	频率（%）
脾胃虚弱	914	68.11
脾虚湿阻化热	176	13.11
脾胃虚寒	93	6.93
脾虚湿困	49	3.65
肝郁脾虚	38	2.83
肝胃不和	37	2.76
气阴不足	26	1.94
脾胃湿热	6	0.45
肝气郁结	3	0.22
合计	1342	100.00

（2）用药频数分析：在纳入的 1342 份病例中，共出现中药139 种，其中位于前 10 味的中药分别为甘草、党参、白术、陈皮、法半夏、木香、厚朴、延胡索、砂仁、茯苓，出现频率大于 10% 的中药频数、频率情况详见表 19。

表 19　黄穗平教授治疗痞满（FD）用药频数、频率情况

中药	频数	频率（%）	中药	频数	频率（%）
甘草	1301	96.94	合欢皮	622	46.35
党参	1275	95.01	黄芪	550	40.98
白术	1178	87.78	茯神	361	26.90
陈皮	1152	85.84	郁金	298	22.21

中药	频数	频率（%）	中药	频数	频率（%）
法半夏	1128	84.05	海螵蛸	290	21.61
木香	1024	76.30	枳实	288	21.46
厚朴	916	68.26	白芍	262	19.52
延胡索	912	67.96	柴胡	227	16.92
砂仁	862	64.23	干姜	217	16.17
茯苓	821	61.18			

（3）关联规则分析

1）常用中药关联分析：为使结果更具代表性，仅选取139味中药中出现频率大于5%的共28味中药进行关联规则分析。分别进行两味药和五味药的关联规则分析，选取置信度大于90%的关联规则在表20和表21中展示。这些药物关联组合主要为香砂六君子汤、陈夏六君子汤等经典方剂中的成分，也有厚朴、延胡索等其他中药。同时，大多数两味药、五味药关联组合为补气健脾药和理气药组合，这体现了黄穗平教授治疗痞满以"健脾理气"为核心的学术思想。

表20　黄穗平教授治疗痞满（FD）两味药物关联结果

后项	前项	置信度（%）	支持度（%）
党参	砂仁	99.88	64.23
党参	木香	99.02	76.30
党参	白术	98.90	87.78
党参	厚朴	98.80	68.26
党参	陈皮	98.70	85.84
白术	砂仁	98.38	64.23

续表

后项	前项	置信度（%）	支持度（%）
党参	法半夏	98.32	84.05
陈皮	砂仁	98.14	64.23
党参	茯苓	97.81	61.18
党参	延胡索	97.81	67.96
白术	陈皮	96.18	85.84
陈皮	茯苓	95.13	61.18
白术	木香	94.53	76.30
白术	茯苓	94.52	61.18
陈皮	白术	94.06	87.78
陈皮	木香	93.16	76.30
法半夏	厚朴	91.59	68.26
白术	党参	91.37	95.01
法半夏	延胡索	91.34	67.96
木香	砂仁	91.07	64.23
陈皮	法半夏	90.96	84.05
法半夏	砂仁	90.84	64.23
白术	法半夏	90.60	84.05
白术	厚朴	90.39	68.26
陈皮	厚朴	90.07	68.26

仅展示置信度≥90%的结果

表 21　黄穗平教授治疗痞满（FD）五味药物关联结果

后项	前项	置信度（%）	支持度（%）
党参	木香 and 法半夏 and 陈皮 and 白术	100.00	63.34
陈皮	木香 and 法半夏 and 白术 and 党参	97.81	64.75

续表

后项	前项	置信度（%）	支持度（%）
白术	木香 and 法半夏 and 陈皮 and 党参	97.70	64.83
木香	砂仁 and 陈皮 and 白术 and 党参	91.96	62.07
法半夏	木香 and 陈皮 and 白术 and 党参	91.69	69.08
法半夏	砂仁 and 陈皮 and 白术 and 党参	91.60	62.07
木香	法半夏 and 陈皮 and 白术 and 党参	86.56	73.17
砂仁	木香 and 法半夏 and 陈皮 and 白术	84.59	63.34
砂仁	木香 and 法半夏 and 陈皮 and 党参	83.45	64.83
砂仁	木香 and 法半夏 and 白术 and 党参	83.43	64.75
砂仁	木香 and 陈皮 and 白术 and 党参	82.63	69.08

仅展示置信度 ≥ 90% 的结果

2）证型与中药关联分析：中药同样选取出现频率＞5%的共 28 味中药，与中医证型进行关联规则分析。选取置信度 ≥ 55% 的关联规则，不同证型按照置信度由大到小排序。脾胃虚弱证关联的中药主要为香砂六君子汤加厚朴、延胡索；脾虚湿阻化热证关联的中药主要为小柴胡汤加厚朴、延胡索、陈皮、白术、木香；脾胃虚寒证关联的中药主要为理中汤合香砂六君子汤加减；脾虚湿困证关联的中药主要为香砂六君子汤加味；肝郁脾虚证关联的中药主要为柴芍六君子汤加味。详见表 22。

表 22　黄穗平教授治疗痞满（FD）证型与药物关联结果

前项	后项（按置信度从高到低排序）
脾胃虚弱	党参、白术、陈皮、法半夏、木香、砂仁、厚朴、延胡索、茯苓
脾虚湿阻化热	党参、法半夏、延胡索、厚朴、陈皮、白术、木香、柴胡、黄芩

续表

前项	后项（按置信度从高到低排序）
脾胃虚寒	干姜、白术、党参、陈皮、法半夏、砂仁、木香、茯苓、厚朴
脾虚湿困	党参、陈皮、白术、法半夏、延胡索、木香、茯苓、厚朴、砂仁
肝郁脾虚	党参、白术、柴胡、厚朴、陈皮、延胡索、木香、法半夏、茯苓、白芍、合欢皮

（4）因子分析：选取出现频率大于 5% 的中药进行因子分析，使用主成分分析法提取特征值大于 1 的公因子，共提取出公因子 9 个，9 个公因子累积方差频率 62.017%，各因子载荷情况运用最大方差旋转法进行旋转，选取成分值大于 0.2 的成分，详见表 23。

表 23　黄穗平教授治疗痞满（FD）因子分析结果

因子	成分（成分值＞0.2）
因子 1	白术、砂仁、陈皮、木香、黄芪、党参、茯苓
因子 2	茯神、合欢皮、首乌藤
因子 3	甘草、党参、白术、陈皮、法半夏、木香、厚朴、茯苓、砂仁
因子 4	山药、薏苡仁、炒白术、干姜
因子 5	郁金、延胡索、木香
因子 6	火麻仁、枳实、厚朴、黄芪
因子 7	桔梗、炒白术、法半夏
因子 8	麦芽、厚朴、枳实
因子 9	三七、薏苡仁

（三）讨论

1. 黄穗平教授对痞满病机和辨证的认识

黄穗平教授认为，岭南地区痞满（FD）的核心病机是脾胃虚弱导致的脾胃气机升降失调。岭南地区土气薄弱，天人感应，生活居住在这里的人在先天上多存有不同程度的脾气虚弱，此即所谓"先天因素"。百姓地处湿热，无论在生活中抑或是在饮食上都普遍贪凉喜冷，寒湿之邪渐而内蕴。同时，由于现代人工作、生活节奏普遍较为紧密且工作、生活压力较大，思虑、劳倦过度，又会导致损脾伤胃的情形不断发生，此即所谓"后天因素"。先天及后天因素相互叠加，故而脾胃受损，运化不利，气机升降失调，脾气当升不升，胃气当降不降，势必导致痞满的发生，正如《素问·阴阳应象大论》所云："清气在下，则生飧泄；浊气在上，则生膜胀。"数据挖掘结果显示，就诊患者中以脾胃虚弱证最多，占总病例数的68.11%，频率排名前5的依次是脾胃虚弱证、脾虚湿阻化热证、脾胃虚寒证、脾虚湿困证及肝郁脾虚证。可见频率排名前5的证型均跟"脾虚"密切相关，充分说明了在岭南地区，"脾虚"为痞满（FD）的主要证型，这与既往的研究结果一致。

2. 黄穗平教授治疗痞满用药经验

在痞满的治疗上，黄穗平教授主张以"健脾理气"为大法。

通过数据挖掘的结果发现，黄穗平教授用药频率前3位的中药均为补气健脾药，分别是甘草、党参、白术，出现频率均超过85%，而在用药频率前10位的中药中，陈皮、木香、厚朴、延胡索、砂仁均有理气作用。两味药和五味药的关联规则分析结果亦多为健脾、理气药组合。在因子分析中，方差频率排名第1和第3的公因子分别为白术、砂仁、陈皮、木香、黄芪、党参、茯苓（方差频率15.23%）和甘草、党参、白术、陈皮、法半夏、木香、厚朴、茯苓、砂仁（方差频率8.96%），均主要由益气健脾药和具有理气作用的中药组成。

这些结果充分体现了黄穗平教授治疗痞满是以健脾理气为核心法则的，通过"健脾"和"理气"二法的协调互补，灵活运用，达到强健脾胃，促进运化，调节气机之治疗目的。李杲之《脾胃论》有云："损伤脾胃，真气下溜，或下泄而久不能升，是有秋冬而无春夏，乃生长之用陷于殒杀之气，而百病皆起，或久升而不降亦病焉。"黄教授因此认为，脾胃为一身气机升降出入之中枢，生理地位非常重要，所谓"天地生杀之理，在乎升降浮沉之间"。痞满（FD）的发病，脾胃虚弱乃是气机紊乱的病理基础，气机紊乱又会进而加重脾胃虚弱，使得病情复杂多变，缠绵难愈，易于复发，从而增加了医生对该病的治疗难度。所以，健脾和理气两个大法缺一不可，应用不当亦不可，既要擅于补益脾胃之气，亦要擅于协调紊乱之气机，在基础健脾方药的选择和理气方药的调配方面，确有着很多精妙之处，需临证不辍，不断学习总结，尚能体会和领悟。比如黄教授治疗痞满，常以四君子汤作为健脾之基础方，在此基础上进行加减。如气虚显著者，加黄芪以益气，气滞湿阻者加木香、砂仁、陈皮、厚朴以燥湿行气，气逆者加法半夏降逆消痞，而气滞日久，痞满疼痛者，则加延胡索行气活血止痛，如此辨证配伍，常使病患服药后脾胃得以恢复健运，脾升胃降协调有序，而痞满自消。

从临床资料数据中挖掘发现，黄穗平教授自拟之"健脾理气方"乃是其治疗痞满的核心处方。结合药物频数分析、关联分析和因子分析的结果，我们能提取出黄穗平教授在治疗痞满时的核心处方组成为党参、白术、茯苓、炙甘草、陈皮、法半夏、木香、砂仁、厚朴、延胡索，这就是黄穗平教授自拟之健脾理气方的主要药物配伍。该方主要由香砂六君子汤加厚朴、延胡索组成，方中党参、白术、茯苓、炙甘草四君甘温中和，四药相合最能益气健脾，是本方的基础方药，再以木香、砂仁行三焦之滞气，法半夏、陈皮、厚朴三药相合长于燥湿行气、降逆除满，厚朴、延胡索以通"结而不散"之气，全方共奏益气健脾，化湿降逆，理气消痞的功用，也充分体现了黄教授在治疗痞满上以"健脾理气"为大法的学术思想。

对于脾虚且有兼夹证的患者，黄穗平教授亦有独具特色的治疗大法。如对于脾虚兼有湿阻化热证的患者，黄穗平教授擅用小柴胡汤加味治疗。在证型与用药关联规则分析中，我们整理了相关核心处方，其药物组成为柴胡、黄芩、党参、法半夏、厚朴、陈皮、木香、延胡索、白术。小柴胡汤首载于张仲景所著的《伤寒杂病论》中，仲景在第 96 条中写道："伤寒五六日中风，往来寒热，胸胁苦满，嘿嘿不欲饮食，心烦喜呕，或胸中烦而不呕，或渴，或腹中痛，或胁下痞硬……小柴胡汤主之"，其所载的主要症状与现代 FD 患者上腹胀满、纳差等症状相似。黄教授认为，小柴胡汤乃和法代表药方，对痞满虚中夹实、寒中郁热的证型具有良好疗效。方中柴胡苦平，透解邪热，疏达胁肋胃脘之经气；黄芩清泻邪热；法夏和胃降逆；人参、炙甘草健脾益气；生姜、大枣调和胃气。以此方加减治疗脾虚湿阻化热证的痞满，可使郁热得解，脾气得益，胃气得和，上焦得通，逆气得下，诸气得调。另方中常加厚朴、陈皮二味药物，乃取平胃散方之意，旨在除湿散满，理气化痰，有平和胃气之用途，此二味加在小柴胡汤上治疗痞满，确有增效之功。又如对于脾虚兼有肝气郁结不舒的痞满患者，黄教授喜用柴芍六君子汤以健脾疏肝和胃，正如《金匮要略》中所言："见肝之病，知肝传脾，当先实脾"，此方以健脾理气为主，则脾旺不易受肝气所乘，以疏肝和胃为辅，则肝气得以疏利通达，在临床中亦能取得较好的疗效。此外，对于寒热错杂、虚中有实之证，黄教授也会运用半夏泻心汤加减治疗，但却远没有小柴胡出现的频率高，究其原因，主要有以下两点：一方面，现代 FD 患者普遍生活工作压力较大，常伴中医"肝郁"和现代医学认为的精神心理方面异常，如焦虑、抑郁等，而柴胡就是疏肝解郁的良药，对恢复肝之条达和疏泄有度，疏散肝胆郁热，调整精神心理状态有着很好的效果；另一方面，半夏泻心汤中黄连、黄芩合用过于苦寒，FD 脾虚湿阻化热和寒热错杂证患者的本质多为脾虚，过于苦寒恐伤及脾胃正气，而柴胡、黄芩合用的小柴胡汤更倾向于疏散郁热，同时也能疏肝解郁，调理肝脾。因此，黄教授认为小柴胡汤用于治疗痞满（FD）患者更加适宜。

此外，黄教授会针对痞满患者一些兼夹症状随症加减，如因子 2：茯神、合欢皮和首乌藤，黄穗平教授常用于治疗痞满兼有心神不宁、焦虑不安、失眠多梦的患者，从现代医学的角度看，此药能改善患者焦虑和抑郁状态。因子 4 由山药、薏苡仁、炒白术、干姜 4 味药组成，主要为参苓白术散和理中汤中药物，黄教授认为，"清气在下，则生飧泄，浊气在上，则生䐜胀"，脾虚显著的痞满患者常伴有大便稀溏，甚至容易泄泻的症状，多因内生湿邪或寒湿之邪，清浊之气交通不利造成，故随症选用这几味药常能收到很好的效果。因子5由郁金、延胡索、木香3味药组成。此3味药可解气血不和之痛、调肝气不舒之痛、缓气机不畅之痛，黄教授多用于治疗痞满兼有上腹痛的患者，疗效显著。

综上所述，黄穗平教授认为"脾胃虚弱，气机失调"是痞满发生的核心病机，治疗痞满应以"健脾理气"为大法，其中补益脾胃是治本之法，调畅气机是治标之法，治疗应时刻注意顾护脾胃正气，并注意调畅脾胃升降气机和调理肝之气机。脾气健运则脾胃气机升降有序，脾气得升，胃气得降，痞满自消。

（本文作者：钟子劭、黄俊敏、叶振昊、黄穗平，发表于《时珍国医国药》2020年第31卷第3期）

八、黄穗平教授从脾虚论治吐酸病经验

吐酸病是指患者自觉胃中酸水上泛至食管、咽喉乃至口腔而引起不适的病证，患者可出现反酸、烧心、胸骨后灼热感，伴或不伴有上腹胀、恶心、嗳气、胸骨后疼痛等不适，亦有表现出咳嗽、咽喉不适、咽喉梗阻、哮喘等症状。吐酸常见于胃食管反流病、慢性胃炎等患者，西医认为其反流症状的产生机制是由于食管下括约肌的功能低下，食管推动性蠕动的能力低下，胃排空能力下降或十二指肠病变引起的抗反流防御机制的减弱。因此，西药治疗常以制酸、抑酸、保护胃黏膜、促胃肠动力为主，然而，质子泵抑制剂治疗效果欠佳，停药后易复发及长期抑酸带来其他不良反应是西药治疗的主要局限点。

现代医家大多认同胃失和降，胃气上逆为吐酸病基本病机，

认为其病位在食管与胃，与肝、胆、脾、肺相关。然各大家对本病病机侧重点各有不同：徐景藩教授认为本病以气郁为先导，由气郁而致郁热、痰聚、血瘀是本病的发病特点；余绍源教授认为本病中"火热"对疾病的发生、发展关系重大，尤其强调肝火上逆、胃火上逆，因此治疗上主张去其火势为主，兼予通降脾胃气机；尤松鑫教授认为胃食管反流病是因"不通"致"邪在胆，逆在胃"，治疗应立足"通"法，以利胆和胃为主，以疏肝健脾、宣肺固肾、润肠通腑为辅。各医家将辨病与辨证相结合，对该病进行综合治疗，在实践中突出了中医药治疗吐酸病在提高疗效、降低复发率方面的显著优势。

黄穗平教授，广东省中医院脾胃科大科主任，博士研究生导师，广东省名中医，师从全国名老中医梁乃津、吉良晨，为全国名老中医学术继承人。黄穗平教授从医 30 余载，在治疗吐酸病方面积攒了较多经验。黄穗平教授临床中总结发现岭南地区特有的地理气候及岭南人生活习惯导致岭南地区居民体质多以脾虚为主，吐酸病患者亦以脾虚证最为多见，因此在治疗方面推崇东垣补土理论，主张固护中州、补土扶正、调理气机，兼以制酸，辨证用药精简，临床疗效良好。笔者有幸跟师门诊，侍诊中受益颇多，现将导师经验介绍如下。

（一）黄穗平教授对吐酸病病因、病机的认识

黄穗平教授认为，吐酸病病位在食管，属胃气所主，吐酸乃胃气夹酸水上逆，正是因脾胃虚弱，气机升降失常而起。正如《医学衷中参西录》描述"……中气不旺，胃气不能息息下降，而乘虚上干……"《临证指南医案·脾胃》亦云："胃宜降则

和……胃气上逆固病，即不上逆，但不通降亦病矣。"《玉楸药解》言："清升浊降，全赖中气，中气非旺，则枢轴不转，脾陷胃逆。"脾胃虚弱时，升降平衡失调，脾气本应升而不升，虚而无力推动胃气潜降，一则使浊邪糟粕无以向下传递，二则使胃气不降反升，与浊气夹胃中酸水上逆而犯食管，使人嗳气、自觉酸水上泛，且因酸水刺激食管而出现胸骨后痛或胸骨后灼热感诸症。胃气不降，通降失常，也将影响脾的功能，进一步影响脾气升清、运化等。《脾胃论》言："胃为水谷之海，饮食入胃，而精气先输脾归肺，上行春夏之令，以滋养周身，乃清气为天者也。升已而下输膀胱，行秋冬之令，为传化糟粕，转味而出，乃浊阴为地者也。"脾胃升降关乎一身五脏六腑。脾胃之气弱者，气血生化无源且一身之气升降失常，则气机不畅，或滞或逆，皆可成疾。

为何岭南人吐酸病以脾虚证最为常见？吾师以为，中医学以整体观念为特点，认为人体与自然界对立而统一，岭南地处我国五岭以南处，正如古人言"南方者，天地所长养，阳之所盛处也，其地下，水土弱，雾露之所聚也……"此处夏长冬短，全年气温高，且雨水充沛，水汽常受阳气蒸腾，湿气充斥弥散于空中，长期生活于此气候之下，生活中或冒雨，或淌水，或久居阴暗处，或为避高温贪凉而久居空调房，脾为太阴湿土之脏，喜温燥而恶寒湿，外感湿邪困于脾，脾气受损则运化失常，且易招致水湿滞留体内，水液停聚反困脾土，加重阻碍脾之运化。且现代生活人们生活工作习惯欠佳，工作疲乏，作息不当，劳逸失常，平日思虑甚多，或劳心，或劳形，加之饮食方面喜好肥厚甜腻、常饮凉茶、食冷饮等寒凉之物，却又忽于身体锻炼，难使筋骨强健等，皆成脾胃损伤之由，正如《格致余论》中言："夫胃气者……若谋虑神劳，动作形苦，嗜欲无节，思想不遂，饮食失宜，药饵违法，皆能致伤"。

（二）黄穗平教授治疗吐酸病经验

特殊的地理环境及生活饮食习惯促成岭南人形成脾虚体质，黄师常道"中气健旺者不惧病，脾胃虚弱者百病生"。李东垣《脾胃论·脾胃虚实传变论》中言"元气之充足，皆有脾胃之气无所伤，而后能滋养元气"；胃主降浊，脾主升清，二者一降而一升，且因其同处中焦，联通上之心肺，下之肝、肾，故能调控一身气机而为气机调畅之枢纽。经曰："升降出入，无器不有"，清代黄元御言"中气如轴，四维如轮，轴运轮行，轮运轴灵"，中气正指脾胃之气，脾宜升而健，胃宜降而和，脾胃之气健旺则脾胃善运，气血充足且一身之气升降有序，气机调畅而使人不病。黄师以为，一身脏腑精气本应升而复降，降而复升，周流一身，循环往复，而在这升降往复之中，脾升与胃降功能相反相成，且应以脾气的升发为主导，脏腑精气流转应以脾之升发推动潜降，循环往复。因此，黄师常言，辨证治疗中应分清标本，吐酸病以脾气虚弱为本，胃气浊邪上逆为标，故治疗当标本兼治，健脾理气、推动升降，佐以制酸。

1. 治病应求本，补益中土为要点

黄师临床发现岭南吐酸病以脾虚证最常见，包括脾胃气虚证、脾虚湿阻化热证、肝郁脾虚证。《四圣心源》中言"中气衰而升降窒"，黄师认为面对脾虚吐酸者，治疗当以健脾、补益中

土为主，辅以理气、温阳、清湿热，以此达到助运化、畅气机、调升降的效果。

（1）脾胃气虚：症见反流吐酸，兼有食少纳呆、疲倦乏力、口淡，大便烂或排便费力，症状劳累后显著，观舌见舌质淡嫩，脉沉弱。《玉楸药解》言："唯以养中之味，而加和中之品，调其滞气，使之回旋，枢轴运动，则升降复职，清浊得位。"黄师多用党参、茯苓、白术、北芪等健脾、益气之品，党参补脾养胃，健运中气，白术健脾益气，合茯苓健脾燥湿、助脾运化，陈皮健脾兼可理气行滞。若有大便烂不成形，白术炒用增强燥湿之效，倦怠乏力明显者北芪可加至30g增强补益中气之效，腹部怕冷者加干姜取其辛热专散里寒。

（2）脾虚湿阻化热：症见反流、烧心、胃脘部嘈杂不适，兼有纳呆、疲倦，口苦或口干，大便溏而黏腻，或大便干，可有心烦、失眠等，虽观其舌淡胖有齿痕，苔黄而厚，以其脾虚水湿不运，郁久而化热，湿与热相结于中焦，阻碍气机升降。黄师喜用蒲公英清阳明火、黄芩清中焦湿热。蒲公英味甘，平而微寒，《本草新编》言"其气甚平，既能泻火，又不损土，可以长服久服而无碍"。对脾虚而有湿热者，用之可清热而不损中气。黄师用黄芩而不久用，以脾胃喜温，而不喜寒，故苦寒之药虽祛湿泻火，但不可一味投之久用，防其苦寒损伤中气。虽有湿热，本为中土虚，故用白术健脾亦燥湿，用党参补益脾气，陈皮健脾理气。若烧心感盛而灼热痛者，加延胡索止痛；若见大便黏腻不爽或大便干者加枳实、厚朴以行气导滞；失眠者加予茯神、合欢皮或夜交藤以安神。

（3）脾虚肝郁：症见反酸、嗳气明显兼有咽喉气顶感、梗阻感，胸脘憋闷、胁肋部隐痛或胀痛，腹胀纳呆、大便溏，情绪焦虑抑郁。此因脾土不足，肝木乘之，治疗宜实土而泻肝木。党参、茯苓、白术、北芪、陈皮等四君子、六君子汤基础上，加柴胡最能疏肝解郁，加郁金解郁亦能行气，胀痛盛者加木香、延胡索行气止痛，加白芍平肝止痛。咽喉气顶、梗阻者加半夏降逆气、厚朴解结气，咽痛加桔梗利咽止痛，纳差者予谷芽、稻芽以健脾开胃。

2. 健脾亦理气，行气推升降

合用砂仁、木香、法夏、陈皮、厚朴等以梳理气机升降。方中木香，治气之主药，能升降诸气，方中少用木香以和胃快脾、消积顺逆；砂仁，冲和条达，不伤正气，温中和气之药也，与木香合用，治气病最速，能和气调中，调理升降运动枢轴；辛者散也，半夏、厚朴取其辛温以降逆气，亦能与茯苓通用燥脾湿，使脾轻快；有咽喉异物感、梗阻感者加桔梗利咽又助行气。若见胸前憋闷者予枳壳宽胸理气，兼有情志不畅或烦劳紧张症状显著者予柴胡、郁金理气解郁，大便欠通畅者加枳实以疏通。方中既有补气健脾之品使脾胃健而运化不息，又以理气行气之品使气机畅而升降有序，亦补亦通，以升推降，使清气得升，浊气得降。

3. 联用乌贝，增强制酸

胃酸上泛反复刺激食管黏膜，可导致食管壁充血水肿，甚至糜烂等炎症改变，慢性炎症下食管黏膜可发生溃疡、纤维化，甚至形成瘢痕，造成食管狭窄。对反酸、烧心、胸骨后灼热痛症状明显患者，黄师还常联用海螵蛸、浙贝母以制酸。海螵蛸、浙贝母药对源于乌贝散。海螵蛸，别名乌鱼骨、墨鱼骨，味咸、涩而性温，《本经》记载其"可收敛止血，固精止带，制酸定痛，除湿敛疮"，因其碳酸钙含量丰富而在中和胃酸、缓解烧心疼痛方面效果明显，且由于海螵蛸能敛疮，与溃面接触能促进破损炎症黏膜愈合，对于食管溃疡、食管炎患者颇有益处；浙贝母味苦能降，擅于化痰散结，《山东中草药手册》言其"……制酸，解毒，治……胃痛吐酸，疮毒肿痛"，与海螵蛸同用，能增强收敛酸水、通降胃气之功用。然浙贝母性寒，辨证中见脾胃虚寒者不宜使用。此外，若见反酸烧心症状严重者，或见胃镜下提示食管糜烂者，黄师以"急则治其标"为原则，辅助以西药质子泵抑制剂以制酸，减轻反流对食管黏膜的刺激与损伤。

4.饮食调养，精神调摄

药物治疗配合生活调摄有助于疾病治疗。"养脾胃之法，节其饮食而已"，吐酸病患者应当养成良好的饮食节律及饮食习惯。过饱过饥皆伤脾胃，前人于《类证治裁》云："生冷戕胃，饥饱戕脾，中气先馁，不宜专事消导"。吐酸者尤其应注意按时进餐，也应避免暴饮暴食。其次，"五味偏多不益人，恐随脏腑成殃咎"，提示吾等勿过食五味。《素问玄机原病式》云："所以中酸，不宜食黏滑油腻者……宜餐食菜蔬，能令气之通利也"，吐酸者尤其应以清淡食物为主，少食肥甘厚腻、生冷寒凉以防损伤脾气，使运化失常，少食辛辣刺激以护胃食管黏膜，少饮浓茶、咖啡，少食粥、米粉以减少酸之生成。"养生当论食补，治疗当考药攻"。食疗养生也为黄师所提倡，除了建议脾虚患者适当以黄芪、党参煲汤，黄师还特别推荐吐酸患者食用墨鱼排骨汤，墨鱼本身蛋白质丰富而脂肪含量低，且其中墨鱼骨（即中药海螵蛸）亦有制酸收敛之功，此汤食材便宜，制作简单，以食代药，更易被病患所接受。

此外，情绪与健康关系亦为密切，情志为病，既内伤五脏，亦使气机失调。《黄帝内经》早言"忧思伤脾""思则气结"，忧思忧虑可直接影响脾之运化，也可影响一身气机升降失调。黄师每每于门诊向病患详细解释病情，温言宽慰以缓解其紧张、焦虑情绪，鼓励患者以乐观、积极态度对待困难，亦能帮助患者建立信心，促进恢复。

（三）病案举隅

患者，女，45岁，2018年3月21日因"反复烧心、反酸8年余"初诊于我院消化科门诊。患者烧心、反酸，平卧时明显，胸骨后灼热痛，无嗳气、腹痛腹胀、咽喉不适，口干，胃纳欠佳，喜温食，大便烂，睡眠一般。舌淡红，苔薄白，脉弱。曾多次于外院就诊，于抑酸、护胃等西药治疗后症状可减轻，但反酸、烧心症状反复发作。2017年3月13日外院胃镜检查示慢性浅表性胃炎，幽门螺杆菌阴性。2012年外院24小时食管阻抗pH试验提示总液体反流次数增多，以弱酸反流为主。中医诊断：吐酸病，脾胃虚弱证。西医诊断：胃食管反流性疾病不伴有食管炎；慢性胃炎。治法：健脾理气，和胃降逆。中药处方：春砂仁5g（后下），广木香10g（后下），熟党参15g，炒白术15g，茯苓15g，炙甘草10g，延胡索15g，法半夏15g，陈皮10g，海螵蛸20g，厚朴15g，白芍15g。共7剂，水煎服，早晚2次分服。二诊（2018年3月28日）。烧心、反酸减轻，胸骨后灼热痛较前稍缓解，大便软条状，睡眠欠佳，易醒，少许疲倦乏力。原方中去茯苓，改茯神15g、合欢皮20g安神助眠，加黄芪20g补益中气。三诊（2018年4月11日）。烧心、反酸及胸骨后灼热痛明显缓解，疲倦乏力改善，胃纳增进，睡眠尚可。原方去延胡索，炒白术改白术15g，连服7剂，主症痊愈。后随访1个月，未见复发。

（四）按语

患者以反酸、烧心、胸骨后灼热痛为主要表现，胃镜检查未发现明显异常，24小时食管阻抗pH试验提示弱酸反流，抑酸剂治疗症状可缓解，胃食管反流病诊断明确。虽患者以反酸、烧心、胸骨后灼热痛为主诉，且《素问·至真要大论》记载："诸呕吐酸，暴注下迫，皆属于热""诸逆冲上，皆属于火"，但详细询问下得知患者胃纳一般，喜温食，平时大便烂，疲倦乏力，结合舌脉，见一派脾胃虚弱之象却并无热象，患者脾胃虚弱，升降失常，升清不足，胃失和降，浊气夹酸上逆，故见反酸，酸水刺激食管，故见烧心、胸骨后灼热痛，运化功能减弱故见纳食减少，水湿不运故见大便烂，中气不足，故倦怠乏力，黄师认为此为本虚标实，且不可投之以寒凉药物损伤中气而犯"实实虚虚"之误。黄师予党参、白术、茯苓、砂仁、甘草以补益中气、振奋中州；合木香、砂仁、半夏、厚朴、陈皮行气理气，兼有健脾化湿之效，以此恢复脾之升清，胃之通降；海螵蛸用以制酸，延胡索用以止痛，炙甘草取其甘味补脾益气兼调和诸药。全方标本兼治，以甘、温之药补益中气固中土，以辛味之治气和中调升降，亦补亦通，使补而不滞邪，通而不伤正，同时气药中升降搭配，防升降太过，加之以咸、涩之药收敛制酸，共达健脾理气、降逆制酸之功用，疗效尤佳。

（本文作者：陈远方、黄穗平，发表于《中国中西医结合消化杂志》2020年28卷5期）

九、黄穗平治疗便秘经验

便秘作为临床常见病和多发病，表现为排便次数减少、粪便干硬和（或）排便困难，属于中医"大便难""后不利""脾约""便秘"等范畴。随着饮食结构改变、生活节奏加快和社会心理因素的影响，便秘患病率有上升趋势。治疗多采用调整膳食结构、建立正确排便习惯、调整心理状态、服用泻药等综合方法，但由于长期使用接触类泻剂易产生药物的依赖性，反使便秘更加顽固，故不宜长期使用。对长期药物治疗无效患者可采用手术治疗，但这仅是消极措施。目前中医药治疗便秘取得了较好的效果，体现出明显的优势。黄穗平教授是广东省名中医，广东省中医院消化科主任，广州中医药大学博士研究生导师，从事脾胃病临床工作30余年，对此病在病机及治疗上有独到见解，现总结如下。

（一）审证求因，治病求本

黄穗平潜心研读《黄帝内经》《伤寒论》《金匮要略》《脾胃论》等中医经典古籍，重视中医学整体观念、辨证论治两大理论体系，在脾胃病临床诊疗中，注重溯本逐源，尤其推崇《脾胃论》中顾护脾胃、重视后天之本的观点并用于指导临床。对不同年代、不同流派医家对便秘病因认识进行总结，认为其发病原因主要有饮食失节、七情内伤、病后产后体弱、感受外邪等。临床辨治便秘首先辨别证候的虚实，虚证常见于脾胃气虚、气阴不足、脾肾阳虚，实证常见于肝气郁滞不舒、肠道热盛伤津。而后常从是否多证兼夹、是否夹瘀、是否兼夹气滞 3 个方面去辨别，并总结临床经验及文献研究结果，认为老年性便秘证型纯属虚证或纯实证几乎没有，临床以复合证型为主，尤其以气阴两虚证兼夹为主，且常兼夹气机郁滞。

黄穗平注重李东垣《脾胃论》学术思想，对脾胃病的辨证论治有独具匠心的见解。岭南地区湿重的地理气候，湿气困脾容易损伤脾胃，加之人们平素喜食生冷易伤脾阳，从而导致岭南地区人们体质多脾胃虚弱甚至脾胃虚寒，特别是以气虚为主。因此认为便秘的基本病机为脾胃气虚、脾失健运、大肠传导失司。正如《脾胃论》所言："大肠主津，小肠主液，大肠小肠受胃之营气……胃气不及，大肠小肠无所禀受，故津液涸竭焉。"

（二）临床论治

1. 以补药之体，作泻药之用

黄穗平认为便秘的最常见病因为脾胃气虚、脾失健运、大肠传导失司，临床治疗以健脾行气、滋润大肠为法，以补为主，行气为辅，补行兼施。六腑以通为用，大肠主传化糟粕，便秘的治疗重点在于通降。然而如仅用通降之品易致中气下陷，犯虚虚实实之戒，因此治疗时多在益气养血、滋阴润燥之中佐以通降之品。特别是脾胃虚弱者，津液无法上承下达或久病缠绵出现气阴两虚则注重气阴双补，临床喜用补中益气汤与增液汤二方合用益气养血、滋阴润燥。此法与吴鞠通治疗便秘"寓泻于补，以补药之体，作泻药之用，既可攻实，又可防虚"有异曲同工之妙。

黄穗平喜用黄芪、白术、党参、甘草等健脾益气以复脾运，脾胃运化气血津液功能恢复，通过培土生金、升清降浊，糟粕下输大肠，大肠主传化糟粕的生理机制得以复常；用玄参、生地、麦冬等养阴生津以润肠腑，肠腑润泽燥屎软化而不内结于肠道，水增则舟行，糟粕遂下行而闭结自通。同时，临床亦见常用当归、熟地黄等养阴血以润肠通便，用火麻仁、郁李仁体润祛燥，加之其性主降，润而降则燥屎顺势而下。诸药重在用补、滋、润三法并行，非泻非导，契合病机，治疗疾病的根本，从而避免了峻下、导泻等治标之法而致伤津之虞。

2. 泻法中病即止，忌惮过用峻下

黄穗平临证对于糟粕内结严重或者顽固便秘患者经过治疗后仍然迁延不愈的，亦用承气类汤方或大黄、虎杖、番泻叶之品泻下导滞，及时攻下有形之实邪，从而使得邪去正安。但峻下药物虽图一时之效，却并非治其根本。同时现代药理研究结果显示，番泻叶及其果实的主要活性成分番泻苷，可被大肠杆菌和其他肠道细菌分解成大黄酸蒽酮，后者结构与丹蒽醌相似，是一种众所周知的肝毒性药物。大黄是一种天然药物，也包含大黄酸蒽酮。

因此，黄穗平运用峻下消导之药时常中病即止，以固护根本为主，以通导泻下为辅，从而不至于徒用峻下之品致中气下陷、耗气伤阴。他时常告诫行医应临证施治，切忌一味峻下而滥用番泻叶、大黄、芒硝、决明子等药物。他认为现代人喜处空调房中避暑乘凉，进食冰镇寒凉之品易伤阳气败脾胃；临证时患者病机多以脾气虚证为主，而苦寒用药愈加挫伤脾胃、重伤气阴。临床施治是一个动态变化的过程，为更好地去认识、预知病情的动态变化，需要用动态变化的思维去辨证论治，而对于峻药、毒药用之更应慎之又慎，揆时度势，中病即止。

3. 调理脏腑气机，尤重开宣肺气

肺为华盖主一身之气，肺宣发肃降，是调节人体脏腑气机升降出入的重要器官；肺为"相傅之官"，大肠为"传导之官"，肺与大肠相表里，肺气的开合与大肠的传导功能息息相关。功能上肺主宣发，可输布津液，是大肠得以濡润的基础，使大肠不致燥气太过；肺主肃降，是大肠传导功能的动力。陈士铎《石室密录》云："大便秘结者，人以为大肠燥甚，谁知是肺气燥乎？肺燥则清肃之气不能下行于大肠，而肾经之水，仅足以自顾，又何能旁流以润溪涧哉"充分阐明了肺燥不行清肃之令可致便秘的理论。叶天士亦云："昔丹溪大、小肠气闭于下，每每升提肺窍"，又开拓了便秘从肺论治的大法。

黄穗平认为调肺气是治疗慢性便秘的重要方法之一，此类患者常见咳嗽、气喘，甚至胸闷气逆，张口抬肩，喘息不得平卧；在下则出现腹胀满、大便干结、舌质淡红、苔薄黄、脉弦细等。临床治疗此类便秘常用开肺气之法，治以肃肺平喘、降气通腑，所谓"上道开，下窍泄，开天气以通地道"。临床喜用紫菀和莱菔子相互配伍，可起到开肺气、启魄门的作用；常用杏仁配枳壳功擅宣通肺气，上窍开泄则下窍自通矣。他同时认为凡归经属肺，能升提、宣发、肃降肺气的药物多可辨证斟酌选用，如常用的宣肺中药杏仁、桔梗、前胡、紫苏等；降肺中药如枳壳、苏子、桑白皮、葶苈子等；润肺中药如沙参、麦冬、玉竹等。

4. 重视气机升降，清升方能浊降

便秘常源于忧思动怒、久坐少动等诸多因素导致的肝脾气机不通，大肠失于传导。脾胃同属于中焦且互为表里，脾主运化水谷，胃主受纳腐熟，胃宜降而脾宜升，一升一降、升降相合则气机畅通，水谷纳运有序。正如叶天士所言："脾宜升则健，胃宜降则和。"胃为水谷之海，具有传化物而不藏的特点，胃以通为用，以降为顺，降则和不降则滞，反升则逆，逆则易出现痞满燥结、便秘不通等情况。此类便秘古称"气秘"，其证候特点为便秘发作或加重常与情志不调有关，多伴有心烦抑郁、胸胁胀满、眠差多梦等。正如《奇效良方·秘结》云："气秘者，因气滞后重迫痛，烦闷胀满，大便结燥而不通。"

黄穗平认为便秘病机不离脾胃虚弱，气机郁滞，运化失司，升降失常，治疗以通为要，以降为顺，以调理脾胃气机升降为法，关键在于升脾降胃，健脾理气。如《临证指南医案》中强调："脾胃之病，虚实寒热，宜燥宜润，固当详辨，其升降二字，尤为紧要。"降则胃腑通畅，生化有源，出入有序；不降则传化无由，壅滞成病，故脾胃病用药当顺脾胃升降之性，以通为主。六腑以通为用，大肠主传化糟粕，因此便秘的治疗重点在于通降，然而若仅用通降之品易致人体中气下陷，从而加重气虚，运化更加乏力，日久则糟粕内停之症加重，故便秘患者治疗当于通降之中佐以益气升提之品。黄穗平认为，不同证型的便秘均不同程度地存在气机不通，因此调理气机常贯穿于便秘治疗之终始，如麻子仁丸中用枳实、厚朴，黄芪汤中用陈皮，润肠丸、济川煎中用枳壳等。

黄穗平认为六磨汤乃调理气机之主方，药用槟榔、沉香、木香、乌药、大黄、枳壳，临床中可用莱菔子易木香以增强导下作用。他认为补气运脾之中应酌加升提之品，清升方能浊降，其常用黄芪、白术、太子参等益气升阳，并配伍升麻、柴胡、荷叶、羌活等升提药，以达清升浊降之功；通降方面，用厚朴、枳实、槟榔等下气消胀，郁李仁和麻子仁润肠而主降，大黄、虎杖清热导滞，生地黄下走肾经。另外认为临床必视证候之轻重、体质之虚实，斟酌选用不同的调气药物，即轻者可用陈皮、枳壳、佛手；中度者可加青皮、枳实、厚朴、乌药、柴胡；重者则用槟榔、莱菔子、沉香等。

（三）典型病案

曾某，男，27 岁。大便不尽感 5 年余，大便 2 ～ 3 天一行，初硬后软，脐下腹部胀满不适，饱餐、饮食油腻后明显，排便、排气后减轻，口淡，口干欲饮温水，无口苦，多汗怕风，易疲倦，胃纳可，眠可，小便常，舌淡红胖大有齿痕，脉弱，治宜补中益气、行气消胀通便。处方：党参 15g，黄芪 30g，白术 15g，柴胡 10g，炙甘草 10g，火麻仁 30g，桔梗 10g，枳实 15g，厚朴 15g，升麻 10g。10 余剂后大便如常诸症减。

按：此为脾胃气虚、脾失健运、大肠传导失司、糟粕内结之气虚便秘。黄穗平常用上方，为补中益气汤加减化裁而成。"虚者补之，损者益之"，一则补气健脾，使后天生化有源；一则"欲降先升"，升提中气，调理气机，恢复中焦升降气机之功。临证中在健脾补气的基础上常加枳实、厚朴等降气导滞之品，重在补益少佐降气，尤宜于气虚秘之论治。

（四）小结

便秘是临床常见病、多发病，对患者的生活质量和日常工作造成较大困扰。该病治疗常缺乏疗效较好的方法，且临床常出现滥用泻药的情况。

黄穗平基于中医整体观念和辨证论治的原则，认为本病多由饮食失节、七情内伤、病后产后体弱、感受外邪所致。故审证求因，注重首辨虚实，再辨兼夹；治病必求于本，认为便秘的基本病机为脾胃气虚，脾失健运，大肠传导失司。临床治疗补行兼施，以补药之体作泻药之用；泻法中病即止，忌惮过用峻下；调理脏腑气机，尤重开宣肺气；重视气机升降，清升方能浊降。黄穗平使用中医药治疗便秘取得了良好的临床疗效，其治疗经验可在临床推广应用。

（本文作者：胡学军、林晓丰、龙亚秋、黄穗平，发表于《中国中医基础医学杂志》2018 年 2 月第 24 卷第 2 期）

十、黄穗平治疗功能性胃肠病经验

功能性胃肠病（FGIDs）以慢性、持续性或复发性的胃肠道症候群为主要表现，而临床上缺乏可解释的病理解剖学或生物化学异常改变，表现为食欲不振、早饱、腹痛、恶心、呕吐、腹胀、腹泻、便秘及排便困难等症状。该病在普通人群中发病率高，严重影响了患者的生活质量。目前该病发病机制不明确，西医疗法主要采用促动力药、抑酸护胃药、5-羟色胺类制剂或心理治疗，疗效欠满意。中医药在 FGIDs 的治疗上具有较好的效果，体现出了明显的优势。黄穗平教授是广东省中医院消化科主任、广州中医药大学博士研究生导师，从事脾胃病临床工作30余年，对此病在病机及治疗上有独到见解，现总结如下。

（一）病因病机

中医无FGIDs病名，黄教授认为从中医整体观念角度，并根据功能性胃肠病的临床表现，该病可归属中医"胃脘痛""嘈杂""痞满""反酸""呕吐""反胃""泄泻""便秘"等范畴。黄教授认为本病多由饮食不节、七情所伤、气机内郁、素体亏虚所致；脾胃虚弱，纳降受碍，运化失司，无以传化气机、水湿，致使气滞、湿阻、血瘀、食积、痰结、火郁；胃气失和，升降失常，发为呕、痞、满、利。究其病机，脾胃虚弱为本，气滞、血瘀、湿阻、食积、痰结、火郁为标。

（二）治疗方法

1. 健脾理气、升脾降胃为第一大法

脾胃为后天之本，互为表里，脏腑络属。胃主纳、脾主运，胃宜降、脾宜升，两者升降相合，则气机畅通，水谷纳运有序。如叶天士曰："脾宜升则健，胃宜降则和。"胃为水谷之海，具有"传化物而不藏"的特点，即以通为用，以降为顺。降则和，不降则滞，反升则逆。若升降失调，气机逆乱，则可形成诸郁滞，表现为痛、痞满；浊气不降反逆，表现为胀、吐、便秘等。

黄教授认为FGIDs病机不离脾胃虚弱，气机郁滞，运化失司，升降失常。治疗以通为要，以降为顺，以调理脾胃升降为法，关键在于健脾理气，升脾降胃。如《临证指南医案》中强调"脾胃之病，虚实寒热，宜燥宜润，固当详辨，其于升降二字，尤为紧要"，降则胃腑通畅，生化有源，出入有序；不降则传化无由，壅滞成病，故脾胃病用药，当顺脾胃升降之性，以通为主。《医学真传·心腹痛》曰："通之之法各有不同，调气以和血，调血以和气，通也；下逆者使之上行，中结者使之旁达，亦通也；虚者助之使通，寒者温之使通，无非通之之法也。"此即通过对致病之因相应以健脾理气、调气和血，使升降得调，出入有序，则疾病可除。

黄教授治疗本病常用方药：木香 10g（后下），砂仁 10g（后下），党参 15g，白术 15g，茯苓 15g，陈皮 10g，法半夏 15g，炙甘草 5g。在和胃降气的同时，重视健脾益气法，必施于补，寓补于通，通补并施。方中选用砂仁、木香、陈皮、法半夏等芳香辛散药，取健脾先运脾，运脾可调气之意，以达醒脾运脾之效。黄教授常配伍黄芪、升麻、柴胡等以升清阳降浊气；脾胃虚寒者可加干姜、吴茱萸、丁香、白蔻仁等以温中祛寒；湿浊内困者加苍术、厚朴、藿香合平胃散之意；食积气滞者加鸡内金、谷芽、麦芽、山楂、枳实等消食导滞。因气郁日久可化热，黄教授认为本病郁热多因气滞血瘀、脾胃虚弱而生，过用苦寒药势必损伤脾胃，治疗应在行气活血、健脾益胃的基础上少量酌情使用清热药，故气郁日久化热者加柴胡、黄芩以清郁热，且适可而止。在运用通法时，黄教授认为气滞血瘀为标，多继发于脾胃虚弱，通过温补脾胃，振奋元气，可畅通气机，气行则血行，甘温益气寓于行气活血之内。黄教授常选用入肝经、辛散苦降且能行血分之气药，如郁金、延胡索、香附等，取脾升胃降有赖肝气冲和而顺达之义；在健脾养胃的前提下酌情选用三七化瘀且止血，扶正以祛邪，祛邪不伤正。

黄教授认为本病之泄泻病位在脾及胃肠，与肝肾相关，基本病机为湿浊内蕴，脾及胃肠运化失常。外邪或饮食损伤脾胃，或肝气乘脾，肾不暖土致脾胃运化失职，湿浊内生而发为泄泻。本病初起以实证为主，病久则由实转虚，或脾虚、肾虚，或虚实夹杂。治以健脾祛湿，尤注重保护胃气。黄教授常用参苓白术散加减，因脾为湿困，中气下陷，故加入少许升麻、柴胡等升阳药，使气机流畅，恢复转枢；若脾肾虚寒者，则合用四神丸以温补止泻。

黄教授认为本病之便秘病机为大肠传导失常，与肺脾关系最密切。肺为华盖，主一身之气，肺与大肠相表里，肺气之强弱与大肠传导息息相关。然脾胃为后天之本，生化之源，升降之枢，脾气旺才能生金，才能升清降浊。正如《黄帝内经》所云，"中气不足，溲便为之变。"故黄教授认为本病乃属肺脾气虚，升降之气窒塞，大肠推动乏力，清气不升而浊气不降，故治宜补益肺脾之气，升清阳，降浊阴，方选黄芪汤、补中益气汤加减。方中黄芪为君以补气升阳，党参益气健脾，加柴胡、升麻以助黄芪升提清阳，用大量白术配枳壳取"枳术丸"之意，可健脾气通便，配怀牛膝则升清气而降浊阴。因肾司二便，若肾气渐虚，腰酸尿多者，加用熟地黄、肉苁蓉、菟丝子、益智仁等以补肾缩尿以利大便。若气秘不行，大便干结者，加槟榔、厚朴破气导滞，火麻仁、郁李仁、柏子仁、杏仁润肠通便。其中杏仁配枳壳可宣通肺气，上窍开泄则下窍自通矣。若脾阴不足，肠中燥屎难行者，加太子参益气生津，生地黄、麦冬、玄参等增液行舟。

2. 寒热错杂者，治以辛开苦降

黄教授认为胃肠病病机突出一个"滞"字。胃肠为空囊，无物不受，易被邪气侵犯而盘踞其中，邪气犯胃，胃失和降，脾亦从而不运，一旦气机壅滞，则水反为湿，谷反为滞，可形成气滞、血瘀、湿阻、食积、痰结、火郁。脾胃同居中焦，为气机运化之枢纽，脾主升清，胃主降浊，清升浊降则气机调畅。脾胃功能障碍，致中焦气机阻滞，升降失常，病久郁而化热，热可伤津，而出现胃脘胀满、疲倦、纳呆、微渴、舌质淡而苔白腻或微黄等寒热错杂、虚实互见等证候。黄教授仿辛开苦降法，活用半夏泻心汤经方，使脾气得升，胃气得降，则湿浊除、气机通、中气旺、化源充。正如《伤寒论》曰："伤寒五六日，呕而发热者，柴胡汤证俱，而以他药下之……但满而不痛者，此为痞，柴胡不中与之，宜半夏泻心汤。"《金匮要略·呕吐哕下利病脉证治》谓："呕而肠鸣，心下痞者，半夏泻心汤主之。"此痞满、呕吐、下利，与功能性胃肠病的一些症状表现一致。

3. 肝脾相关，活用柴胡汤证

黄教授认为功能性胃肠病与肝密切相关。脾胃之升降适度，健运不息有赖肝之疏泄条达，若肝疏泄太过，肝强凌弱，横逆脾土，或疏泄不及，木不疏土，土壅失运，均可致脾失健运，出现脾胃病，所谓"木郁之发，民病胃脘当心而痛"。肝木横逆乘土而导致胃脘胀满、纳呆、便溏等症；肝郁日久，化热犯胃而出现胃脘灼痛、口干、吞酸、烦躁失眠等症；肝虚胃寒，厥阴浊阴上逆而出现胃脘疼痛、四肢不温、干呕、吐涎沫等症。此即"肝为起病之源，胃为传病之所"。若情志所伤，肝疏泄失常，肝气乘脾，均可导致脾失健运，大肠排泄糟粕异常，泄泻乃作。若情志所伤，肝气郁结，气机不畅，升降失调，大肠传导失职，粪便内停，久之为秘。正如《景岳全书·秘结》中所说："下焦阴虚，则精血枯燥，津液不行而肠腑干涸，此阴虚而阳结。下焦阳虚，则阳气不行，阳气不行则不能传送，阴凝于下，此阳虚而阴结也。"若情志所伤，肝失疏泄，气机不畅，经脉不通，不通则痛，发为腹痛；或肝郁日久，内耗阴血，肝阴亏虚，经脉失养，不荣亦痛。

对于此证，黄教授治以疏肝理气、开郁散滞。对于肝胃失和所致的胃脘疼痛、嗳气、嘈杂、饱胀、两胁疼痛，黄教授擅用小柴胡汤、四逆散、柴胡疏肝散，选方升中有降、降中有升、升降相因。气滞腹胀者加枳实、木香；湿阻者加苍术、厚朴；夹湿热者加布渣叶、火炭母；血瘀者加延胡索、郁金；食积者加神曲、山楂、谷麦芽、鸡内金；痰饮内结者加茯苓、生姜；胃脘灼热者加山栀子、蒲公英；泛酸者加海螵蛸、浙贝母；眠差者加合欢皮、夜交藤、茯神；腹泻者加藿香、白术、茯苓，以祛湿实大便；便秘者加用槟榔、沉香、郁李仁以降气通大便。若腹痛欲便，甚则腹痛奔迫，便质稀烂，便后痛解者，乃肝疏泄太过，肝强凌弱，肝脾不和，方合痛泻要方、芍药甘草汤以抑肝缓急。若腹中冷痛，肠鸣泄泻者，乃肝经虚寒，累及肾阳，脾失温煦，运化失常或阴寒凝滞，方合暖肝煎以暖肝温阳。

（三）验案举隅

患者王某，男，64岁，于2015年9月24初诊。自述反复胃脘部隐痛5年，加重2个月。患者5年前出现上腹胃脘部隐痛，胃镜检查未见异常，不规律服用中药及吗丁啉等药物，症状时轻时重。2个月前因饮食不慎再次出现上腹部隐痛，进食难消化，食后加重，伴胃脘部顶胀，纳欠佳，无嗳气反酸，遂慕名前来就诊。接诊时患者觉胃脘部隐痛，胃脘部顶胀，伴少许头痛，易疲倦，胃纳欠佳，眠可，二便调，舌淡红苔薄白，脉细弱。腹部查体：全腹软，上腹部剑突下轻压痛，无明显反跳痛。门诊完善腹部B超示肝胆脾胰未见异常，胃镜、肠镜检查未见异常。黄教授诊断为功能性胃肠病，中医辨为胃脘痛，证属脾虚气滞，治当健脾和胃，行气止痛，方用健脾理气方加减。方药如下：木香10g（后下），砂仁5g（后下），党参15g，白术15g，茯苓15g，陈皮10g，法半夏15g，炙甘草10g，郁金15g，延胡索15g，香附10g，海螵蛸20g。14剂，每日1剂。加水盖过药面，煎至150mL，早、晚饭后各温服1次。

2015年10月8日复诊：上腹部隐痛明显缓解，疲倦、头痛减轻，纳一般，眠可，二便调，舌淡红苔薄白，脉细弱。考虑脾虚不运，上方中加炒神曲15g，再服2周。停药后1个月，电话随访，患者诉已无明显胃脘部不适。

按：本患者反复上腹部隐痛5年，加重2个月，伴胃脘部顶胀，易疲倦，纳欠佳，舌淡红苔薄白，脉细弱，黄教授认为该患者素体脾胃虚弱，因饮食不慎等原因加重气机郁滞，运化失司，升降失常，故胃脘部顶胀、隐痛、纳欠佳；舌淡红苔薄白，脉细弱为脾胃虚弱之征；辨证为脾虚气滞型胃脘痛。治以健脾理气方，重在健脾益气，在此基础上，考虑到久病必夹瘀，加用辛散苦降且能行血分之气药，如延胡索、郁金、香附等行气止痛，使升降得调，共奏健脾益气、行气止痛之功效。

（四）小结

功能性胃肠病是临床上常见的疾病，发病率、复发率均很高，对患者的生活工作造成较大的困扰。该病治疗上缺乏长期有效的治愈性药物和治疗方法。黄穗平教授基于中医整体观念和辨证论治的原则分析该病，认为本病多由饮食不节、七情所伤、气机内郁、素体亏虚所致，所涉及的脏腑主要为脾、胃、肠，病机不离脾胃虚弱、气机郁滞、运化失司、升降失常；治疗上以调理脾胃升降为要，关键在于健脾理气、升脾降胃；寒热错杂者，治以辛开苦降；肝脾相关者，活用柴胡汤疏肝理气、开郁散滞。黄教授治疗功能性胃肠病的经验为中医药临床治疗该病提供了参考。

（本文作者：胡学军、李玉玲、钟子劭、黄穗平，发表于《广州中医药大学学报》2016 年 9 月第 33 卷第 5 期）

十一、黄穗平治疗手足汗证的临床经验

手足汗证是指因交感神经异常兴奋导致的手掌、足底多汗。轻者仅表现为手足湿润，重度患者手掌、足底可出现肉眼可见汗珠，甚则滴水，多伴有手足冰冷。手部多汗容易影响手操作的灵活性，尤其是现今触屏电子产品操作需手部干爽，手足汗证严重影响日常生活及工作，同时患者因避免与他人握手而影响人际交往，并产生躲避、焦虑的心理。目前内科治疗手段主要是内服镇静、营养神经、抗胆碱能等药物，外科治疗手段有局部外涂止汗剂、神经阻滞及胸交感神经切除术。虽然胸交感神经切除术治疗

手汗证疗效较佳，但其代偿出汗等并发症及手术风险令不少患者望而却步，而其他治疗方法则疗效不显。

黄穗平教授为广东省名中医，广东省中医院脾胃病科学术带头人，临证多年，擅长治疗各种疑难病。《丹溪心法》云"有诸内者，必形诸外"，手足汗证病位不仅是手足局部，更与人的整体息息相关。黄教授在临床观察中发现手足汗证的发病往往与脾胃相关，分虚实两大类，由于现代人起居离不开室内空调，外易受风寒，内喜食生冷，而医家以实热论治投以苦寒之品，易损及脾胃，故而现代手足汗证中较常见者为虚证型。黄教授对虚证型手足汗证的病机有独到的见解，临证用药以调整体而畅局部与辨证论治为原则，运用健脾补中法治疗虚证型手足汗证疗效较佳。笔者有幸跟师黄教授，现将黄教授治疗虚证型手足汗证的经验及学术思想整理总结如下。

（一）病机之关键——脾胃虚弱，营卫不调，元气不敛

手足汗证的病因有素体虚弱、饮食不调、情志因素、劳逸失度四个方面。体质虚弱，先天气虚，后天脾胃不能得之滋养；饮食失和、情志不畅，损伤脾胃，影响脾土运化之功，脾胃虚弱，气血生化乏源，过度劳倦则进一步损耗人体气血。因此，黄教授认为这些病因均与脾胃相关，而在虚证型手足汗证疾病发展过程中，会逐渐由脾胃虚弱发为营卫不调，最终则致元气不敛。

1. 脾胃虚弱

"脾在体合肌肉、主四肢"，脾胃化水谷为精微，并将精微物质输送至全身四末，故四肢功能与脾胃息息相关。《素问·评热病论》云："人所以汗出者，皆生于谷，谷生于精。"

《灵枢·决气》曰："腠理发泄，汗出溱溱，是谓津……谷入气满……泄泽……皮肤润泽，是谓液。"由此可知，由水谷精微运化而成的津液外渗于肌肤，称之为汗。脾主运化，脾气旺盛，气血津液才能化生充足而正常输布，外达肌肤，濡养润泽皮毛。若脾气亏虚，运化失司，精微不达四末肌肉肌肤毛孔，导致肌肤开合失司、固摄乏力，津液失于固摄而汗泄。脾主四肢，故汗多泄于四末而出，表现为手足汗多证。同理，脾阳亏虚，膀胱气化不利，水湿弥漫三焦，外溢于四末，亦会导致手足冷汗不止。

《伤寒明理论·手足汗》云："四肢者，诸阳之本，而胃主四肢，手足汗出者，阳明之证也。阳经邪热，传并阳明，则手足为之汗出。"阳明热盛，多由于脾胃虚弱，己土不升，则戊土不降，宿食不随胃气下降，郁而化热。阳明胃热甚，中土之阳气外达四维，蒸腾津液从四肢外泄而汗出。痰湿、火热、寒气、宿食等外邪皆可影响脾胃气机升降，脾虚不升与胃气不降皆可使手足汗出。因此，虚证型手足汗证的核心病机为脾胃虚弱、运化失调。

2. 营卫不调

《灵枢·营卫生会》云："人受气于谷，谷入于胃，以传与肺……其清者为营，浊者为卫，营在脉中，卫在脉外，营周不休，五十而复大会。"营卫之气产于脾胃生化之水谷精微。脾胃气虚，运转之力减弱，势必影响营卫之生成、运行。

《灵枢·邪客》云："营气者，泌其津液，注之于脉，化以为血，以荣四末，内注五脏六腑，以应刻数焉。卫气者，出其悍气之慓疾，而先行于四末分肉皮肤之间，而不休者也。"四肢末端为手足阴阳经的交汇处，亦即阴阳交接之处。由此可见，营、卫二气一阴一阳，同样于四肢末端交汇转换。营卫失调，气血津液输布不均，卫气司开合功能异常，则四肢易津液外泄而为汗。

3. 元气不敛

古中医的圆运动中，脾胃为气血运行的枢纽中轴，中轴不转，肾水不能上交于心，肾水不能滋养心阴，遂心火旺盛；心君火不能下降温肾阳，故命门之火虚衰。《医碥》指出："汗者，水也，肾之所主也。内藏则为液，上升则为津，下降则为尿，外泄则为汗，而所以外泄，则火之所蒸发也，火属心，故谓汗为心之液。"肾主水，肾阳虚衰，则肾无力统摄全身水液；心在液为汗，心火亢盛，则外迫津液从汗出。

元气为先天之气，藏于肾。患者发病日久不愈，皮毛不闭，日夜汗出不撤，阴津耗散，阴不制阳而使阳气升浮，肾阳不固，元气则随之外泄，久之则成元气亏虚不敛。

（二）治病之大法——健脾补土法为主，辅以调和营卫、益肺敛元

综上病机，黄教授认为治疗上应以健运脾土为总则，临证需辨证论治，辅以调和营卫、益肺敛元等治法。当脾胃虚弱影响营卫运行时，表现为手足汗出较前严重，甚则出现怕冷恶风等症状时，在健脾补虚的基础上加强调和营卫；当元气不敛表现为手足汗出不止，甚则滴水，应在健脾的基础上益肺气、固皮毛、收敛元阳。

1. 调补中州运四维

黄教授认为治疗虚证型手足汗证的核心在于调补脾胃。脾胃能够化生精微物质，使之运化、转输、营养、温煦、防御、固摄

等功能得以恢复，则津液不致外泄，从而减少手足汗出。

临床上当仔细辨证、分清主次，当患者为脾胃虚弱结合阳明热盛、脾胃湿热等实证时，此时为虚实夹杂，不能为健运脾胃而纯补呆补，而是采用以祛除病邪为主的"通补"法，比如以清降胃火、祛除湿热等祛邪之法为主，结合"行气少补"固护中焦，待邪气去，脾胃自然恢复其功能。同时也要注意祛邪之度，不能杀伐过度，使虚者更虚。脾胃愈虚，祛邪之力愈弱，则实者更实。临床应以脾胃为中心论治，灵活用药，令脾胃之气得复，气机升降如常，营卫气血调和顺接，则阴阳平衡、脏腑功能恢复，手足汗证自能随之而愈。

药物上黄教授多选用党参、白术、茯苓、炙甘草、黄芪等益气补中之品，方剂上多选择以六君子汤、补中益气汤、玉屏风散为底方加减。同时喜用木香、砂仁、枳实、厚朴、陈皮等芳香理气之药调和中州脾胃之气机，一补一行，行中带补，使脾胃之中轴得以运转。手足汗证伴有头晕眼花、面唇淡白者为合并气血两虚，常合并使用当归补血汤、归脾汤等加减治疗，共奏气血双补之效；中焦阳虚者，常用干姜、肉豆蔻等温中补虚；阳虚甚者，加肉桂、熟附子等温阳散寒之品。手足汗出伴有大便干结难排、口气重者为阳明热盛，应在健运脾土的同时清降阳明胃火，常辨证加入黄连、黄芩、蒲公英、大黄等清热降火之药，合承气汤通降之意，其用量宜少，以防寒凉之品损伤脾胃。手足汗出而黏腻者为脾虚夹湿，应在健脾的同时祛湿，多选用半夏、陈皮、茯苓、砂仁、薏苡仁等助脾运化痰浊。

2. 调和营卫交阴阳

当出现怕冷恶风、易外感风寒、易汗出等症状时，患者脾胃虚弱已经影响营卫的运行，黄教授认为应以补益中焦为主，辅以调和营卫。营卫之气有赖于脾胃中土生成，故调补中土脾胃有利于营卫之气化生，继而调和营卫的运行，使营卫阴阳交接顺畅，则可解手足汗出之忧。

黄教授治疗合并营卫不和的手足汗证，常配合桂枝汤。《金匮要略心典》中曾述："桂枝汤，外证得之，为解肌和营卫，内证得之，为化气调阴阳也"，是以桂枝汤中炙甘草补益中焦，芍药引气由卫入营，桂枝引气由营出卫，大枣增芍药引气入营之力，生姜增桂枝导气出卫之力，诸药共奏调和营卫、顺接阴阳之效。

3. 益肺敛元固先天

《医学衷中参西录·元气诠》云："夫地之中心有磁气，所以敛吸全球之气化，磁气即地之元气也。人身一小天地，由斯知：人之元气，即天地间之磁气类也。其所以能镇摄全身之气化者，诚以全身之血脉皆含有铁锈，磁铁相恋，气化自固，此造化生成之妙也。"当汗出不止，汗后疲倦乏力时，此时为脾虚至极导致后天所产出的气血无力固摄先天之元气，元气随汗出而流失。若不及时固摄元气，最后易致肾元亏虚、心肾不交等证。

古人云"土生金"，脾土为肺金之母，母病及子，肺气不固，毛孔开泻不固，元气可随汗液直出无碍。黄教授认为此时当健脾以益肺，补肺气而固皮毛，再辅以固表收涩之药，防止元阳继续外泄，同时使元阳潜藏于肾中。选方以健脾益肺为主，底方多选择四君子汤或玉屏风散，结合煅牡蛎、煅龙骨、浮小麦等固摄止汗之药，在固表止汗的同时潜阳于肾；若伴有肾气亏虚者，加用山药、杜仲、菟丝子等益肾补元之药；若伴有肾阳亏虚者，则加用熟附子、肉桂等温补元阳之药；肾阴亏耗者，则宜适当加用熟地、山茱萸等滋肾阴之药，但切不可滋腻太过，以碍脾土之运行。

（三）典型病案

李某，男，20 岁。2020 年 1 月 17 日初诊。

患者手足冷汗出 7 年余，曾内服谷维素等药物及外涂止汗药物治疗无效，平时手足大量汗出，呈滴水状，按照 Lai 氏手汗证症状分级表，符合重度手汗证。遇冷、紧张时手足冷汗明显，遇热手足汗未见明显减少，睡眠时无手汗，四季如此，无明显时间关联，严重干扰患者的学习生活。平素喜食生冷，伴有口唇脱皮，怕冷恶风，易出汗，易神疲乏力。口干，纳眠可，小便调，大便偏烂。舌淡红、苔薄黄，脉弱。西医诊断为植物神经功能紊乱；中医诊断为手足汗证（脾胃虚弱、营卫不调）。治以健脾益气，辅以调和营卫。方用六君子汤合桂枝汤加减。处方：桂枝 10g，炒白芍 10g，党参 15g，煅龙骨 20g（先煎），白术 15g，当归 10g，茯苓 15g，制陈皮 10g，炙甘草 10g，黄芪 30g，煅牡蛎 20g（先煎）。7 剂。每日 1 剂，常法煎服。同时嘱患者忌食生冷，注意防寒保暖。

2020 年 1 月 23 日二诊：服药后手足冷汗明显减少，时有潮湿，符合 Lai 氏手汗分级的中度。手足回温，口唇脱皮较前减轻，无口干苦，大便不成形，纳眠可。怕冷恶风、易疲倦均较前改善。舌淡红、苔薄白，脉弱。前方效果显著，予改白术为炒白术，加山药 20g。1 个月后电话随访患者诉手足冷汗出改善明显，停服中药半个月基本无明显手足冷汗，唯紧张及受凉后少许手足汗出，热敷及食用热食后可缓解。

按语：本案为青年患者，喜食生冷、饮冰水，日久损伤脾阳，脾土不运，水谷精微运输无力，手足末端缺乏营养，故见手足汗出；寒邪伤阳，脾阳亏虚，故见手足冰冷；水谷之精华物质不能为人体所吸收，故易乏力，脾胃枢纽运转不利，精微营养物质不能上承头部，加之"思伤脾"，故见精神疲倦；脾胃虚弱，食物不能完全消化，故大便偏烂；口干、口唇脱皮同样是脾胃虚弱、运转水液无力的表现。患者不知保养，饮食生冷伤脾胃，逐渐影响营卫运行，营卫不相顺接，故手足汗出加重；中阳不足，生化不足，营气不能滋养四肢百骸，卫气不能固护体表，汗随气泄，故见怕冷恶风、易汗出。综上可知，本病主要病机为脾胃虚弱、营卫不调。

黄教授用六君子汤合桂枝汤加减，以健运脾胃，调营和卫，补肺固表止汗。方中参、术、苓、草取四君补中健脾之意；陈皮行气化滞，结合四君子汤行中带补；黄芪、当归气血双补，补益损失之气血；桂枝、炒白芍、炙甘草调和营卫；煅牡蛎、煅龙骨固表敛汗，收敛元气，防止元气丢失。全方共奏健脾益气固表、调理营卫、收敛元气之效。因恐白芍偏寒伤脾胃，故方中用炒白芍减轻其寒性。二诊改白术为炒白术增强脾胃运化水液之效，增山药以补肾益元。患者并无明显元气亏虚之表现，用煅龙骨、煅牡蛎沉降收敛元气，山药滋润补肾益元，以防因汗出太过而耗散元气，其中"已病防变"的治疗思想值得我们学习。

（四）结语

黄教授认为"脾胃虚弱，营卫不调，元气不敛"是虚证型手足汗证的致病关键，以健脾补土法为主，辅以调和营卫、益肺敛元为法治疗该病，具有疗效好、不良反应少等优点，体现了中医治疗的特色优势，为临床治疗虚证型手足汗证提供了又一思路。

中医治病的核心是辨证论治，然临床变化莫测，法无定法，难以以一方一法统治诸疾，故无论临床治疗何病，均需要凭借四诊合参、辨证论治，方可万全，切忌以病定证、以病拟方。

（本文作者：郑一沣、梁淑萍、吴宇瑶、张望、张北平、黄穗平，发表于《江苏中医药》2020年总第52卷第12期）